国家卫生健康委员会"十三五"规划教材
全国高等学校教材
供本科应用心理学及相关专业用

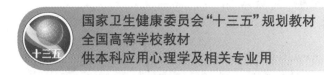

# 心身医学
# Psychosomatic Medicine

## 第3版

U0208061

主　编　潘　芳　吉　峰

副主编　方力群　张　俐　田旭升

编　者　(以姓氏笔画为序)

凤林谱 (皖南医学院)　　　　　　　　吴　恺 (陕西中医药大学公共卫生学院)

方力群 (哈尔滨医科大学)　　　　　　吴海英 (南京中医药大学心理学院)

田旭升 (黑龙江中医药大学)　　　　　张　俐 (陆军军医大学)

吉　峰 (济宁医学院)　　　　　　　　张德利 (潍坊医学院)

刘　竟 (首都医科大学附属北京安定医院)　周馨竹 (齐齐哈尔医学院精神卫生学院)

刘德祥 (山东大学齐鲁医学院)　　　　景璐石 (成都医学院)

李　齐 (牡丹江医学院基础医学院)　　潘　芳 (山东大学齐鲁医学院)

编写秘书　刘德祥 (山东大学齐鲁医学院)

人民卫生出版社

**图书在版编目（CIP）数据**

心身医学 /潘芳，吉峰主编 . —3 版 . —北京：人民卫生出版社，2018

全国高等学校应用心理学专业第三轮规划教材

ISBN 978-7-117-26802-8

Ⅰ. ①心⋯　Ⅱ. ①潘⋯ ②吉⋯　Ⅲ. ①心身医学 - 高等学校 - 教材　Ⅳ. ①R395.1

中国版本图书馆 CIP 数据核字（2018）第 119344 号

| | | |
|---|---|---|
| 人卫智网 | www.ipmph.com | 医学教育、学术、考试、健康，购书智慧智能综合服务平台 |
| 人卫官网 | www.pmph.com | 人卫官方资讯发布平台 |

**心 身 医 学**
第 3 版

主　　编：潘 芳　吉 峰

出版发行：人民卫生出版社（中继线 010-59780011）

地　　址：北京市朝阳区潘家园南里 19 号

邮　　编：100021

E - mail：pmph @ pmph.com

购书热线：010-59787592　010-59787584　010-65264830

印　　刷：三河市尚艺印装有限公司

经　　销：新华书店

开　　本：850×1168　1/16　　印张：18　　彩插：8

字　　数：446 千字

版　　次：2007 年 7 月第 1 版　2018 年 7 月第 3 版
　　　　　2023 年 2 月第 3 版第 5 次印刷（总第 11 次印刷）

标准书号：ISBN 978-7-117-26802-8

定　　价：56.00 元

**打击盗版举报电话：010-59787491　E-mail：WQ @ pmph.com**
（凡属印装质量问题请与本社市场营销中心联系退换）

# 全国高等学校应用心理学专业第三轮规划教材
## 修订说明

全国高等学校本科应用心理学专业第一轮规划教材于2007年出版，共19个品种，经过几年的教学实践，得到广大师生的普遍好评，填补了应用心理学专业教材出版的空白。2013年修订出版第二轮教材共25种。这两套教材的出版标志着我国应用心理学专业教学开始规范化和系统化，对我国应用心理学专业学科体系逐渐形成和发展起到促进作用，推动了我国高等院校应用心理学教育的发展。2016年经过两次教材评审委员会研讨，并委托齐齐哈尔医学院对全国应用心理学专业教学情况及教材使用情况做了深入调研，启动第三轮教材修订工作。根据本专业培养目标和教育部对本专业必修课的要求及调研结果，本轮教材将心理学实验教程和认知心理学去掉，增加情绪心理学共24种。

为了适应新的教学目标及与国际心理学发展接轨，教材建设应不断推陈出新，及时更新教学理念，进一步完善教学内容和课程体系建设。本轮教材的编写原则与特色如下：

1. 坚持本科教材的编写原则　教材编写遵循"三基""五性""三特定"的编写要求。

2. 坚持必须够用的原则　满足培养能够掌握扎实的心理学基本理论和心理技术，能够具有较强的技术应用能力和实践动手能力，能够具有技术创新和独立解决实际问题的能力，能够不断成长为某一领域的高级应用心理学专门人才的需要。

3. 坚持整体优化的原则　对各门课程内容的边界进行清晰界定，避免遗落和不必要的重复，如果必须重复的内容应注意知识点的一致性，尤其对同一定义尽量使用标准的释义，力争做到统一。同时要注意编写风格接近，体现整套教材的系统性。

4. 坚持教材数字化发展方向　在纸质教材的基础上，编写制作融合教材，其中具有丰富数字化教学内容，帮助学生提高自主学习能力。学生扫描教材二维码即可随时学习数字内容，提升学习兴趣和学习效果。

第三轮规划教材全套共24种，适用于本科应用心理学专业及其他相关专业使用，也可作为心理咨询师及心理治疗师培训教材，将于2018年秋季出版使用。希望全国广大院校在使用过程中提供宝贵意见，为完善教材体系、提高教材质量及第四轮规划教材的修订工作建言献策。

# 第三届全国高等学校应用心理学专业教材评审委员会

# 教材目录

| 序号 | 书名 | 主编 | 副主编 |
|------|------|------|--------|
| 1 | 心理学基础(第3版) | 杜文东 | 吕 航 杨世昌 李 秀 |
| 2 | 生理心理学(第3版) | 杨艳杰 | 朱熊兆 汪萌芽 廖美玲 |
| 3 | 西方心理学史(第3版) | 郭本禹 | 崔光辉 郑文清 曲海英 |
| 4 | 实验心理学(第3版) | 郭秀艳 | 周 楚 申寻兵 孙红梅 |
| 5 | 心理统计学(第3版) | 姚应水 | 隋 虹 林爱华 宿 庄 |
| 6 | 心理评估(第3版) | 姚树桥 | 刘 畅 李晓敏 邓 伟 许明智 |
| 7 | 心理科学研究方法(第3版) | 李功迎 | 关晓光 唐 宏 赵行宇 |
| 8 | 发展心理学(第3版) | 马 莹 | 刘爱书 杨美荣 吴寒斌 |
| 9 | 变态心理学(第3版) | 刘新民 杨甫德 | 朱金富 张 宁 赵静波 |
| 10 | 行为医学(第3版) | 白 波 | 张作记 唐峰华 杨秀贤 |
| 11 | 心身医学(第3版) | 潘 芳 吉 峰 | 方力群 张 俐 田旭升 |
| 12 | 心理治疗(第3版) | 胡佩诚 赵旭东 | 郭 丽 李 英 李占江 |
| 13 | 咨询心理学(第3版) | 杨凤池 | 张曼华 刘传新 王绍礼 |
| 14 | 健康心理学(第3版) | 钱 明 | 张 颖 赵阿勐 蒋春雷 |
| 15 | 心理健康教育学(第3版) | 孙宏伟 冯正直 | 齐金玲 张丽芳 杜玉凤 |
| 16 | 人格心理学(第3版) | 王 伟 | 方建群 阴山燕 杭荣华 |
| 17 | 社会心理学(第3版) | 苑 杰 | 杨小丽 梁立夫 曹建琴 |
| 18 | 中医心理学(第3版) | 庄田畋 王玉花 | 张丽萍 安春平 席 斌 |
| 19 | 神经心理学(第2版) | 何金彩 朱雨岚 | 谢 鹏 刘破资 吴大兴 |
| 20 | 管理心理学(第2版) | 崔光成 | 庞 宇 张殿君 许传志 付 伟 |
| 21 | 教育心理学(第2版) | 乔建中 | 魏 玲 |
| 22 | 性心理学(第2版) | 李荐中 | 许华山 曾 勇 |
| 23 | 心理援助教程(第2版) | 洪 炜 | 傅文青 牛振海 林贤浩 |
| 24 | 情绪心理学 | 王福顺 | 张艳萍 成 敬 姜长青 |

# 配套教材目录

| 序号 | 书名 | 主编 |
|------|------|------|
| 1 | 心理学基础学习指导与习题集（第2版） | 杨世昌　吕　航 |
| 2 | 生理心理学学习指导与习题集（第2版） | 杨艳杰 |
| 3 | 心理评估学习指导与习题集（第2版） | 刘　畅 |
| 4 | 心理学研究方法实践指导与习题集（第2版） | 赵静波　李功迎 |
| 5 | 发展心理学学习指导与习题集（第2版） | 马　莹 |
| 6 | 变态心理学学习指导与习题集（第2版） | 刘新民 |
| 7 | 行为医学学习指导与习题集（第2版） | 张作记 |
| 8 | 心身医学学习指导与习题集（第2版） | 吉　峰　潘　芳 |
| 9 | 心理治疗学习指导与习题集（第2版） | 郭　丽 |
| 10 | 咨询心理学学习指导与习题集（第2版） | 高新义　刘传新 |
| 11 | 管理心理学学习指导与习题集（第2版） | 付　伟 |
| 12 | 性心理学学习指导与习题集（第2版） | 许华山 |
| 13 | 西方心理学史学习指导与习题集 | 郭本禹 |

# 主编简介

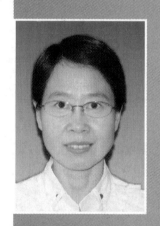

**潘芳**，医学硕士，临床心理学博士。山东大学齐鲁医学院医学心理学与伦理学系主任，教授，博士研究生导师。德国杜塞尔多夫大学医院医学心理学研究所访问学者，美国休斯敦大学心理系访问学者。中国高等教育学会医学心理学会副理事长、中国心理学会医学心理学专业委员会副主任、山东省心身医学会副主任委员、山东省心理学会常务理事。国家卫健委医学考试中心专家组成员；中国心理学会临床与咨询心理学注册心理师。曾任中华医学会心身医学会委员、中华医学会行为医学会委员。主编"十一五"、"十二五"国家级规划教材和国家卫计委"十二五"规划教材。主持山东省精品课程《医学心理学》，山东大学双语课程《医学心理学》。研究领域为抑郁症和应激相关障碍易感性的机制，主持国家自然基金、科技部基础性工作专项课题、科技部 973 课题子课题、山东省自然基金、山东省卫生厅科研课题多项。获山东省科技进步三等奖（第一位）、山东大学教学成果奖一等奖（第二位）。发表学术论文和专著百余篇（部）。

# 主编简介

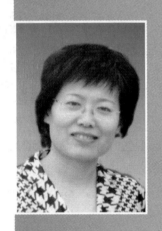

**吉峰**，心理学博士，三级教授，硕士研究生导师，山东省教学名师，中国心理学会注册心理师。现任中华医学会行为医学分会副主任委员、山东省行为与健康人文社科基地主任、《中华行为医学与脑科学杂志》编委、山东省心理学会常务理事、济宁市医学心理学会常务理事、济宁医学院应用心理学专业建设负责人、应用心理学特色专业建设项目负责人。

1987年参加工作至今，一直从事心理学相关学科的教学、科研和临床实践工作。主讲课程包括：普通心理学、医学心理学、测量心理学、变态心理学、心理咨询与治疗、大学生心理健康教育等课程。研究内容主要涉及认知神经心理学、心理测量学和健康心理学等领域。参与和主持教育部重点规划课题"心理辅导教师的培训与资格认证研究"、省自然基金课题"抑郁症认知障碍与BDNF水平及其基因多态性的研究"、省教育厅科技发展计划课题"脑损伤患者内隐记忆的神经心理学研究"、高等学校教学改革课题"医学院校应用心理学专业培养目标与课程体系建设探讨"及教育部人文社会科学重点研究基地重大项目：中产阶级心理健康素质的现状与促进策略子课题"医疗卫生界中产阶级现状和相关因素调查"等上级科研课题的研究工作。在国家级、省级专业期刊发表论文90余篇，主编和参编教材和著作30余部。曾获山东省科技进步三等奖、山东省高等学校优秀科研成果三等奖、济宁市社会科学优秀成果二等奖、济宁市科学技术优秀学术论文一等奖。

# 副主编简介

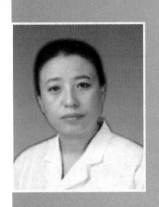

**方力群**，哈尔滨医科大学附属第四医院神经内科二病房主任，主任医师，医学博士，博士后，硕士研究生导师。2013 年率先在黑龙江省三甲医院建立眩晕诊室，对眩晕的规范化诊疗有较为深刻体会。并且擅长神经心理疾病的研究。先后主持省厅局级科研课题 5 项。近年来发表国内外核心期刊论文 10 余篇，其中 SCI 5 篇。2012 年及 2017 年担任国家级"十二五""十三五"全国高等学校心理学专业本科规划教材的副主编。承担多轨道神经病学教学及规培任务，协助培养研究生 1 名，指导在读硕士 2 名。学术兼职：中华医学会行为医学分会第六届委员会行为预防学组副组长；黑龙江省医师协会眩晕专业委员会副主任委员；哈尔滨市医师协会职业病分会副主任委员；中国医药教育协会眩晕专业委员会委员；中国研究型医院学会眩晕专业委员；中国中西医结合学会心身医学专业委员会委员；黑龙江省神经病学专业委员会委员；黑龙江省卒中学会理事；黑龙江省医师学会神经病学专业委员会委员；黑龙江省脑血管病学会癫痫与睡眠障碍专业委员会常务委员；黑龙江省中西医结合学会老年医学专业委员会委员。

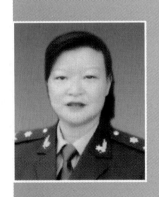

**张俐**，陆军军医大学医学心理系教授，硕士研究生导师，基础心理学教研室主任。国家自然科学基金委员会生命科学部和信息科学部评审专家、教育部学位与研究生教育专家，重庆市科技咨询专家，重庆市社会科学专家。在 SSCI、SCI 和核心期刊发表科研和教学文章 100 多篇。以课题负责人获得课题 10 多项，其中包括国家社科基金、军队重点课题和重庆市重点课题。获得军队科技进步奖、教学成果奖、电教教材和网络课程等 10 多项。主编、副主编和参编多部书籍和教材。为研究生、本科生、大专生和任职培训班学员讲授多门课程，同时在全军远程医学教育中授课，也为基层官兵进行心理测评、心理健康讲座和心理教育训练等服务。多次被学校评为优秀党支部书记、优秀党务工作者、"十佳"优秀教员、"十五"教学先进个人和优秀教师等，获军队院校育才银奖，荣立三等功。

# 副主编简介

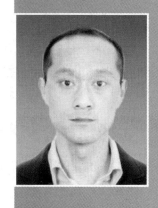

　　**田旭升**，医学博士，博士后，副研究员，硕士研究生导师，中西医结合执业医师。现任黑龙江中医药大学国际教育学院副院长；主要社会兼职为中华医学会心身医学分会青年委员。现主要从事中医药干预精神疾病研究与心身疾病中医药防治研究。曾先后主持教育部"春晖计划"、黑龙江省青年科学基金、黑龙江省中医药管理局项目、中国博士后科学基金、博士后落户黑龙江科研启动基金、黑龙江省新世纪高等教育教学改革工程项目等省部、厅局级课题 10 余项。在国家级专业核心期刊发表论文 30 余篇，担任副主编著作 1 部，参编著作 1 部。获省科技进步三等奖 1 项，省级社科成果三等奖 1 项，获省级教育教学成果二等奖 1 项，获厅局级一等奖 2 项、二等奖 2 项、三等奖 1 项。现作为主要负责人参与国家自然科学基金项目 1 项，主持部省级项目 1 项、厅局级项目 2 项。

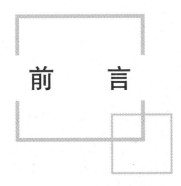

# 前　言

本书是国家卫生健康委员会全国高等学校应用心理学专业"十三五"规划教材。根据"三基"(基本理论,基本知识,基本技能)、"五性"(思想性,科学性,先进性,启发性,适用性)和"三特定"(特定目标,特定对象,特定限制)的总体编写要求。在"顶层设计"和"细化构建方面"做了以下工作:

全书共 18 章,1～3 章涉及心身医学的基础理论与方法,包括心身医学的概念、发展、理论组成;心身疾病的诊断、干预的原则与方法。4～18 章,介绍各种心身疾病(或心身问题)、心理因素相关生理障碍和应激相关障碍的一般临床诊疗问题,大致以一般概述、心理社会病因、心理生物学机制、心身反应特点、心理诊断与干预的顺序编写,以便于学生对照学习。本部教材在此次再版时还增加了拓展内容,包括案例、对心身疾病的心理干预方法以及近年心身医学领域的研究进展综述。阅读拓展内容可帮助学生和读者更准确地理解心身关系的本质、熟悉心身疾病的临床表现和如何在临床上进行有效的心理干预。

根据心身医学的交叉学科属性和应用学科的特点,在编写时力求采用由浅入深的方法,突出系统性、学科性和可操作性,力争不同学科背景的学生均能较顺利地阅读和理解。除此之外,整书力求做到体系完整、概念准确、内容适当、文笔流畅、文字规范。

本书除作为本专业的教材,还可作为临床医学、心理卫生、心理咨询、心理治疗、心理教育和心身医学工作者的参考书或培训教材。

尽管编者们在撰写时力求遵循编写原则和要求,但因能力和时间所限,教材还有许多不尽如人意之处。真诚希望使用教材的老师和同学提出宝贵意见,我们将尽最大努力加以改进。

本书在编写过程中,得到了编者单位和很多同行的大力支持,在此表示衷心的感谢!

编者

2018 年 5 月

# 目　录

# 第一章　心身医学概述

所谓心身医学，从广义的角度，是指在医学领域中所有涉及心理与生理关系的问题。从狭义的角度，则主要涉及心身疾病的基础和临床问题。两者都与医学和心理学有关，因此，心身医学应属交叉学科。心身医学概述部分将讨论心身医学概念的产生、现代心身医学的组成、发展与现状及心身医学的重要性。

## 第一节　心身医学概念的产生

心身医学（psychosomatic medicine），是研究心身相互关系的科学。心身医学的狭义概念是研究心（心理）和身（躯体、器官）之间的相互关系及其在疾病的发生、发展和转归中的作用，主要的实际研究领域是心身疾病。心身医学的广义概念是研究正常和异常的心理与生理之间的相互作用，为疾病的多因素发病机制提供科学的理论基础。

在现代医学中，心身医学有较长的历史和丰富的研究内容。心身医学这一名词由德国学者 Felix Deatsch 在 1922 年提出，但追溯历史可以发现，德国精神病学家 Johann Heinroth 在 1818 年就提出"心 - 身"（mind- body）的概念，并最早描述了躯体的整体性和心身的不可分割性。1844 年，Jacobi 用"psychosomatic"一词强调心理因素在疾病发生机制中的重要地位，1872 年，Tuke 撰写了《健康和疾病中心理对躯体的影响》一书，为心身医学奠定了基础。1930 年，Krehl 更是提出"没有疾病，只有患者"的箴言，他的学生 Weizaecker 将精神分析的知识应用于内科临床，并提出："要研究活人，研究者必须把自己卷入到被研究者的生活里去"。Bergmann 通过研究证实了躯体器官在器质性变化前的功能紊乱可分为若干阶段，创造了"功能病理学"（functional pathology）这一术语，功能病理学研究心理事件与神经症行为方式和内脏疾病的关系，这些研究推动了德国心身医学的发展。第二次世界大战后，Mitscherlich 在前西德成立了第一个心身医学诊所。1954 年德国创刊了《心身医学与精神分析杂志》。20 世纪 70 年代，在德国出现了心身医学科和心身医学医师，从业者是以心理治疗为主的内科医生，主要的服务对象是进食障碍、神经症性障碍的患者。那时，心身医学在德国是被普遍接受的职业领域，在综合性医院里精神科与心身科并存，服务对象交叉。

美国心身医学的发展可分为四个阶段：①心理测量应用于临床；②心理动力学概念传入美国，精神分析学派在美国发展；③临床心理学进入精神卫生领域；④现代心身医学的兴起与发展。其中，前三个阶段为现代心身医学的兴起和发展奠定了基础。

美国精神分析学家邓巴（F.Dunbar）对现代心身医学的发展做出了突出的贡献，她1935 年出版了《情绪与身体变化》（*Emotions and Bodily Changes*）一书，将某些疾病的原因归于特异的人格因素。1939 年她创办《心身医学》（*Journal of Psychosomatic Medicine*）杂志，确立了心身医学独立的学科地位。1944 年她牵头成立美国心身医学学会（American Psychosomatic Society），扩大了心身医学的研究队伍，使美国成为现代心身医学最活跃的

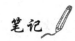

国家。

心身医学概念的形成是基于众多学者在心理学、医学、社会文化领域，以及神经心理学和心理生理学等方面的研究成果，除了弗洛伊德的精神分析学说，巴甫洛夫、坎农等生理学家的研究也为心身医学提供了方法和理论。其他精神病学家、临床医学家和神经内分泌学家、心理学家在各自领域的众多成果使心身医学的理论框架更加完善。目前，心身医学是一个成熟的学术分支，有经典的、有影响力的文献和学术期刊。国际心身医学组织有6个，美国国内的心身医学学术组织有9个，心身医学也是美国医学专业委员会正式批准的最新的精神病学亚类。由此可见，心身医学源于德国，兴于美国。

在中国传统医学中，虽然没有心身医学名称，但"形神合一"、"情志致病"、"三因发病论"、"情志治病"、"养生保健"等概念中充满了现代心身医学的内涵，心身相关的思想始终贯穿于中医理论中有关病因、病机、诊断、治疗、疾病预防的各个环节。心身相关理论构成了中医学的重要内容。

应当指出的是，在心身医学发展的早期，精神病学界更加关注"心身"问题。美国早期的精神疾病分类标准（Diagnostic and Statistical Manual of Mental Disorder，DSM）和国际疾病分类标准（International classification disease，ICD）及我国的精神病学分类（Chinese Classification Mental Disease，CCMD）中都有"心身疾病"这一疾病分类。随着"心身疾病"概念外延的日益扩大，DSM 曾数次更改"心身疾病"的名称，如将其改为"心理生理性自主神经与内脏反应"（定义为"由情绪因素引起的单一器官系统的躯体症状"）；"影响身体状况的心理因素"（诊断标准为：①有心理因素引起的躯体症状，心身有时间相关；②躯体有器质性变化或明确的病理性过程；③不符合躯体疾病及神经症的诊断）。在 DSM-Ⅳ中，又改为"影响医学情况的心理因素"，是指对医学疾患起不良影响的心理或行为因素。这些因素会引起或加重疾患，干扰治疗和康复过程，或促使发病率和死亡率增加。心理因素本身可能构成疾病的危险因素，或者产生放大非心理危险因素的效应。ICD 也在修订过程中将"心身疾病"改为"心理生理障碍"及"精神因素引起的生理功能障碍"等名称。目前，国际和各国的精神疾病分类中已都没有"心身疾病"这个概念。

精神疾病分类一系列改变的原因之一是为了避免以往的分类可能会使精神病学家忽视躯体障碍，而其他专科的医生又无视心理障碍。DSM-Ⅳ的诊断分类已是"心身的设计"，要求人们同时兼顾心、身两个方面。ICD-10 对心身医学有关概念的变更也有如下说明：即①不使用"心身的"（psychosomatic）一词，其理由是各国使用的含义不够一致，应用上也有差异；②"心因性（psychogenic）"一词也不主张多用，其原因是容易被误解为只有少数疾病与行为障碍才有心因性影响。因此，从积极的意义看，精神病学分类系统中的变化正是现代医学模式推进的一大成果。

## 第二节　现代心身医学的组成

### 一、心理学因素

1. **精神分析**　弗洛伊德对现代心身医学的产生和发展有巨大的影响。心理动力学理论认为，由意识和潜意识构成的心理结构在个体适应环境中发挥功能，潜意识中的各种欲望或观念，如果不能被允许进入到意识，就会以各种变相的方式出现，如心理、行为或躯体的各种异常状态。这意味着心理过程能够在动力学的基本准则下被评估和描述。心理动力学理论相信潜意识是心身疾病的根源，按照这一理论，亚历山大的研究观察到的"口欲期"冲突与 X 遗传因子相结合是引起消化性溃疡的因素。所以美国医学协会在《心身医学杂志》

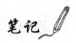

的社论中曾指出，心身医学是弗洛伊德学说在医学上的应用，没有弗洛伊德就没有心身医学。这个学派强调"潜意识"中"力比多"的心理动力在疾病发生中的作用。

2. **人格因素** 邓巴的《情绪与躯体变化》一书的出版，开启了人格与特定疾病相关的研究高潮。邓巴认为，溃疡患者具有工作认真负责、进取心较强、有强烈依赖愿望、易怨恨不满、常压抑愤怒的人格特征。Alp等发现溃疡患者中具有孤独、自负与焦虑、易抑郁等个性者多于健康人，因此他认为不良个性和习惯导致个体对社会的不适应，再加上较多生活事件引发应激反应而致溃疡病发生。邓巴（1938）认为，高血压的人格特征是怕羞、完善、沉默和能自我控制，但当与权威发生冲突时会出现"火山爆发式"的情绪。Grentry（1982）也发现血压偏高者大都是易生闷气的人，且其表达情绪的方式是将愤怒指向自身。Friedman和Rosenman认为A型行为可能与其他心理社会因素共同参与高血压的发病。Cottier等（1987）总结出敌意、A型行为特征、神经质、焦虑、抑郁及缺乏应付能力与高血压有关，但尚不能证实存在因果关系。近几年的研究提示，以悲伤和社会内向为特征的D型人格与高血压和冠心病发病与预后相关。

3. **情绪因素** 实验室情境研究（面临恐惧和焦虑刺激）和现场研究（驾驶汽车、赛车、跳伞）均提示情绪因素在疾病发生中具有重要的作用。如极度恐惧情境导致动物死亡；冲突和不愉快情绪与支气管哮喘的发生相关；压抑和抑郁是消化性溃疡患者常见的情绪问题。

## 二、生理学因素

1. **神经生理** 坎农（Cannon）的"应付急变"理论强调交感-肾上腺系统活动增强对机体的影响。现代生理心理学研究显示，应付急变时机体功能快速调动导致的高血糖、高血脂状态会引发能量代谢紊乱，启动某些病理生理变化如细胞能量代谢紊乱导致坏死和凋亡。自1930年起，巴甫洛夫学派研究内脏感受性条件反射，研究成果在《大脑皮质和内脏》（1950）上发表，提示内脏器官可通过学习机制导致功能紊乱或疾病。伊万诺夫·斯莫林斯基的实验性神经症研究等都是神经生理学对心身医学的贡献。

2. **内分泌学** 塞里（Selye）通过观察肾上腺皮质的改变研究稳态紊乱时发现了"一般适应性综合征（general adaptation syndrome，GAS）"，而GAS各阶段的变化都是垂体-肾上腺皮质活动引起，并提出"应激学说"。这一学说为下丘脑-垂体-肾上腺皮质轴的神经-内分泌应激反应系统的研究奠定了基础。Mason观察到，被剥夺食物的猴子在看到其他猴子进食时，尿内皮质类固醇水平升高；而如果给予无营养价值的拟似食物（动物仍处于饥饿状态）满足其心理需要，则皮质类固醇水平降低。由此推论，一切有效的应激源都伴有心理成分，从而将心理因素引入到应激研究。他还发现应激反应是非特异性的，除肾上腺皮质激素外，有更多的内分泌腺和内分泌激素参与应激反应。Mason的工作拓展了现代心理应激研究。

3. **免疫学** 1975年，Ader和Cohen在《心身医学杂志》上发表了关于免疫的条件反射的文章，这些研究开创了心理神经免疫学这一新领域。Ader（1981）主编的*Psychoneuroimmunology*一书更是开创了《心理神经免疫学》这门新学科。

## 三、社会文化因素

Horney（1939）、Mead（1947）、Halliday（1948）等人强调文化因素对心理和躯体功能影响响。Reusch（1958）强调人际关系的重要性，认为心身疾病是个体交往退化的表现。Holmes和Rahe（1967）的研究认为，个体经历的重大生活事件会对其健康产生影响，严重者可导致疾病的发生。他们编制的社会再适应评定量表开创了生活事件定量评定的历史。

### 四、临床心理生理学研究

Wolff 在临床开展情绪对胃各项功能的影响研究；Weiner 和 Mirsky 对溃疡病发病中遗传素质、环境因素和人格倾向共同作用的研究，及米阿斯尼可夫的职业应激研究均是现代心身医学的重要组成部分。

## 第三节　心身医学的发展与现状

### 一、心身医学的发展

一般认为，1939 年《心身医学》杂志创刊是现代心身医学的起点。1999 年是《心身医学杂志》创刊 60 周年，著名心身医学家 Hebert Weiner 教授在纪念社论中评述了该刊 60 年来发表的重要论文，认为这些重要论文可以反映心身医学发展的轨迹。他将 60 年的发展划分为三个时期。

**（一）初创时期**（1939—1961）

此期发表的论文主要分为三个方面：①以 Cannon、Selye 为代表的神经和内分泌生理学家所做的动物实验，创立了著名的"应急"理论和"应激"学说；②以 Alexander 为首的精神分析学家将精神分析理论应用于当时不明原因（现在看来是多因素发病）的疾患，开创了"心身疾病"的研究；③Harold Wolff 在临床上对人体进行了许多重要的观察。他们以自己出色的工作吸引、训练和培养了许多研究者。在这一阶段的后期，放射免疫测定技术使生物活性物质的微量测定得以实现，推进了心身医学的发展。另外，行为科学家的介入给心身医学的观察增加了系统性和可靠性。统计方法的应用提高了论文的科学价值。使用量表评定方法虽然使研究指标更加丰富，存在的问题是在探讨行为、人际关系、心理功能的精细程度上不够。另外，一些著名生理学家的整体观念也未能在早期心身医学研究中体现。

**（二）中期发展**（1962—1980）

《心身医学》杂志在这一阶段继续发表与基础和临床相关的动物研究论文。其中的重要论文促进了心理应激理论的形成和扩展了心理生理学的研究。代表性研究有：①Mason（1968）发现，使用不同的实验情境（应激源）和条件（可预期或不可预期的方式）时，激素的分泌型式（方式、激素质和量的组合）出现不同变化。这些研究从根本上修正了 Selye 的一般适应性综合征这一经典应激学说。②Henry 等（1971）通过研究社会对抗在统治地位雄性小鼠收缩压升高中的作用，提出了群体中社会角色的特异反应。③Harburg 等（1973）在对人类高血压的研究中指出，经济、治安、家庭等社会应激源对高血压的发生存在影响，丰富了社会生态学的研究。④Ader 和 Cohen（1975）关于条件反射与免疫的论文为以后的"心理神经免疫学"奠定了基础。⑤Cobb（1976）的社会支持研究拓宽了人际关系及社会生态学在心身医学中的作用。

**（三）近期研究**（1980—1999）

在这一时期，研究者们开始摆脱亚历山大经典心身疾病概念的影响，转而开始关注一些被医学忽视的独特疾病，如"纤维肌痛症（fibromyalgia）"就是其中之一。纤维肌痛症是一种慢性疼痛综合征，表现为弥漫性肌肉、骨骼疼痛。晨起僵硬、疲劳、睡眠障碍及情感紊乱。这类研究扩大了心身疾病的范围。Hofer（1984）发表对母婴分离的研究，为心理生物学的发展奠定了基础。

**（四）心身医学与相关学科的交互影响**

人们对心身医学的关注，带动了一批相关学科刊物的发行，如《心理生理学》《心理神经

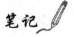
笔记

内分泌学》《脑、行为及免疫学》《应激》《发展心理生物学》及《心身研究》等,说明心身医学研究领域的发展和影响力的扩大。

**（五）心身医学拓展了医学的研究领域**

心身医学的研究成果在理论上为医学提供重要的概念。例如"多因素发病机制"就是在心身医学关于疾病异源性观点的基础上,整合了社会生态学的、民族文化的、发展的、心理学的、分子遗传的资料构成的概念模式。但从研究的具体手段来看,心身医学仍滞后于其他研究领域。因此,只有把握住整合概念,结合最新技术手段才能使心身医学不断向前发展。

中国是心身医学思想的发源地之一,中医始终以心身相关思想指导临床实践。20世纪80年代是我国现代心身医学发展的高潮,相应的学会组织及专门著作相继问世。目前,我国的心身医学的学术组织有:①中国心理学会医学心理学专业委员会心身协作组;②中国心理卫生协会心身医学专业委员会;③中华医学会心身医学分会;④中国中西医结合学会心身医学学会等。

## 二、心身医学的未来发展

### （一）理论观念的变迁

1. **特异性理论（specificity theory）** Dunbar主张特定人格与特定疾患相关。Alexander认为,特异的、未解决的潜意识冲突是特定躯体障碍的原因,但他也重视遗传与体质的易感性并将生活情境视为必然的诱发因素。因此,有人将他列为临床心理生理学研究的先驱。A型行为方式与高血压、冠心病发病的相关是一个有力的证据。

2. **一般性理论（generality theory）** 多因素发病论认为,意识层面上的情绪、思维、社会环境的心理中介在应激致病中起重要作用。神经、内分泌等生理中介机制和机体易感性等可引起多种反应,严重者可导致多系统、多器官症状或疾病。这是20世纪40~60年代Cannon-Selye-Mason等创立和发展的应激学说。

3. **整体性理论（holistic theory）** 是一般性理论的扩展,除现代医学模式倡导的生物、心理、社会三个维度外,文化、心灵也是影响应激性身心反应的重要因素。心灵（spirituality）指个人对生命的基本假设并赋予生命以意义,是人的信仰、信念、价值观。当出现价值、信念及目标冲突时,便导致疾患。这一理论的假设基础有两个:①象征（符号）性活动（意识、潜意识、思维、记忆、想象等以词为符号的心理过程）影响所有层次的功能,通过神经、体液途径直达细胞;②每个个体对特定刺激有特定的认知、情绪、行为和生理反应,有些反应由遗传决定,有些由学习获得。Lipowski提出,整合性理论强调人类的独特性和复杂性及多因素致病的观点。相应地,对心理活动和行为的认识和研究是多方位和多角度的,对疾病和患者的照护应关注心理、社会和心灵因素。

### （二）新的研究领域和研究技术

随着社会的发展和疾病谱的改变,心身医学的研究领域也进一步扩大。以疾病的种类为例,心身医学从研究最初的"经典心身疾病",拓展到目前"功能综合征""感染性疾病的心身问题""儿科领域中的心身障碍与家庭动力学""心身皮肤病学""心身牙科学""重症监护病房综合征""慢性肾衰竭晚期及肾移植患者的心身方面""临终患者的照顾"等新的领域。

随着社会竞争的日益加剧,日常困扰的积累,慢性负性生活事件（贫困、失业人口）的增多,心理应激源日益威胁人们的心身健康。亚健康、慢性疲劳综合征（chronic fatigue syndrome）、职业性心力交瘁（job burn-out）等新概念出现并成为心身医学的研究对象。

越南战争后,美国退伍军人中出现了大量创伤后应激障碍（post-traumatic stress

笔记

disorder, PTSD)患者,这些人需要得到治疗。随后,PTSD 的病因从战争情况扩大到自然灾害、交通事故、社会暴力等,促进和拓展了创伤后应激和应激相关障碍领域的研究。

除上述特定领域外,临床上特别关注的是与各种躯体疾病共存的心理障碍。心身疾病患者普遍存在情绪问题,如超过 30% 的心血管病患者存在愤怒、恐惧、抑郁情绪,50% 以上的脑卒中患者存在抑郁情绪。临床医生对心理障碍的识别能力和处理水平会影响治疗和康复过程。WHO 于 1994 年组织全球 5 大洲、14 个国家、15 个中心作跨文化合作研究,对综合医院就诊者的心理障碍作大型调查。我国的上海市参加了此项研究。结果表明:①全球各类心理障碍平均患病率 24.2%;②各种心理障碍的患病率为抑郁症 10.4%,广泛性焦虑 7.9%,神经衰弱 5.4%,酒滥用 3.3%,躯体障碍 2.7%;③综合医院临床医师对心理障碍的识别能力不高,15 个中心的识别率中位数为 51.2%,上海最低,仅 15.9%;④对已识别的心理障碍的处理也存在问题,仅约半数的患者得到药物治疗,约半数的患者给予非药物处理(两组有重叠)。已识别的 11 例抑郁性疾病无一获得抗抑郁药物,非药物处理(心理治疗或转诊)仅占 8.9%。随着现代社会生活方式的改变、生活节奏加快,一方面,心、脑血管病、糖尿病和癌症等的发病率日益升高。这些疾病的诊断、治疗和康复是心身医学不可回避的领域;另一方面,"亚健康"、过劳死"、"网络成瘾"等新的概念提示可能会有新形式的心理生理障碍出现,这些都有待人们通过研究去认知。

与理论观念的变迁和研究领域的不断扩大相适应,心身医学在研究中也不断采用新的技术,包括:

**1. 脑细胞内核酸分子、蛋白质分子及亚细胞结构研究的新方法** 包括分子杂交、印渍技术、核酸序列分析、蛋白质序列分析、膜片钳技术等。

**2. 脑细胞、回路、网络的新研究方法** 辣根过氧化物酶、同位素标记、组织薄片、共聚焦纤维镜、电镜等。

**3. 核团和脑区的新研究方法** 计算机断层扫描、功能性磁共振、脑电图、脑诱发电位等。

**4. 心理活动——知、情、意、行为、人格研究方法** 观察法、心理测验、量表、条件反射等。

### (三)将心身医学整合到临床各科

在应用领域,生物 - 心理 - 社会医学模式在理论上已被人们普遍接受(虽然在具体实施中还存在很多难题),现代医学模式的理想目标是医生对每位患者进行诊断和治疗时要系统考虑患者的躯体、心理、社会和灵性各方面。尽管受生物医学模式的影响,作为生物医学思想基础的"还原论"哲学观念仍深深扎根于医学领域,整体概念的理想在实践中寻求现实的成功案例还很少,但美国成功地实行了"心身咨询"和"联络服务"。美国将精神科病房并入综合医院,这一措施使孤立在外的精神病学进入到整个医疗系统,并与其他学科相结合。这种措施在临床上逐步推广,并不断促进临床心身医学的研究,从而使心身医学在有训练的精神病学家中的地位得到巩固。

美国第一次在综合医院设精神病房是 1902 年。1934 年洛克菲勒基金会在大学和医院设立 5 处精神病学联络科,这一资助促进 Dunbar 在哥伦比亚大学医学中心的开创性工作。1933 年到 1942 年,Kaufman 等在哈佛大学的 Beth Israel 医院精神科发展了新的工作概念:①对门诊患者的心理治疗照顾;②对住院患者给予精神病学的心身咨询服务;③为其他领域的专家及临床医生提供进一步的训练。80 年代,医学领域对心身医学的兴趣高涨,开展了广泛的联络和咨询。但也发生了一些的变化,即从联络概念倒退至咨询概念。在降低保健费用的压力下,临床上心身医学的贡献常被肤浅地以消费及效益来评估。为了改变这一现状,美国行业学会除了提出强化对医学生及在职医生的训练及学科间研究的方案之外,还对医院内咨询联络服务机构提出如下建议：①咨询联络工作，一开始就要将人的整体性整合到具体的心身方法中去；②咨询联络需要快速而有效地保证患者能对医院气氛造成的紧张有较好的适应；③咨询联络要满足实际的需要。

可以看出，心身医学的理论框架和实践模式符合综合性医院提高诊疗和服务水平的终极目的。目前，我国综合性医院有心理医学科或心理科，综合医院的医生对躯体疾病共病抑郁或焦虑障碍的识别和诊疗水平明显提高，内科住院患者有更多的机会接受"联络会诊"。随着我国医疗卫生体制改革的进一步深入和疾病预防战略的实施，心身医学在我国应用领域将会有更好的发展前景。

# 第四节　心身医学的重要性

## 一、心身健康的需要

在 20 世纪初，人类的主要死亡原因是与感染、营养不良等生物、躯体因素相关联的疾病。到了 20 世纪中期，西方发达国家的主要死亡原因逐渐转变为心脏病、恶性肿瘤、脑血管病和意外死亡。而据研究分析，其中约有半数的死亡直接或间接与包括吸烟、酗酒、物质滥用、过量饮食与肥胖、运动不足和与社会压力的不良反应等生活方式相关。

研究发现，这些疾病发病率升高的一个重要原因，是现代社会发展迅速，生活节奏不断加快、职业竞争不断加剧，对人的内部适应能力包括保持心理的健全和情绪的平衡造成很大的挑战所致。

另外，通过几十年的生物行为科学研究，学者对心理社会紧张刺激造成躯体疾病的中介机制有了较深入的了解和认识。并以科学的方法证明，心理活动的操作和调节对维持健康具有积极的作用。

同时，与社会物质文明发展相对应的是人们对心身舒适的要求也不断提高。在这样的背景下，人们追求健康的目的也自然而然地由要求解决身体疾病，转向要求减轻心身痛苦，建立心理上的舒适和健全方面。

在这样的背景下，作为健康服务职业，不论是医学工作者或者是心理健康工作者，其职业观念、工作方式、内容与目标，也就相应地需要改变。

## 二、对医学的重要性

19 世纪末，西医作为一门现代科学传入我国。在相当长的一个时期，西医是以生物的观念、知识和技能为基础的，也就是所谓的生物医学模式。这种情况甚至延续至今。

20 世纪初，欧洲、美国和日本陆续开展了心身医学的相关研究，近百年来，心身医学的观点从萌芽、成长到广泛地被接受充分说明心身医学对疾病的预防、治疗和健康促进的重要意义。2003 年，心身医学成为美国精神病学的一个新的亚专业，更充分说明了处理心-身问题的重要性。

目前，随着社会经济的发展，我国居民的死亡原因与发达国家一样也发生了根本性的变化，与心理社会因素密切相关的一类疾病即心身疾病的死亡率也跃居首位；人们对医疗的需求也已开始向更高层次发展。为适应这种新的形势，需要在我国建立生物、心理和社会医学模式。

开设心身医学课程，对我国的医学模式的转变有重要的意义。医务工作者学习心身医学知识，并将其融会到自己的知识框架之中和应用于日常工作中，我国的总体医疗服务水平就会上一个新的台阶。甚至可以这样说，现代医学的发展方向实际上就是广义的心身医学。

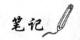

### 三、对应用心理学的重要性

近年来，心理卫生、临床心理学、心理咨询学等学科已经逐渐被我国大众所熟知。作为这些科学知识和技能在我国的实际应用，国内近年来开设的应用心理学专业，其服务对象同样会涉及心身医学问题。在实际工作中，往往很难将一位心理门诊求助者的心理问题和其身体问题分开来；有时，甚至无法单独通过心理学的知识、方法和技术解决他们的综合问题。因此，应用心理学专业的学生需要学习心身医学课程。通过对该课程知识和技能的掌握，将对今后的实际工作有极大的促进作用（表1-1，表1-2）。

表1-1　心身医学的经典文献

| 时间 | 文献题目 | 作者 |
| --- | --- | --- |
| 1935 | 《情绪和身体变化》(Emotion and body change) | Dunbar |
| 1943 | 《心身医学》(Psychosomatic Medicine) | Weiss and Engilsh |
| 1950 | 《心身医学》(Psychosomatic Medicine) | Alexander |
| 1968 | 《精神科会诊手册》(Handbook of Psychiatric Consulation) | Schwab |
| 1978 | 《器质性精神病学》(Organic Psychiatry) | Lishman |
| 1978 | 《麻省总医院编综合医院精神病学手册》(Massachusetts general Hospital handbook of General Hospital psychiatry) | Hackett and Cassem |
| 1993 | 《内科患者的精神科照顾》(Psychiatric Care of the Medical Patient) | Stoudemire and Fogel |

引自 James L. levenson 主编、吕秋云主译《心身医学》

表1-2　心身医学期刊

| 刊名 | 初版日期 |
| --- | --- |
| 《心身医学》(Psychosomatic Medicine) | 1939 |
| 《心身疾病》(Psychosomatic) | 1953 |
| 《心身疾病与心理治疗》(Psychotherapy and psychosomatic) | 1953 |
| 《心理生理学》(Psychophysiology) | 1954 |
| 《心身研究杂志》(Journal of Psychosomatic research) | 1956 |
| 《心身医学进展》(Advances in psychosomatic medicine) | 1960 |
| 《医学内的精神病学国际期刊》(International Journal of psychiatry in medicine) | 1970 |
| 《综合医院精神病学》(General Hospital Psychiatry) | 1979 |
| 《妇产科心身医学杂志》(Journal of Psychosomatic Obstetrics and Gynecology) | 1982 |
| 《心理社会肿瘤学杂志》(Journal of Psychosocial Oncology) | 1983 |
| 《应激医学》(Stress medicine) | 1985 |
| 《心理肿瘤学》(Psycho-oncology) | 1986 |

引自 James L. levenson 主编、吕秋云主译《心身医学》

（潘　芳）

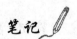

# 第二章 心身相关的理论

在心理学发展的过程中，心理学家形成了众多的心理学理论。其目的是用于解释心理学的基本问题，如心理活动的本质、人格的形成与发展、心身障碍的原因等。心身医学侧重研究心 - 身的关系。心身医学的发展与很多心理学理论的形成与发展密切相关，也可以说两者相伴成长与完善。许多重要的心身医学的成果是在心理学理论的指导下取得的，而心身医学的研究成果又在一定程度上对某种理论起到发展和完善的作用。本章将介绍与心身医学密切相关的精神分析理论、行为学习理论、应激理论、皮层内脏相关学说以及生物心理学理论。

## 第一节　精神分析理论

西格蒙德·弗洛伊德（Sigmund Freud）所创立的精神分析理论被看作是 20 世纪的重大科学成就之一。弗洛伊德在长期治疗癔症与神经症患者的过程中，形成一系列对心理功能、心理发展及异常心理的概念与设想，又称为经典精神分析理论。在弗洛伊德之后，许多精神分析的追随者开始发展弗洛伊德的学说，并拓展了精神分析的理论，统称为心理动力学理论。如荣格建立了分析心理学的体系，提出"集体无意识"和"原始意向"的理论观点。弗洛伊德的女儿安娜·弗洛伊德建立了"自我心理学"的理论体系，强调"自我"的发展及"防御机制"的作用。艾利克森、霍妮、弗洛姆等人在解释精神分析的时候不再强调本能的作用，而强调社会文化的影响，成为"新精神分析学派"的主要代表。法国精神分析学家拉康提出"回到弗洛伊德"，他的理论以法国的结构主义哲学为基础，以语言为工具来解释潜意识。但在临床实践中，却充满着东方禅宗的气息。"客体关系（object relations）理论"和自体心理学以及依恋理论的发展，均强调早期经验对人格形成和发展的影响，但这一影响主要来自于幼儿生存、成长所依赖的监护人 —— 父母，尤其是母亲与幼儿的关系。这种依恋关系是一个人心理发展的基础，并决定了其人格模式和人际关系类型。

### 一、基本理论与概念

#### （一）潜意识理论

弗洛伊德提出的潜意识理论是精神分析理论的基石。他将人的心理分为意识、前意识和潜意识三个层面。

1. **意识（consciousness）** 位于最表层，是人能自觉得到的部分，是人在清醒状态下能够觉察到的心理活动、感知外界的各种刺激。意识活动是遵循现实原则来行事的，也就是说，只有符合社会规范和道德标准的各种观念才能进入意识层次。

2. **前意识（pre-consciousness）** 在意识下面，潜意识上面，平时并不为人所知，但集中注意或加以提醒可进入意识。前意识是意识和潜意识之间的缓冲区，主要功能是起到警

笔记

9

戒作用，保持对欲望的需要和控制，使其尽可能按照外界现实规范的要求和个人道德来调节，同时不允许潜意识的本能冲动直接进入意识层次。

3. **潜意识（unconsciousness）** 处在深层，被压抑着、很难觉察到，但是通过分析可以被意识化。正常人的大部分心理活动是在潜意识里进行的，大部分的日常行为是受潜意识驱动的，它是人类心理活动的原动力所在。其主要内容是那些人类社会、伦理道德、宗教所不允许的、原始野蛮的、目无道德法纪的动物性本能冲动，以及幼年期的经验、被压抑的欲望和动机等的内容，当被觉察时会引起难堪和焦虑，所以常常被意识所排斥，但它们总是在不断试图进入意识层次去寻求满足。为了使这些被压抑的观念和欲望能够出现在意识层次中并得到满足，就只能乔装打扮变相出现，而获得间接的满足，例如日常生活中的口误、笔误、做梦等。

弗洛伊德认为，对于人的正常心理和异常心理影响较大的主要是在潜意识层次。例如，一个患者患有癔症性失明，可以推断其潜意识里可能有某些不愿意看到的事物或者其良心禁止看到的事物。

精神分析理论认为，潜意识层次主要是童年时期未被满足的冲动或愿望、缺乏爱形成的情结、遭受到威胁虐待或某种创伤所诱发的恐惧等。某种程度上，当潜意识里未满足的冲动、未解决的创伤或冲突通过自我防御机制（潜抑作用）达成妥协，而在意识和行为上表现出痛苦或异常时就表现为各种症状。

**（二）人格结构理论**

1923 年弗洛伊德提出了人格结构学说，人的心理由"本我"、"自我"及"超我"三个部分组成。

1. **本我（id）** 位于人格的核心，是人的心理经验中最原始的部分，是与生俱来的、具有生物的基本属性，比如食物、饮水、性活动等这些基本生理需要。本我充满原始的活力和本能，遵循"快乐原则"，它不看条件、不问时机、不计后果地寻求最大化的即刻满足。

2. **自我（ego）** 是人格结构中的现实部分，是个体出生后在现实环境中由本我分化发展产生的。其功能包括对外适应环境的要求，满足自身的需要；对内调节本我驱力以及一定程度的满足。自我的协调功能与防御机制息息相关。自我遵循"现实原则"，代表着理性和审慎。

3. **超我（super-ego）** 是从自我发展来的，包括个体的道德和社会价值观，以良心和理想自我的形式表现出来，即道德化的自我。如果违背社会规范就会产生内疚感。超我是人格结构中的监督机构，遵循"道德原则"，是道德的坚定维护者。

弗洛伊德指出，在健康人身上，本我、自我和超我是统一协调的，由自我起着主导作用，使相互之间的冲突降到最低程度。但人格结构中这三个部分在控制着个体的过程中也不停地斗争着。例如，本我中的性欲，总是渴望即刻满足，受到超我的道德约束，以及自我各种利弊的现实考虑的制衡。这些制约的结果，会形成社会能够接受的某种性行为。这可以解释现实生活中的各种心理现象，而且还可以解释某些神经症、精神疾病症状的形成机制。

**（三）心理发展阶段学说**

精神分析理论认为，人类的心理发展是由内驱力推动的，弗洛伊德用力比多（libido）表示。根据弗洛伊德的观点，人格发展依次经历性心理发展的五个阶段，在内驱力的推动下，各个发展阶段将经历不同的心理冲突并形成心理机构及其特征。如果心理发展停留在某个阶段，或者由于遇到挫折从高级阶段倒退到低级阶段，就可能造成心理和行为的异常。童年时期未解决的冲突创伤，在成年期会重新活跃起来，对诱发神经症、精神病及心身疾病有重要作用。

1. **口欲期（oral stage）** 1 岁以内，通过口唇获得满足。婴儿通过吸吮、哭喊等方式获取营养及口腔满足,是形成幼儿最初的信赖感、安全感的关键期。在口欲期没有得到很好满足,婴儿就缺少安全感,会出现如咬拇指、恐惧、自卑、自恋等行为方式。反之,在这一时期如果过度满足,表现出过度依赖,嫉妒等人格特征。

**2. 肛欲期(anal stage)** 2～4岁,婴儿通过肛门获得满足。幼儿在排泄过程中以及对排泄的控制中获得快感。弗洛伊德认为此时的心理发展与形成自主控制和攻击性有关,同时也逐步建立起与父母的关系。如这一时期没有很好得到满足,会出现过分守秩序,爱清洁,过分认真,吝啬,节俭,固执,不灵活,报复性强等特征。

**3. 性器期(phallic stage)** 4～6岁,生殖区域的满足是这一时期的特征。此时的儿童开始关注自身的性器官,并开始爱恋异性父母。这一时期的"俄狄浦斯情结"是神经症以及其他心理障碍的根源之一。

**4. 潜伏期(latency stage)** 6～10岁。这一阶段中,个体通过运动和业余爱好等来宣泄冲动和欲望,不再从自己的身体中寻求快乐和满足。个体通过各种活动,形成自信的品质。此期如果发展不好,会出现孤僻内向、自卑的个性特征。

**5. 生殖期(genital stage)** 10～20岁。个体躯体逐渐成熟,进入青春期和生育阶段,此期以生殖器为主要来源的性快感区。同时也发展出家庭外的亲密关系,并与社会文化价值观同化及适应外界要求,完成社会化的过程,形成独立的人格。对于一些早期遭受到创伤的人来说,这也是一生中很容易受到伤害的时期,在此之前的一些未解决的冲突分别从潜意识浮到表面,表现为崩溃、退行、药物滥用、酗酒、攻击性和反社会行为等。

精神分析学派认为,个体在心理发展过程中,在不同的心理发展阶段,遭遇到心理困难和挫折,就容易产生各种不同的精神病理症状。如在"口欲期"的婴儿,假如缺乏拥抱、抚摸和照顾,缺乏"足够好的母亲",就会缺乏基本的安全感;在"肛门期"的幼儿,如果被过分地约束,以后易与人发生争执,也容易过分约束自己,易形成强迫倾向;"性器期"的孩子,如果与两性父母无法维持平衡和稳定的情感关系,处理不好"俄狄浦斯情结",则会影响其性心理的发展;"潜伏期"的少年,发展出家庭外的同伴关系以及其他活动,就会容易形成自卑、孤僻的人格特征;在"生殖期",两种基本驱力推动着个体:性驱力与攻击驱力。健康个体往往会通过社会允许的渠道释放这种能量:与合适的异性建立亲密关系,运动,职业发展等。否则,就会以症状或反社会的行为表现出来。

**(四)心理防御机制理论**

防御机制(defense mechanism)是精神分析中的基本概念。当个体潜意识中的欲望与现实或超我之间出现矛盾造成心理冲突时,会导致焦虑。自我通过防御机制来控制本我的欲望和冲动,从而缓解焦虑。防御机制的目的在于保护和防御人格,免于内部和外部的冲突,它的主要任务是维持获得的心理平衡,从而能够行使心理功能。个体特定的防御机制可以显示其独特的人格特征或病理性特征。虽然正常人普遍应用防御机制,但是如果使用过头,会引起强迫性的、重复性的、甚至是神经症性的行为。当自我功能降低,防御机制上升到意识层面,就可能表现为病理性的。常见的防御机制有:

**1. 压抑(repression)** 压抑是最基本的防御机制。当一个人的某种观念、情感或冲动不能被超我接受时,就被压抑到无意识中去,让自己不再为此感到焦虑和痛苦,这是一种不自觉的主动遗忘和抑制,也就是说,它强迫这些具有威胁性的情感进入潜意识。例如很多人宁愿相信能中六合彩而不愿意相信走路时遇车祸,其实后一种的概率远比前者大,这是一种压抑机制的不自觉运用,因为当人意识到每次上街都要面临车祸的威胁时就会感到焦虑,人为了避免焦虑故意将其遗忘。

**2. 否认(denial)** 指有意或无意地拒绝承认那些不愉快的现实以保护自我的心理防御机制。例如有的人听到亲人死亡的消息,他们会在一段时间内拒绝接受这个事实,来减免

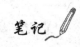

11

突如其来的精神打击。

3. **投射**（projection） 指个体将自己不能容忍的冲动、欲望转移到他人的身上，来免除自责的痛苦。例如一个人老是梦见自己的好朋友在偷自己爸爸的钱，这可能实际上是他自己存在想偷他爸爸的钱的念头。他自己为了逃避超我的责难，又要满足自我的需要，索性将自己的欲望投射到别人的身上从而得到一种解脱。

4. **退行**（regression） 当人们受到挫折无法应付时，就会放弃已经学会的成熟态度和行为方式，反而采取以往较幼稚的方式来满足自己的欲望，这就叫退行。例如某些性心理异常者就是成年人遇到性的挫折无法满足时，就使用幼年性欲的方式来使自己得到满足。

5. **隔离**（isolation） 将一些不愉快的事实或情感分隔于意识之外，以免引起精神上的不愉快，这种机制叫隔离。例如人们给死亡冠以各种各样的名称，如"仙逝"、"归天"，这样说起来可以避免悲哀。

6. **固着**（fixation） 是力比多对早先的比较原始的发展阶段的一种持续性的依附。例如总是从吃喝、抽烟或谈话中寻求快乐的人可能具有一种口腔期固着；过分清洁和整齐的人可能是一种肛欲期固着。

7. **转化**（conversion） 指精神上的痛苦、焦虑转化为躯体症状表现出来，从而避开了心理焦虑和痛苦。例如歇斯底里患者的内心焦虑或心理冲突往往表现为瘫痪、失声、抽搐，晕厥等。这些身体上的症状和真正的瘫痪、失声等是不一样的，是心理方面的原因造成的，当心理问题解决说话就恢复正常。当然，他们也不是故意装病，因为患者自己对此是完全意识不到的，这种转化的动机藏在潜意识里，他们自己并不知道身体是怎么出毛病的。

8. **补偿**（compensation） 是指个体利用某种方法来弥补自己生理或心理上的缺陷，从而掩盖自己的自卑感和不安全感，所谓"失之东隅，收之桑榆"。

9. **合理化**（rationalization） 是指个体遭受挫折时用利于自己的理由来为自己辩解，将面临的窘境加以文饰，以隐瞒自己的真实动机，从而为自己进行解脱。例如狐狸吃不到葡萄说葡萄酸。

10. **升华**（sublimation） 是指被压抑的不符合社会规范的原始冲动或欲望用符合社会要求的建设性方式表达出来。例如用跳舞、绘画、文学等形式来代替性本能冲动的发泄。

11. **幽默**（humour） 是指以幽默的语言或行为来应付紧张的情景或表达潜意识的欲望。通过幽默来表达攻击性或性欲望，可以不必担心自我或超我的抵制。在人类的幽默中关于性爱、死亡、淘汰、攻击等话题是最受人欢迎的，他们包含着大量的受压抑的思想。

12. **反向形式**（reaction formation） 自认为不符合社会道德规范的内心欲望或冲动会引起自我和超我的抵制，表现出来会被社会惩罚或引起内心焦虑，所以朝相反的途径释放导致反向形式。例如有些社交恐惧症的患者内心是渴望接触异性的，但却偏偏表现出对异性的恐惧。

**（五）焦虑理论**

弗洛伊德认为焦虑（anxiety）是被感觉到的、不愉快的情绪状态，并伴有迫近危险的生理反应。引起焦虑的危险信号，可能来自体内或者体外，但是更多的是来自本我，即内驱力。弗洛伊德认为，虽然本我、超我和外部世界均包含在焦虑中，但是只有自我能够产生或者感到焦虑，自我是焦虑情绪的发源地。弗洛伊德断言，焦虑是心理疾病的主要问题。弗洛伊德描述了三种性质的焦虑。

1. **现实焦虑**（reality anxiety） 也称为客观焦虑。它与恐惧关系密切。是指面对一种可能出现的危险时，所经验的一种没有特定指向的不愉快的情感。例如，当我们来到一个

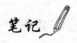
笔记

陌生的城市，在拥挤、快速开动的车流中驾驶时体验到的焦虑就是现实焦虑。这种情境充满了真实客观的危险。

**2. 神经症性焦虑**（neurotic anxiety） 是指一种对未知的危险的担心。这种情绪产生在自我的内部，当本我的冲动进入意识层次时，自我就会感到神经症性焦虑。例如，有人可能在领导或者权威人物在场时感到焦虑，这是因为他们童年时曾有过的对父母的潜意识的攻击性情感。

**3. 道德性焦虑**（moral anxiety） 源于自我与超我的冲突，也称为超我焦虑。通常在五、六岁期间，超我建立之后，人们就可能体验到现实需要和超我之间冲突引起的焦虑。道德性焦虑也可能因为我们的行为与道德标准不一致而产生。例如，因为不能照顾年迈的父母而产生的不安焦虑。

**（六）释梦**（dream interpretation）**理论**

弗洛伊德从1895年开始就深刻地批判和分析了自己的梦境，并在其1900年出版的《梦的解析》一书中，详细论述了关于梦的学说。他认为，梦是通向潜意识的一条捷径。通过对梦的分析，可以发现神经症患者被压抑的欲望，并且梦的分析也可以作为治疗神经症的一种方法。

弗洛伊德认为人的心理活动有严格的因果关系，没有一件事是偶然的，梦也绝不是偶然形成的联想，而是欲望的满足。在睡眠时，超我的检查监督作用松懈，潜意识中的欲望可以绕过抵抗，并以伪装的方式，闯入意识层次，形成梦。可见，梦是清醒时被压抑到潜意识中的欲望的表达。释梦则是去挖掘、寻求梦中的隐匿的意义。通过对梦的分析和解释，可以了解人的心理，发现其潜意识中的矛盾欲望，并可以用来治疗疾病。

弗洛伊德关于梦的理论确实具有跨时代的意义，但是也有不足之处。一是释梦理论都是以精神病患者的梦为基础所建立的，用它来解释一般人的做梦现象，有以偏概全的缺点；二是弗洛伊德在解释隐梦以及梦的欲望时，总是将人的潜意识欲望解释为性欲冲动，即把梦的内容模式化，因而容易产生误导，也容易忽略梦的多元化形成背景。

## 二、精神分析理论与心身相关

精神分析理论是系统解释人类心理及行为的重要心理学体系。它既可以解释正常人心理生理活动，又可以解释异常的心理障碍或身体疾病现象。

该理论始终重视潜意识心理冲突在各种心身疾病发生中的作用。早期，亚历山大（Alexander）是把心理动力学作为心身医学理论基础，提出了著名的"心身疾病的冲突理论"，认为心身疾病的发病有三个要素：①未解决的心理冲突；②身体器官的脆弱易感倾向；③自主神经系统的过度活动性。心理冲突多数出现在童年时代，常常被压抑到潜意识之间，在个体成长的过程中，受到许多生活变故或社会因素的刺激，这些矛盾冲突就会重新出现。如果这些再次出现的心理冲突找不到恰当的途径疏泄，就会由过度活动的自主神经系统引起相应的功能障碍，造成所支配的脆弱器官损伤。神经科学的研究还发现，童年时期经历的心理创伤，可以由于神经塑造性的原理，在与情绪记忆有关的神经环路中留下痕迹，成为对某些疾病易感的素质特点或者潜在的"病灶"，而在青少年期或成年期被各种不利因素触发，表现为临床上的障碍。例如：哮喘的发作被解释成试图消除被压抑的矛盾情绪（如与母亲隔离引起的焦虑）或避开危险物，此时患者不是以意识的行为，而是以躯体症状—哮喘来表达；溃疡病是由于患者企图得到他人喂食与款待的潜意识欲望被压抑；原发性高血压是由于患者对自己的攻击性决断的潜意识压抑等等。

后来的一些心理动力学学者修正了这种理论。目前认为，潜意识心理冲突是通过自主神经系统功能活动的改变从而造成某些脆弱器官的病变而致病。例如：心理冲突在迷走

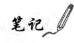
笔记

神经功能亢进的基础上可造成哮喘、溃疡病等，在交感神经亢进的基础上可造成原发性高血压、甲状腺功能亢进等。因而他们认为只要查明致病的潜意识心理冲突即可弄清发病机制。同样，通过分析疏导，将这些潜意识心理冲突和痛苦体验挖掘出来可以治疗这些躯体疾病。

由于人格三部分各遵循不同的行动原则，因而各部分的冲突是精神分析学派在解释和解决某些心身问题时重点要考虑的。弗洛伊德认为潜意识冲突可造成焦虑状态，个体则采取一系列自我防御机制以克服这种焦虑并保持心理的平衡，其中潜抑（repression）是最基本最重要的自我防御方式。被压抑在潜意识里的心理冲突，在特定条件下可通过某种转换机制（conversion）以病态的方式表现出来，形成各种心身症状。

"人格特异性理论"认为，患有同一疾病的患者具有类似的人格特征，因此，了解一个人的心理状况，就可以预测他将会患何种心身疾病。该学说最大的成果是冠心病易感人格的研究。美国心身医学的创始人之一、著名《心身疾病杂志》创办人 Dunbar 女士曾经预言：具有时间紧迫感、过分竞争和敌意人格特征的人，即 A 型行为的人特别容易患有冠心病。Friedman 和 Rosenman 通过八年半的回顾和前瞻性研究证实 A 型行为是冠心病的危险因素。

心身症状的形成实际上就是病理性妥协的形成（compromise formation）。妥协形成的成分包括：各种超我的功能、驱力衍生物、焦虑和（或）抑郁（儿童期的灾难）、防御机制。防御机制和驱力衍生物之间的平衡是动态的，而不是静止不变的。根据 Freud 的观点，当防御失败时，平衡是动态的；当压抑卷土重来时，或压抑成功时，平衡是静止的。日常生活、想象、思维、行为都是妥协，是存在于自我、本我以及超我力量与倾向之间的妥协。妥协形成是心理的倾向性，而不是例外。自我的功能是一定程度地反对本我衍生物，从而消除或缓解不适感，既可以最大限度满足驱力，又能够承受一定程度的不适感。当焦虑或抑郁变得更加不适时，防御加强去缓解它；当不太明显时，驱力就可以获得更大的满足。"每一个人的行为或想象都有自我、本我、超我的影子"心理功能以这样的一种方式，一方面最大程度满足驱力衍生物，同时又能忍受一定程度的焦虑与抑郁。当这样的平衡不能维持或防御过度或驱力衍生物过度满足时，就会表现出一些适应不良或症状。

弗洛伊德在多年治疗患者的过程中，发现患者有时将早已遗忘了的某一件事重新叙述出来，随之疾病症状也得到缓解。弗洛伊德认为这种早期的事件实际上并未遗忘，而是被深深地潜抑在意识之下。他认为这种潜意识里的心理冲突，只能通过对梦境的分析或者在不加任何意识评价的情况下通过患者的自由联想（free association）才能被发掘出来。一旦这种潜抑的心理冲突被发现和疏泄，患者的症状可得到缓解。这就是精神分析疗法。

由于心理冲突对心身健康关系甚大，因而从疾病预防角度来说，处理好人格发展过程各阶段所出现的困难，防止停滞／固着现象，对于保持心身健康是非常重要的。

（李　齐）

## 第二节　行为学习理论

心理学家华生（J.B.Watson, 1878—1958）认为心理学研究对象应当是可以观察并能够进行测量的行为。这一基本观点，促成了心理学在 20 世纪初从主观心理学向客观心理学的革命性转变，并使行为学习理论（learning theory of behavior）为核心的行为主义心理学得以创立和发展。

早期行为主义者通常狭义地将"行为"（behavior）理解为相对于欲望、内驱力和心理冲

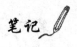

突的,可以观察和能够测量的个体的举止行动。但随着行为科学的不断发展,近几十年来,新行为主义心理学家们和心身医学界一般将"行为"广义地理解为个体内在和外在的各种形式的活动,包括心理活动和内脏活动。而"学习"指的是在实践过程中接受刺激而形成的行为或行为潜能相对持久的变化。学习的过程就是人的正常或变态的行为,及其心身反应模式形成和发展的过程。

学习和研究行为学习理论,掌握行为的学习过程和规律,可以帮助我们理解、预测和控制个体行为的获得、维持或消退;也可以帮助我们通过适当地干预个体的学习过程,来矫正不良、甚至变态的习得性行为。

与心身医学联系较为紧密的行为学习理论主要有经典条件反射理论,操作条件反射理论和观察学习理论等。

### 一、经典条件反射理论

俄国学者谢切诺夫(I.M.Sechenov,1829—1905)是俄国生理学的奠基人,曾任圣彼得堡科学院名誉院士,被誉为"俄国生理学之父"。他最早提出条件反射的概念,并把实验的方法引入人的行为研究,通过实验来证明人的精神活动和情绪反应都存在着生理基础。他认为人的所有行为,都是在大脑的控制下的一种对环境刺激的反射过程。人的行为,包括看似复杂的思维和语言,都可以归结为反射,都可以用生理学的反射来解释。在变态行为的研究中,他通过条件反射实验得出结论认为,不适当的或病态的行为在生理上是由条件反射发生联系错误或迷失造成的。他的思想对行为主义心理学产生了极大的影响。

但谢切诺夫作为最早关注条件反射的生理学家,没有对条件反射的理论进行系统概括。经典条件反射理论(theory of classical conditioned reflex)是巴甫洛夫在条件反射实验基础上进行概括而形成、发展起来的理论。

#### (一)经典条件反射实验及理论要点

俄国生理学家巴甫洛夫(I.P.Pavlov,1849—1936)曾任彼得堡实验医学研究所生理实验室主任、军医学院生理学教授和前苏联科学院生理学研究所所长等职。他在心脏生理、消化生理和高级神经活动生理领域卓有贡献。在研究消化生理的过程中,形成了条件反射的基本理论认识,开辟了高级神经活动生理学的研究,对医学、心理学和哲学都产生了重要影响。1904年因消化生理研究而荣获诺贝尔生理学或医学奖。其主要著作有《消化腺机能讲义》、《动物高级神经活动(行为)客观研究二十年经验》及《大脑两半球机能讲义》等。

巴甫洛夫在狗的消化生理研究中,为获取狗的消化腺分泌物,对之进行食物刺激,使其产生唾液分泌反应。这种食物刺激是一种无条件刺激(unconditioned stimulus,UCS,US),食物刺激引起唾液分泌的反射过程属于无条件反射(unconditioned reflex,UCR,UR)。所谓无条件反射是有机体依靠遗传获得的本能,无需后天学习,就可以对某些刺激做出特定反应的行为方式。

**1. 经典条件反射实验**　在获取狗的消化腺分泌物过程中,巴甫洛夫观察到,狗不仅在食物刺激时分泌唾液,而且在食物气味刺激,甚至喂食者脚步声刺激下,狗也会分泌唾液。他通过进一步实验发现,如果单纯对狗进行声音或灯光这类无关或中性刺激,狗不会产生分泌唾液反应。但如果把声音或灯光刺激与食物刺激结合,比如每次喂食前都摇铃。持续一定次数后,在没有食物刺激而只有声音或灯光刺激(conditioned stimulus,CS)时,狗也会出现分泌唾液反应。这就形成了条件反射(conditioned reflex,CR)。经典条件反射形成过程,见图2-1。

笔记

15

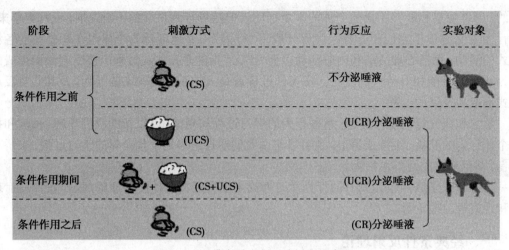

| 阶段 | 刺激方式 | 行为反应 | 实验对象 |
|---|---|---|---|

图 2-1　经典条件反射形成过程示意图

**2. 经典条件反射理论要点**　所谓条件反射是原本不能引起某一反应的刺激，由于与另一能引起该反应的无条件刺激反复结合并建立联系，从而在没有无条件刺激时，该条件刺激仍能引起相同反应结果的一种习得性行为方式。

在实验的过程中，巴甫洛夫还发现了条件反射的消退、泛化和分化等现象。

（1）消退（extinction）：就是条件反射形成后，若声音或灯光等条件刺激之后，不进行食物等无条件刺激，狗分泌唾液的反应会逐渐弱化，不断重复条件刺激而不与无条件刺激结合，反应终究会停止。但消退并非彻底消失，在搁置一段时间之后，相同的条件刺激复现时，曾经形成的条件反射的反应结果能够自然恢复（spontaneous recovery）。防止消退需要强化条件刺激与无条件刺激的结合。

（2）泛化（generalization）：就是条件反射形成后，与最初条件刺激相似的新刺激也能引起相同的反应结果。比如受到与摇铃声音类似的口哨等声音刺激时，不进行食物等无条件刺激，狗也会产生分泌唾液的反应。泛化的作用扩大了习得行为的应用范围，但也带来了可能的以偏概全的片面性。

（3）分化（discrimination）：就是条件反射形成后，只有某些特定的条件刺激能引起相应的反应行为，而其他条件刺激不能引起相应反应的现象。通过只在铃声之后给狗喂食，其他声音过后不喂食的方式，狗能学会区分铃声与其他声音。

**（二）经典条件反射理论对心身医学的价值**

经典条件反射理论强调刺激（S）对行为反应（R）的影响，关注"刺激（S）-反应（R）"关系。这对于认识心身相关性有重要的理论意义和实践价值。按照这一理论，某些条件刺激，包括心理社会刺激，可通过强化、泛化等条件反射机制影响人的各种生理活动，并成为身体功能的一种控制或支配力量。反过来说，许多心身医学关注的症状，可以运用经典条件反射原理及其机制来解释和调控。

某些反应性医学症状与经典条件反射作用密切相关。比如，一般抗癌药物相对于恶心、呕吐等反应来说是无关或中性刺激。但由于长期服药过程中产生的强化，以及相关环境刺激的泛化，导致服药、闻到药味、看到药物，甚至看到医务人员都会引起部分患者的恶心、呕吐等条件反射性症状。而紧张性头痛、过度换气综合征、情景性高血压、特定食物诱发的胃病等，也可部分利用条件反射原理解释其成因。反过来，利用条件反射原理及其机制，做松弛训练以建立条件反射性心身松弛反应，则有助于克服上述"习得性"反应症状及治疗某些相关疾病。

## 二、操作条件反射理论

操作条件反射（operant conditioning reflex）是指强化动物自发反应活动而形成的条件反射。操作条件反射形成的过程是一种由刺激引起的行为改变的过程。操作条件反射理论（theory of operant conditioning reflex）认为，动物在学习过程中，先是自发地产生一个动作，而后获得刺激强化并形成条件反射。

### （一）操作条件反射的实验和理论要点

在操作条件反射理论的创立与发展过程中，心理学家桑代克、斯金纳和米勒等人做出了突出的贡献。

**1. 桑代克及其"迷箱"实验研究**　美国心理学家桑代克（E.L.Thorndike，1874—1949）1898 年在哥伦比亚大学取得博士学位后，曾在哥伦比亚大学、哈佛大学等校任教，1912 年当选美国心理学会会长。他早期主要研究动物心理，后来更多关注教育心理学、成人学习、语文学习与阅读心理学，以及社会学问题等方面的研究。其主要著作有《教育心理学》、《学习原理》、《人性与社会秩序》等。

桑代克通过实验观察被放入迷箱的猫试图逃出的行为时发现，猫第一次花了很长时间，走了很多弯路后才逃出迷箱。把逃出的猫反复放入迷箱的实验中，猫逃出过程中无效的反应逐渐减少，有效的行为逐渐增加，成功逃出迷箱所用的时间越来越少。桑代克提出效果律解释这一实验现象。他认为，动物的学习过程是在"尝试和错误"中进行的，尝试中成功的行为产生满足的效果，尝试中失败的行为产生厌恶的效果。在这个"尝试和错误"的学习过程中，一些成功的效果强化了某些行为，而一些不成功的效果弱化了另一些行为。也就是说，动物会主动巩固或印入（stamped in）有效的、成功的行为反应，并淘汰或剔除（stamped out）无效的、不成功的行为反应。

在桑代克的理论观点基础上，斯金纳建立了较为系统的操作条件反射理论。

**2. 斯金纳及其操作条件反射理论**　美国心理学家、教育家斯金纳（B.F.Skinner，1904—1990）是新行为主义心理学的主要代表人物。曾先后就学于汉米尔顿学院、哈佛大学，并任教于明尼苏达州立大学、印第安纳大学和哈佛大学。1968 年获美国"国家科学奖"，1990 年获美国心理学会授予的"心理学毕生贡献奖"。其主要著作有《言语行为》、《有机体的行为》、《教学技术》、《关于行为主义》，以及小说《桃源二村》等。

斯金纳从 20 世纪 20 年代末就开始了动物学习的实验研究。他的动物实验装置被称为"斯金纳箱"（图 2-2）。斯金纳进行操作条件反射实验的"斯金纳箱"，是在实验箱内装上一个可操作横杆，横杆连接提供食物强化的食盒。箱中饥饿的老鼠一触按横杆，就会得到一粒食物的奖励。通过对饿鼠起初随意性的触按行为或操作反应（R）给予食物刺激（S）强化，使饿鼠触按横杆这种操作反应的概率不断增加，最终老鼠想获得食物就会采取主动触按横杆的行为。

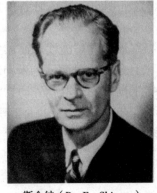
斯金纳（B. F. Skinner）

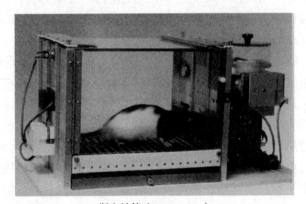
斯金纳箱（Skinner box）

图 2-2　斯金纳和他的"斯金纳箱"

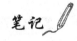

斯金纳认为，这种先由动物做出一种动作行为或操作反应（R），通过对该行为或反应的刺激（S）强化，使受强化的这种行为或反应出现概率增加的现象是一种操作性的条件反射。这种反射与巴甫洛夫的经典性条件反射不同。经典性条件反射是由条件刺激引起反应的过程，遵循"刺激 - 反应（S-R）"模式；而操作性条件反射则是先做出某种操作反应（R），然后得到刺激（S）强化的过程，遵循"反应 - 刺激（R-S）"模式。人和动物有机体不仅具有通过经典条件反射习得的应答性行为，也有通过操作条件反射习得的操作性行为。两种习得性行为遵循的模式虽然不同，但对于动物有机体来说都非常重要，而操作条件反射的模式和途径更能代表人们生活中学习的实际情况。

斯金纳在进一步的实验过程中，不断改进"斯金纳箱"的结构，使它能够通过电路控制编制强化程序，还能够自动记录动物的操作反应次数。通过改进的"斯金纳箱"，他进行了一系列操作行为反射的强化实验。这些实验表明，强化是增加某种操作反应出现概率的基本手段，强化在行为塑造、保持和调控中是不可或缺的。20 世纪 50 年代，斯金纳以他的操作行为强化理论为依据，提倡程序教学，对当时各国教学改革产生过极大的影响。

操作条件反射研究过程中，另一个经典实验是回避条件反射（avoidance conditioned reflex）实验。在实验中，动物受到电击（S）时会产生一系列的行为反应（$R_1$、$R_2$、……$R_n$），其中的一种回避行为或回避操作反应（R）出现时，即可获得撤销电击的结果（S）。经过多次反复，撤销电击的结果（S）作为一种刺激手段，对回避操作反应（R）产生强化作用。最终动物学会了这种回避行为。

上述两个操作行为反射实验表明，当触压横杆或回避电击类似的某种行为或反应（R）出现时，如果伴随获得食物或撤销电击类似的某种结果性刺激（S），那么动物个体就能逐渐学会通过该行为或反应（R）来趋利避害，这也是一种操作条件反射。

由于上述两个操作条件反射实验表明了个体对工具操作的行为学习模式，所以，也被称为工具性条件反射（instrumental conditioning reflex）或工具操作条件反射（instrumental operant conditioning reflex），以此区别于内脏操作条件反射。

**3. 米勒及其内脏操作条件反射实验**　美国心理学家米勒（N.E.Miller，1909—2002）是生物反馈学说的创始人。1958 年当选为国家科学院院士，1961 年当选为美国心理学会主席，曾获美国心理学会颁发的杰出科学贡献奖。其主要著作有《社会学习与效仿》，《生物反馈及其临床意义的真相与想象》和《生物反馈基本问题与临床应用》等。

1967 年，在米勒进行的内脏学习（visceral learning）实验中，对动物的某种内脏反应（R）比如心率加快，给以食物奖励作为强化刺激（S）。经过选择性的定向学习训练，使动物逐渐学会了"操作"内脏的行为，比如使自己心率加快。内脏学习实验中，如果在动物心律减慢后给予强化刺激，也可以逐渐让动物学会控制心律减慢。这证明了动物内脏条件反射（visceral conditioning reflex）的存在。

但在上述实验过程中，也存在动物骨骼肌紧张，进而使心率加快的可能性。而如果对骨骼肌紧张导致的心率加快给予奖励刺激，只是一种广义的工具条件反射而已。米勒注意到了这一点，所以他后来改进了实验步骤。在改进的实验中，米勒首先采取麻醉动物骨骼肌系统的方法消除实验动物骨骼肌系统对内脏学习实验的影响，同时对动物施以人工呼吸，并改用"愉快中枢"电刺激法作为奖励手段来正强化，或以撤销痛苦电击的方法进行负强化。重新进行内脏学习的实验结果，取得与 1967 年最初内脏学习实验一致的结果，进一步证实了存在内脏操作条件反射现象。米勒采用同样的实验方法，也仍然能使动物学会"操作"心率的下降、血压的升高或下降、肠道蠕动的增加或减弱等。

米勒的实验结果在斯金纳工具条件反射理论的基础上补充了内脏条件反射的内容，进一步丰富和发展了操作条件反射理论。

**4. 操作条件反射的强化与消退**　作为条件反射的一种，操作条件反射和经典反射一样具有强化（reinforcement）和消退（extinction）等现象。操作条件反射实验中，行为反应的结果即各种环境刺激可以具有积极、愉快的性质，也可以具有消极、痛苦的性质；这些刺激可以从无到有，也可从有到无。

操作条件反射形成过程中，如果使行为结果的积极刺激增加，或者行为结果的消极刺激减少，都会产生导致该类行为的增强或增多。这称为操作条件反射的强化，前者是正强化（positive reinforcement），后者是负强化（negative reinforcement）。比如，慢性疼痛患者上床休息使家人对其关心增加，关心增加的结果就会使上床休息行为得到强化，即为正强化；而慢性疼痛患者上床休息使疼痛刺激减轻，疼痛刺激减轻的结果就会使上床休息行为得到强化，甚至导致依赖性上床休息的产生，此即负强化。

操作条件反射形成过程中，如果行为结果使积极刺激减少，或者通过惩罚（punishment）使消极刺激增加，都会导致该类行为逐渐减弱或减少。这称为操作条件反射的消退。比如儿童捣乱行为一般能引起周围人关注的结果，如果周围的人给以关注正强化，捣乱行为会得到加强；但如果对于捣乱行为采取绝对不予理睬的对待方式，随着积极刺激减少，捣乱行为也会逐渐减少。再比如发生性变态行为时，立即给予电击惩罚的痛苦刺激，则性变态行为可随着消极刺激的增加而逐渐减少。

**（二）操作条件反射与心身相关**

个体在生活中获得各种经验的学习过程，更多是通过行为结果的反馈，对行为本身做出选择和调控，进而形成特有行为模式的操作条件反射过程。操作条件反射理论显示，任何环境刺激，即各种理化的、生物的、心理的和社会的变化，只要反复出现在某种心身活动或行为反应之后，都可能对心身活动或行为反应产生影响。反过来，人类许多正常或异常的心身活动或行为反应，包括各种症状，也可以依据操作条件反射机制来进行培养、调控或治疗。

这一理论在心身医学中应用十分广泛。比如，能够用以指导刺激控制、厌恶疗法等行为治疗。更为重要的是，操作条件反射与临床疾病的躯体症状或生理活动之间存在相关，尤其是内脏操作条件反射实验的理论更进一步地说明了操作条件作用对心身疾病的实际临床意义。人类可以通过内脏学习过程来学会控制自己的自主神经，从而能够有意识地调控和影响各种内脏活动。这对于心动过速、哮喘、肠蠕动增加有积极的治疗意义，也为中国的气功治病等传统医学方法提供了一种科学解释。

### 三、观察学习理论

观察学习理论（observational learning theory）是一种强调个体通过对榜样的行为及其结果进行观察和模仿，最终间接地习得行为的学习理论。在观察学习的过程中包含一系列的内部认知活动，对所接受的榜样行为的信息加工处理，形成抽象的认识表征，为行为的形成做准备。观察学习过程中的主要影响因素包括榜样的特征、观察者的特点和奖赏结果等三种。个体正是通过观察学习的过程，才逐渐掌握相应的社会文化习俗和道德规范。

观察学习理论是班杜拉20世纪70年代提出的社会学习理论的核心内容。

**（一）班杜拉及其观察学习理论要点**

班杜拉（A.Bandura，1925—　）是当代美国心理学家，社会学习理论的创始人。他先后在加拿大不列颠哥伦比亚大学获学士学位，美国爱荷华大学获心理学硕士学位和哲学博士学位，执教于斯坦福大学心理学系。他于1974年当选美国心理学会主席；1980年当选美国人文与科学院院士；1989 年当选美国科学院医学部院士，1999 年担任加拿大心理学会名誉主席，2001 年获行为治疗发展学会终身成就奖；2008 年因对心理学的突出贡献获格瑞迈尔奖。其主要著作有：《社会学习与个性发展》、《攻击行为：社会学习理论》、《思想与行为的社会基础：一种社会的认知理论》和《自我效能：控制练习》等。

班杜拉认为，以往的行为学习理论在研究对象、研究方法和理论结论等方面都存在很大的局限性。首先，他认为以往的行为学习理论一般是通过动物实验进行观察分析而得出来的。但是，人与动物之间差异很大，观察动物而得出的理论不足以帮助我们理解人的行为。他强调应以人的行为作为基本研究对象。其次，他认为以往的行为学习理论通常是通过物理方法，实验室观察方法来进行行为学习研究的。但人们实际的学习过程却是在社会环境下进行的，所以研究重点应当是个体在社会情境中习得一种新的行为反应的过程与机制。而以往学习理论提出的经典条件反射和操作条件反射尚无法解释常见的、通过观察榜样而进行的学习过程与机制。以往的理论，不但无法解释个体观察学习后表现出新行为的原因，无法解释从榜样身上学得完整行为模式的机制，无法解释在没有刺激强化的情况下新的行为模式的形成机制，也无法解释观察榜样行为后，为何新获得的行为可以经过或长或短的一段时间后才在学习者身上表现出来。

班杜拉认为，个体可以只是通过观察他人的行为而习得新的反应。他把观察学习作为行为学习理论研究的重点。学习者观察的他人是一种榜样（models），通过对榜样的观察而习得反应的机制可以称之为榜样机制或榜样作用（modeling）。

榜样作用主要包括"注意 - 记忆 - 行动 - 强化"四个环节。通过注意，学习者反复观看某一榜样，接受其中的特征性信息，成为学习的依据；通过记忆，榜样的特征性行为被学习者有意无意地记住，成为日后自己行为的模型；通过行动，学习者表现出模型化的特征行为；通过强化，依强化原则增加或减少这种行为的再发生次数。通常，高地位的、敌对的、攻击性的行为最容易被模仿，受到奖赏的行为比受到惩罚行为更容易被模仿。通过榜样作用的观察学习行为并不遵循自我强化机制即经典条件作用和操作条件作用，而遵循一种替代强化机制或替代条件作用（vicarious conditioning）。这种替代强化机制或替代条件作用是通过一定的榜样来强化相对应的行为或行为倾向的机制。

### （二）观察学习的经典实验

班杜拉做过一个很经典的观察学习实验。在试验中，他把 4 至 6 岁的儿童分为两组。两组儿童都在一段影片中观看到一个成年男子（榜样）演示四种不同的攻击性行为。但在影片快结束时，第一组儿童看到该成人行为受到另一个成人的赞扬和奖励（那个人说："你真是一个强壮的冠军！"）；第二组儿童看到该成人行为受到警告和惩罚（另一个人说："喂，住手！我如果再看到你这样欺负弱者就给你一巴掌！"）。班杜拉接下来让儿童们进入一间游戏室，里面放着类似那位成年人攻击过的充气人以及该成年人使用过的其他物体。结果，看到成年人受奖励的一组儿童，比看到成年人受惩罚的另一组儿童，表现出更多的攻击性行为。这表明，榜样行为所导致的结果（奖励或惩罚），是儿童是否自发地模仿这种行为的决定性因素。

班杜拉在两组儿童看完电影回到游戏室时，以提供糖果作为奖励，要求儿童尽可能地回想起榜样的行为，并付诸行动。结果，这两组儿童在模仿攻击性行为方面能够同样精确地、依行为顺序显示出榜样的四种攻击性行为，见图 2-3。

这说明，榜样行为所得到的不同结果，只是影响到儿童模仿的表现，而对学习几乎没有什么影响。因为在榜样受到惩罚的条件下，儿童同样也习得了这种行为，只不过没有同样地表现出来罢了。

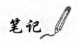
笔记

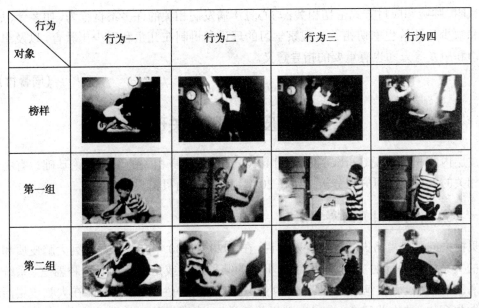

图2-3 模仿榜样攻击行为对比图

### （三）观察学习的过程与机制

在观察学习实验中，特别值得关注的有三个基本过程，即替代过程（vicarious process）、认知过程（cognitive process）和自我调节过程（self-regulatory process）。

**1. 替代过程** 指的是由直接经验导致的所有学习现象，都可以在替代的基础上发生，即都可以通过观察他人行为及其结果而发生。通过社会榜样的作用，人们可以吸取他人显示出来的和创造出来的信息源，以此扩大自己的知识、技能。在儿童游泳、青少年学开汽车、医学院学生开刀等学习过程中，错误的后果极为严重，所以只能通过替代过程来学习。随着人类知识的不断丰富和发展，通过替代过程快速学习掌握有益的间接经验是个体和整个人类发展、进步的必由之路。

**2. 认知过程** 指的是工具性条件作用、经典性条件作用、消退和惩罚引起的行为变化，有许多是通过认知来调节的。班杜拉所理解的认知，主要是指使用符号和预见结果的能力。使用符号的能力，为人类提供了一种有力的工具，把稍纵即逝的经验加以处理并转换成内在的模式，使人们可以不受时空限制地与他人交流信息，并赋予亲身经验以意义和形式。同时，人具有预见性和目的性的行动能力。也正是由于班杜拉对认知过程的强调，一些学者才会把班杜拉的行为学习理论称为认知行为主义理论（theory of cognition-behaviorism）。

**3. 自我调节过程** 指的是个体可以通过观察自己行为的后果来调节自己的行为。一般来说，自我调节过程包括自我观察、自我评判和自我反应三个阶段。在班杜拉看来，人的行为不只是为了迎合他人的偏爱，其中大部分是根据自己的内部准则和自我评价来进行调节和采取行动的。比如，一个有良知而伤害了他人的人，之所以会自责并想赎罪，就是因为伤害行为违反了他自己的行为准则。

### （四）观察学习理论的应用及其与心身问题的相关性

观察学习理论可以更好地帮助我们理解人类行为，特别是那些可以通过榜样作用而形成的社会行为。比如，在长辈们讲话时习惯细声慢语的环境中，一起长大的子女通常说起话来也会深沉而稳重；偶像型明星们的仪态举止，潜移默化地影响着青年人的行为；网络、影视和文学作品中的暴力画面或内容，对孩子起着消极示范作用；个体饮食习惯与其生长环境中的人群饮食行为方式明显相关。

在心身医学领域，观察学习理论有重要的应用价值。榜样作用与疾病角色行为的形成，

笔记

包括喊叫、呻吟和应付方式密切相关；与心身疾病发病相关的许多不良行为，如多食、烟瘾、酒瘾和缺少运动等也密切相关。观察学习的理论和机制在儿童和青少年教育，以及患者临床护理和康复等方面也有重要的指导意义。

（周馨竹）

# 第三节　皮层内脏相关理论

皮层内脏相关学说（cortico-visceral medicine）是心身相关的重要理论基础。有关皮层内脏相关的大量实验研究和分析工作在 20 世纪前半叶由贝柯夫等所完成。

## 一、皮层内脏相关的实验研究

贝柯夫继承巴甫洛夫的条件反射学说，在 1920—1930 年完成了一系列大脑皮质和内脏功能的关系的条件反射实验，不仅说明机体的某种反应或是机体的某一种器官、系统受到皮层活动的影响，而且包括代谢变化、内分泌活动等全身性功能，也都能在大脑皮层活动影响下发生变化，并由此建立"皮层内脏相关学说"。皮层内脏相关学说认为，人是一个统一的整体，大脑皮层具有统率作用，其高级神经活动促使机体内环境保持相对稳定，全身各器官功能相互协调，身心统一，并适应外环境的变化。皮层内脏相关学说从皮质内脏相关及皮质高级神经活动的统帅作用方面，为心身医学奠定了科学基础。

贝柯夫学派证明，以能引起内脏功能活动改变的非条件刺激与无关的动因（如心理和社会刺激）反复结合，可以建立起内脏功能活动的条件反射。例如，通过条件反射训练，可使有关的信号刺激（也就是心理刺激）最终对肾脏、肝脏、脾脏、心脏与血管等的功能活动产生影响。他们认为，这一现象可以解释皮质对内脏的"心理作用"。

皮质对内脏的影响方式有"始动机制"和"修正机制"，即条件反射使脾脏由"静止"转为收缩，这是始动机制；条件反射改变肝脏、肾脏的功能活动速率，就是修正机制。当然，皮质影响内脏活动的这两种机制并无严格界线。另一方面，一切内部感受器也都可以形成条件反射，并且也具有条件反射的扩散、集中、泛化、分化、诱导与抑制等特征。这说明大脑皮质的功能状态也受内感受器影响。由此可见，不仅大脑皮质影响内脏，内感器也不断向大脑发出冲动，以报告其功能状态并影响皮质的活动。这种双向联系完全按条件反射规律进行，从而形成机体对内外环境反应的统一性。

关于皮质对内脏的影响程度，一般人会认为，条件反射可能比非条件反射的反应要弱些。但实验证明，皮质的条件性反射有时可超过非条件反射，甚至可以改变非条件反射。例如，将动物关入较高温（22℃）的小室，其代谢因环境温度较高而非条件反射性地下降。经多次结合，使小室成为代谢降低的条件刺激；再将小室的温度降至 10℃，此时再将动物关入小室，其代谢开始时仍然下降，而不是随着环境温度的降低而升高。由此可见，条件反射性代谢下降改变了低温使热代谢增加的非条件性反射。又如，注射大量吗啡和注射硝酸甘油能对心脏传导功能有相反的效应。分别形成条件反射后，再将代表硝酸甘油的条件刺激与吗啡同时作用于动物，动物的心脏传导功能改变将符合硝酸甘油的作用，而并不符合吗啡的作用。研究证明，伤害性刺激（如电击）可以成为食物反应的条件刺激信号。在形成条件反射后，动物对伤害性刺激却能产生食物反应。可见，皮质不但能抑制非条件反射，或影响非条件反射的强度，而且还能改变非条件反射的性质。这种改变甚至是损伤性的。

虽然各种实验证明，皮质对内脏有强大的影响，但在正常情况下，皮质是根据需要调节内脏功能，以此适应环境，故上述皮质对内脏的反射性影响仍受到限制。只有在不正常情况下，皮质的这些影响才可以通过"皮质内脏病理学"的关系造成内脏病理变化，成为心理病因学的一条途径。

## 二、皮层内脏病理学

皮层内脏相关学说认为，皮层在机体的病理过程中发挥着重要的作用。巴甫洛夫及其同事给动物布置某些难以解决又必须解决的操作任务，造成神经过程的高度紧张，可使动物在一定时间内产生极其明显的实验神经症症状，即所谓的神经活动"破裂"。这一结果当时曾被用来解释许多精神和神经障碍的心理病理学原因。

巴甫洛夫曾推测，皮层活动的障碍可能造成功能性疾病，后者又可过渡到器质性疾病。他还指出，用条件反射方法，有可能解决病因学、治疗学中所存在的许多问题。这一推测后来得到许多实验结果的支持。例如，条件反射经验不仅会影响到对刺激的行为反应，还会影响到对刺激的情感反应，这些过程就会与情感障碍建立起联系。恐惧症就是把当前使个体产生不适当恐惧的物体和情境与过去某个时间的恐惧或焦虑体验联结在一起形成的条件反射经验的结果。

贝柯夫也证明，高级神经活动的病理障碍，能引起胃及十二指肠溃疡的发展。此外，巴甫洛夫学派通过条件反射原理，成功地制造了心血管系统紊乱、体温调节障碍，以及其他许多复杂的整体病理状态如癫痫发作等。例如，注射吗啡可以升高白细胞至 $(15.0\sim17.0)\times10^9/L$，但当形成条件反射后，条件刺激甚至可以使之上升到 $20.0\times10^9/L$ 以上；给狗多次注射马血清后，以后仅把针头刺入皮内即可使狗出现休克症状；利用注射樟脑可以制造条件反射性癫痫发作等等。

根据皮层内脏病理学说，巴甫洛夫学派认为疾病的原因可以分为三类：第一类是病原体，属非条件刺激性质，如病毒感染、损伤、药物中毒等。第二类为中性刺激物，属条件反射性质，例如，一个经常在特定环境中发生过敏性哮喘的患者，一旦形成条件反射，即使去除了过敏原，只要在该特定环境里也能产生症状。同时，皮层内脏相关学说已注意到了个性在皮层内脏病理过程中的重要性，一旦形成条件反射，即使去除了过敏原，只要在特定环境中也能产生症状。这种条件反射性病因非常复杂。例如，对体内、外刺激的反应可形成病理反射，而刺激顺序、刺激前后的反应和个体功能状态等，均可影响结果。第三类为精神因素，由于第二信号系统造成高级神经活动障碍，继而成为各种躯体疾病的原因。巴甫洛夫实验神经症以及其他研究者系列实验结果即属此类。临床上许多心理社会因素造成的躯体疾病可以归入后两类致病机制，强调各种病理性条件反射形成的速度和强度均存在个体差异，这与目前心身医学中关于疾病发生与个性特点有关的一般认识是一致的。

如有研究者证明，动物的神经系统特性对于实验神经症的内脏活动障碍具有重要意义。例如，向动物提出困难的任务时，神经过程为"弱型"、"惰性"以及"不均衡"的动物（巴甫洛夫认为这几种特点是神经系统动力学的缺陷），内脏障碍明显，同样，在条件反射癫痫实验中，也存在着神经系统特性方面的差异。这就是说，各种病理性条件反射形成的速度和强度均存在个体差异。

## 三、皮层内脏相关的认识论特点

皮层内脏相关学说不仅可用于解释健康和疾病的心理生理过程，也可用于指导临床治疗。但其认识论特点与目前的心理生物学研究存在较大的差异，皮层内脏相关学说的认识论是宏观的，即整体地、系统地认识心身之间的联系，了解该学说有助于以从整体和系统的角度接纳心身相关的理念。

（李　齐）

笔记

## 第四节　心理应激理论

### 一、应激与心理应激的概念

应激也称"压力"，原意是指一个系统在外力作用下，竭尽全力对抗时的超负荷过程。其研究可以追溯到古希腊时代，"医学之父"希波克拉底（Hippocrates）率先认识到人体有一种自愈力。近代法国生理学家 Bernard（1879）和比利时生理学家 Fredricq（1885）都从不同角度推进了该领域的研究，提出了机体的积极适应和内部稳定状态的密切关系。20 世纪30～40 年代，美国生理学家坎农（W.Cannon）在前人的基础上对应激的生理病理反应进行了开拓性的研究，将其应用于社会领域。他认为，应激是在外部因素影响下的一种体内不平衡状态，在危险未减弱的情况下，机体处于持续的唤醒状态，最终会损害机体健康。

加拿大生理学家塞里于 1956 年将"应激"一词引入到生物和医学领域。塞里在研究稳态的基础上，通过对患者的观察发现，许多处于不同疾病状态下的个体，都出现食欲减退、体重下降、无力、萎靡不振等全身不适和病态表现，通过大量动物实验发现，处于失血、感染、中毒等有害刺激作用下的个体，都可出现肾上腺增大和颜色变深，胸腺、脾及淋巴结缩小，胃肠道溃疡、出血等现象。塞里认为，每一种疾病或有害刺激都有这种相似的、特征性的和涉及全身的生理生化反应过程。也就是说，在各种不同的严重干扰性刺激下，机体会通过一些非特异性的反应过程来适应，而与刺激种类无关。他于 1936 年将机体在这些刺激作用下出现非特异性反应称为应激，将这种非特异的反应称为"一般适应综合征"（general adaptation syndrome，GAS）。

塞里认为 GAS 是机体通过兴奋腺垂体 - 肾上腺皮质轴（后来发展为下丘脑 - 垂体 - 肾上腺轴）对有害刺激所做出的防御反应的普遍形式。他将 GAS 分为警觉、阻抗和衰竭三个阶段。

1. **警觉阶段**　当机体受到伤害性刺激之后，会产生一系列生理生化的变化，以唤起体内的整体防御能力，故亦称为动员阶段。主要表现有肾上腺素分泌增加，心率和呼吸加快，血压增高、出汗、手足发凉等。此时，全身血液优先供应到心、脑、肺和骨骼肌系统，以确保机体处于"战"或"逃"的准备阶段。

2. **阻抗阶段**　如果有害刺激持续存在，机体通过提高体内的结构和功能水平以增强对应激源的抵抗程度。在大多数情况下，应激只引起这两个阶段的变化，即可达到适应，机体功能恢复正常。

3. **衰竭阶段**　如果继续处于有害刺激之下或有害刺激过于严重，机体会丧失所获得的抵抗能力而转入衰竭阶段，表现为淋巴组织、脾、肌肉和其他器官发生变化，导致躯体的损伤而产生所谓的"适应性疾病"，甚至死亡。

塞里的应激学说对应激理论研究有重要意义。此后许多应激研究都是在此基础上的修正、充实和发展。但塞里的经典理论随后被证明存在不足，主要是该学说忽略了应激的心理成分。

医学界认为："应激状态是导致人体基本功能不平衡的任何环境力量。如不能实现的期望；目的和手段冲突；负担过重；受剥夺；无能为力；创伤；能觉察的威胁等。"心理学界则认为："应激是指出乎意料的紧张与危险情景所引起的情绪状态。当人遇到危险情景而身体与精神负担过重又需迅速采取重大决策时，就可能导致应激状态的产生。"心理学界对应激的关注主要集中在社会生活中的紧张事件对人的影响，即偏重社会生活和心理因素方面对应激反应的影响，而较少深入研讨紧张刺激的机体生理机制问题。也就是说，早期心理学界

笔记

对应激的研究更多侧重于应激的刺激方面,特别是心理社会刺激。随着研究的深入,心理学家越来越认识到,许多与应激有关的心理社会因素如个人认知评价、应对方式在应激中的意义。20世纪60年代,Lazarus等提出认知评价在应激中的重要性,Lazarus曾指出,应激的发生并不伴随特定的刺激或特定的反应,而是发生于个体察觉或估价一种有威胁的情景之时。此后Folkman和Lazarus等进一步研究应对方式在应激过程中的重要性。国内姜乾金(1998)在此基础上,提出应激的多因素作用过程模型。所谓作用过程,就是在应激刺激下,通过认知评价、应对方式、社会支持、个性特征等多因素的中介作用,最后决定应激反应的过程。

现代应激概念是众多科学家的观点的综合,主要包括三个方面:①应激是引起机体发生应激反应的刺激物;②应激是某种威胁性刺激下所产生的反应;③应激是应激源和应激反应的中间变量。即将心理应激理解为:心理应激是个体在察觉需求与满足需求的能力不平衡时倾向于通过心理、生理及行为反应表现出来的多因素作用的适应过程。该定义强调:应激是个体对环境威胁和挑战的一种适应和应对过程。其结果可以是适应和不适应的,应激源可以是生物的、心理的、社会的和文化的。应激反应可以是心理的、生理的和行为的,应激过程受个体多种内外因素的影响,认知评价在其过程中始终起着关键性作用。

## 二、应激源

1936年Selye提出应激,意为反应;并另创"应激源"一词以示区别,意为足以引起机体内稳态变化的较强烈的刺激。应激源是指环境对个体提出的各种需求,经个体认知评价后可以引起心理及生理反应的各种刺激来源。人在自然界和社会环境中生活,无数自然环境的变化,自身生理心理的变化,都可以作为应激源而引起人的应激反应。应激源的共同特点中最重要的是:超负荷、冲突和不可控。应激源的通常分类如下。

### (一)根据应激源属性

应激源可分为生理性、社会性、心理性和文化性应激源四种。

1. **生理性应激源**　生理性应激源指作用于人的机体,直接产生刺激作用的刺激物,包括各种理化和生物刺激物和疾病。如高温、低温、噪声、电击、毒物等理化因素和病原微生物与疾病等生物因素。以心理学观点来看,生理性应激源导致应激反应,往往是由于个体对它们所造成的损伤或潜在威胁的觉知所引起的。以病毒为例,病毒无法为个体所直接感知,因而也不可能直接导致应激反应,但是,一方面病毒入侵机体产生的疼痛和疾病,可能导致应激反应;另一方面,病毒作为一种潜在的威胁而被觉知时,也可能导致应激反应。

以重症急性呼吸综合征(SARS)为例,当人们还没意识到SARS冠状病毒(SARS-CoV)的威胁时,此病毒不是应激源,而当这种病毒大范围的扩散引起人们大面积的感染、甚至是死亡时,则成为一个重大的应激源。

2. **社会性应激源**　社会性应激源范围极广,日常生活中大大小小的事,诸如亲人去世、升迁、入不敷出、子女生病、家庭冲突等,都属于此类。

(1)重大生活事件:生活事件中有正性事件,如结婚生子、升职等,也有负性事件,如离婚、重病或受伤、财产损失等。中外历史上均有大量病案和资料证明,生活事件可以引致个体疾病甚至死亡。

美国学者Holmes和Rahe对5000余人进行调查后,将日常生活的变故编制了社会再适应评定量表(Social Readjustment Rating Scale,SRRS),该量表包括43个项目,所谓社会再适应是"不考虑事件的性质,而只考虑为了适应此生活事件所必需的时间和精力"。Holmes和Rahe请394位被试在他们个人经历的基础上评价43个生活事件的应激水平。通过这种方式评估个体应激的强度。

笔记

SRRS 开创了生活事件定量研究的途径。研究发现，生活事件确实与健康变化有关，如一个人在一年中经历的生活事件所对应的 LCU 值小于 150 分，对其健康无影响；若 LCU 值在 150 分～300 分之间，则来年生病的几率为 50%；LCU 值若大于 300 分，来年生病的几率则为 70%。

(2) 生活琐事：所谓生活琐事是指日常生活中经常遇到且无从逃避的小事。这些小事日积月累，会增加心理负担。当应激累积到一定程度时，即使只增加一个微小的刺激，也可造成应激。生活琐事可分为六个方面：①家用支出方面：家庭生活中的一切费用开支，如衣、食、住、行、娱乐、纳税、医药费、保险费等。②工作职业方面：工作与职业的性质、兴趣、待遇以及发展机会等。③身心健康方面：家庭成员的健康问题，家庭中人际关系冲突等。④时间分配方面：无法支配及把握自己的时间，交通拥挤而造成等待与浪费时间等。⑤生活环境方面：水、空气等环境污染和文化方面的污染，如不良书刊及广告等。⑥生活保障方面：学习进修、工作保障、职业晋升、经济储蓄、退休安排等不顺利可造成困扰。

(3) 环境因素应激源：主要包括自然灾害、战争、恐怖事件等。

1) 自然灾害：如地震、洪水、飓风等都是极具破坏力的自然灾害。自然灾害不仅引起身体伤害，还会引起心理创伤，个体可能会因灾后的重建、受伤者的护理、死亡亲人的葬礼安排等导致长期的应激状态。生理上的影响是疲劳感增加、头痛、感冒及其他病症，以及由于寝食难安而导致的体重下降。

2) 空气污染：汽车尾气、加工厂的烟尘、香烟散发出来的味道，以及二氧化碳和氢气等。

3) 噪音：来自交通、工地的噪音。

4) 战争与恐怖事件：卷入战争或恐怖事件导致严重心理应激，约 52% 的目睹战乱地区暴力事件者患上"创伤后应激障碍"。此外，研究发现，越是年轻的士兵出现心理问题和精神疾病的几率越高。2002 年美国公布的一项民意调查显示，在"9.11"恐怖袭击一周年前夕，仍有 70% 的美国人表示未从"9.11"心理创伤中摆脱出来。

**3. 心理性应激源**　指各种心理冲突和挫折导致焦虑、恐惧和抑郁等各种消极情绪。如丧失母爱，被遗弃，被剥夺童趣，财产与安全的被威胁和被侵犯，失恋、失业，家庭不和等。其中心理冲突通常有四种基本形式：双趋式心理冲突、双避式心理冲突、趋避式心理冲突、多重趋避式心理冲突。

(1) 双趋式心理冲突：指在个体面前同时有两个对其具有同等吸引力的目标，但由于条件的限制，无法使之同时实现，必须从中选择其一的情况。双趋冲突的心理应激作用取决于目标对个体的吸引力和作出选择所需要的时间的长短。目标对个体越有吸引力，决策时间越长，其心理应激作用就越强烈。正所谓"鱼，我所欲也，熊掌，亦我所欲也"，鱼和熊掌不可兼得的情境。又如有些大学毕业生既想上研究生深造，又想早点工作，不再给家庭增加经济负担，这时就面临一种"双趋"冲突。

(2) 双避式心理冲突：指个体在同时面临两件对其造成威胁或使其产生厌恶的事件，产生同等强度的逃避动机。但是，迫于形势，必须接受一个，才能避免另一个。双避冲突较双趋冲突多见，其心理应激作用也往往较双趋冲突强。例如：在考试时如果没有复习好，要么考不及格，要么作弊，但很容易被发现，这两种选择都会带来不利后果，但又必须选择其一。

(3) 趋避式心理冲突：指个体对含有吸引与排斥两种力量的同一目标予以选择时所发生的心理冲突。生活中有不少目标既对人有吸引力，又需要为之付出一定的代价，甚至作出某种牺牲，这就使个体处于趋避冲突之中。趋避冲突的心理应激作用在个体即将逼近目标时最为强烈。例如，吸毒上瘾的人，可能受到强烈吸引而趋向接受某种治疗但又害怕经历戒除过程并回到一种寂寞无聊的生活，因而会产生心理冲突。

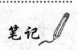

（4）多重趋避式心理冲突：指同时有两个或两个以上的目标，但每个目标各有所长、各有所短，分别具有吸引和排斥两个方面的作用时，使人左顾右盼，难以抉择的心态。如择业时有两个单位可供选择，而每个单位又利弊相当，就有可能举棋不定而陷入这种冲突中。

**4. 文化性应激源**　文化性应激源指观念、信仰、生活方式、语言、习俗等方面的变动给人带来的刺激。文化因素是多层次、多侧面的。当个体从一个时期进入到另一个时期，从一种状态转入到另一种状态时，他将面临大量文化性应激源的挑战。例如从边远农村迁入闹市，或从城市迁入乡村遇到的生活方式等方面的变迁；从一国迁入他国的语言障碍、生活方式的变化；从一个创新宽松的工作单位到一个守旧刻板的工作单位；地位与名誉的巨大变动；不同价值观与宗教信仰的冲突等。

**（二）根据事件对个体的影响，应激源可分为正性生活事件和负性生活事件两种：**

**1. 正性生活事件**　指对个体的身心健康具有积极作用的事件，如晋升、提级、立功、受奖等。也有在一般人看来是喜庆的事情，而在某些当事人身上却产生消极的体验，成为负性事件，例如结婚会引起某些当事人发生心理障碍。

**2. 负性生活事件**　指对个体产生消极作用的不愉快事件。如亲人死亡、患急重病等。研究表明，负性生活事件对心身健康的影响高于正性生活事件。

**（三）根据事件的主客观性，应激源可分为客观事件和主观事件两种：**

**1. 客观事件**　即不以人们的主观意志为转移，他人也能明显体验到的事件，包括生老病死和天灾人祸等。这些事件能引起强烈的急性精神创伤或是延缓应激反应，即创伤后应激障碍。

**2. 主观事件**　即以个体主观因素为主的事件。但这种划分是相对的，很多事件既具有客观性又具有主观性。包括人际矛盾、事业不顺遂、负担过重等方面的事件。

## 三、应激的中介变量

在现代社会中，应激事件是普遍存在的，任何人也无法避免。然而有些人产生了强烈的应激反应，甚至导致心身疾病的发生；另一些人却在同样的应激性环境中适应良好，并未发生健康问题。事实上并非所有遭受异乎寻常应激的人都会出现心身问题，而往往是只有少数人发病。这取决于个体对应激源的认知评价、人格易感性、社会支持和心理应对能力等应激中介因素。

### （一）认知评价

所谓评价是指个体对遇到的生活事件的性质、程度和可能的危害情况的觉察。对应激源和资源的认知评价直接影响个体的应对活动和心身反应，因而是应激源是否会造成个体应激反应的关键因素之一。

Folkman 和 Lazarus（1984）将个体对生活事件的认知评价过程分为初级评价和次级评价。初级评价是个体在某一事件发生时立即通过认知活动判断其是否与自己有利害关系。一旦得到有关系的判断，个体立即会对是否可以改变该事件即对个人的能力做出判断，这就是次级评价。伴随着次级评价，个体会同时进行相应的应对活动，如果次级评价事件是可以改变的，采用的往往是问题关注应对；如果次级评价为不可改变，则往往采用情绪关注应对。

对生活事件的认知评价直接影响个体的应对活动和最终的心身反应性质和程度，是生活事件到应激反应的关键中间因素之一。有研究以客观计分标准研究生活事件和心身健康关系存在相关性低的问题，其原因之一就是因为未考虑个人对事件的认知因素。Lazarus 早期就认为，应激发生于个体察觉或评估一种有威胁的情景之时，具体的说是关于对需求以及处理需求的能力的察觉和评估，甚至认为应激不决定于具体的刺激和反应。

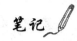
笔记

人在认识客观事物时，其认知的结果并非完全反映客观现实，人们产生的认知结论常常与自己的认知特征相关，所谓"仁者见仁，智者见智"就是这个道理。当环境发生变化时，个体的主动注意与知觉选择密切相关，而个体既往建构的认知模式、当时的情绪状态、对变化的期望、主观主导寻求信息的方面或对不完整信息猜测的填补、受主观影响的记忆选择和重组等均影响个体对客观事件的客观评价。

此外，个体的人格特征、价值观、宗教信仰、健康状态和既往经历均会影响对应激源的评价。社会支持一定程度上可以改变个体的认知过程，而生活事件本身的属性与认知评价关系密切。在对事物的认知评价中，一些学者认为持悲观归因模式者对消极事件作内部的、稳定的和一般的归因，降低了个体的自尊和自信，增加了对环境变化评价为应激源的可能性。同时，个体对客观事物的认知评价并非一成不变，某一事件可能被某人认为是应激性的，而对别人并非如此；同一个体可能在某时认为某事件是应激性的，而在另一时间却不这样认为。

由于认知评价在应激过程中的重要作用，使得认知因素在疾病发生发展中的意义已越来越被肯定。近年来已有许多心理病因学的研究工作证明，个体的认知特征与某些心理疾病、心身疾病甚至躯体疾病的发生、发展和康复有密切的关系。

在应激过程中，影响个体对环境变化的认知评价除与上述因素有关外，心理防御机制在评价过程中起着重要的作用。心理防御机制是精神分析理论的概念，其运作过程是潜意识的，当本我的欲望与客观实际条件出现矛盾而造成潜意识心理冲突时，个体会出现焦虑反应，此时潜意识的心理防御机制就起到减轻焦虑的作用。成熟的心理防御机制能够使人保持健康，而不成熟的心理防御机制可能影响人际关系或损害个体的健康。

由于人们认知评价不同，以致对同样的生活事件有不同的理解，从而引起不同的心理反应。例如失恋这一事件，有的人把它看作是重大挫折而伤心、失落、抑郁甚至轻生。有的人却把失恋看作是一种重新生活、重新选择的机会，并没有表现强烈的情绪反应和生理反应。另外，认知评价也与抱负水平有关，如一个学生可能因为考试得 80 分而难过，而另一同学可能为得 80 分而欣喜。并且由于个体的认知评价不同，每个人处理心理社会应激源会有其独特的方式，其中以往经验常起重要作用，例如从未作过手术的患者与有过多次手术经历的患者比较，无手术经验的患者应激反应要更为强烈。

### （二）人格特征

个体的人格特征影响个体的适应能力。人格发育不健全，应对应激的能力也差。虽然传统的应激理论模型中往往没有将人格特征列入其中，但人格特征在应激作用过程中起重要作用是显而易见的。实际上，人格与各种应激因素之间存在广泛的相关性，是重要的应激有关因素。

人格可以影响个体对生活事件的感知，偶尔甚至可以决定生活事件的形成。性格开朗、心境平和的个体受负性生活事件的影响较小，而心胸狭窄的人更易受到负性情绪与不良事件的影响。如一个性格外向、开朗大方的青年人初次离家来到新的环境后会产生愉快情绪，并调整机体各种功能适应新的环境。但对于一个依赖性强，缺乏独立生活能力，不喜欢交往，胆怯羞涩的青年来说，却会精神高度紧张，不知所措。

人格影响个体对生活事件的认知评价。态度、价值观和行为准则等人格倾向性，以及能力和性格等人格心理特征因素，都可以不同程度影响个体在应激过程中的初级评价和次级评价。人格有缺陷的人往往存在非理性的认知偏差，更易出现内在归因，认为自己是无能的、失败的，进而可出现较多的心身症状。

人格影响个体对生活事件的应对方式。人格特质一定程度决定了应对活动的倾向性，即应对风格。Glass 等（1977）的研究发现，当面对无法控制的应激时，A 型性格的人比 B 型

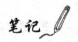

性格的人更刻板和适应不良，更易默认已存在的消极事实，而缺乏积极主动精神。同时，A型行为模式的人不像B型行为模式的人那样易于接受现实，对问题的起因更多地强调自身因素而不是环境。Folkman曾根据"情绪关注"类应对的跨情景重测相关高于"问题关注"类，认为情绪关注类应对更多地受人格影响。

人格特征间接影响客观社会支持的形成，也直接影响主观社会支持和社会支持的利用度水平。人与人之间的支持是相互的，人格古怪、孤僻的个体，往往因与他人交往不良而缺乏他人支持。反之，一个人在支持别人的同时，也为获得别人对自己的支持打下了基础。

人格与应激反应的形成和程度有关。同样的生活事件，发生在不同人格的人身上可以出现完全不同的心身反应结果。乐观的、积极向上的个体面对生活、工作中的挫折时能够积极应对，寻求可利用的资源，从而解决问题，降低应激的负性反应。

### （三）社会支持

社会支持是指个体与社会各方面包括亲属、朋友、同事、伙伴等社会人以及家庭、单位、党团、工会等社团组织所产生的精神上和物质上的联系程度。在应激研究领域，一般认为社会支持具有减轻应激的作用，是应激作用过程中个体"可利用的外部资源"。社会支持对健康具有保护性作用，并可以进一步降低心身疾病的发生和促进疾病的康复。普遍改善个体的社会支持水平将有利于促进健康。

**1. 社会支持的分类**　社会支持概念所包含的内容相当广泛，包括一个人与社会所发生的客观的或实际的联系，例如得到物质上的直接援助和社会网络。社会支持的内容包含：①实质（工具性）支持，是直接提供物质或具体服务，帮助解决问题，如金钱给予，帮助处理困扰；②认知支持，帮助对方了解问题，提供正确资讯、经验；③情绪支持，如关心、肯定、同情、鼓励，包含表达性支持、自尊支持、归属支持。

**2. 社会支持与心身健康**　研究发现，个体有了社会支持后能弹性处理生活压力上的问题，生活上较少出现问题。因此，社会支持具有缓冲效果，可以减轻身心症状的发生。又有研究进一步指出，当事件发生之后，社会支持可以让个体倾向将该事件知觉为压力事件，并且一旦事件被知觉为压力事件之后，社会支持可以经由协助个体通过对该事件进行再评估，抑制不适应反应、增进适应反应的方式，来减低个体不良情绪及疾病的发生。这说明社会支持对健康具有保护性作用，并可以进一步降低心身疾病的发生和促进疾病的康复。

Thomas等对256名成人的血胆固醇水平、血尿酸水平及免疫功能进行了研究，发现应激会使血胆固醇水平升高，血尿酸水平升高，免疫功能降低。研究还发现，社会相互关系调查表的密友关系部分社会支持得分高，则血胆固醇水平及血尿酸水平低，免疫反应水平高。这与年龄、体重、吸烟、酗酒、情绪不良体验等因素无关。动物实验也证明社会支持与心身健康之间的肯定联系。有实验发现在应激情境下，如果有同窝动物或动物母亲存在、有其他较弱小动物存在、或有实验人员的安抚时，可以减少小白鼠胃溃疡、地鼠的高血压、山羊的实验性神经症和兔的动脉粥样硬化性心脏病的形成。相反，扰乱动物的社会关系，如模拟的"社会隔离"可导致动物行为的明显异常。

关于社会支持保护健康的机制问题，有两种假说：①缓冲作用假说，认为社会支持是在人们面临高压力的情况下发挥作用，它使人们免受或较少地受压力事件的影响，保持和增进健康，认为社会支持本身对健康无直接影响，而是通过提高个体对日常生活中伤害性刺激的应对能力和顺应性，从而削减应激反应，起到缓冲生活事件的作用。例如Blumenthal（1987）证明，社会支持能改善A型行为者的冠心病临床过程，然而却对B型行为者无意义；②独立作用假说，指社会支持具有普遍的增益效果，无论个体是否面对压力情景，良好的社会支持系统总伴着良好的身心状态，认为社会支持不一定要在心理应激存在下才发挥作用，而是通过社会支持本身的作用以维持个体良好的情绪进而促进健康。例如有资料显示，与

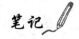

世隔绝的老年人比与社会密切联系的老年人相对死亡率高。社会支持低下本身可能导致个体产生不良心理体验，如孤独感、无助感，从而使心理健康水平降低。

### （四）应对方式

应对又称应付。由于应对可以被直接理解成是个体解决生活事件和减轻事件对自身影响的各种策略，故又称为应对策略。目前一般认为，应对是个体对生活事件以及因生活事件而出现的自身不平稳状态所采取的认知和行为措施。

应对概念有一个发展过程。应对一词最早由精神分析学派提出，被认为是解决心理冲突的自我防御机制。20世纪60年代应对曾被视为是一种适应过程，70年代被认为是一种行为，80年代被看作是人的认知活动和行为的综合体。应对概念的这种发展和演化反映了人们对应对认识的不断深入。

应对概念的涵义是广泛的、多维的。应对是人们为缓解应激对个体的影响，摆脱心身紧张状态，有意识地综合评价、判断生活事件的严重程度，分析自己的能力与现实条件，权衡利弊及可能产生的后果，选择、确定自认为恰当的应对手段时产生的心理活动与行为策略。如果我们将应激作为"过程"来理解，以国外应对量表中出现的各种因子为分析对象，可以发现应对活动实际上涉及应激作用过程的各个环节。

从应对的主体角度看，应对活动涉及个体的心理活动（如再评价）、行为操作（如回避）和躯体变化（如放松）。从应对的指向性看，有的应对策略是针对事件或问题的，有的则是针对个体的情绪反应的，前者曾被称为问题关注应对，后者为情绪关注应对。从应对策略与个性的关系来看，可能存在一些与个性特质有关的、相对稳定的和习惯化了的应对风格或特质应对。例如，日常生活中某些人习惯于幽默，而有些人习惯于回避（借酒消愁）。与前述的过程研究相对应，以特质应对理念进行的应对研究曾被称为特质研究。

关于应对是应激事件和应激心身反应的重要中介变量的观点已被广泛接受。应对方式对生活事件给机体带来的影响具有举足轻重的作用。恰当的应对有利于解决生活事件，减轻事件对个体的影响，测量一个人的应对方式与水平，有助于了解其抗应激的能力。以癌症研究为例，有资料显示癌症的发生、发展明显受到包括应对因素在内的心理社会因素的影响。通过对癌症患者应对活动特点、影响因素和作用规律的研究，可以为癌症治疗制订和实施应对干预手段提供科学依据。

## 四、应激反应

应激反应是指个体因为应激源所致的各种生理、心理、行为方面的变化，常称为应激的心身反应。应激反应是个体对变化着的内外环境所做出的一种适应，这种适应是生物界赖以发展的原始动力。对于个体来说，一定的应激反应不但可以看成是及时调整与环境的契合关系，而且这种应激性锻炼有利于人格和体格的健全，从而为将来适应环境提供条件，因此应激的反应并不总是对人体是有害的。各种应激反应涉及个体的心身功能的整体平衡，临床常见的各类内科疾病与心理应激因素的长期作用多有关系，这些疾病即心身疾病。

### （一）生理反应

应激的生理反应累及机体各个系统和器官，主要以神经解剖学为基础，最终可涉及神经系统、内分泌系统和免疫系统等。主要的生理反应机制有如下几个方面：

1. **心理 - 神经机制** 该机制主要通过交感神经 - 肾上腺髓质轴调节。当机体处在急性应激状态时，应激刺激被中枢神经接收、加工和整合，后者将冲动传递到下丘脑，使交感神经 - 肾上腺髓质轴被激活，释放大量儿茶酚胺，引起肾上腺素和去甲肾上腺素大量分泌，引发中枢兴奋性增高，导致心理、躯体、内脏等功能改变，即所谓非特应系统功能增高；骨髓肌系统的兴奋导致躯体张力增强；交感神经的激活，会引起一系列内脏生理变化，如心率、

笔记

心肌收缩力和心排血量增加，血压升高，瞳孔扩大，汗腺分泌增多，血液重新分配，心、脑和肌肉获得充足的血液，分解代谢加速，肝糖原分解，血糖升高，脂类分解加强，血中游离脂肪酸增多等，为机体适应和应对应激源提供充足的功能和能量准备。

在日常生活中，当人们遇到一些有刺激性的生活事件，如考试、与陌生人会见、接受一项重要任务而造成紧张时，体内释放的肾上腺素会不断增加通向心、脑等器官的血流，提高机体感知能力，增加能量以便应付这些事件。同时，还引起一系列生理反应，如心率加快、心排出量增加，血压增高，胃肠分泌液减少，蠕动减慢及呼吸加快、尿频、出汗、手脚发冷、厌食以及失眠等等。直到人们适应了外界环境之后，这些生理反应才会逐渐消失而恢复常态。如人们遇到一些意外灾祸或遭受重大失败挫折而面临紧急危难场面，承受强烈而持续的精神刺激时，会使应激源刺激过强或时间太久，也可造成副交感神经活动相对增强或紊乱，从而表现心率变缓、心排血量和血压下降、血糖降低、造成眩晕或休克等，可引起机体生理功能的紊乱、失衡以至于产生病理性改变。

**2. 心理 - 神经 - 内分泌机制**　该中介途径通过下丘脑 - 腺垂体 - 靶腺轴进行调节。腺垂体被认为是人体内最重要的内分泌腺，而肾上腺是腺垂体的重要靶腺之一。腺垂体分泌的 ACTH 作用于肾上腺皮质，使盐皮质激素、糖皮质激素分泌增加。使水钠潴留，血容量增加，血压升高，肝糖异生加强，使血糖升高。此外，垂体 - 甲状腺、垂体 - 性腺、胰岛素系统的参与，均会引起应激时机体血容量增加、血压上升，心率、呼吸加快，血糖升高。研究发现，当人在飞行跳伞、阵地作战、预期手术、参加考试等应激情况下，都有上述两轴系统即肾上腺皮质和肾上腺髓质被激活。

**3. 心理 - 神经 - 免疫机制**　现有研究揭示，免疫系统并非功能自主的独立体，而是在应激反应过程中，与中枢神经系统进行双向性调节。一般认为，短暂、不强烈的应激不影响或略增强免疫功能，如 Weiss 等观察到轻微应激对免疫应答呈抑制趋向；中等度应激可增强免疫应答；高强度应激则显著抑制细胞免疫功能。但长期较强烈应激可损害下丘脑，导致皮质激素分泌过多、机体内环境严重紊乱，从而导致胸腺和淋巴组织退化或萎缩，抗体反应抑制，巨噬细胞活动能力下降，嗜酸性粒细胞减少和阻滞中性粒细胞向炎症部位移动等一系列变化，最终导致机体免疫功能抑制等，降低机体对抗感染、变态反应和自身免疫的能力。Bartrop 等（1977）对澳大利亚某次火车失事遇难者配偶的研究显示，被试在丧偶第五周的淋巴细胞功能抑制十分显著，仅仅是对照组的 1/10。又如 Riley（1975）把同样接种可致乳房肿瘤病毒的两组小鼠，分别放入有强烈应激的拥挤环境和无应激刺激的舒适环境中，结果发现小鼠肿瘤发生率前者为 92%，后者仅为 7%。

**（二）心理行为反应**

**1. 认知反应**　轻度的应激状态有助于增强感知，活跃思维，提高认知能力，但中度以上的应激则对个体认知产生不良影响，如感知过敏或歪曲，思维和言语的迟钝或混乱，注意的强化与分散，自知力下降，自我评价能力降低等。认识活动障碍的可能原因是强烈应激导致的焦虑情绪和冲动行为破坏了个体的心理稳态，妨碍或歪曲了对应激源的认识，引起错误的心理防御反应。

**2. 情绪反应**　应激反应时机体的兴奋性增强，警觉性增高，可引起焦虑、紧张等情绪反应。常见情绪反应类型主要有如下几种：①焦虑，是人预期将要发生危险或不良后果的事物时所表现的紧张、恐惧和担心等情绪状态；②恐惧，是一种企图摆脱已经明确的有特定危险会受到伤害或生命受威胁的情景时的情绪状态；③抑郁，表现为悲哀、寂寞、孤独、丧失感和厌世感等消极情绪状态，伴有失眠、食欲减退、性欲降低等；④愤怒，是与挫折和威胁有关的情绪状态，由于目标受到阻碍，自尊心受到打击，为排除阻碍或恢复自尊，常可激起愤怒。

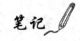

31

**3. 行为反应** 行为反应是一个复杂的受高级中枢调控的过程，但应激常常改变人们既往习惯了的行为方式而出现异常反应。常见的应激行为反应主要有如下几种：①逃避与回避：逃避是指已经接触到应激源后而采取的远离应激源的行动；回避是指事先知道应激源将要出现在未接触应激源之前就采取行动远离应激源。②退化与依赖：退化是当人受到挫折或遭遇应激时，放弃成年人应对方式而使用幼儿时期的方式应付环境变化或满足自己的欲望。退化行为必然会伴随产生依赖心理和行为，退化与依赖多见于病情危重经抢救脱险后的患者以及慢性患者之中。③敌对与攻击：敌对是内心有攻击的欲望，但表现出来的是不友好、谩骂、憎恨或羞辱别人；攻击是在应激刺激下个体以攻击方式做出反应，攻击对象可以是人或物，可以针对别人也可以针对自己。④无助与自怜：无助是一种无能为力、无所适从、听天由命、被动挨打的行为状态；自怜即自己可怜自己，对自己怜悯惋惜，倾听他们的申诉并提供适当的社会支持可改善自怜行为。⑤物质滥用：某些人在心理冲突或应激情况下会以习惯性的饮酒，吸烟或服用某些药物的行为方式来转换自己对应激的行为反应方式。

**（三）心理防御机制**

心理防御机制是指个体面临挫折或冲突的紧张情境时，在其内部心理活动中具有的自觉或不自觉地解脱烦恼，减轻内心不安，以恢复心理平衡与稳定的一种适应性倾向。心理防御机制具有积极和消极两重意义。积极的意义在于能够使主体在遭受困难与挫折后减轻或免除精神压力，恢复心理平衡，甚至激发主体的主观能动性，激励主体以顽强的毅力克服困难，战胜挫折。消极的意义在于使主体可能因压力的缓解而自足，或出现退缩甚至恐惧而导致心理疾病。

## 五、心理应激与疾病

在应激情况下发生的生理和心理反应，既是身体对应激的适应与调整活动，又是导致疾病的生理基础。如果应激反应过于强烈和持久，超过了个体的承受能力，正常的心理生理反应便向病理的心理生理障碍转变，引起各种功能障碍与疾病。心理应激主要作为一种非特异的致病因素起作用，强烈、持久的应激性生活事件可导致或引发各种心理障碍，如急性应激反应、创伤后应激障碍、适应障碍、神经症、心理生理障碍等，甚至诱发精神病。心理应激也可使一个人的人格与行为发生异常，如人格异常、烟瘾、酒瘾与吸毒、社会适应困难或社会功能丧失等。

通常，人们比较关注心理应激对健康的消极影响，但回顾人类的发展历程，会发现，人们在应对地震、台风等自然事件中造就了大批自然科学家；在政治、经济、军事、文化上的激烈竞争中造就了大批政治家、经济学家、军事家和文化巨匠。可见，心理应激对人的健康既有消极影响，也有积极影响。

**（一）心理应激对健康的积极影响**

**1. 心理应激是个体成长和发展的必要条件** 个体的成长发育取决于先天遗传和后天环境两个主要方面。心理应激可以被看作是一种环境因素。研究表明，个体的早期特别是青少年时期，适度的心理应激经历可以提高个体后来在生活中的应对与适应能力。如青少期艰苦的家庭条件与生存环境，可锤炼出坚强的意志品质，使个体在以后的各种艰难困苦面前应对自如，社会适应能力大大增强。

**2. 心理应激是维持正常功能的必要条件** 人的生理、心理和社会功能都需要刺激的存在。经常参加紧张的球赛，运动员的骨骼肌，心、肺功能，神经反射功能，大脑分析、判断、决策功能均得到增强；同样，紧张的学习、工作使人变得聪明、机灵、熟练，大大增强了个体的生存、适应能力。心理学的许多实验研究证明，人在被剥夺感情或处于缺乏刺激的单调状态超过一定时间限度后，会出现幻觉、错觉和智力功能障碍等身心功能损害。流水线上

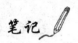
笔记

的工人从事单调和缺少变化的工作,容易发生注意力不集中、情绪不稳定的现象。

### (二)心理应激对健康的消极影响

当心理应激超过人的适应能力时就会损害人的健康,因此,心理应激与疾病的发生发展密切相关。

**1. 应激对机体的直接作用**　应激可直接引起机体的生理和心理反应,使人出现身体不适与精神痛苦。强烈的心理刺激可导致急性心理应激状态、急性焦虑反应、血管迷走反应和过度换气综合征等。慢性心理应激常使个体出现头晕、疲惫、乏力、心悸、胸闷伴心率加快、血压升高等症状和体征,还可以出现各种神经症症状。

**2. 应激对原发疾病的影响**　应激可加重已有的精神和躯体疾病,或使旧病复发。已患有各种疾病的个体,抵抗应激的心理、生理功能较低,心理应激造成的心理、生理反应,很容易加重原有疾病或导致旧病复发。如高血压患者在工作压力增大时病情加重;冠心病患者在争执或激烈辩论时应激发生心肌梗死;病情已得到控制的哮喘患儿,在母亲离开后哮喘继续发作等。

**3. 导致机体抗病能力下降**　严重的心理应激引起个体过度的心理和生理反应,造成内环境的紊乱,各器官、组织和系统的协调失常或稳态破坏,从而使机体的抗病能力下降,机体处于对疾病的易感状态,使机体的脆弱器官受累而发病。

### (三)应激与心身疾病

各类心理社会因素作用于人体,通过应激的中介机制作用后,经中枢神经系统评估而产生情绪,在神经内分泌系统和免疫系统的共同作用下,可将精神因素转变为生理因素,引发机体各组织系统的反应。若应激因素持续存在可导致神经系统、内分泌系统和免疫系统三者作用失衡,从而引起心身疾病。

(景璐石)

## 第五节　生物心理学理论

与早期的皮层内脏相关学说的宏观认识论不同,目前的生物心理学研究领域常用微观方法学,并在几十年的研究进展中,为阐明心身相关(或皮层内脏相关)的详细联系途径提供了大量的实验证据。但需要指出的是,目前人们对心身相关的神经生物学整体途径仍了解不多。

可以从神经系统、内分泌系统和免疫系统三方面的中介作用来认识心理社会因素与躯体生理功能关系的心理生物学机制:

心理社会因素 - 神经 - 全身器官及其功能。

心理社会因素 - 神经 - 内分泌 - 全身器官及其功能。

心理社会因素 - 神经 - 内分泌 - 免疫 - 全身器官及其功能。

### 一、神经系统

心理社会因素对躯体生理功能的影响涉及心血管系统、呼吸系统、消化系统、内分泌系统、代谢系统、泌尿生殖系统、皮肤、血液系统、骨骼和肌肉及皮肤电位等各种生理功能。神经系统是关键的中介因素,其中自主神经系统的作用更为重要。

### (一)中枢神经系统

人的中枢神经系统(central nervous system)构造最复杂而完整,特别是大脑半球的皮层的主要功能是传递、储存和加工信息,产生各种心理活动,支配与控制人的全部行为,保证机体各器官的协调活动,以及机体与外界环境间的统一和协调。中枢神经系统与周围神经

笔记

系统组成了神经系统，控制了生物的行为。整个中枢神经系统位于背腔，包括大脑和脊髓两个部分。脑在颅腔，脊髓在脊椎管；颅骨保护脑，脊椎保护脊髓。

大脑包括三个分区，围绕着胚胎发育早期的三个管腔形成：前脑、中脑和后脑。

前脑是脑的最复杂部分，也是最重要的部分。前脑围绕着侧脑室和第三脑室，包括端脑和间脑。端脑包括大脑皮层、边缘系统和基底神经节。大脑皮层又分为额叶、顶叶、颞叶和枕叶。与其他三个脑区相比，额叶的主要作用是认知和学习。神经学家 Papez（1937）提出一些相互连接的脑结构组成一个环路，其主要功能是动机和情绪。该系统包括边缘皮层的几个脑区以及一系列前脑周围的相连结构。生理学家 Maclean（1949）进一步将其命名为边缘系统。边缘系统包括边缘皮层、海马和杏仁核，参与情绪、动机和学习。其中，边缘皮层和杏仁核行使着情绪的感觉和表达、情绪的记忆以及对他人情绪识别的功能。基底神经节参与运动控制。间脑包括丘脑和下丘脑，前者直接传递信息至大脑皮层，后者控制内分泌系统，并调节着本能行为。

中脑位居脑的后下部，围绕着大脑导水管，包括顶盖和被盖。顶盖参与听觉和视觉反射以及运动刺激的反应。被盖包括网状结构，主要参与睡眠、觉醒和运动；导水管周围灰质，控制着本能行为；以及红核和黑质是运动神经系统的组成部分。后脑，围绕着第四脑室，包括小脑、脑桥和延髓。小脑主要参与运动的整合和协调。脑桥所包含的核团主要在睡眠和觉醒中发挥作用。延髓主要参与睡眠和觉醒，同时控制着心率、血压和呼吸等基本生命体征。

脊髓的上接脑部，外连周围神经，31 对脊神经分布于它的两侧，外层是白质，传递上行和下行信息的轴突。中间的灰质是细胞体。脊髓的活动受脑的控制。来自躯干、四肢的各种感觉信息通过感觉神经传送至脑，进行高级的分析和综合；脑的活动也要通过运动神经传至效应器。

### （二）自主神经系统

自主神经系统（autonomic nervous system）是外周传出神经系统的一部分，能调节内脏和血管平滑肌、心肌和腺体的活动，又称植物性神经系统、不随意神经系统。自主神经系统是由交感神经系统和副交感神经系统两部分组成，支配和调节机体各器官、血管、平滑肌和腺体的活动和分泌，并参与调节葡萄糖、脂肪、水和电解质代谢，以及体温、睡眠和血压等。两个系统在大脑皮质及下丘脑的支配下，既拮抗又协调的调节器官的生理活动。自主神经系统结构又可分为中枢部分和周围部分。自主神经系统主要分布到内脏、心血管和腺体，它们的中枢部也在脑和脊髓内，周围部包括内脏运动（传出）纤维和内脏感觉（传入）纤维，分别构成内脏运动神经和内脏感觉神经。机体几乎所有的器官都受二者支配，两个神经系统具有不同的功能。例如，交感神经系统使心率加快，而副交感神经系统使心率减慢。内脏的功能活动在很大程度上受自主神经系统（交感和副交感神经）的支配和调节，而高级皮质特别是边缘系统，可通过交感神经系统和副交感神经系统支配和调节机体的内脏功能，从而与机体的病理生理过程发生联系。

急性应激时，刺激传入中枢神经，经过中枢神经的接受、加工和整合，以边缘系统（包括下丘脑）为核心，通过交感 - 肾上腺髓质轴的激活，释放儿茶酚胺，导致中枢神经兴奋性增高，并出现一系列的内脏生理变化。如心率、心肌收缩力和心排出量增加，血压升高，瞳孔扩大，汗腺分泌，血液重新分配，脾脏缩小，皮肤和内脏血流量减少，心、脑和肌肉获得充足的血液，分解代谢加速，糖原分解，血糖升高，脂类分解加强，血中游离脂肪酸增多等。这些内脏反应的原始生物学意义是机体"应付急变"时的适应性反应，是机体为应对应激源所提供的功能和能量准备，同时这也是心身相关的心理病理学重要联系途径。在特定刺激（如预期疼痛）及交感神经兴奋后的反跳情况下，可造成副交感神经活动相对增强，从而表现心

笔记

率变缓，心输出量和血压下降，血糖降低造成眩晕，以及胃酸分泌过多形成溃疡等反应，故副交感神经也参与心理病理学的皮质内脏联系。

### （三）中枢递质

对心身相关神经中介途径的相关研究，涉及中枢神经调节物质，包括神经递质（neurotransmitters）、神经调质（neuromodulators）和神经激素（neuro-hormones）。

神经递质是经典的化学信使，突触前神经元兴奋时会迅速释放神经递质并立即结合到突触后或突触前细胞膜受体上，从而引起兴奋或抑制效应。中枢神经递质可以分成三大类，即单胺类、氨基酸类和肽类。单胺类又包括儿茶酚胺、5-羟色胺、乙酰胆碱和组胺等等。

**1. 多巴胺（dopamine，DA）** 属于儿茶酚胺类，其重要的中枢 DA 能通路有：黑质-纹状体通路，参与肌肉运动的发动和协调；中脑-边缘系统和中脑-皮质通路，与正常的情绪和行为的控制有关；结节-漏斗通路，抑制垂体催乳素的释放；延髓室周通路，与摄食有关。除了上述行为调节功能以外，中枢 DA 递质还参与动机唤醒、运动丧失、奖励强化、性活动和体温等身体功能的调节。

**2. 去甲肾上腺素（norepinephrine，NE）** 属于儿茶酚胺类，在中枢神经系统中，主要有两大 NE 能通路，蓝斑的大量 NE 能神经元纤维投射到大脑皮质、下丘脑以及边缘系统；腹外侧被盖等区域的分散 NE 神经元主要投射至基底前脑、下丘脑和杏仁核。Chrousos 及 Gold（1992）将蓝斑-去甲肾上腺素-交感神经系统与下丘脑-垂体-肾上腺皮质轴并列为两大应激系统。

去甲肾上腺素可以刺激四类受体：$\alpha_1$-肾上腺素受体、$\alpha_2$-肾上腺素受体、$\beta_1$-肾上腺素受体和 $\beta_2$-肾上腺素受体。$\alpha_1$-受体属于突触后受体；$\alpha_2$-受体大多数存在于突触前膜。对 $\alpha$-受体激动剂的敏感性超过突触后受体，其功能是减少突触前神经元去甲肾上腺素的合成，部分存在于突触后；$\beta_1$-受体分布于突触后，少数分布在突触前；$\beta_2$-受体存在于突触后。除了 $\alpha_1$-受体以外，上述受体均能够在受刺激时激活腺苷酸环化酶。在中枢神经系统中，有很多去甲肾上腺素循环通路。其中一条通路从后脑开始，这个区域是很多机体功能的控制中心；另一条通路是应激通路，影响着危险情境时的反应。

中枢 NE 在情绪、学习与强化、睡眠、觉醒周期以及摄食等行为调节方面起作用。情感性疾病与中枢 NE 通路有密切关系。例如，以利舍平耗竭并抑制中枢神经储备可引起抑郁，而增加递质水平可以导致躁狂。

**3. 5-羟色胺（5-hydroxytryptamine，5-HT）** 在中脑中，大约有 6 个主要的 5-HT 循环通路，这些通路分布非常广泛，很多延伸到大脑皮质。中枢 5-HT 能神经元集中于中缝核，以及蓝斑尾部、极后区（postrema）和脚间核区，其纤维投射到丘脑、下丘脑、基底神经节、杏仁核、梨状皮质和大脑皮质。5-HT 纤维还可向下支配脊髓，调整痛觉传入的敏感性。因此，5-HT 对行为尤其是处理信息的过程有重要影响。

5-HT 系统调节着行为、心境和思维过程。情绪不稳定、好冲动以及对环境过度反应和 5-HT 的活性极度降低有关；攻击性行为、自杀、过度饮食和过度性行为也和 5-HT 活性降低有关。同时，大脑中的其他神经递质或者社会心理的影响，也会对 5-HT 活性的降低产生很好的补偿性作用。因此，作用于 5-HT 系统的抗抑郁药已经被临床广泛应用于控制慢性疼痛。5-HT 有两种主要受体，即 5-HT1A 和 5-HT2A 受体。有证据表明，5-HT2A 受体与 5-HT 行为反应相关。

**4. γ-氨基丁酸（GABA）** 中枢神经系统中主要的抑制性神经递质。这种神经递质可以降低突触后活性，从而可以抑制很多行为和情感，但最突出的作用还是缓解焦虑。γ-氨基丁酸可以使细胞膜 $Cl^-$ 通透性增加。因此 γ-氨基丁酸的作用不是特异性的，而是有更加广泛的影响。γ-氨基丁酸可以降低兴奋度，调节人的情绪反应；少量的 γ-氨基丁酸还有

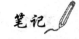

抗惊厥的作用，放松肌肉；γ-氨基丁酸系统还可以降低愤怒、敌视、侵略以及热情和愉悦等正性情感的程度。γ-氨基丁酸能神经元受损时可以导致这些功能的损害及过量摄食。

5. **乙酰胆碱（acetylcholine，Ach）** 中枢 Ach 能神经元分布广泛，但对其通路了解相对较少。最重要的胆碱能通路被称为基底前脑胆碱能通路，包括中隔核、卧核、顶核、斜束的水平支、视前区的腹侧、视前大细胞核、红核、底核和变状袢核。胆碱能神经元还有一些区域内的环路，存在于皮质、豆状核-纹状体、嗅结节和视网膜。Ach 调节觉醒、快动眼睡眠、痛知觉、学习、记忆、渴和运动等功能。情感活动正常处于 Ach 和 NE 的动态平衡中，抑郁患者 Ach 活动过强，而躁狂患者则 NE 过强。抑郁患者的皮质类固醇激素紊乱，可能部分是 Ach 过度活动的结果。例如，在侧脑室或蓝斑附近注入 Ach，可以引起动物产生快波睡眠。Ach"挑战实验"可作为中枢 Ach 功能的评定指标。

## 二、神经-内分泌系统

神经内分泌与心理活动密切相关，许多心理疾病都存在内分泌异常，而内分泌系统的疾病，例如，Cushing 病、Addison 病、甲状腺功能亢进、甲状腺功能减退等，常常伴有精神障碍。心理神经内分泌学的大量研究也证明，内分泌系统是心身相关的重要中间联系途径。在中枢神经系统内有许多神经肽通过各种激素轴起重要的调节作用。

### （一）下丘脑-腺垂体-靶腺轴

此轴的结构基础是下丘脑接受来自高级皮质和边缘系统的传入冲动，同时分泌释放激素或抑制激素影响腺垂体，释放促靶腺激素调节外周靶腺素释放，从而实现心身的联系。

1. **下丘脑-腺垂体-肾上腺轴（HPA）** 从大脑皮层和边缘系统发出的信息到达下丘脑，影响垂体激素的释放或抑制。下丘脑、垂体和肾上腺释放的激素分别为：促肾上腺皮质激素释放因子（corticotropin-releasing factor，CRF）、促肾上腺皮质激素（adrenocorticotropic hormone，ACTH）和皮质醇（cortisol）。促肾上腺激素释放因子（CRF）使垂体释放促肾上腺皮质激素，外周肾上腺皮质释放皮质醇。促肾上腺皮质激素（ACTH）对皮质醇水平实施调控。HPA 轴主要维持内稳态和应激反应的应答。CRF 是机体调节应激反应的关键因子，且与多种精神疾病有关。CRF 分泌亢进会导致某些精神障碍，如抑郁症、焦虑症和神经性厌食；CRF 分泌不足则会导致神经退行性疾病，如阿尔茨海默病、帕金森病和亨廷顿病（Huntington disease）等。皮质醇在应激反应中起到重要作用，能够控制心境和行为反应，还能在中枢神经系统中调节蛋白质和酶的合成。HPA 轴功能异常可能与原发性情感障碍有关，例如，在临床上，Cushing 综合征，常表现为抑郁、躁狂、淡漠、疲乏、意识模糊和精神病症状等。Addison 病患者中，约有 30%～50% 表现出抑郁症状。

2. **下丘脑-腺垂体-性腺轴（HPG）** 下丘脑的促性腺激素释放激素（GnRH）通过垂体的黄体生成素（LH）和促卵泡激素（FSH）两种促性腺激素，调节雌激素、黄体酮和雄激素的合成。后者调节性功能和控制性激素的分泌、青春期的发育、月经和绝经等。此外，神经性厌食也可以是性腺调节系统病理改变的一种行为表现，特别是青春期类型。许多严重的精神疾病患者发病在青春期，可能与性腺调节系统突然发生改变有关。

3. **下丘脑-腺垂体-甲状腺轴（HPT）** HPT 轴是由下丘脑释放促甲状腺素释放素（TRH）到达垂体，使垂体释放促甲状腺素（TSH），到达效应器管甲状腺促进甲状腺释放甲状腺素（T3、T4）。TRH 广泛存在于大脑皮层、脑干、脊髓、脑室周围、杏仁核和基底神经节。在受到刺激时，TRH 从神经元释放，具有神经递质的效应。所以，TRH 既有内分泌作用，又有调节情绪的作用，许多精神病性症状与甲状腺功能障碍相关。这个系统对中枢神经的发展和生长发育起关键作用，还参与情绪和行为调节，脂肪、糖和蛋白质代谢的调节，并对心血管功能产生影响。例如，甲状腺功能亢进可引起焦虑不安、易激惹，而甲状腺功能减退会导致抑郁、认知功能减退等症状。

**4. 生长激素（HGH）** 下丘脑的生长素释放激素（GHRH）和生长素释放抑制激素（GHRIH）调节生长激素的释放。在运动和应激时，生长激素释放增加。GHRIH 除分布于下丘脑外，特别集中于大脑皮层和杏仁核。GHRIH 也起到神经递质或调质的作用，对突触后神经元有抑制作用。GHRIH 的行为效应是使活动减少和镇静作用。

**5. 催乳素（prolactin，PRL）** 对乳腺与泌乳的作用主要为促进乳腺发育生长，引起并维持泌乳。下丘脑的催乳素释放抑制激素（PRIH）和催乳素释放激素（PRH）调节催乳素的释放。结构与生长素类似。在应激反应中，催乳素在血中浓度也有所提高，有人认为它与促肾上腺皮质激素、生长激素一样，为应激反应中腺垂体分泌的三大激素之一。腺垂体 PRL 的分泌受下丘脑 PRH 与 PRIH 的双重控制，前者促进 PRL 分泌，而执行者则抑制其分泌。多巴胺通过下丘脑或直接对腺垂体 PRL 分泌有抑制作用。下丘脑的 TRH 能促进 PRL 的分泌。吸吮乳头的刺激引起传入神经冲动，经脊髓上传至下丘脑，使 PRH 神经元发生兴奋，PRH 释放增多，促使腺垂体分泌 PRL 增加，这是一个典型的神经内分泌反射。

此外，下丘脑 - 腺垂体 - 靶腺轴还涉及黑色素细胞刺激素等内分泌激素的作用。

### （二）下丘脑 - 神经垂体轴

下丘脑的视上核和室旁核合成的血管升压素和催产素，通过神经纤维投射到神经垂体，在此释放入血，对血压及水重吸收等全身功能产生影响；催产素与分娩时子宫收缩及泌乳有关。该轴同样受高级皮质的调控，成为心身联系的一部分。疼痛、应激、运动和使用吗啡等，可使血管升压素释放增加，而酒精可使之减少。

### （三）蓝斑 - 去甲肾上腺素（交感 - 肾上腺髓质）轴

脑桥上部的蓝斑含大量去甲肾上腺素能神经元。蓝斑是中枢神经系统对创伤应激最敏感的部位。蓝斑纤维投射到大脑皮质、下丘脑和丘脑，以及边缘系统。后者作为自主神经的高级中枢，在皮质的调控下，通过影响交感神经的活动调节肾上腺髓质的肾上腺素的分泌功能，从而使机体对应激做出整体反应。显然，该轴在心身相关的心身联系中也起着重要的作用。

## 三、神经 - 免疫系统

免疫系统是机体对获得性疾病的防御关卡，可以识别并抵御大量的外来致病原，还可以识别并杀灭自身被致病原感染或发生改变的细胞。人类的免疫应答包括非特异性免疫和特异性免疫。免疫系统通过免疫细胞上的递质和激素受体受神经内分泌系统的影响。心理应激引起神经 - 内分泌系统激活，糖皮质激素分泌增加，从而降低机体免疫力。在心理神经免疫学上，主要有两方面的研究：宏观上证实了心理应激可以影响免疫系统；微观上进一步探讨神经内分泌系统是如何与免疫系统相互作用的。

### （一）心理社会因素 - 免疫 - 躯体疾病

临床及部分疾病的动物模型研究证明，许多躯体疾病的发生发展可能与心理神经因素通过免疫系统的作用有关。在实践中早就认识到，感染疾病的发生，与个人的精神状态有关。例如，"战壕口炎"往往发生于紧张的战斗期间，由于口腔免疫防御功能降低，致口腔的共生菌侵入齿龈所引起；经受巨大心理压力的患者单核细胞增多症的患病风险升高，而患此病后，由于心理因素影响免疫反应，可使病程延长而影响康复（Cow，1985；White，1985）；单独紧张刺激或单独接种科萨奇 $B_2$ 病毒，在小鼠身上均不引起疾病，但同时存在，可使病毒感染成功（Friedman，1965）。

心理社会因素通过免疫机制而影响癌症的发生和转归（Baker，1987）。动物实验也证明，在紧张和失助实验环境中，小鼠多项免疫功能受损，致使皮下接种 6G3HED 淋巴瘤细胞的成功率和生长率提高。

Baker（1981）报告，类风湿关节炎发病前3个月生活事件明显增多，而且个体对这些事件的反应特点往往是焦虑、激怒，而不是抑郁。例如，事件中没有亲属死亡的报告，都是一些不自愿的工作变动、重要人际联系中断等，其他临床和实验研究也都显示社会环境应激、个人情绪因素与类风湿性关节炎的发病、发展有联系，并且与免疫功能改变相关。

（二）心理神经免疫的调节

研究证明，免疫系统与神经系统有解剖学和生理学上的联系。例如，已知淋巴结接受交感神经纤维支配；胸腺有肾上腺能和胆碱双重纤维的支配；淋巴细胞表面具有上述两类神经能的受体；下丘脑视前区的损害可导致胸腺退化和脾脏淋巴细胞减少；海马的损害引起T淋巴细胞的增加；ACTH、脑啡肽、β-内啡肽等可直接减少抗体产生。

心理社会因素通过免疫系统与躯体健康和疾病的联系，可能涉及三条途径：①下丘脑-垂体-肾上腺轴，应激造成暂时性皮质激素水平提高，而后者对细胞免疫有损伤作用。不过，此现象是复杂的，因为长期的应激与短时的应激不同，有时可使细胞免疫功能增强。②自主神经系统，例如交感神经系统释放的儿茶酚胺可以与淋巴细胞膜上的β受体结合而影响淋巴细胞功能；③中枢神经与免疫系统有直接联系，免疫抑制可以形成条件反射，影响免疫功能。这可用于解释条件反射性免疫功能的改变。

（李 齐）

笔记

# 第三章　心身疾病总论

随着时代的发展，心理社会应激不断增加，心身疾病的种类逐年递增，几乎涉及全身各器官系统的疾病，而且多为慢性病，对人类健康造成了严重威胁，成为死亡率升高的主要原因，日益受到医学界的重视。

## 第一节　心身疾病的概述

人是一个有机整体，而且人与外界社会环境也处在一个整体中，人是不能脱离环境而单独存在的，随着"生物 - 心理 - 社会"这一现代医学模式的建立，心身医学将受到人们越来越广泛的关注。随着社会的进步，心理问题日渐凸显，心身疾病的发病率也逐年增加，成为严重威胁人民身心健康的重要病患之一。

### 一、古代心身概念的由来

中医心身医学历史源远流长。以中国医学为代表的东方医学对心身概念的认识始终是以朴素的唯物主义哲学观为主导，主张"形神合一"的观点。"形"是形体，指人体的脏腑、组织和器官等有形结构，"神"指个体的认知、情绪和意志等心理活动。"形"与"神"之间的平衡、和谐对人的心身健康有促进作用。中医心身理论体系较为成熟，至今对临床实践仍有指导意义。中医对心身互相影响的论述，起源于《易经》。《易经》曰："乾道变化，各正性命，保合大和，及利贞"，《易经说卦传》："穷理尽性，以至于命……"。中国道家提出性命双修，可以看作是中医心身医学理论的先导。中国儒家提出"正心修身齐家治国平天下"，也体现出心身医学的理念。先秦时期《吕氏春秋·百病怒起》的记载。我国现存最早的系统古典医籍《黄帝内经》，包含着"形神观"、"天人观"和"人贵论"等观点，其蕴含着丰富的心理学及心身医学思想。《黄帝内经》的问世奠定了中医心身医学的理论基础，如：把人的心理活动称之为"心"或"神"，明确指出："心者，五脏六腑之主也……"；并提出："怒伤肝、喜伤心、忧伤肺、思伤脾、恐伤肾"的心理因素致病的机制和"天人相应"，"形神合一"的心身相关的理论以及外感六淫、内伤七情的病因学说，比较系统、深刻地阐述了中医的心身观，即形神两者与养生防病的关系。我国第一部中医全科医案专著《名医类案》中涉及心理因素的描述共有 399 例，心身疾病门类共 114 种。在病因方面，情志异常是心身疾病最主要的病因（图 3-1），情志致病主要为气机失调和损伤脏腑。在整个诊疗过程中，古代医家非常重视对患者心理反应的关注和应对，强调心身同治。汉唐时期的《伤寒杂病论》、《千金要方》等医学著作也从心身相关的角度阐述了与心理因素相关的某些疾病宜采取颐神养性的治疗方法。《易经》、《道德经》等作为中华文明的源泉，奠定了中医心身医学的哲学基础，而《黄帝内经》、《名医类案》则赋予了其医学特性，正式将其与医学联姻，由此诞生了中医心身医学。

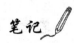

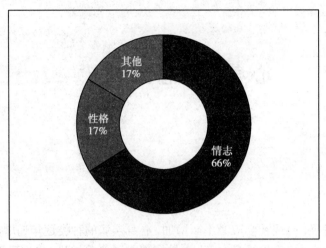

**图 3-1　心理因素致病医案分布图**

在西方，心与身的相互影响也一直为人们所关注。对心身概念的早期认识可以追溯到公元前 400 年的古希腊文明时期，被称为"医圣"古希腊名医希波克拉底（Hippocrates）注意到心理因素和气质类型对人体的影响，曾提出"知道什么样的人得的病，比知道一个人得了什么样的病重要得多"的箴言。他的心身相关思想体现了古代医学朴素的心身统一观，对以后历代心身概念的发展有着深远的影响。古罗马时期的名医盖伦（Galen）的体液学说，认为体内四种体液（血液、黏液、黄胆汁、黑胆汁）可以决定人们的心境与气质。提出气质观念对人机体状态的影响，倡导用心理调适的方法治疗某些疾病。中世纪阿拉伯医学创始人阿维森纳（Avicenna）注意到言语刺激对机体的影响，提出用言语疏导的方法治疗疾病。

15 世纪后，由于哈维（W.Harvey）的血液循环学说，维萨里（Vesalius）和莫干尼（Morgagni）的解剖学发现，以及后来以巴斯德（L.Pasteur）和魏尔啸（R.Virchow）的现代实验医学，催生医学模式向生物医学模式转变。由于实验医学的蓬勃发展，人们渐渐以为"心"能影响"身"的看法是不科学的，使生物医学模式下现代医学出现了"心"与"身"的分离。心身的观点在医学界渐渐销声匿迹。

## 二、心身疾病的概念

20 世纪中叶，心身医学研究的先驱者之一亚历山大（Alexander）为了探讨心理动力学理论与疾病的关系，对溃疡病、溃疡性结肠炎、甲状腺功能亢进、局限性肠炎、类风湿性关节炎、原发性高血压及支气管哮喘等疾病进行研究，被后人称为"经典的心身疾病"或"神圣七病"。他提出：特异的、动力性的潜意识的特征性冲突构成疾病的原因。其看法包括 3 部分：①促进病发某种疾病的特异性冲突，必须有遗传的、生化的及生理的某种因子存在；②在某种特异生活情境中，患者的关键冲突被激活和增强；③激活的冲突伴有强烈的情绪，通过植物性、内分泌性或神经肌肉的通路而引起结构与功能的改变。后来，美国精神病学家邓巴（Dunbar）出版系列专著，系统阐述了个性与疾病发生的关系和心身相关的观点。1980 年，美国的心身医学研究所将心身疾病定义为：由环境心理应激引起或加重躯体病变的疾病称为心身疾病。

近半个世纪以来，人们对心身疾病概念一直存在着争论，其表现是在临床上一直变化不断。美国精神疾病诊断治疗手册（Diagnostic and Statistical Manual of Mental Disorders，DSM），在 1952 年 DSM-Ⅰ设立"心身疾病"；1968 年出版的 DSM-Ⅱ更名为"心理生理性自主神经与内脏反应"；1980 年版 DSM-Ⅲ及 1987 年版 DSM-Ⅲ-R 均用"影响身体状况的心理因素"；DSM-Ⅳ改为"影响医学情况的心理因素"；2015 年版 DSM-5 修订为"影响其他疾病的心理因素"。像 DSM 一样，WHO 制订了国际疾病分类（International Classification of Diseases，ICD）。ICD-9 分为"心理生理障碍"及"精神因素引起生理功能障碍"等，而 ICD-10 则将"心身疾病"归为"神经症性、应激相关的及躯体形式障碍"（F4），"伴有生理紊乱及躯体因素的行为综合征"（F5）及其他分类中。我国 1958 的精神疾病分类中没有心身疾病。《中华医学会精神病分类—1981》中，"心身疾病"列第 13 类。中国精神疾病分类（Chinese classification of mental disorders，CCMD）第 2 版修订版（CCMD-2-R）把心身疾病相关内容放进"与心理因素有关的生理障碍"（分类 5）和"神经症及与心理因素有关的精神障碍"（分类 4）中，及"儿童少年期精神障碍"中；现在的 CCMD-3 更接近 ICD-10。

心身疾病的心理病理、心理生理机制和临床特征不同于精神疾病，但在传统习惯上，沿用生物医学疾病分类诊断模式，心身疾病纳入精神疾病分类诊断标准体系中。精神疾病分类诊断标准主要评估精神症状，然而，临床所见大量的心身症状并未达到精神障碍的诊断标准阈值程度，但心身障碍影响患者生命质量、病理生理和心理咨询治疗的预后转归。人们对影响心身疾病患者的易损性、病程、预后和康复的心理社会因素的评估日益受到关注。由国际心身研究小组首次提出心身医学研究临床诊断标准（Diagnostic Criteria for Psychosomatic Research，DCPR）概念和结构框架。DCPR 的研发策略是将源于心身研究的心理变量转变成可以鉴别患者个体可操作的诊断标准。心身医学研究用诊断标准是简单、有效和可靠的定式访谈工具，可用于筛查、诊断心身疾病和心理生理障碍，补充 DSM、ICD 和 CCMD 的临床诊断应用的不足。将影响躯体状况预后和治疗价值中的心理变量转化为客观的心身医学研究用诊断标准用评估工具。DCPR 共包含了十二组心身综合征症状：健康焦虑、死亡恐惧症、疾病恐惧症、疾病否认、持续的躯体化症状、转换性障碍、继发于精神障碍的功能性躯体症状、周年反应、精神消沉、易激惹心境、A 型行为和述情障碍。

### 三、心身疾病的分类

心身疾病（Psychosomatic diseases）或称心理生理疾病（Psychophysiological diseases），是指心理社会因素在疾病的发生、发展、防治和预后的过程中起重要作用的躯体器质性疾病。疾病发展过程是从量变到质变的过程。从机体的反应到功能和器质性改变，可以将心身疾病分为三大类：①心身反应（psychosomatic reactions），由精神性刺激引起的多种躯体反应，当刺激除去，反应也就恢复，例如，恐惧引起的心率加快、呼吸急促和出汗等；②心身障碍（psychosomatic disorders），由精神刺激引起的躯体功能性改变，但没有器质性变化，例如偏头痛、心脏神经症、过度换气综合征、神经性呕吐、神经性尿频等。这类疾病属功能性病变，但亦有躯体症状和一定的病理改变；③心身疾病（psychosomatic diseases），由精神刺激引起的躯体器质性病变，例如消化性溃疡、原发性高血压、冠心病、过敏性结肠炎和糖尿病等多种常见的躯体疾病。但是一般都将心身疾病和心身障碍混合使用，因为这种区分在理论上易理解，但实践中难以明确界定。自从 ICD-10 建议用"disorder"取代"disease"以来，上述分类就没有实际意义。按现在的疾病分类系统已无心身疾病、心身障碍的提法，但实际上仍有使用。

心身疾病见于临床各科，涉及个体的不同器官和系统。国外调查发现人群心身疾病的患病率为 10%～60%。德国汉堡 9 家医院住院患者中约 38.4% 属于心身疾病。日本九州大学附属医院内科调查发现门诊心身疾病患者占 26.3%，可疑心身疾病患者占 8.8%，合计达到 35.1%。美国学者临床观察发现约有 50% 的就医者的症状与心理因素有关，近年来美国要求治疗的患者中，约有 60% 是因为躯体不适而无实际身体疾病的人。国内综合医院门诊心身疾病约占 25%～35%，住院的心身疾病患者比例更高，内科疾病特别是心血管、消化和肿瘤等占心身疾病 79.99%。上海复旦大学徐俊冕等对大型综合性医院门诊患者 1108 例的

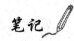

调查表明，368人为心身疾病（32.2%），心身疾病在各科患者中所占的比例依次为：内分泌科75.4%、心血管科60.3%、呼吸科55.6%、普通内科30.8%和皮肤科26.6%。综合国内外有关心身疾病流行病学资料，临床心身疾病的发病约为22%～35%，内科系统心身疾病比例约在32.2%～35.1%，而内分泌系统患者中心身疾病比例在60%以上。我国目前死于心身疾病者占70%，且有不断增长的趋势。20世纪90年代初，北京曾做过死因的调查，其中，70%死于冠心病（占27%）、脑卒中（占25%）、恶性肿瘤（占18%）这三类疾病。心身疾病严重威胁着人类健康，是造成死亡率升高的主要原因。

由于对心身疾病概念和理论的认识尚未完全统一，致使心身疾病的范畴和分类受到影响，目前尚无统一的分类标准和方法。不同国家有不同的分类标准和方法，下面介绍美国、日本和中国的身心疾病分类。

### （一）美国心身疾病的分类

精神医学会精神疾病百科全书第三版按器官系统将心身疾病分为10类（表3-1）。

表3-1　美国心身疾病的分类

| 分类 | 心身疾病 |
| --- | --- |
| 循环系统 | 冠状动力性心脏病、原发性高血压病、心肌梗死、心绞痛、充血性心力衰竭、心脏神经症等 |
| 呼吸系统 | 过度呼吸综合征、支气管哮喘、神经性咳嗽、心因性呼吸困难等 |
| 消化系统 | 消化性溃疡、食管痉挛、神经性呕吐、溃疡性结肠炎、神经性厌食等 |
| 内分泌系统 | 肥胖症、糖尿病、甲状腺功能亢进、垂体功能低下、甲状旁腺功能低下、甲状旁腺功能亢进等 |
| 神经系统 | 偏头痛、自主神经功能紊乱、肌紧张性头痛、联合性头痛等 |
| 免疫系统 | 感染性疾病、器官移植、系统红斑狼疮、自身免疫病等 |
| 骨骼肌肉系统 | 风湿性关节炎、书写痉挛等 |
| 妇产科 | 功能性子宫出血、更年期综合征、经前期紧张综合征、围生期抑郁症等 |
| 皮肤科 | 多汗症、全身皮肤瘙痒症、荨麻疹、人工性皮炎、异位性皮炎、银屑病、心因性紫癜等 |
| 其他 | 肥胖、类风湿性关节炎、癌症等 |

### （二）日本全国通用心身疾病分类

日本也依据器官系统对心身疾病进行分类（表3-2）。

表3-2　日本心身疾病的分类

| 分类 | 心身疾病 |
| --- | --- |
| 循环系统 | 冠状动脉性心脏病、原发性高血压病、心肌梗死、原发性低血压、一部分心律不齐、心脏神经症等 |
| 呼吸系统 | 过度呼吸综合征、支气管哮喘、神经性咳嗽等 |
| 消化系统 | 消化性溃疡、食管痉挛和神经性呕吐、溃疡性结肠炎、神经性厌食、溃疡性结肠炎、过敏性结肠综合征、腹部饱胀、空气吞咽等 |
| 内分泌系统 | 肥胖症、糖尿病、甲状腺功能亢进、心因性烦渴、甲状旁腺功能亢进等 |
| 神经系统 | 偏头痛、自主神经功能紊乱、肌紧张性头痛等 |
| 骨骼肌肉系统 | 类风湿性关节炎、全身性肌肉痛、书写痉挛、脊椎过敏症、痉挛性斜颈、外伤性神经症、面肌痉挛等 |

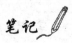

续表

| 分类 | 心身疾病 |
|---|---|
| 泌尿系统 | 阳痿、夜尿症、过敏性膀胱炎、原发性性功能障碍等 |
| 妇产科 | 痛经、功能性子宫出血、不孕症、月经失调、更年期综合征等 |
| 皮肤科 | 多汗症、神经性皮炎、皮肤瘙痒症、荨麻疹、银屑病、心因性紫癜等 |
| 眼科 | 飞蚊症、原发性青光眼、眼肌痉挛、眼肌疲劳、眼睛癔症等 |
| 耳鼻喉科 | 神经性耳鸣、梅尼尔氏综合征、神经性耳聋、咽喉部异物感、晕车等 |
| 口腔科 | 口吃、咀嚼肌痉挛、心因性牙痛、口臭、异味症等 |
| 儿科 | 学校性哮喘、站立性调节障碍、心因性拒食、夜惊症、口吃等 |
| 手术前后的状态 | 肠管粘连症、多次手术综合征、倾倒综合征、整形后神经症等 |

### （三）中国常用的心身疾病分类

中国目前尚无心身疾病分类的统一标准，何裕民教授曾以学会专家为主体，结合我国的医疗现状，从心身疾病、心身症和心身障碍三个方面归纳出心身疾病分类方案（表3-3）。

表3-3　中国常用的心身疾病分类

| 分类 | | 主要疾病 |
|---|---|---|
| 心血管系统 | 心身病 | 冠心病、原发性高血压、急性心肌梗死、心源性猝死、二尖瓣脱垂症、雷诺病 |
| | 心身症 | 冠脉痉挛（心绞痛）、β-受体高敏症、情绪性心律失常、神经性低血糖症、原发性循环动力过疲症、心脏性偏头痛、早期复极综合征 |
| | 心身障碍 | 血管神经症、功能性期前收缩、阵发性室性及室上性心动过速 |
| 消化系统 | 心身病 | 溃疡病、慢性胃炎、溃疡性结肠炎、慢性胰腺炎 |
| | 心身症 | 急性胃扩张、胃下垂、过敏性结肠炎、胃肠神经症、肠道易激综合征、弥漫性食管痉挛、神经性呕吐、神经性厌食、神经性嗳气、癔症球、胆道功能障碍 |
| | 心身障碍 | 胃黏膜脱垂、慢性肝炎（主要指肝炎后综合征）、肝硬化、胆石症与胆囊炎、慢性阑尾炎 |
| 呼吸系统 | 心身病 | 运气管哮喘 |
| | 心身症 | 过度通气综合征、神经性咳嗽 |
| 内分泌系统 | 心身病 | 糖尿病、甲状腺功能亢进症 |
| | 心身症 | 单纯性肥胖、心因性多饮、心因性多尿、多汗症 |
| | 心身障碍 | 库欣综合征、艾迪生病、单纯性甲状腺肿、甲状腺功能减退症、甲状腺结节 |
| 神经系统 | 心身病 | 血管性偏头痛 |
| | 心身症 | 自主神经功能紊乱、眩晕症、肌肉收缩性头痛、脑血管功能障碍、面肌痉挛、书写痉挛、痉挛性斜颈、精神性头痛 |
| | 心身障碍 | 癫痫、失神发作 |
| 性与生殖泌尿系统 | 心身病 | 功能性不孕与不育、无菌性前列腺炎 |
| | 心身症 | 阳痿、性欲亢进、遗精、早泄、阴茎持续性勃起、性交疼痛（阴道痉挛）、射精痛、不射精、阴缩症、性神经症、性精神病、性交失语 |
| | 心身障碍 | 性欲减退（性冷淡、性高潮缺乏）、性厌恶、性病恐惧症、淫荡综合征、酒精性性功能损害 |

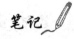
笔记

43

续表

| 分类 | | 主要疾病 |
|---|---|---|
| 内科其他心身障碍 | 心身障碍 | 类风湿关节炎、慢性风湿性关节炎、坐骨神经痛、面神经瘫痪、系统性红斑狼疮、痛风、过敏性紫癜、慢性感染和慢性炎症、慢性疼痛、慢性疲劳、非病理性虚弱现象、各种过敏、心因性反应、神经症、以及各种肿瘤、特别是胃癌、原发性肝癌、乳腺癌、食管癌和肺癌 |
| 妇产科 | 心身病 | 功能性子宫出血、月经失调、经前期紧张、心因性有孕、乳房小叶增生 |
| | 心身症 | 原发性痛经、分娩痛、产后疼痛及产后综合征、闭经、无排卵周期症、外阴痛痒症、妊娠呕吐、妊娠高血压综合、心因性流产和早产、习惯性流产、心因性胎儿窘迫、宫缩乏力、更年期综合征 |
| | 心身障碍 | 产后泌乳障碍、宫缩不良性产后大出血、急性外阴溃疡、绝经后综合征及绝育术后综合征 |
| 儿科 | 心身病 | 哮喘、儿童溃疡病、溃疡性结肠炎、儿童肥胖、神经性厌食 |
| | 心身症 | 神经性呕吐、遗尿、日间尿频、心因性发热、心因性呼吸困难、肠道功能紊乱 |
| | 心身障碍 | 小儿癫痫、口吃、夜惊、小儿神经症、多动症、嫌乳症、假性贫血、吮指癖、复发性脐疝痛 |
| 骨伤及外科 | 心身病症 | 骨科及外科疼痛、肋软骨炎、骨质疏松、乳房病、肩手综合征、痛风、胆道系统疾病、多手术症、疑病症 |
| | 心身障碍 | 赔偿综合征、术后腹部神经症、术后肠粘连、术后精神障碍、全麻后心身障碍、假体及品管移植后心身障碍 |
| 皮肤科 | 心身病 | 神经性皮炎、银屑病、荨麻疹、精神性紫癜、系统性红斑狼疮 |
| | 心身症 | 瘙痒症、多汗症、汗疱疹、扁平苔藓、人工皮炎、舌灼痛、拔毛癖、寄生虫妄想、皮痛症、痉挛性瘙痒症、梅毒恐惧症、神经性表皮剥蚀 |
| 眼科 | 心身病 | 原发性青光眼、中心性浆液性视网膜脉络膜炎 |
| | 心身症 | 眼肌疲劳症、眼睑痉挛、低眼压综合征 |
| | 心身障碍 | 白内障、眼睑下垂、视网膜剥离、癔症性失明 |
| 耳鼻咽喉科 | 心身病 | 梅尼尔氏病、常年性变应性鼻炎、慢性鼻窦炎 |
| | 心身症 | 突发性耳聋、神经性耳鸣、咽喉异感症、慢性咽炎、慢性喉炎 |
| | 心身障碍 | 慢性鼻出血、重听症、复发性口腔溃疡、慢性弥漫性外耳道炎、嗅觉异常、口吃、神经性失语、口腔扁平苔藓、慢性扁桃体炎 |
| 口腔科 | 心身病症 | 口腔黏膜溃疡、复发性粘连性及更年期口腔炎、心因性牙痛、口腔神经症、颌关节痛 |
| | 心身障碍 | 牙科术中术后心身问题、牙周组织慢性炎症、慢性牙痛、口腔及牙龈异物感 |
| 神经症及部分精神病 | 心身障碍 | 神经症的躯体化；反应性精神病、青春期精神病、更年期精神病 |
| 职业中毒性 | 心身障碍 | 慢性重金属中毒、有机磷中毒、汽油等中毒、乙醇、甲醇中毒 |
| 与生活相关 | 工作心身病症 | 办公室自动化综合征、慢性疲劳综合征、办公室厌恶症、伏案综合征、职业坐姿病、信息过剩综合征、周一反应症、周末反应症、过劳死 |
| | 生活心身病症 | 现代居室综合征、居室螨污染症、家具综合征、高楼综合征、都市化综合征、家用电器综合征、家庭主妇综合征、应酬反应 |
| 躯体病 | 身心障碍 | 各种身体病通常可能出现的心理障碍 |

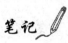
笔记

# 第二节　心身疾病的诊断

从心身疾病的定义看，心身疾病不等同于单纯的躯体疾病（肺炎、肝炎和脑膜炎等），也不等同于单纯的精神疾病或神经症。因此，心身疾病的诊断程序及内容不同于一般的临床生物学诊断。心身疾病的诊断既要包含生物学的内容，也要包含心身医学的内容。

## 一、心身疾病诊断模式

心身疾病的诊断，既不同于躯体疾病的诊断，也区别于精神疾病的诊断。它应该在寻找躯体疾病的同时，也要寻找心理社会因素在躯体疾病发生、发展、防治和预后中的作用。因此，Weiss 及 English（1957）在《心身医学》教科书中指出：对一般躯体疾病诊断的常用方法包括询问病史、体格检查、各种实验室及特种仪器检查；从中收集阳性体征与症状，先列出各种可能性，再逐个排除以提出初步印象，因此称为"除外诊断"。这种诊断模式缺乏对情绪生活的研究分析，而心身诊断是要在前述的基础上增添人格研究，他们称之为"正当的心身方法"（proper psychosomatic approach）。他们提出心身诊断模式，迄今已有半个世纪了，在此期间科学技术的发展，理论观念的进步，促使了心理生理学方法的兴起；心理社会因素研究的深入，现代医学模式的提出与推进，促使循证医学（evidence-based medicine）临床模式的提出，因此，除了运用现代检验技术开展心理生理学研究和运用现代的心理社会评估技术外；在 Weiss 及 English 提出的人格研究中，还要"考虑患者的价值观和意愿"（Sackett）。再有，社会的动荡及生态环境的恶化也不断对人们的心身起着冲击影响。因此，对他们提出的心身诊断模式也应加以扩展（图 3-2）。

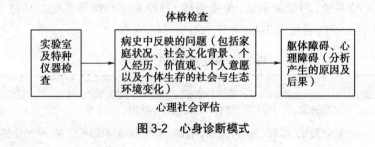

图 3-2　心身诊断模式

## 二、心身疾病诊断程序与要点

心身疾病有其特殊性，有时症状和体征不符或不平行，尤其是有些功能定位和定性，这就要求临床医生从心身联系的观点进行全面分析和作出正确诊断。

### （一）心身疾病诊断程序

从全面分析临床资料到确定一个疾病诊断的过程就是诊断程序。心身疾病的诊断需要对个体的躯体症状与心理状态进行全面综合性评估，并在评估过程中充分考虑两者的关系，为此，心身疾病的诊断程序涵盖收集病史、体格检查、心理评估、心理生理检查、心理负荷试验和心理社会因素评估。

**1. 收集病史**　收集病史资料的过程，是诊治疾病的第一步。主要采集患者主要症状（或体征）、持续时间、发生发展变化、诊治经过和必要的既往病史等。

（1）一般资料（general data）：包括姓名、性别、年龄、婚姻、出生地、民族、职业、工作单位、住址、病情提供者、可靠程度、记录时间。

（2）主诉（chief complaints）：患者就诊最主要的原因，包括症状、体征及持续时间。现病史（history of present illness）主要内容包括：

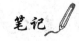

1）起病情况：包括患病时间、发病缓急、前驱症状、可能的病因和诱因。

2）主要症状的特点：包括主要症状的部位、性质、持续时间及程度。

3）病情的发展与演变：包括起病后病情是持续性还是间歇性发作、是进行性加重还是逐渐好转、缓解或加重的因素等。

4）伴随症状：各种伴随症状出现的时间、特点及其演变过程，各伴随症状之间，特别是与主要症状之间的相互关系。

5）鉴别诊断的相关资料：记载与鉴别诊断有关的阴性资料。

6）诊疗经过：何时、何处就诊，作过体格检查，诊断何病，经过何种治疗，药物剂量及效果。

7）一般情况：目前的食欲、大小便、精神、体力、睡眠等。

8）相关病史资料：凡与目前疾病直接有关的病史，虽年代久远亦应包括在内。

听取主诉和现病史，这一步骤与临床各种采集病史的方法相同，临床各科医生的已相当熟悉，但对心身疾病患者而言，一般都有较强的神经症倾向。因此，医生在听取患者的病情经过和症状时，要尽可能查明起病的原因，尤其是关于心理方面的原因，并及时整理和记录这些资料。医生在听取患者诉述时，对患者的表情（焦虑、痛苦、忧郁、严肃等）、言语（话多话少、声大声小、说话快慢等）、态度（随便、拘束、敏感、亲昵等）以及其他特殊情况，也要予以记录。

（3）既往史（past history）：既往史主要内容包括：①预防接种及传染病史；②药物及其他过敏史；③手术、外伤史及输血史；④过去健康史及疾病的系统回顾。

（4）系统回顾（review of systems）：若干个功能相关的器官联合起来，共同完成某一特定的连续性生理功能，即形成系统。人体由九大系统组成，即运动系统、消化系统、呼吸系统、泌尿系统、生殖系统、内分泌系统、免疫系统、神经系统和循环系统。从每一个系统逐一排查，系统回顾的主要内容见表3-4。

表3-4　系统回顾的主要内容

| 人体的九大系统 | 临床表现 |
| --- | --- |
| 运动系统 | 关节肿痛、运动障碍、肢体麻木、痉挛、萎缩、瘫痪等 |
| 消化系统 | 慢性腹胀、腹痛、嗳气、反酸、呕血、便血、黄疸和慢性腹泻、便秘史等 |
| 呼吸系统 | 慢性咳嗽、咳痰、呼吸困难、咯血、低热、盗汗、与肺结核患者密切接触史等 |
| 泌尿系统 | 尿频、尿急、尿痛、腰痛、血尿、尿量异常、排尿困难、血压增高、颜面水肿史等 |
| 生殖系统 | 排尿异常、脓尿、尿道异常分泌物、疼痛、肿块、性功能障碍及不育症等 |
| 内分泌系统 | 畏寒、怕热、多汗、食欲异常、烦渴、多饮、多尿、头痛、视力障碍、肌肉震颤、性格改变、体重、皮肤、毛发增多或脱落、色素沉着、性功能改变 |
| 免疫系统 | 过敏性疾病、风湿性关节炎、过敏性哮喘、红斑狼疮及多发性硬化症等 |
| 神经系统 | 头痛、失眠或嗜睡、意识障碍、晕厥、痉挛、瘫痪、视力障碍、感觉及运动异常、性格改变、记忆力和智能减退等 |
| 循环系统 | 心悸、气急、咯血、发绀、心前区痛、晕厥、水肿及高血压、动脉硬化、心脏疾病、风湿热病史等 |

（5）个人史（personal history）：主要内容包括：①个人生活史，出生地及居留地，有无血吸虫病疫水接触史，是否到过其他地主病或传染病流行地区及其接触情况；②生活习惯及嗜好，有无嗜好（烟、酒、常用药品、麻醉毒品）及其用量和年限；③职业和工作条件，有无工

业毒物、粉尘、放射性物质接触史等；④其他，有无婚前性行为、有否患过下疳、淋病、梅毒史等。

（6）婚姻史（marital history）：记录未婚或已婚，结婚年龄、配偶健康状况、性生活情况等。

（7）月经史（menstrual history）：初潮年龄，月经时间，月经量、颜色，有无血块、痛经、白带等情况，生育情况等。

（8）家族史（family history）：主要内容包括：①父母、兄弟、姐妹及子女的健康情况，有否患有与患者同样的疾病；如已死亡，应记录死亡原因及年龄；②家族中有无结核、肝炎、性病等传染性疾病；③有无家族性遗传性疾病，如糖尿病、血友病等。

心身疾病史与一般躯体疾病史相比较，对个人经历的询问和回顾应该更加深入。因此，在询问时，应从心理学的角度出发，深入细致地了解患者的心理发展过程，即从出生到现在，其教育、就业、婚姻、人际关系和生活经历等，逐一进行探询，这样才能全面了解和分析其幼年的心理矛盾和体验、亲子关系、生活环境中的冲突，以及它们与目前心身症状之间的关系，弄清患者的心理社会紧张刺激对心身症状的作用。此外，同一般病史一样，既往史和家庭史也不能少。

**2. 体格检查** 体格检查是指对人体形态结构和功能发展水平进行检测和计量。方法主要是运用视、触、叩、听。

（1）一般情况：发育，营养，神志，体位，面容与表情，检查能否合作。

（2）皮肤黏膜：颜色，温度，湿度，弹性，有无水肿、皮疹、瘀点、紫癜、皮下结节、肿块、蜘蛛痣、肝掌、溃疡和瘢痕，毛发的生长及分布。淋巴结：全身或局部淋巴结有无肿大。

（3）头部及其器官头颅：大小、形状、有无肿块，压痛、瘢痕，头发。眼睛：眼睑，眼球，结膜，巩膜，角膜，瞳孔，睫毛及眉毛。耳：有无畸形、鼻：鼻翼扇动、分泌物、出血、阻塞，有无鼻中隔偏曲或穿孔。口腔：气味，唇，牙及牙龈，舌，口腔黏膜，咽及扁桃体等。

（4）颈：对称，强直，有无颈静脉怒张，肝颈静脉反流征、颈动脉异常搏动，气管位置，甲状腺等。

（5）胸部：胸廓，呼吸，乳房，胸壁有无静脉曲张、皮下气肿等。肺：呼吸运动，呼吸类型，有无肋间隙增宽或变窄等；呼吸活动度、语颤，有无胸膜摩擦感、皮下捻发感等；叩诊音，肺边界；呼吸音，有无干、湿性啰音和胸膜摩擦音，语音传导等。心：心前区隆起，心尖搏动或心脏搏动位置，范围和强度等；心尖搏动的性质及位置，有无震颤和摩擦感；心脏边界；心率，心律，心音的强弱，有无杂音等。

（6）桡动脉：脉搏频率，节律，强度，弹性，紧张度。周围血管征：有无毛细血管搏动等异常搏动。

（7）腹部：有无皮疹、色素、条纹、瘢痕、腹壁静脉曲张等。腹壁紧张度，有无压痛、反跳痛、液波震颤、肿块等。肝脏大小，质地，边缘，有无结节、压痛和搏动等。胆囊大小，形态，有无压痛、Murphy 征等。脾脏大小，质地，表面，边缘，移动度，有无压痛摩擦感，脾脏有无肿大等。肾脏大小、形状、硬度、移动度，有无压痛等。膀胱膨胀、肾及输尿管压痛点等。肠鸣音，有无振水音和血管杂音等。肛门、直肠有无肿块、裂隙、创面。

（8）外生殖器：男性包皮，阴囊，睾丸，附睾，精索，有无发育畸形、鞘膜积液等。女性：外生殖器和内生殖器等。

（9）脊柱及四肢：脊柱活动度，有无畸形、压痛和叩击痛等。四肢有无畸形、杵状指（趾），静脉曲张，骨折及关节红肿、疼痛、压痛、积液、脱臼、强直、畸形，水肿，肌肉萎缩，肌张力变化或肢体瘫痪等。

（10）神经反射：生理反射，病理反射，脑膜刺激征，运动、感觉及神经系统其他特殊检查。

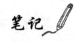

（11）其他：根据心身疾病情况必要时可进行相应的专科情况检查。

**3. 心理评估** 基本上包括两个方面，一方面通过医生与患者直接接触，面对面交谈，即通过晤谈了解患者精神检查的思想情况和心理过程；另一方面通过侧面观察，或借助于患者书写的书面材料等了解其精神状态。

（1）一般表现：包括意识状态、仪态、接触、注意、睡眠和饮食情况。

1）意识状态：意识是否清楚是疾病诊断的重要前提。边谈话，边观察谈话能否唤起患者的注意，注意力能否集中或易转移，对问题能否理解，应答速度、定向和记忆有无改变等，并结合表情作出判断。

2）仪态：是否整洁，着装是否整齐，有无过分装饰或不修边幅。皮肤有无伤痕。

3）态度与举止：安静自然或活跃、迟缓、单调、沉默、紧张、敌对、敏感等。

4）接触：是指患者对医生和周围其他人的交往情况。可用良好、欠佳、不良等描述。

5）注意：从患者的眼神、面部表情、举止和言语等来观察。可用持久集中、短暂集中、涣散、随境转移、迟钝、增强、机警等描述。

（2）感知觉障碍：对感觉主要观察有无感觉过敏、减退、倒错和内感性不适等；对知觉主要观察有无错觉、幻觉与感知综合障碍。可直接询问，或通过观察表情与行为表现间接了解感知障碍的种类、内容与性质，如问"你是否经常听到有人在说你什么？""是男人的声音还是女人的声音？""说话的声音是一个人还是许多人？""声音来自何处？""这声音熟悉不熟悉？""旁人听到没有？""当你思考时是否立即听到声音？""你看见什么人或特殊的形象吗？""你身上是否有像电流通过的感觉？""你感到身体内部都好吗？""有否闻到某种特殊的气味？""你觉得食物味道如何？"。若患者表情紧张、东张西望、出现攻击或逃避行为时，可能有错视或幻视；以棉花塞耳或鼻时可能有幻听或幻嗅；以猜疑目光注视并拒食时可能有幻味。

（3）思维障碍：思维障碍主要从思维逻辑与内容障碍两方面评估：①有无思维逻辑障碍，可以通过观察和交谈了解患者的言语表达情况，包括说话时音调高低、语流速度和言语内容等。检查有无自言自语，言语增多或减少、中断；回答是否切题，前后连贯性如何，有无联想散漫、思维破裂、中心内容是否明确；有无病理性赘述、意念飘忽、音联意联、重复言语、模仿言语及创新词等。有无强制性思维、思维被夺、思维插入等，并询问其主观体验，如问："你觉得自己可完全控制思考吗？""有否觉得自己思考受别人支配？或突然思考消失，或有某种思考插入你的脑中？""对这些现象你有什么想法？"应以患者的原话摘要如实记录。②有无思维内容障碍，可以通过谈话了解思维内容，有无妄想、强迫观念等。大多数患者能在谈话中暴露思维内容，有些有被害妄想的患者由于不信任而隐瞒，此时需多次谈话并获得其信任后才肯暴露。检查时要善于启发诱导，使其愿意倾吐"实情"；对妄想内容不要轻易说服或否定，以免反感；更不能滥施同情，以免患者对妄想内容更加坚信不疑。如问："邻居或单位同志对你好吗？""有否经常同你作对、或谈你什么？"（被害妄想），"你常觉得旁人一举一动与你有关吗？为什么？"（关系妄想），"你爱人对你好吗？感情怎样？"（嫉妒妄想），"你有否觉得自己的思想和一举一动都受他人或某种仪器控制？"（被控制妄想），"你的才能如何？有什么创造或发明？"（夸大妄想），"你有否感到某种想法在头脑中反复出现？有意义吗？能不去想吗？你的体会怎样？"（强迫观念）。有关妄想的内容要按患者所述的原话如实记录。有无妄想除提问外，有时可以从患者表情及行动中得到线索。

（4）情感障碍：既要观察外部表情，又要询问内心体验，特别要注意观察患者的眼神和面部表情。如有无情感高涨、低落、脆弱、爆发、迟钝、矛盾、倒错、淡漠等，及有无焦虑、欣快、易激惹、表情倒错、恐怖、病理性激情、病理性恶劣心境强制性哭笑等等。如问"近来你感到高兴吗？""你最近的兴趣如何？""为什么高兴？""为什么不感兴趣？"等。在了解其内心

48

体验时，还应注意是否与外部表现协调一致。

（5）意志和行为障碍：通过谈话了解患者的意志活动是否存在增强、减退、缺乏、倒错及矛盾意向，如问"你对今后有何打算？""在医院里你感到生活得怎样？""有何要求？"等。动力及行为方面观察有无动作增多或减少，兴奋、奇异动作、被动服从、蜡样屈曲、刻板动作、抗拒症、模仿动作、木僵状态，作态、甚至紧张综合征等。

（6）定向障碍：对时间、地点、周围人物及本身的辨认能力，分为良好、尚良、不良等三级。如问："今天是几号，星期几？"，"你现在在哪里？""这人是谁？""你叫什么名字？多大岁数？作何工作？"记录患者回答的原话。有意识或记忆、智力障碍时易出现定向障碍。

（7）记忆障碍：分近记忆与远记忆两种。通过对近日发生的事情及以往经历的回忆分别了解两种记忆情况，检查是否存在记忆增强、记忆减退、遗忘、错构与虚构、潜隐记忆等。如问："昨天晚餐吃的什么？""什么来的？谁送你来的？""今日什么时候离开家的？怎么到达这里的？""你何时参军？""以前做什么工作？""到过哪些地方？"等。记忆检查结果可用良好、欠良、不良来描述。

（8）智能障碍：一般包括计算、常识和判断能力。①计算，是测定智力常用的方法，有助于了解患者的注意、计算及数字保持能力。用心算连续递减，如何 100-7=93，86，79……，2、有错误时在相应数字下划"一"标出，100-7 有困难时可改用 100-3，或用个位、十位数加减法检查。计算检查结果用良好、欠良、不良来描述。②常识：按患者的文化程度，提问生活中熟悉的知识，如问："一年中有哪些季节？""夏天和冬天有什么不同？""我国首都是哪个城市？""我国有哪些大城市？"等。检查结果用良好、欠良、不良来描述。③判断：提出同类的两种不同事物，要患者说出本质的异同点，用以测定抽象思维能力。如问："鸟和鱼什么共同点与不同点？"。判断结果分为良好、欠良、不良。

（9）自知力：自知力是指患者对自己心理状态的认识和判断能力。如问："你认为自己有病吗？""哪些地方出现问题了？"检查结果用自知力存在、部分存在、丧失描述。自知力存在是指患者对自己的心理异常有确切的认识，并能说出为什么说有病，病态表现及对病态的认识。自知力丧失是指患者对自己心理异常的各种表现没有认识能力，不承认有病。经过治疗，病情好转后，自知力也随之恢复，故判断自知力是否恢复是心理疾病是否好转的重要标志。若病情好转，但自知力未恢复，仍不能认为病已缓解或痊愈。

**4. 心理生理检查**　有时为了确定病变的部位和性质，并排除其他器质性疾病避免误诊或漏诊还须进行必要的化验（如血、尿、粪便等）、X 线、心电图、肺功能测定、脑电图、肌电图以及一些特殊的检查如磁共振体层扫描（MRI）、单光子计算机断层扫描（SPECT）和正电子体层扫描（PET）等以排除这些原发疾病。

（1）心电图：对心悸、胸痛、头晕、晕厥等症状性质的判定；心肌梗死、冠状动脉供血不足、心绞痛、心律失常的定性、定量判断；心肌缺血的定性、定量及相对的定位诊断；心肌梗死随访后评估；选择起搏器的功能；抗心律失常及抗心肌缺血药物的疗效评定。主要用于诊断病窦综合征、冠心病、二尖瓣脱垂性综合征、预激综合征等。

（2）心电图运动试验：对于不典型胸痛及临床怀疑有慢性冠状动脉供血不足者。但要注意禁忌证者。

（3）超声检查：是一种非创伤性检查方法。主要对于心肌缺血、冠心病患者的心功能、二尖瓣脱垂的患者。肝、胆、脾、肾、腹腔点位性病变的诊断定位。

（4）X 线：对于呼吸系统的肺炎、肺气肿、支气管哮喘、等；心血管系统的高血压性心脏病、冠心病等；消化系统的慢性胃炎、肥大性胃炎、萎缩性胃炎、胃和十二指肠溃疡、溃疡性结肠炎等；头颅、脊柱及四肢的形状、骨密度等。

（5）脑电图：是神经系统的生理学检查法。脑电图检查是心身疾病诊断时为除外脑肿瘤、癫痫和动脉硬化等器质性病变的重要检查法。因脑电波以情绪的变化而敏感地变化，所以也把它作为一种心理生理学的检查方法。

（6）电子计算机断层扫描（Computed tomography，CT）检查：用于检查脑梗死（缺血性、出血性、腔隙性），脑出血，脑肿瘤，脑外伤等。

（7）磁共振成像（Magnetic resonance imaging，MRI）检查：用于检查脑血管病、脑白质病变、脱髓鞘病、脑萎缩、脑肿瘤、各种原因所致的颅内感染，脑变性病，颅脑损伤，脊髓肿瘤、脊髓空洞症，脊髓转移瘤和脓肿等。

（8）磁共振成像血管造影（Magnetic resonance angiography，MRA）检查：用于脑血管畸形、颅内动脉瘤等大血管闭塞性病和静脉窦闭塞等。

（9）诱发电位检查：躯体感觉诱发电位（Somatosensory evoked potential，SEP）用于检测格林-巴利综合征（Guillain-Barré syndrome，GBS）、颈椎病、后侧索硬化综合征、多发性硬化及脑血管病等。运动诱发电位（Motor evoked potential，MEP）用于运动通路病的诊断。脑干听觉诱发电位（Brainstem auditory evoked potential，BAEP）用于听觉障碍、多发性硬化等。事件相关电位（Event-related potential，ERP）用于各种大脑疾病引起的认知功能障碍的评价及测谎等。

（10）正电子发射断层扫描（Positron emission tomography，PET）检查：用于脑肿瘤的分级、肿瘤组织与放射性坏死组织的鉴别、癫痫病灶的定位，及各种痴呆的鉴别、帕金森病与帕金森综合征的鉴别诊断等。

（11）纤维内镜检查：用于消化系统检查，如慢性浅表性、肥厚性胃炎、萎缩性胃炎，上消化道肿瘤，胃溃疡，消化性结肠炎等。

（12）单光子发射计算机断层（Single-photon emission computed tomography，SPECT）检查：主要用于了解脑血流和脑代谢，也可以用于颅内占位性病变及脑生理功能监测等。

（13）经颅超声血流图检查：用于颅内外段动脉狭窄或闭塞、脑动脉瘤、脑血管畸形、脑血管痉挛、脑动脉血流中微栓子及锁骨下动脉盗血综合征等的辅助检查。

（14）其他检查：对于可能有其他系统或器官的疾病如甲状腺功能亢进、甲状腺功能低下、高血压、糖尿病、更年期综合征、肝肾功能不全等相关的实验检查：

1）血流变学检查，包括：①全血黏度：参考值男性3.43～5.07，女性3.01～4.29；是反映血液流动性和凝固性的指标之一；当其黏度增加时，流动性下降，血流缓慢或淤滞也是心脏代偿功能不全的表现之一。②血浆黏度：参考值1.46～1.82，血液黏度增加导致血流不畅，甚至阻断，可反映血淤存在。③红细胞压积测定：参考值男性0.4～0.5，女性0.7～0.48，增高见于真性红细胞增多症、继发性红细胞增多症、心肌梗死、脱水、严重烧伤等；降低见于贫血、癌症、恶性肿瘤等。④红细胞沉降率测定：参考值1小时后儿童12mm以下，成人男性0～15mm，女性0～20mm，炎症、风湿、结核、组织损伤或坏死、高球蛋白血症、贫血、高胆固醇血症等血沉可增快；红细胞增多和纤维蛋白含量降低等血沉减慢。⑤红细胞滤过指数：参考值0.29±0.10，红细胞过滤能力差、变形性降低表现为增高。⑥纤维蛋白原含量测定：参考值2～4g/L，纤维蛋白原是影响血浆黏度的重要成分，急性感染、冠心病、恶性肿瘤、风湿热等可使其增高；严重肝病、肝硬化，原发性纤维蛋白溶解等可使其减低。

2）葡萄糖测定，参考值3.89～6.11mmol/L，病理性增高见于糖尿病，某些肝糖原加速分解的疾病，脱水等；减低见于胰岛素分泌过多，垂体前叶功能减退，血糖来源减少等疾病。

3）血脂测定，包括：①血清胆固醇：参考值3.1～5.7mmol/L，增高多见动脉硬化、糖尿病、肾病综合征、黏液性水肿等；减低多见于严重肝脏疾病、恶性贫血、甲状腺功能亢进、营养不良、感染等。②甘油三酯：参考值0.56～1.70mmol/L，增高多见于肾病综合征、糖尿病、甲状腺功能亢进、动脉粥样硬化等；减低多见于甲状腺功能减退、肝功能障碍、肾上腺皮质功能减退等。③高密度脂蛋白胆固醇：参考值男性 0.78～1.53mmol/L，女性 0.36～2.0mmol/L，减低多见于动脉粥样硬化、冠心病、糖尿病等。④血清 β 脂蛋白：参考值 1.56～5.72mmol/L，增高多见于冠心病、脂肪肝、高脂蛋白血症、糖尿病、肾病综合征等。

但应该注意的是，临床医生不要用检查尤其是一些先进的技术手段来消除患者的焦虑或抑郁情绪，更不能依赖反复检查和化验向患者证明疾病的性质和严重程度，这样反而引起患者的疑虑，而结果适得其反。医生既要尽可能地详细检查，又不应完全依赖器械和实验室检查的结果做出诊断，必须依据躯体和心理方面的具体情况，做出相关的全面诊断。

5. **心理负荷试验**　上述的心理生理检查法是在患者安静状态下进行的，反映患者心身状态平静时的功能。如果在此基础上给予种种心理负荷，以观察在应激状态下的身体功能反应，也有利于心身相关疾病的诊断。常用的心理负荷有：当面给患者有应激意义的言语刺激、看恐怖电影、听惊吓声音、限定时间进行心算试验、重复感情冲击试验、阅读 Stroop 彩色卡片及催眠时给予暗示等。并在给予心理负荷的同时作心理生理检查，有时也作生物化学检查，如测定尿和血，甚至脑脊液中的肾上腺素、去甲肾上腺素及其代谢产物的浓度。

6. **心理社会因素的评估**　心身疾病的发病与心理社会因素的关系极为密切，因此对心理社会因素进行评估也有利于心身疾病的诊断。关于心理社会因素的评估主要包括以下几个方面：①就诊前一年中的应激水平，主要是指应激性生活事件的评估和调查；②应对能力和社会支持状况的评估；③人格类型；④目前的心理状态。

**（二）心身疾病诊断要点**

心身疾病与一般的躯体疾病都有躯体症状，且躯体症状为明确的器质性病理过程或已知的病理生理过程，所不同的是在病因上。心身疾病的特点是心理社会因素在疾病的发生、发展、防治和预后上起重要的作用，而一般躯体疾病没有这些特征。心身疾病、神经症及精神疾病的发病均与心理社会因素有关，但心身疾病表现有明确的躯体症状，累及的通常是在自主神经支配下的器官系统，而神经症和精神疾病则没有器质性病变，只表现为功能障碍。故诊断心身疾病既注意区分躯体疾病，也要排除神经症和精神疾病。这就需要了解心身疾病的特点和诊断要点。

1. **心身疾病的特点**　包括以下几个方面。

（1）心身疾病必须具有躯体症状和与躯体症状相关的体征。

（2）心身疾病的发病原因应是社会心理因素或主要是社会心理因素。

（3）心身疾病通常涉及自主神经系统所支配的系统或器官。

（4）同样性质、同样强度的社会心理因素影响，对一般人只引起正常范围内的生理反应，而对心身疾病易患者或已患有心身疾病者则可引起病理生理改变。

（5）遗传和个性特征与心身疾病的发生有一定的关系，不同个性特征的人易患某一"靶器官"的心身疾病。

（6）有些患者可提供较准确的社会心理因素的致病过程，而大部分患者不了解社会心理因素在发病过程中的作用，但能感到某种心理因素会加重自己的病情。

2. **心身疾病诊断要点**　心身疾病种类繁多，病情复杂，要对心身疾病做出正确的诊断，除了把握心身疾病的特点和按程序进行外，还要掌握下面三个方面的诊断要点。

（1）躯体症状为主：有器质性病理改变或已知的病理生理过程。

（2）心理社会因素存在：疾病的发生、发展、转归和预后均与心理社会因素有关，特别是疾病症状发作与心理社会应激在时间上有密切的联系。

（3）排除神经症或精神病：神经症或精神病以心理症状为主，无器质性病变或病理生理过程，只表现为功能障碍，即使有临床症状也常常涉及多系统多器官且反复易变。

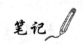
笔记

## 三、精神科评估与会诊

尽管临床各科医生在诊治躯体疾病的过程中,都进行了详细的主诉和现病史的采集以及辅助检查。但心身疾病患者有时症状与体征并不相符,有些患者甚至会表现一些精神症状,这就需要精神科医生进行会诊,从心身联系的角度去分析其心理因素对躯体疾病的影响。同时,对患者进行精神科疾病的诊断和鉴别诊断。

### (一) 精神科评估

精神科评估就是依据一定的标准和心理学原理,运用专业知识和经验,借助一定的操作流程对个体的认知、情绪、行为和人格等心理现象给予评价估量。

1. **精神科评估流程**　精神科评估与其他临床科室一样,对个体的评估遵循下面三个流程:①资料采集,全面、系统地但也要有侧重地收集病史、各种检查资料;②分析综合,以专业知识为基础,借助临床经验,辩证分析收集的资料;③正确评估,依据 DSM-5 或者 ICD-11 的标准对个体的精神状况进行评估,提出正确诊断。DSM 与 ICD 经历了不断的修订,这将使它们成为一个"活文件",让其能够适应未来神经生物学、遗传学和流行病学等方面的发展。负责修订 DSM 与 ICD 的工作组有一个共同目标就是使两个诊断系统尽量一致。

2. **精神科评估的注意点**　在评估时,既要根据可靠的病史,又要考虑体格(包括神经系统)与精神状态的检查,必要时辅以实验室检查来正确分析评估。评估中要注意:①客观全面,在评估中避免主观臆断,要具体情况具体分析,且理论与实践相结合;②知识融合,不仅要掌握精神科的相关知识和技术,而且还要熟悉相关学科以及新理论、新技术,且能融会贯通;③修正评估,要不断依据临床变化、病情转归和治疗效果等修正评估。

3. **精神科评估的思维方法**　精神科评估涉及最复杂、最高级的精神(心理)功能,现今的客观化检查还不能满足和适应精神疾病评估的需要,临床评估主要根据观察和晤谈,凭借精神症状,结合病史和病程等做出。在精神科评估中,对患者的观察、医生的问诊、患者的回答以及患者对症状的叙述等都不可避免渗透着主观因素。这些资料还要医生根据自己的临床经验进行分析。在此过程中,难免思维方法上出现漏洞,造成错误评估。为此,精神科医生要自觉培训自己,学会客观、全面分析患者。从临床工作角度,个体寻求医生帮助时,描述的是自己的痛苦症状,医生在进行精神科评估的思维方法是:首先,要进行症状学评估:①确定精神症状以及各种精神症状之间的相互关系;②明确精神症状动态变化趋势和病程特点;③明晰病因、诱因和病前人格特征;其次,医生要进行疾病分类学评估:依据症状、症状相互关系、病因、诱因、病程特点和各种检查结果等进行辩证综合分析,按照 DSM-5 或 ICD-11 标准做出疾病分类学评估(图3-3)。

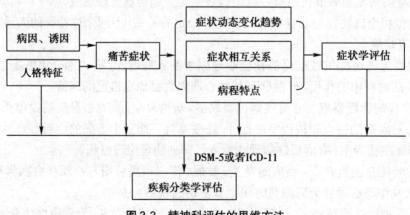

图3-3　精神科评估的思维方法

**4. 精神科评估中的鉴别诊断**　通过评估对个体的精神状态做出正确诊断，就需要在评估清单中筛选出最可能的诊断，即鉴别诊断。鉴别诊断是指根据患者的主诉、症状表现和各种检查结果等，与其他疾病鉴别，并排除其他疾病的可能的诊断。精神科的鉴别诊断过程涵盖 6 个基本步骤：①排除诈病和做作性障碍，通过是否有欺骗的动机来鉴别，当有趋利的动机（例如保险赔偿、回避法律和获得药品等）欺骗时，被认为是诈病；当没有外部奖赏仍然存在欺骗时，评估为做作性障碍；②排除物质和药物作为病因，确定精神病理表现是否由物质和药物使用所致，避免遗漏物质和药物作为病因造成的误诊；③排除躯体疾病所致的障碍，排除精神症状的"躯体"病因，因为许多一般的躯体疾病存在继发的精神症状；④明确特定的原发性障碍，根据 DSM-5 或者 ICD-11，确定最能解释主诉症状的精神障碍；⑤辨析适应障碍与其他特定的或未特定的障碍，精神症状是由心理社会应激引起，则评估为适应障碍；否则判定为其他特定的或未特定的障碍；另外，如果心理社会应激导致了器质性病理改变或病理生理学变化，那么评估为心身疾病；⑥明确某种障碍与无精神障碍的边界，大多数人在一生中会经历焦虑、抑郁和失眠等症状，但并非每个有症状的个体都被评估为精神障碍，而只有当这些症状导致了有临床意义的问题时，才能评估为精神障碍。

**（二）精神科会诊**

在临床精神科会诊的过程中主要包括与请求会诊的医生交流、回顾既往相关记录、收集资料、精神科检查和书写会诊意见。

**1. 与请求会诊的医生交流**　精神科医生进行会诊首先要与请求会诊的医生直接交流。在交流中除了了解患者的一般状况外，更要了解目前患者需要解决的疑难问题。这个交流可能时间不长，但是十分必要，能够为以后的诊断与鉴别诊断提供信息支持。

**2. 回顾既往相关记录**　精神医生可以从专业的视角审视目前记录和既往相关资料，以便找到潜在的信息，为会诊提供一个方向。特别要关注的是患者精神活性和与戒断有关的药物，注意这些药物发放的时间、剂量和每日次数等，准确了解患者一天使用剂量的确切值，对于判定药物戒断或过度镇静非常关键。

**3. 收集资料**　只从记录中了解信息不够全面，尤其对无自主意识或自主意识模糊者，还需要向患者、家属、朋友和既往诊治医护人员等收集资料。某些特殊情况下，警务人员也能提供必要的信息。对收集到的信息要客观、全面分析。比如有些家属在提供信息时缺乏客观性或者怀有某种个人主观意图。这就需要对信息进行比较、整合和推理，才能做出正确判断。

**4. 精神科检查**　虽然既往医生已对患者进行了检查，但会诊医生对患者的心身检查也不可忽视。检查的内容涵盖语言能力、认知功能、情绪状态、外表与行为、个性特征、自知力、神经系统和躯体等。会诊医生将这些检查信息与实验室、影像学和电生理等检查相结合进行分析，提出会诊意见。

**5. 书写会诊意见**　会诊医生在会诊结束时，需要提供完整而又有意义的会诊记录。会诊记录要简单清晰，对诊断和治疗提出有针对性的建议。在某些特殊情况下也可以与临床医生面对面进行交流，口头传达一些关于诊断、治疗的建议和处理措施。

# 第三节　心身疾病诊断性晤谈与功能检查

晤谈是有目的的会面交谈。以判定个体的精神和体质状态为目的的会晤即诊断性晤谈。为了准确评估心身疾病，就要采集相关的资料，这就需要通过诊断性晤谈和功能检查来收集整理。

### 一、心身疾病诊断性晤谈

晤谈与传统的问诊方法不同，主要是医生提出问题，患者循着医生的提示进行回答。晤谈时医生要与患者之间建立互相信任的人际关系，否则就难以获得与心身疾病密切相关的心理创伤，甚至某些隐私。因此医生必须懂得晤谈的原理、原则，并熟练掌握晤谈的各种技巧。

#### （一）建立和睦关系

和睦关系（rapport）是指晤谈双方相互理解的人际关系。被称为晤谈的第一需要。这种相互理解的基础是患者的信任和医生的同情。由于心身诊断晤谈要涉及患者的思想情感、家庭情况、成长经历、价值观、个人意愿，甚至隐私；因此，必须有良好的医 - 患关系为基础。

#### （二）晤谈原则

晤谈过程中一定要注意晤谈的保密性和医生与患者之间的心理互动。晤谈的保密性，是因为心身疾病的病因常涉及患者的隐私、人际关系、夫妻感情和社会问题，很多患者不希望为他人知晓。因此晤谈一开始，医生就要向患者提出保密的保证，只有打消了患者的顾虑，晤谈才能更有效地进行，获得的信息才更全面，更真实。

晤谈是医生与患者之间的心理互动，通常患者是怀着对医生的尊敬和信任的心情，但这种尊重和信任是有保留的，因为他不知道医生将用何种态度对待他。为此医生必须对患者采取热情、诚恳、耐心、负责任的态度，让患者感到亲切、关心和十分理解他的痛苦，从而使患者感到医生是值得依赖的。

#### （三）晤谈步骤

诊断性晤谈是临床医学中收集信息的主要途径。Morgan & Engle（1977）推荐的生物心理社会综合晤谈法，包括 6 个方面；以后 Adler（1996）又提出 10 个晤谈步骤；内容有些雷同。现将其归纳为 4 步：①营造和谐气氛（医患相互熟悉，创造良好环境氛围）；②确定目前情况（通过"开放式"提问，了解主诉及现病史）；③了解过去（围绕主要问题，深入与心身有关的既往史、家族史）；④对取得的资料信息随时进行分析、归纳，并补充提问。

#### （四）晤谈内容

晤谈通常要进行多次，逐渐深入，以求全面了解患者的情况。晤谈的内容通常包括上述的生活经历和紧张刺激，具体为既往史、个人史、现病史和家族史，其中主要询问的是与个体心理发展历程有关的内容。在晤谈中仅仅发现患者有某些不愉快的遭遇是不够的，还必须弄清楚这些紧张刺激的性质及其由来以及患者因此引起什么样的情绪反应及其严重程度，患者对这些心理社会因素如何评价，以及应该怎样来应付这些矛盾冲突，以便全面了解病情。晤谈是为了诊断，为了评估患者的心身状况，故诊断性晤谈是有明确目的的。

晤谈的目的是了解患者：①求医动机；②主诉及现病史；③疾病发生、发展中的心理社会因素（人际纠纷、事业发展、经济状况、重大生活事件、日常困扰）；④早年心理发展经历（基本安全感、童年创伤体验、青春期的自我认同或独立性障碍）；⑤个性倾向及适应能力；⑥既往治疗经历（医患关系）；⑦个人现实状况及意愿。

#### （五）晤谈技巧

医生在晤谈中所做有两个方面。一方面是接收，理解患者的言语和非言语信息；一方面是做出反应，即发出言语信息和非言语信息。所以晤谈的技巧也就是这两方面的技巧，具体而言晤谈的技巧包括倾听技巧和影响技巧。

1. **注意倾听的技巧**　倾听一词有参与、专心、注意之意，它不是指单纯的听，还包含着更多的反应。倾听首先要强调态度和习惯。事实上这比具体的技巧更为重要。社会中的许多人养成了愿意说而不愿意听，习惯于说而不习惯于听的倾向。由此可以说，人们"听话"

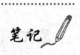

的能力比"说话"的能力要差。事实上在精神检查的晤谈中，许多时候听比说更重要。倾听大致可分为五种技巧：封闭性询问、开放性询问、鼓励、释意、情感反应。

第一是封闭性询问，这是一种可以用"是"、"否"等一两个字简短作答的提问。如"你近一段时间情绪好吗?"，"你失眠吗?"这类提问不引导患者提供更多信息，不扩大话题，而是就征询的问题进行查证。它的作用是获得特定的信息，澄清事实，缩小讨论范围，比较节约时间。

第二是开放性询问，这是一种通常不能用一两个字作答，而是引出一段解释、说明或补充材料的提问。开放性提问常以"为什么"，"能不能"，"愿不愿意告诉我……"等形式发问。这种提问往往得到一份较完整、较客观、较全面的病历资料。

第三是鼓励，鼓励的作用是表达医生对患者的接受，对所谈内容感兴趣，希望按此内容继续下去。所用技巧不外乎点头微笑，给出一些示意或肯定的话，如"嗯"、"好，继续讲!"等等。

第四是释意，释意是指医生将患者讲述的主要内容给以综合整理，再反馈给患者。它的作用是检查医生是否准确理解患者所说的话；给患者传递一个信息，医生正专心听，从而提高患者的信心；让患者有机会再次审察其心理问题。

第五是情感反应，是指医生用语言来表达患者所谈到所体验到的感受，它的作用是澄清事件后隐藏的情绪，推动感受及相关讨论。医生要对患者的情感作出准确的反应，关键在于医生要真正进入患者的内心世界，与患者的情感产生共鸣。这种情感反应在于加强医患关系。

**2. 影响对方的技巧**　影响性技巧的作用是使医生更积极主动地进入晤谈过程。这种影响性技巧多在心理治疗阶段使用，常用的技巧有解释、指导、劝告、自我揭示和反馈等。

**3. 晤谈中非言语技巧**　晤谈并非只是说和听，人们不仅用语言说话，用耳朵去听，还用表情、形体说话，用眼睛去看。晤谈中非言语活动是交换信息的另一重要手段，有时比言语信息更可靠，更能提供隐蔽的情感活动。

医生应掌握非言语传递信息的技巧，以帮助了解患者的内心活动，也便于医生给患者以良好的心理反应。

## 二、自主神经功能检查

自主神经涵盖交感神经和副交感神经，它们在功能上具有拮抗作用。交感神经是应对紧急情况的神经，当恐惧、愤怒和搏斗时，交感神经兴奋使血糖升高、心率加快和重要器官血流增加等，调动机体全部力量应对危机；而副交感神经的作用相反，抑制各个器官的过度兴奋，起着平衡作用。

### （一）远端交感神经功能检查

**1. 定量发汗运动轴突反射试验（quantitative sweating axon reflex test，QSART）**　汗腺受直流电离子透入 Ach 的刺激，冲动沿交感 C 纤维逆行上传到分支点，再由其他 C 纤维顺行下传，诱发出汗。潜伏期 1～2 分钟。发汗范围：直径为 5～7cm。反应分：正常；减低；消失；过度；持续存在。可提示交感节后纤维的作用。

**2. 皮肤电反应（galvanic skin response，GSR）**　又称为心理皮肤电反射，可检查多突触的躯体 - 交感神经反射通路，是情绪反应的良好指标。因为人情绪紧张时，交感神经活动增强，汗腺分泌增加，导致皮肤导电量增高。电阻与电流成倒数关系，也可以用皮肤电阻值表示情绪状态，皮肤电阻值愈低表示主体愈紧张，反之表示松弛。

**3. 小静脉 - 小动脉反射（veno-arteriolar reflex，VAR）**　感受器位于小静脉，神经通路为 C 纤维的轴突反射。当静脉跨壁压增至 25mmHg（如下肢抬高 40cm）就出现反射性小动

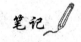

笔记

脉收缩，使血流减少 50%。目前已发现糖尿病导致神经系统病变的患者这一反射减低。

**4. 皮肤划痕 - 局部血管运动反应** 通过观察局部毛细血管对刺激的反应，可初步判断局部交感及副交感神经兴奋性。

（1）白色划纹症：用竹签或指甲轻而快地划过皮肤，在 8～20 秒内出现白色划纹，持续 3～5 分钟。由于神经性反射引起血管收缩所致。在下肢表现较为明显。表明交感神经兴奋性增高。

（2）红色划纹症：用竹签稍加压力划过皮肤，正常 3～5 秒出现红色划纹，持续 8～30 分钟。若红纹很宽、持续较久时，可能为副交感神经神经兴奋性增高。严重时划后 1～2 分出现，持续 1～12 小时，引起划纹处皮肤隆起、水肿，系血管扩张并有血清渗出所致。正常人也可出现皮肤划纹症，只有在持续时间过长、或无论轻重划法均出现一种反应时，才有临床参考意义。

**（二）全身自主神经功能检查**

**1. 温度调节发汗试验** 汗液分泌与交感神经功能有关，当交感神经受损时，在其支配体表区域内少汗或无汗。本试验采用碘与淀粉在汗液作用下呈蓝色反应的原理，根据蓝色的深浅了解出汗障碍的区域及其程度，间接了解皮肤交感神经分布的功能状态。可筛选交感节前、节后纤维病变；观察从丘脑到胸；腰段脊髓输出部位；椎旁交感神经节以及到汗腺的节后交感神经的功能。方法：用红外线热原加温被试头部，并调控空气湿度和皮温，就可检查。临床意义：出汗是交感神经的功能，其传出神经元位于脊髓胸腰段侧柱中，节前纤维到达交感神经链，节后纤维经周围神经到达汗腺。体温调节出汗法（加"热"法）有临床应用价值、可协助诊断髓内病变及脊髓部分或横贯损害（"出汗平面"对脊髓病变的定位价值不如感觉平面准确）。此外，也有助于脑干下部、交感神经传出通路及周围神经病变的诊断。药物诱发出汗法不如加"热"法可靠，其反应多不规律，引起的出汗不规则或呈斑点状，诊断价值有限。

**2. 血浆去甲肾上腺素浓度** 去甲肾上腺素（Norepinephrine，NE）既是一种神经递质，主要由交感节后神经元和脑内肾上腺素能神经末梢合成和分泌，是后者释放的主要递质；也是一种激素，由肾上腺髓质合成和分泌，但含量较少。循环血液中的去甲肾上腺素主要来自交感神经节后纤维。血浆 NE 浓度可用于交感节前、节后功能障碍的鉴别。节前病变者，静息时 NE 在仰卧位时正常，但变为站立时，因不能激活交感神经可丧失相应反应。广泛节后病变，仰卧水平可减低。

**3. 卧位起立心电图试验** 平卧记录心电图，起立 5 分钟后再记录立位心电图，观察有无 ST-T 改变，主要用于测定交感神经紧张状态。

**4. 卧立试验** 平卧位计数 1 分钟脉搏，然后起立后再计 1 分钟脉搏。由卧位到立位脉搏增加 10～20 次为交感神经兴奋性增强。由立位到卧位若减少 10～20 次为副交感神经兴奋性增强。

**5. 微震** 从手掌引导肌肉的微小震颤（含有脊髓反射及心脏搏动的成分）；分析振幅的增加来推测自主神经系统的功能。正常人 8～13 cps 的 α 波频率增加波频率改变反映自主神经功能的改变。

**6. 竖毛反射** 将冰块或其他寒冷刺激物，置于患者颈后或腋窝皮肤上数秒之后，可见竖毛肌收缩，皮肤毛囊处隆起呈鸡皮样外观。该反射受到交感神经阶段性支配，根据不同部位的反应可对交感神经功能障碍进行定位诊断。如 $C_8$～$T_3$ 支配头面部、颈部，$T_{4～7}$ 支配上肢，$T_{8～9}$ 支配躯干，$T_{10}$～$L_2$ 支配下肢。

**7. 交感神经功能障碍简易测试** 持续肌肉收缩可使 SBP、DBP、HR 增加，这是肌肉运动刺激引起心输出量和外周血管阻力增加。根据这一原理，令患者以最大握力 30% 的力量

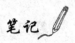

双手紧握 5 分钟，然后记录舒张压。

8. **压力反射指数（baroreflex indices，BI）** 血压或脉压突然或持续变化可影响心动周期指数（心率的倒数）的影响。测试用去氧肾上腺素或 NE 升高 BP 或用硝酸甘油降低 BP；将血压突然变化时的心动周期改变速度的平均。也可用能增、减压力的颈部束带刺激压力感受器。

9. **心率频谱分析** 正常人的心律呈周期性规则变动，心率变化的谱性分析（用快速傅里叶转换法将连续的 R～R 间期转换成不同的频率范围）可将瞬时心率波动的正常能谱分为三个谱性组分：①低频带（0.02～0.09Hz）反映交感、副交感及肾素 - 血管紧张素活性，受交感神经影响；②中频带（0.09～0.15Hz）与压力感受性反射及血压调节有关；③高频带（0.15～0.40Hz）相当呼吸驱动的副交感活性。一般将 0.25Hz 左右的高频组分称为呼吸性频谱分析（RSA），反映副交感神经功能；而 0.1Hz 左右的中频组分则称为中波频谱分析（MWSA），反映交感神经活性。

10. **Shellong 站立试验** 静卧位测量血压、脉搏；起立 1 分钟后，连续测定 10 分钟内的血压、脉搏。

11. **Valsalva 试验** 深吸气后屏气，可增高胸内压（15 秒增加 40～50mmHg）。反应分为 4 个阶段：①胸内正压，压迫大血管使 BP 升高，经压力感受性反射，减慢心率；②胸内压继续升高，使回心血量降低，导致心输出量降低；并使心动周期缩短（迷走神经的作用消失，交感神经激活），使平均 BP 在此阶段早期降低，但后期恢复并超过基线水平；③与第一段相反，心输出量恢复到正常，但外周血管仍收缩，造成 BP 过高，引起反射性心率减慢；④外周血管恢复，BP 及心率也恢复正常。（反射径路：颈动脉窦、主动脉弓的压力感受器（经迷走神经、舌咽神经）- 延髓孤束核 - 疑核、迷走神经背核 - 延髓腹外侧核群 - 心迷走神经 - 窦房结 - 心率变慢）。Valsalva 比率＝最大心动周期 / 最小心动周期。副交感神经功能丧失时异常。

12. **冷加压试验** 将一侧手掌浸入 4℃冰水中，测对侧手臂血压，1 分钟后再测血压。正常反应为血压升高 0～2.83kPa（0～22mmHg），多数 < 2kPa（15mmHg），试验停止后 2 分钟恢复。舒张压及收缩压升高均在 2.66kPa（20mmHg）以上者为血管运动功能亢进；收缩压上升 5.32kPa（40mmHg）以上，见于高血压素质及原发性高血压；恢复时间超过 2 分钟提示自主神经调节功能障碍。

**（三）其他试验**

1. **眼 - 心反射** 眼球受到机械刺激，引起迷走神经过度兴奋，导致心律失常，脉搏变慢者，称为眼心反射。其反射弧：三叉神经眼支－三叉神经脑桥核－迷走神经背核－心肌反应。方法：以食、中二指压迫眼球两侧（注意：不是压迫中央），分 3 级逐渐加压，①轻压，患者有轻度压迫感；②中压，有明显压迫感；③重压，感轻度疼痛。用弹簧压力计则分别为 50 克、300 克、500 克。压迫仅限一侧，或左、右交替；仅在反应极弱时，同时压迫两眼；压迫时间持续 10～15 秒，重复 3、4 次。记录用心电图描记，心率减慢反应出现于压迫后 2～5 秒，慢的出现于 8～10 秒。反应持续 20～40 秒，不超过 1 分钟。计 5 秒钟心率乘 12 求得每分心率。具体操作：卧床休息 20 分钟后，计 5 秒心率为基础值；压迫出现变化后的 5 秒钟心率为实验值。两者各乘以 12，再相减为每分钟减少脉搏数。正常型弱阳性：减少 4～12 次 / 分；显著阳性型：减少 12～15 次 / 分或以上；阴性型：未减少；反常型增加 2～4 次 / 分。

临床意义：可表明自主神经系统，特别是迷走神经功能状态的特征，弱阳性表示迷走神经活动增高，显著阳性表示过度增高；反应持续时间过度延长，提示灵活性差；快、慢交替出现，提示，自主神经功能不稳定。阴性型多数表明有神经系统器质性病变；反常型多数为神经功能动性疾病。但也有不符合的。

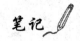

2. **耳蜗性瞳孔反射** 振动的音叉刺激可使瞳孔先缩小、再扩大,反应强烈提示自主神经功能亢进。

3. **毛果芸香碱试验** 1% 毛果芸香碱 0.5～1.0 ml 皮下注射可使唾液在 3～10 分钟内开始分泌,13～18 分钟达高潮,收集注射后 30 分钟分泌的唾液计量,50～10ml 为弱反应;100～200ml 为中反应;200ml 以上为强反应。弱型表示副交感神经功能降低;强型提示功能亢进。

4. **阿托品试验** 不同剂量的阿托品对心脏的影响不同。小剂量阿托品可兴奋迷走神经,减慢窦性心率,P 波减低,出现交界性逸搏或交界性逸搏心律,T 波增高。大剂量阿托品可解除迷走神经对心脏的抑制作用,使窦性频率加快,P 波增高,T 波降低等心电图改变。该法操作简便,安全,临床仍在广泛使用。首先描计心电图作为对照,然后静注阿托品 1.5～2mg,注射后即刻 1、2、3、5、10、15、20 分钟分别描计一次 II 导联心电图。用于窦房结功能测定:如窦性心律不能增快到 90 次/分和(或)出现窦房阻滞、交界区性心律、室上性心动过速为阳性。如窦性心律增快＞90 次/分为阴性,多为迷走神经功能亢进。

5. **自主神经功能综合评价** 可采用以下检查进行评估(表 3-5)。

表 3-5 自主神经功能综合评价检查表

| 检查项目 | 交感功能亢进 | 副交感功能亢进 |
| --- | --- | --- |
| 1. 唾液分泌量(3 分钟) | 少 | 多 |
| 2. 唾液的 pH | 高(?) | 低(?) |
| 3. 皮肤划纹症潜伏时间 | 长 | 短 |
| 4. 皮肤划纹征持续时间 | 短 | 长 |
| 5. 手掌电传导度 | 高 | 低 |
| 6. 前臂皮肤电传导度 | 高 | 低 |
| 7. 收缩压 | 高 | 低 |
| 8. 舒张压 | 高 | 低 |
| 9. 脉压 | 低 | 高 |
| 10. 窦性心律不齐 | 少 | 多 |
| 11. 心搏间隔 | 短 | 长 |
| 12. 舌下温度 | 高 | 低 |
| 13. 手指温度 | 低 | 高 |
| 14. 淋巴细胞数(%) | 少 | 多 |
| 15. 白细胞数 | 多 | 少 |
| 16. 嗜酸性粒细胞(%) | 少 | 多 |
| 17. 血糖 | 高 | 低 |
| 18. $O_2$ 耗量 | 多 | 少 |
| 19. 瞳孔直径 | 大 | 小 |
| 20. 呼吸振幅平均值 | 小 | 大 |

(张 俐)

## 第四节 心身疾病诊断中心理评估的应用

心理评估(psychological assessment)是应用心理学的一项重要方法和技术,它包含观察(observation)、访谈或称晤谈(interview)、心理测验(psychological test)等多种方法。当心理

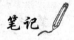

评估为临床医学目的所用时，则称为临床心理评估（clinical psychological assessment），其目的是采用心理评估方法，对患者的心理品质或心理现状进行客观的检查和整合分析判断。通过搜集、整合、分析评估患者的相关资料，为临床医师的诊治提供有益补充。

由于心理测量具有科学、标准、客观、数量化的特点，已被广泛用于心身疾病的诊断和疗效评估。本节介绍在心身疾病诊断中常用的心理测量工具。

## 一、常用心理测验

### （一）智力测验

通常意义上，智力（intelligence）是指人们在获得知识和运用知识解决实际问题时所必须具备的心理条件或特征。智力包括学习能力、抽象思维能力和适应新环境的能力。知识、技能本身不等于智力，但智力决定了对知识、技能的学习速度和掌握程度，也决定了应用知识、技能所能达到的成就。某些心理学家建议用一般心理能力（general mental ability）、学习能力倾向（academic aptitude）等术语来替代智力。智力测验（intelligence test）是为了评估人的智力水平而编制的测验。不同的心理学家对智力的认识不同，其所编制的智力测验结构也有差异。智商（intelligence quotient，IQ）是智力测验结果的量化指标，用于衡量个体智力发展的水平。智力测验不仅用于研究智力水平，也常被用于研究其他病理状况。

评估智力水平多采用发展量表和智力测验等心理测验。0～3岁儿童的智力水平测试多采用发展量表，4岁以后个体的智力水平测试多采用智力测验和适应行为量表。其中智力测验又分为个体智力测验和团体智力测验。在心身疾病的诊治过程中，常用以下两种个体智力测验。

**1. 斯坦福-比内智力量表**　比内智力量表（Binet intelligence scale，BIS）是世界上出现的第一套智力测验量表。该量表1905年由法国心理学家比内（A.Binet）等人根据当时法国教育的实际需要编制而成。1916年，美国斯坦福大学的推孟（L.Terman）教授翻译并修订了该量表，发表了比内智力量表的斯坦福版本，通常被称为斯坦福-比内智力量表（Stanford-Binet Scale，S-B）。

《中国-比内智力量表第四次修订本》：1992年，范存仁教授发起并对早期的斯坦福-比内量表进行了修订，建立了全国常模并发布。该测验使用简便，易于操作学习，但与斯坦福-比内智力量表第四版不同，该测验共有120个题目，主要测量智力的g因素，适用年龄从2岁儿童开始，直至成人，共20个年龄组，每组6个题目。采用比率智商反映被试者的智力水平。测验内容包括理解、拼图、临摹、词汇、背数、记忆、类推、兼职等多种形式。测验指导手册注有指导语和实施方法，并明确标出通过或失败的标准。但该测验不能具体地诊断出儿童智力发展的各个方面。

2003年，斯坦福-比内智力量表第五版发布。其常模是与2000年美国人口普查数据中4800个个体的全国性样本相匹配的有层次随机抽样。应用该量表可以对2～85岁或更大年龄的个体进行施测。其用途广泛，适用于正常人、特殊教育人群、以及有临床心理障碍的患者等不同人群，也可用于职业生涯规划、法庭情景等多个领域。

**2. 韦克斯勒智力量表**　韦克斯勒智力量表（Wechsler intelligence scales）又称韦氏智力量表，是目前国际上最常用的智力量表之一。包括学龄前期（4～6岁）、儿童（6～16岁）和成人（16岁以上）三个年龄版本。最初的版本即韦克斯勒-贝尔沃智力量表第1版（the Wechsler-Bellevue Scale Form I，W-B）是1939年由心理学家戴维·韦克斯勒出版的，该量表是为成人编制的个体智力量表。

三个年龄版本：《学前及初学儿童智力量表》（Wechsler preschool and primary scale of intelligence，WPPSI）于1963年编成，1989年进行过修订；《韦氏儿童智力量表》（Wechsler

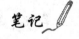
笔记

intelligence scale for children，WISC）于 1949 年编成，在 1974、1991 和 2003 年进行过修订；《韦氏成人智力量表》（Wechsler adult intelligence scale，WAIS）于 1955 年编成，在 1981、1997 和 2008 年进行过修订。

《中国 - 韦氏幼儿智力量表》（C-WYCSI）：由龚耀先教授 1984 年主持修订，适用于 4～6 岁儿童，与《韦氏儿童智力量表 - 中国修订版》具有相同的因子结构。

《韦氏儿童智力量表 - 中国修订版》（WISC-CR）：由林传鼎和张厚粲教授 1986 年主持对 1974 年版《韦氏儿童智力量表》进行修订并发布。《中国修订 - 韦氏儿童智力量表》（C-WISC）：由龚耀先教授 1993 年主持对 1991 年版《韦氏儿童智力量表》进行修订并发布。《韦氏儿童智力量表》第四版（WISC- Ⅳ）：由张厚粲教授 2007 年主持对 2003 版《韦氏儿童智力量表》进行了修订并发布。

《韦氏儿童智力量表》第四版（WISC- Ⅳ）的主要特点是在强调言语知觉、推理等重要认知过程的基础上，增加了对工作记忆和加工速度的关注。全测验共包含 14 个分测验，分为 10 个核心分测验与 4 个补充分测验。测验结果除构成总智商外，10 个核心分测验通过合成分数共组成 4 个量化指数，即言语理解指数、知觉推理指数、工作记忆指数和加工速度指数。

《韦氏成人智力量表》中文修订版（WAIS-RC）：由龚耀先 1981 年主持修订并发布。该量表共包含 11 个分测验。其中，常识、数字广度、词汇、算术、理解和类同 6 个分测验构成言语量表，填图、图片排列、积木图案、物体拼凑和数字符号 5 个分测验构成操作量表。言语量表和操作量表交替进行，每个分测验的原始分都须转化成平均数为 10、标准差为 3 的标准分数。此外，11 个分测验量表分数可合并成言语分、操作分和全量表分。由于信度和效度较高，韦氏智力量表被公认为是较好的智力评定量表，见表 3-6。

表 3-6　WAIS-RC 所属各分测验及所测量的主要内容

| 分测验名称 | 项目数 | 所测量的主要能力 |
| --- | --- | --- |
| **言语量表** | | |
| 知识测验 | 29 | 知识的广度 |
| 领悟力测验 | 14 | 实际知识与理解能力 |
| 心算测验 | 14 | 计算与推理能力 |
| 相似性测验 | 13 | 抽象与概括能力 |
| 记忆广度测验 | 9+8 | 注意力与机械记忆力 |
| 词汇 | 40 | 词汇及定义能力 |
| **操作量表** | | |
| 数学符号测验 | 90 | 知觉与运动速度 |
| 图画补缺测验 | 21 | 视觉与理解力 |
| 木块图形测验 | 10 | 视觉与结构分析能力 |
| 图片排列测验 | 8 | 对情景的理解能力 |
| 图形拼凑测验 | 4 | 部分与整体的关系知觉 |

## （二）人格测试

人格（personality）是指一个人对内在环境刺激所持有的反应方式和行为模式。人格形成过程中受先天生物因素、后天自然和社会环境因素以及个人需要和动机因素的综合作用。人格特征对一个人的心身有重大影响，是心身疾病的内在致病因素之一。目前常用的客观性人格测验有明尼苏达多相人格调查表、艾森克人格问卷和卡特尔 16 项人格因素问卷等；常用的投射性人格测验有洛夏墨迹测验和主题统觉测验等。

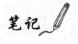

1. **明尼苏达多相人格调查表**　1943年，美国明尼苏达大学哈撒韦和麦金利编制了《明尼苏达多相人格调查表》(Minnesota multiphasic personality inventory, MMPI)。《明尼苏达多相人格调查表》有566个题目(其中有16个重复题目)，回答选项为"是"、"否"或"不确定"。题目内容包括心身症状、精神状态、家庭、婚姻、宗教、政治、法律和社会等方面的感受和行为。通常使用标准答题卡，根据被试者的答案计算分数并进行分析。每一被试者均可从各分量表的得分获得一个人格剖面图。MMPI包括4个效度量表(疑问、掩饰、效度、矫正分)和10个临床量表(疑病量表、抑郁量表、癔症量表、精神病态性偏移量表、男子气或女子气量表、妄想量表、精神衰弱量表、精神分裂症量表、躁狂量表、社会内向量表)。我国宋维真等人于1980年开始修订MMPI，并于1984年完成修订。MMPI应用十分广泛，主要用于病理心理的研究。

1989年，明尼苏达大学出版《MMPI-2施测与计分手册》，中国协作组于1992年底完成MMPI-2的中国版修订工作。MMPI-2的特点之一是扩充了量表，包括了567个项目，但没有重复项目。在原版4个效度量表的基础上增加了3个量表。2003年《MMPI-2重订临床量表》出版，更新了内容，删除了过时资料。

1992年，宋维真等人通过对我国正常人的MMPI测量结果进行统计分析，将区分度较高的项目选出，组成了简式MMPI，为避免与MMPI混淆，称其为《心理健康测查表》(psychological health inventory, PHI)，该量表具有题目少、适合中国情况、功能接近MMPI等特点。

2. **艾森克人格问卷**　艾森克人格问卷(Eysenck personality questionnaire, EPQ)是由英国伦敦大学艾森克夫妇根据人格结构层级说和三维度人格类型理论编制，有成人问卷和青少年问卷两种。成人问卷适用于测查16岁以上的成人，儿童问卷适用于7~15岁儿童。EPQ包含E、N、P三个人格维度和一个效度分量表。

(1)神经质(N)维度：测查情绪稳定性。高分反映易焦虑、抑郁和较强烈的情绪反应倾向。

(2)内-外向(E)维度：测查内向和外向人格特征。高分反映个性外向，好交际、热情、冲动等特征，低分反映好安静、稳重、不善言谈等特征。

(3)精神质(P)维度：测查一些与精神病理有关的人格特征。高分反映具有孤独、缺乏同情心、难以适应外部环境、与别人不友好等特征，也可能具有与众不同的人格特征。

(4)掩饰(L)量表：测查朴实、遵从社会习俗、道德规范等特征。在国外，高分表明掩饰、隐瞒，但在我国L分高的意义不十分明了。

EPQ结果采用标准T分表示，根据各维度T分高低判断人格倾向和特征。还将N维度和E维度组合，进一步区分出外向稳定(多血质)、外向不稳定(胆汁质)、内向稳定(黏液质)、内向不稳定(抑郁质)四种人格特征，各类型之间还有移行型。由于EPQ项目少，实施方便，既可个别施测，也可团体施测，在我国是临床应用最为广泛的人格测验。但由于其条目较少，反映的信息量也相对较少，故反映的人格特征类型有限。

3. **卡特尔16项人格因素问卷**　卡特尔16项人格因素问卷(sixteen personality factor questionnaire, 16PF)是卡特尔(R.B.Cattell)根据人格特质学说，采用因素分析法编制而成。卡特尔认为16个根源特质是构成人格的内在基础因素，只要测量出16项基础因素在个体身上的表现程度，即可知道他的人格特征。中国修订本由美籍华人刘永和博士于1970年发表。

这16个根源特质是乐群、聪慧、稳定、恃强、兴奋、有恒、敢为、敏感、怀疑、幻想、世故、忧虑、反抗、独立、自律和紧张性。与其他测验比较，16PF相同的测量时间(10分钟左右)内可以获得更多的多侧面人格特征。

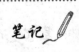

16PF 设有 A、B、C、D、E 式五种复本。A、B、C、D 适用于 16 岁以上并有小学以上文化程度者，E 式专为阅读水平低的人设计。其中，A、B、C、D 式问卷答案为三种：A、是的；B、介于 A 和 C 之间；C、不是的。凡答案与计分标准相符记 2 分，相反记 0 分，中间记 1 分。E 式是两个答案选择一个。

16PF 结果采用标准分（Z 分）。通常认为＜ 4 分为低分（1～3 分），＞ 7 分为高分（8～10 分）。高低分结果均有相应的人格特征说明。

该问卷在临床心理评估中，用来了解心身障碍的个性原因，并为心身疾病的诊断提供依据。

**4. 投射性人格测验** 常用的有洛夏测验和主题统觉测验。

（1）洛夏测验（Rorschach test）：由瑞士精神病学家赫尔曼•洛夏（Herman Rorschach）在 1921 年创立，其目的是对精神分裂症与其他精神病做出鉴别，也用于研究感知觉和想象能力。洛夏测验是心理测验中最主要的投射测验。

洛夏测验的材料为 10 张墨迹图，有 5 张全为黑色的，2 张是黑色和红色的，其余 3 张是彩色的，都是将墨迹放在纸上再加折叠所成的对称的浓淡不匀的墨迹图。测试时将 10 张图片按顺序一张一张地交给受试者，要他说出从图中看到了什么。不限制时间，也不限制回答数目，一直到没有回答时再换另一张。每张均如此进行。看完 10 张图后，再对每一回答都询问一遍。问他看到的是指图的整体或图的哪一部分，问他为什么说这些部位像他所说的内容，并将所指部位和回答的原因均记录下来。然后进行结果分析和评分。美国 Exner J 于 1974 年建立了洛夏测验结果综合分析系统，目前常用于正常和病理人格的理论和临床研究。

洛夏测验是非结构性测验，测验的任务和目的是相互分离的，从而使获得的资料更加客观真实。其结果主要反映个人的人格特征，但也可得出对临床诊断和治疗有意义的精神病理指标，主要有抑郁指数、精神分裂症指数、自杀指数、应付缺陷指数及强迫方式指数等，这些病理指数都是经验性的。主试需要有丰富的心理动力学和精神病学知识和长期的测验训练才能对测验结果进行解释。

（2）主题统觉测验：1936 年，美国心理学家莫瑞（H.A.Murray）和摩根（C.D.Morgen）等人创立了主题统觉测验（thematic apperception test, TAT）。主试向被试呈现模糊情景的图片，要求被试根据图片讲述一个故事，包括图片情景中的人在干什么，想什么，故事是怎么开始的，而每个故事又是怎么结尾的。主试评价故事的结构和内容，评价被试者描述的个体行为，以此发现被试者关心的问题、动机和人格特点。例如，主试可以根据被试者是否关心他人有没有按照自己的意愿快乐地生活？故事是否以严肃、有条理的方式讲述来评价一个人的公正性。主题统觉测验还经常用来揭示个体在支配需要上的差异，诸如权力、领导和成就动机。TAT 的缺点是没有标准化的施测程序，使用不如洛夏测验广泛。

## 二、评定量表

在临床诊断中，常用各种评定量表对患者的焦虑、抑郁、生活事件应激，以及其他行为和情绪症状等进行评估。在心身障碍的评估中，需要慎重使用包含躯体症状条目的自评问卷。

### （一）心身健康相关量表

心身健康评定量表主要用于心身障碍患者治疗前心身状况的全面检查。常用的量表有以下几种：

**1. 康奈尔医学指数** "康奈尔医学指数（Cornell medical index, CMI）"是 1944 年美国康奈尔大学沃尔夫（H.G.Wolff）和鲍德曼（R.Brodman）等人编制的自评式健康问卷，见表 3-7。

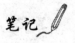
笔记

CMI 最初是作为临床检查的辅助手段之一。CMI 适用于 14 岁以上人群,可用于正常人,普通医院和精神病院中的非重性精神病患者。通过有限时间的 CMI 检查,能够收集到大量的有关心理学和医学的信息,起到标准化心身健康病史检查及问诊指南的作用。康奈尔医学指数常用于心身健康水平评估、心理干预措施实施效果评价、心身障碍患者早期症状筛查和临床研究。

表 3-7 康奈尔医学指数(部分项目)

| 项目 | 项目 | 选项 | |
|---|---|---|---|
| 178. 你即使对朋友也必须存戒心吗(不放松警惕) | | 是 | 否 |
| 179. 你是否总是凭一时冲动做事情 | | 是 | 否 |
| 180. 你是否容易烦恼和被激怒 | | 是 | 否 |
| 181. 你若不持续克制自己精神就垮了吗 | | 是 | 否 |
| 182. 是否一点不快就使你紧张和发脾气 | | 是 | 否 |
| 183. 在别人支使你时是否易生气 | | 是 | 否 |
| 184. 别人常使你不快和激怒你吗 | | 是 | 否 |
| 185. 当你不能马上得到你所需要的东西时就发脾气吗 | | 是 | 否 |
| 186. 你是否经常大发脾气 | | 是 | 否 |

**2. 90 项症状自评量表** "90 项症状自评量表(symptom check list-90,SCL-90)"是由戴若盖提斯(L.R.Derogatis)于 1975 年编制发布的。该量表包括 90 个反映常见心理健康状况的项目,见表 3-8。被试者可根据自己最近两周有无各种心理症状及其严重程度,在每个项目后按"没有、很轻、中等、偏重、严重"的不同等级以 1~5(或 0~4)五级选择评分。结果得出 10 个症状因子分,分别为躯体化、强迫症状、人际关系敏感、抑郁、焦虑、敌对、恐怖、偏执、精神病性和附加项。评定以总平均水平、各因子的水平及表现突出的范围为依据,借以了解患者心理问题的范畴、表现及严重程度等。

表 3-8 90 项症状自评量表(部分项目)

| 序号 | 项目 |
|---|---|
| 1. 头痛 | |
| 2. 感到自己所遭到的麻烦,多半应由别人负责 | |
| 3. 想结束自己的生命 | |
| 4. 感到上当受骗,落入了别人的圈套 | |
| 5. 对事情过分担心 | |
| 6. 恶心或胃口不好 | |
| 7. 入睡困难 | |
| 8. 因为害怕不敢做某些事情,参加某些活动或某些地方不敢去 | |
| 9. 不能集中注意 | |
| 10. 必须重复相同的动作,如触摸、计算、洗涤 | |

**3. Zung 抑郁自评量表** Zung 抑郁自评量表(self-rating depression scale,SDS)是美国杜克大学医学院的祖格(W.K.Zung)在 1965 年所编制,于 1985 年译成中文。每个项目采用 1~4 级计分法,即按"很少有"、"有时有"、"大部分时间有"和"绝大部分时间有"4 个级别,其中 2、5、6、11、12、14、16、17、18、20 项目为反向评分题,按 4~1 计分,各项目累计即为抑郁总

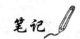

笔记

分。总分超过 41 分可考虑筛查阳性，即可能有抑郁存在，需进一步检查。抑郁严重指数 = 总分 /80，其范围为 0.25～1.0，指数越高，反映抑郁程度越重。SDS 操作方便，易于使用，在综合医院心理咨询及心身医学科均可使用。

4. **焦虑量表** 常用的有状态 - 特质焦虑问卷和焦虑自评量表。

（1）状态 - 特质焦虑问卷："状态 - 特质焦虑问卷（state-trait anxiety inventory，STAI）"是斯皮尔伯格（Spiel Berger）等人于 1979 年编制。之后作者于 1980 年出版修订版（STAI-Form Y），该版 1988 年译成中文。该量表由两个分量表组成。两个分量表有 40 项描述题，其中 20 项评估患者此时此刻的焦虑状态，另 20 项评估患者持续存在的、特质性焦虑水平。如果被试者不认真阅读指导语，可能导致测量结果显示的状态和特质区别很小。STAI 在设计之初是想为临床提供一种工具用以区别评定短暂的焦虑情绪状态和人格特质性焦虑倾向。目前，STAI 已广泛用于临床评定和评估焦虑体验的变化。

（2）Zung 焦虑自评量表：焦虑自评量表（self-rating anxiety scale，SAS）由 Zung1971 年编制的，共有 20 个评定项目，每个项目采用 1～4 级计分法，即按"很少有"、"有时有"、"大部分时间有"和"绝大部分时间有"分为 4 个级别，其中 5、9、13、17、19 项目为反向评分题，按 4～1 计分。各项目累计即为焦虑总分。总分超过 40 分可考虑筛查阳性，即可能有焦虑存在，需进一步检查。分数越高，反映抑郁程度越重。SAS 适用于有焦虑症状的成人，可作为临床了解患者焦虑症状的测量工具。

**（二）应激相关量表**

1. **生活事件量表** "生活事件量表（life events scale，LES）"是对被试者的应激状态进行定性和定量评定的自评量表，见表 3-9。该量表由 48 条常见的生活事件组成，包括 28 条家庭生活方面、13 条工作学习方面和 7 条社交及其他方面的事件。另外有 2 条空白项目，供被试者填写已经经历而表中未列出的事件。被试者根据主试者的要求，记录某一时间范围内（通常为一年内）的事件。对于表上已列出但未经历的事件注明"未经历"，不留空白，以防遗漏。然后，由被试者根据自身的实际感受，而不是按常理或伦理观念，去判断其所经历过的事件对本人来说是好事或是坏事，以及影响的程度和持续的时间。影响程度分为 5 级，从毫无影响到影响极重分别记 0、1、2、3、4 分。影响持续时间分三月内、半年内、一年内、一年以上共 4 个等级，分别记 1、2、3、4 分。生活事件刺激量越高，反映被试者承受的精神压力越大。负性事件刺激量的分值越高对心身健康的影响越大；正性事件的意义尚待进一步的研究。

表 3-9　生活事件量表（部分项目）

| 家庭有关问题 | 工作学习中的问题 |
| --- | --- |
| 1. 恋爱或订婚 | 29. 待业、无业 |
| 2. 恋爱失败、破裂 | 30. 开始就业 |
| 3. 结婚 | 31. 高考失败 |
| 4. 自己（爱人）怀孕 | 32. 扣发奖金或罚款 |
| 5. 自己（爱人）流产 | 33. 突出的个人成就 |
| 6. 家庭添加新成员 | 34. 晋升、提级 |

2. **领悟社会支持量表** 由兹梅特（Zimet）等编制的领悟社会支持量表（perceived social support scale，PSSS），见表 3-10。该量表包含 12 个自评项目，包括家庭支持、朋友支持和其他支持三类。每个条目均采用七级计分法，即分为极不同意、很不同意、稍不同意、中立、稍同意、很同意、极同意七个级别。PSSS 测定个体领悟到的来自各种社会支持的支持程度，

笔记

并以总分反映个体拥有或感受到的社会支持总程度。总分越高，反映被试拥有或感受的社会支持越多。

表3-10 领悟社会支持量表（部分项目）

| 序号 | 项目 |
| --- | --- |
| 1. | 在我遇到问题时有些人（领导、亲戚、同事）会出现在我的旁边 |
| 2. | 我能够与有些人（领导、亲戚、同事）共享快乐与忧伤 |
| 3. | 我的家庭能够切实具体地给我帮助 |
| 4. | 在需要时我能够从家庭获得感情上的帮助和支持 |
| 5. | 当我有困难时有些人（领导、亲戚、同事）是安慰我的真正源泉 |

### 三、心理测试在心身医学中的应用

#### （一）心身医学中心理测试的伦理问题

心理测试需要遵守临床心理学的伦理规范，在以下方面要尤其注意：

**1. 被试者的知情同意权利问题** 测试前需签署知情同意书、保密协议书。不可强迫被试者接受测试，当然"法律、政府授权"、"由单位或组织签署知情同意，作为日常项目包含心理测试"等可不受知情同意原则保护。

**2. 被试者有权知晓自己的分数、分数解释等** 被试者有权知晓谁有权使用测验数据，有权知晓测试结果的保密程度和范围。

**3. 在医疗过程中避免疾病诊断时用测量结果"贴标签"** 当被试者被标定某些"心理疾病"时，会给被试者及家属带来不必要的负性压力，为治疗增加阻力。

**4. 为被试者保密** 除为达测验目的的必需信息外，测试者不可揭露被试其他个人有关信息。

**5. 签署保密协议及知情同意书** 需在测试前签署，内容包含但不仅限于上述内容。保密协议签署时，要明确告知保密例外，被试者需在知情情况下签署保密协议。

**6. 最小伤害原则** 主试需经过系统、规范的测试培训，尽可能地在督导下进行心理测试，以免对被试者造成伤害。

#### （二）心理测试纸笔测试的注意事项

**1. 实施前注意事项** 包括以下几个方面。

（1）合理选择心理测试问卷：①所选测验必须符合测量目的，根据临床或科研工作不同目的，如心理诊断、协助疾病诊断、疗效比较、预后评价和心理能力鉴定等，选择测验种类，或组合多种测验来满足不同的要求；②所选测验必须符合心理测量学的要求，选择常模样本要能代表被试条件的测验，被试年龄、教育程度、心理特点和居住区域等必须符合该测验的常模样本的要求；要优先选用标准化程度高的测验及有结构的测验；选用国外引进的测验时，应尽可能选择经过我国修订和再标准化的测验；③主试应尽量选用自己熟悉和具有使用经验的测验。

（2）主试应做好充分准备：①主试要熟悉测验指导语并能流利地用语言表达出来，否则测试的效果会受到影响；②必须熟悉测试的具体程序，在测试时熟练掌握流程及具体操作指导等；③必须做好应付突发事件及被试提问的心理准备，主试在测试前应对突发事件的预案和心理准备。

**2. 问卷实施过程中的注意事项**

（1）注意测试关系的协调和适度：在施测过程中，主试和被试之间应当建立良好的协调

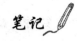

合作关系，主试要自始至终尊重被试，以平等地位对待被试。

（2）注意测验过程的完整和规范：熟悉测验的指导语，严格按照测验的操作规定实施测验，包括正确地安排测验材料，给予指导语和提问，记录回答和记分，并及时观察被试在实施中的行为，准确地、有针对性地写测验报告等。只有做到这些，测量到的结果才能真实反映被试的心理特征。

**3. 问卷结果分析时的注意事项** 包括以下几个方面。

（1）测验分数比较之后才有意义：主试应当依据常模或其他参照标准对测验分数做出解释。一般在测验手册中对于各种分数的意义都作了详细的说明。

（2）心理测验只是一种辅助工具：因为被试的表现受多种因素的影响，所以应当把测验分数和被试其他信息结合起来考虑。特别是当依据测验分数对被试进行治疗或干预的时候，要把被试的年龄、教育水平、生理特征以及其他的生理因素结合起来共同纳入解释的范围。

（3）测试结果不具有绝对意义：一个测验分数对被试来说并不是固定的、永恒的数字，每一个测验分数都包含一定的误差，随着时间更可能发生显著的变化。因此，测验分数只能作为一种参考，不能过分夸大心理测试的作用。

（4）做好测试数据的保密工作：许多心理测验的内容涉及个人隐私，主试和其他测试人员应尊重被试者，对个人信息加以保密，除非对个人或社会可能造成危害时，才能告知有关方面。

## （三）心理测试计算机测试的注意事项

传统的纸笔测验可以转化为计算机测试、互联网测试。还有一些仅限于计算机为载体的测试，比如虚拟现实等。目前虚拟现实通过恐惧模拟、健康生理反应等形式来达到心理测试的目的。在选用计算机测试过程中，既要注意保密性、隐私性问题，又要注意选择合适的量表、工具进行施测，避免不恰当使用对患者造成伤害。

（周馨竹）

# 第五节　心身疾病的治疗

心身疾病的治疗，应从心身整体观念出发，从生物、心理、社会多层次进行考虑。要充分利用生物医学研究的成果，在整体医学模式的指导下对以往的生物医学治疗进行评估，吸取有效、合理的治疗方案。同时，由于心理社会因素在心身疾病的发生、发展中起重要作用，故心身疾病的治疗应该自始至终包括心理干预。心身疾病的心理干预包括各种形式的心理健康教育、心理咨询和心理治疗。

## 一、心身疾病的心理治疗

### （一）心理治疗的原则

在心身疾病的治疗中，心理治疗应作为一种主要的治疗方法贯穿于始终，适当的心理治疗有助于减轻甚至消除异常心理和行为，促进机体的代偿功能，增强抗病能力，从而使躯体症状减轻甚至消失。心理治疗是一项专业性很强的技术，治疗效果受多因素的影响和制约。因此，实施心理治疗必须严格遵循心理治疗的基本原则。

**1. 信赖性原则** 这一原则是指在心理治疗过程中，治疗师要以真诚、尊重、无条件的积极关注、共情和积极的反馈与患者建立彼此接纳、相互信任的工作联盟，以确保心理治疗顺利进行。信赖原则不但是技术层面的原则，也是伦理方面的原则。2002年，英国咨询与治疗协会提出诚信、自主、有益、无伤害、公正、自尊等心理治疗的伦理学原则，信赖原则正是

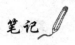
笔记

其基本精神。信赖原则的实施，要求治疗师要让患者了解心理治疗的程序、方法、要求、费用、阶段性或长期可能产生的正面影响与负面影响，充分尊重患者的选择。对超出治疗师能力和范围的患者，治疗师应将其转介。在转介时，治疗师应该向患者诚恳地说明理由，如实介绍所转介治疗师的情况并提供相关的资料。在实施信赖原则时，要尽可能避免双重关系的发生，如性关系、商务关系、金融关系或社会交往等。双重关系会破坏治疗同盟，削弱治疗者的职业客观性、治疗能力或治疗效果，还可能使治疗者滥用患者的信赖，为自己谋取社会或经济利益，侵害到患者的权益。

2. **整体性原则**　这一原则是指在心理治疗过程中，治疗师要有整体观念。患者的任何一种心理和行为问题都不是孤立的，总是和患者的整个身心活动联系在一起。因此，治疗师要对患者的心理问题作全面的考察和系统的分析。治疗师在资料的整理、问题的确认、咨询目标的确定和治疗方案的制订和实施，都要考虑心理、生理和社会因素的相互制约和影响，把握各类要素之间的内在联系，这样才能抓住主要问题，找到解决问题的突破口。在实施心理治疗的过程中，针对患者心理的各个方面，综合运用各种治疗技术和方法，满足不同层面的心理需求，必要时还可以与临床医生配合，适当使用药物，这都是整体原则的体现。

3. **发展性原则**　这一原则是指在心理治疗过程中，治疗师要以发展的眼光看待患者的问题，不仅在问题的分析和本质的把握上，而且在问题的解决和效果的预测上都要具有发展的观念。因为个体从出生到死亡，始终处在发展变化过程中，人的心理问题也是变化而来的。在心理治疗过程中，患者的需要、动机、态度、情绪、情感、思维方式、对问题起因的看法、对事件后果的预测以及行为表现总是随着治疗的进程不断发生变化。如果治疗师能用发展的眼光捕捉到患者细微的变化，因势利导或防患于未然，就会使治疗进程向着好的方向顺利发展。

4. **个性化原则**　这一原则是指在心理治疗过程中，治疗师既要注意患者与同类问题的人的共同表现和一般规律，又不能忽视每个患者自身的具体情况，不能千篇一律地处理问题。也就是说，每个心理治疗方案都应具有它的独特性。由于每个人的经历、心理特征和所处环境不一样，即使有相同的问题，其表现形式也不一样，即使表现形式相似，治疗方案也不能雷同。个性化原则要求治疗师要根据患者不同的年龄、性别、人格特征、文化背景等采取不同的治疗方法、步骤，因人因时因地因事而异，灵活地制订不同的治疗方案。

5. **中立性原则**　这一原则要求治疗师在心理治疗过程中保持中立的态度和立场。治疗师有自己的人生经历和人生价值取向，如果在治疗过程中，治疗师以自己的价值取向作为考虑问题的参照点或以某种固定的价值取向作为判断是非的参照点，就容易妨碍对事件判断的客观性，把个人情绪带入治疗之中，丧失应有的中立态度。治疗师对治疗中涉及的各类事件应尽量保持客观、中立的立场，不把个人的观点强加于患者。只有这样，治疗师才能对患者的情况进行客观分析，对其问题有正确的了解并有可能提出适宜的处理办法。

6. **保密性原则**　这一原则要求治疗师尊重患者的权利和隐私。由于心理治疗的特殊性和患者对治疗师的高度信任，他们常常把自己从来不被人知道的隐私暴露出来，这些隐私可能涉及个人在社会中的名誉和前途，或牵扯到与其他人的矛盾和冲突，若得不到保护和尊重，会造成恶劣影响。因此治疗师应对患者负责，注意自己的言行。但要注意，保密原则的前提是以患者利益为重的同时保护他人和社会的利益，当有自伤或伤害他人的危险时，需要"保密例外"。

以上六个原则既有技术层面的，也有伦理方面的。每个治疗师要以患者的最大利益为前提，在遵守伦理道德规范的基础上，根据这些原则采取合理措施来解决问题。

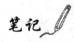

### （二）心理治疗的方法

心身疾病的心理治疗目前采用的方法有：支持性心理治疗、精神分析疗法、放松治疗、行为矫正治疗、自我训练与生物反馈治疗疗法、森田疗法、认知治疗、催眠暗示疗法、家庭治疗疗法、音乐治疗等。

由于心理行为问题及其影响因素个体差异很大，因此，在选择心理治疗方法和制订治疗方案时，通常需要具体结合以下几点：该治疗技术已被证明对这一类心理行为问题有效；已考虑了基础测量中发现的各种影响因素；患者有治疗的动机；患者具备配合治疗的能力和条件。几种常用于心身障碍的心理治疗方法如下：

#### 1. 支持性心理治疗

（1）概念与基本方法：支持性心理治疗是指治疗师运用各种支持方法帮助患者去适应目前所面临的困难，重建心理平衡。实际上，所有的心理治疗都有支持的成分。

支持性心理治疗的基本方法是运用治疗师与患者之间的良好关系，积极发挥治疗师的权威和知识来支持患者，采用倾听、解释、适当保证、消除疑虑、说服劝慰、启发建议、激励鼓舞及消除应激因素等方式，激发患者内在的潜力，使其面对现实，积极寻求解决的方法，协助患者渡过难关。

治疗中注意资源取向。所谓资源，主要包括家庭成员之间的支持和关心，亲朋好友之间的相互关照，周围环境及社会支持系统等。患者在困境中往往会忘记自己所拥有的，甚至忘记求助。治疗师应协助患者寻找自身或周围可利用的资源，使其能充分依靠和利用各种支持系统，顺利渡过难关。

（2）临床应用：支持性心理治疗是临床上最基本的心理治疗方法，可与绝大多数的治疗方法联合应用。特别适用于以下各种情况：

1）突然遭受严重的紧张性应激事件的患者。

2）个体的环境适应能力较差者。如个性脆弱或心理发育未成熟者，或各种严重精神障碍的恢复期。

3）其他各种心理治疗实施之前。

4）不适合分析性治疗或其他特殊性心理治疗者。

在使用支持性心理治疗时，治疗师应特别注意，对患者的过分关心、同情和长期保护，可能会使患者形成对治疗者的过度依赖，使其丧失自我适应、康复及成长的机会。有的患者甚至可能误会治疗者的动机，产生非治疗性的关系。因此，即使最基本的支持性心理治疗，也要经过适当的训练和治疗经验的积累。

#### 2. 精神分析疗法　　由奥地利精神科医师弗洛伊德于19世纪末创立。

（1）概念与基本理论：该疗法的特点是经由分析来了解患者潜意识的欲望与动机，认识挫折、冲突或应激的发生发展方式，体会病理与症状的心理意义，并通过解释，让患者获得对问题的领悟。又称为心理动力学治疗。

针对心身障碍，精神分析学派认为，潜意识心理冲突是通过自主神经系统功能活动的改变，造成某些易感器官的病变而致病。例如，心理冲突在迷走神经功能亢进的基础上可造成哮喘、溃疡病等；在交感神经功能亢进基础上可造成原发性高血压、甲状腺功能亢进等。因而，只要查明致病的潜意识心理冲突即可弄清发病机制，从而治疗疾病。该疗法适合绝大多数心身障碍的治疗。

（2）精神分析治疗的技术方法：主要包括自由联想、释梦、移情、阐释。

1）自由联想：患者躺在沙发椅上，治疗师坐在其后，以使目光不与治疗师接触，使患者完全放松，其内心体验及想法任意地涌出，而不受治疗师反应的干扰。其目的是为了让患者自由诉说心中想到的任何东西，将潜意识的心理冲突带入到意识领域，治疗师从中找出

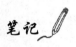
笔记

患者潜意识之中的矛盾冲突,并通过分析促进患者领悟心理障碍的"症结",从而达到治疗的目的。

2)释梦:弗洛伊德认为梦是做梦者潜意识冲突欲望的象征,所以,精神分析疗法要求患者在会谈中谈谈他所做的梦,并把梦中不同内容自由地加以联想,以便治疗师能理解梦的外显内容(即梦的表面故事)和潜在内容(即故事的象征意义),治疗师对一些有意义的梦境进行分析解释,帮助患者领悟。

3)阻抗和移情:按照精神分析的观点,阻抗是无意识的、有意义的,也正是患者心理症结之所在。因此治疗师的任务就是在整个治疗过程中辨认并帮助患者克服阻抗,释放压抑在潜意识当中的情感。移情是患者在沉入对往事的回忆中,将童年期对他人的情感转移到治疗师身上。移情有正移情和负移情,正移情是将积极的情感转移到治疗师身上,如依赖、顺从、爱恋等,负移情是将消极的情感转移到治疗师身上,如气愤、攻击、不信任等。借助移情,治疗师把患者早年形成的病理情结加以重现,重新"经历"往日的情感,进而帮助患者解决这些心理冲突。此时,治疗师对患者要以一种恰当的方式去反应,主要指克制、被动、友善、对患者讲述的内容给予同样的注意力等。

4)解释:在弗洛伊德看来,精神分析的实质就是针对个体的行为提供解释。解释是逐步深入的,治疗师根据每次会谈的内容,用患者所说过的话作为依据,用他能理解的语言告诉他心理症结的原因,进而帮助患者进一步认识自己,重新审视自己与他人之间的关系,从而使患者的心理障碍得到治疗。

(3)精神分析治疗过程:包括以下内容。

1)治疗的设置:主要包括治疗场所、治疗时间的安排及疗程、治疗费用。这些相对标准化的治疗设置有助于治疗师更好地处理在分析过程中的治疗关系和移情等问题。

2)治疗的开始:患者在安静的环境里斜躺在舒适的沙发椅上,全身放松,集中注意力进行回忆。治疗师坐在患者头顶方向,避免让患者因看到治疗师的面部表情而产生情绪反应,并随时观察患者。治疗师认真听取患者的自由联想,仅作必要的解释和偶尔提问。在开始阶段,治疗师要仔细倾听患者的个人史,包括听取患者的家庭背景、亲子关系、早年的性心理发展及生活经验等。

3)治疗的深入:经过一段时间的交谈后,治疗师对患者的问题有一定了解,并对其自由联想和梦的内容等进行分析。随着分析的深入,治疗师跟随患者走进其潜意识中,并使一些问题意识化。在治疗当中还要努力发现阻抗,体验患者的移情反应,并予以适当的处理。同时治疗师自己也需要在治疗中不断反思自己的潜意识和反移情,努力维持治疗关系。

4)治疗的结束:随着对患者的阻抗和移情的修通和处理,逐渐帮助患者从更加现实的角度接受自己,更加客观地认识自己,逐渐恢复内在的安全感,获得人格的成长。治疗师应考虑到在结束治疗时(或之前)会出现"分离焦虑",并注意进行相应的心理治疗性处理。

(4)临床应用:精神分析疗法适用于大多数心身疾病患者。精神分析的目的在于使患者的人格趋向成熟,或者说使个性的不利方面有所转变,因此,患者至少有"转变"的条件,即其自我功能相对的完整。

**3. 行为治疗** 行为治疗是以行为学习理论为指导,按一定的治疗程序来消除或矫正个体的不良行为的一类心理治疗方法。

行为学习理论认为,心身障碍有一部分属于条件反射性学习,如哮喘儿童发作会获得父母的额外照顾而被强化;也有是通过观察或认知模仿而习得的,如儿童的某些习惯可能是对大人习惯的模仿。Miller 等关于"植物性反应的操作条件反射性控制"实验说明,人类的某些具有方向性改变的疾病可以通过学习而获得,如血压升高或降低、腺体分泌能力的增强或减弱、肌肉的舒缩等均可通过学习而变化。因此,行为治疗被广泛地应用于心身疾

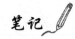

病的治疗中。

行为治疗在具体实施时，一般应按以下步骤或程序进行：①首先应详细了解患者异常行为产生的原因，并确定其主要的异常行为作为治疗的目标；②向患者说明行为治疗的目的、方法和意义，使其对行为治疗的过程有所了解，从而建立治愈疾病的信心，积极主动配合治疗；③根据患者的病情特点，选择不同的心理治疗技术；④治疗过程中应随时掌握患者行为改变情况，分别给予阳性强化（如称赞、鼓励或物质奖励等），或阴性刺激（如批评、疼痛刺激或撤销奖励等）；⑤根据病情转变情况，及时调整治疗方法，并要求治疗师自己能掌握和使用；⑥鼓励患者在非治疗环境下，坚持练习和使用，使其在治疗环境下所获得的效果巩固下来，逐渐建立适应性行为，最终消除异常行为。

常用的适用于心身障碍的行为治疗技术有：

（1）放松疗法（relaxation therapy）：通过机体的主动放松使人体验到身心的舒适，以调节因紧张反应所造成的心理生理功能紊乱的一种行为疗法。

研究表明，交感神经活动过度是导致某些心身疾病，如高血压、冠心病、溃疡病等发展和恶化的重要因素。而放松反应可降低交感神经活动兴奋性，对抗紧张的反应。放松疗法不仅对机体的生理生化功能产生良好的影响，而且还会产生一定的心理效应。在感觉和动作效应方面，除有头脑清醒，心情愉快和全身舒适的感觉以外，有的人还感觉肢体有刺痛、麻木感、瘙痒感，甚至还会伴随肢体的不随意运动或出现眩晕、幻觉等异常感觉。这是一种由内稳态重新组合所引起的交感神经调控转向副交感神经调控的表现，也是中枢神经系统异常积蓄能量的一种释放。

放松疗法通常不是单一使用，而是在一系列的治疗措施中起着特殊的作用。常用的放松疗法有渐进性肌肉放松、自主训练、冥想和瑜伽等。下面简要介绍渐进性放松疗法和自主训练。

1）渐进性放松疗法（progressive relaxation therapy）：由美国生理学家 Edmund Jacobson 创建，是最常用的一种行为疗法。患者在学会感受肌肉紧张和放松的区别的前提下，随着肌张力的下降，将体验到深度的放松。现在广泛使用的放松训练涉及 16 个肌群，一般需要 12 个治疗小时的学习（包括家庭作业），每次训练需要 20～30 分钟。

具体实施过程如下：实施前的条件准备；治疗前的晤谈；正式的紧张 - 放松周期循环训练；放松练习的结束；布置家庭作业。

经过反复训练，患者能随意自动放松全身时，训练可以逐步停止。以后，患者凭着对放松感觉的把握，反射性地使自己放松。

2）自主训练：该方法是由德国精神病医生 Schultz 从催眠疗法发展而来，应用自我暗示来达到放松的一种方法。其也要求在安静舒适的房间进行。练习时取静坐姿势，即所谓的"马车夫姿势"。患者坐在没有靠背的凳子上，双脚轻度外展略超出座凳，前臂下垂至约大腿的中部，下垂的手形成"V"型平放在大腿上。背部向前弯曲，头向前方低垂，下巴支撑于胸骨之上。该方法由 6 种训练组成，即肢体沉重感训练、温暖感训练、心脏训练、呼吸训练、腹部温暖感训练和额部清凉感训练。

训练均要在指导语的暗示下缓慢进行。每一种训练都有其特定的指导语，如心脏训练的指导语"心跳相当平稳和有节奏"；呼吸训练的指导语有"我的呼吸很慢、很深"；"前额令人舒适的凉爽"的额部训练。经过有效的练习之后，可将指导语缩减"平静，沉重，温暖，心跳呼吸平稳，腹部温暖，额部凉爽"，以迅速达到完全松弛状态。

3）临床应用：放松疗法广泛用于紧张性头痛、高血压和睡眠障碍的患者。对高血压的治疗，放松疗法与药物治疗联合应用收效更好。但是，放松疗法并不是任何人都适用。如集中注意能力欠佳的患者可能效果不好。另外，呼吸道疾病、神经系统疾病也不适宜采用

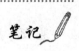

放松疗法,因肌肉放松所致的呼吸缓慢会加重呼吸衰竭。

（2）系统脱敏疗法：其由沃尔普（Wolpe J）于20世纪50年代所创,沃尔普认为,人和动物的肌肉放松状态与焦虑情绪状态,是一种对抗过程,一种状态的出现必然会对另一种状态起抑制作用,这就是交互抑制作用。

该治疗的基本思想是：治疗师帮助患者建立与不良行为反应相对抗的放松条件反射,然后在接触引起这种不良行为的条件刺激中,将习得的放松状态用于抑制焦虑反应,使不良行为逐渐消退（脱敏）,最终使不良行为得到矫正。

其基本步骤包括以下三部分：①治疗师和患者共同分析并确立恐怖或焦虑情景的等级层次,并设计相应的评分表；②进行放松训练,学习并熟练掌握对抗焦虑的放松技能,强调反复练习,达到运用自如的程度；③按照焦虑等级表,让患者逐级进行放松对抗训练,以达到逐渐脱敏。

系统脱敏法适用于治疗以焦虑为主导症状的情景性焦虑或躯体症状,如性功能障碍、对医院环境或手术室的情景性紧张和焦虑等。

（3）生物反馈疗法（biological feedback therapy）：是借助于电子仪器把采集到的内脏器官的活动信息加以处理并及时转换成人们熟悉的视觉和听觉信号显示出来,让人们"感觉"到自己内脏器官的活动情况。通过学习和训练,逐步建立操作性条件反射,学会在一定范围内对部分内脏器官的活动（如心率、血压、肌肉的紧张度、皮肤表面的温度、脑电波活动、皮肤导电量等）的随意控制,校正偏离正常范围的内脏器官活动,恢复内环境稳态,从而达到治疗的目的。

大多数心身疾病都能通过生物反馈得到治疗或缓解。如冠心病,可通过生物反馈治疗的放松训练,降低患者骨骼肌的紧张水平,消除患者的过度紧张和焦虑情绪,降低交感神经的张力,引起外周血管和冠脉扩张,从而降低血压,改善心肌缺血。

适用于心身疾病的生物反馈仪有肌电反馈仪、皮温反馈仪、皮电反馈仪、脑电反馈仪、心率反馈仪、血压反馈仪等。其中肌电仪、皮温反馈仪也可用于稳定心率和血压,是最基本的仪器。

1）肌电生物反馈：用于反馈的信息是肌电信号,可直接反映肌肉的紧张和放松水平,简便易学,疗效显著,是目前应用最广泛的一种方法。按其应用目的可分为两类,一是放松性反馈,用于紧张焦虑、烦躁不安、高血压、心动过速、心律不齐以及失眠、紧张性头痛等症的治疗；二是再训练反馈,用于脑卒中后肌力减退患者的康复训练,治疗时将肌电电极放在被训练肌肉的体表,训练患者努力提高自己的肌肉电位水平,达到提高肌力的目的。

2）皮温生物反馈：指尖的温度与肢体血液循环有密切关系,可反映血流动力学改变,目前多用于高血压以及紧张焦虑引起的胸闷、胸痛和雷诺氏病、脉管炎等的治疗。

3）心率生物反馈：心率受自主神经控制,通过训练逐步建立操作条件反射后,患者可以达到一定程度上随意调节心率的快慢；心率反馈是以脉搏波的幅度和速度,通过声音和屏幕图像进行反馈,用以治疗多种心律失常,尤其是对伴有心理障碍的患者有较好的疗效。

4）脑电生物反馈：用脑电反馈仪进行 α、θ 波反馈训练,用于治疗抑郁症、癫痫、运动员松弛训练,也可用于神经衰弱、失眠的治疗等。

5）皮肤电反馈仪：皮肤电信号主要测量皮肤表面电阻的变化,并转换成视听信号,供患者进行情绪控制训练。皮肤电主要反映情绪活动水平,通过反复训练,患者可随意控制皮肤电的变化,临床上主要用于治疗焦虑状态。

**4. 认知治疗**　认知疗法形成于20世纪70年代,它是通过改变人的认知过程中所产生的不合理观念来纠正本人的适应不良的情绪或行为。思维被视为认知治疗的关键,改变不良的思维,则能改变情绪和行为。

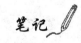

认知疗法常采用认知重建、应对技巧训练、问题解决等技术进行心理辅导和治疗，其中认知重建最为关键。艾利斯认为，个体对不同应激事件的情绪反应，是因个体对事件的不同解释和评价所致。因此，不合理的认知和信念引起不良的情绪和行为反应，只有通过疏导、辩论来改变和重建认知与信念，才能达到治疗目的。梅钦伯姆认为，个体的情绪和行为由自我指导性语言所控制，如果这个过程出现紊乱或差错，则可引起情绪、行为问题，因此，治疗包括学习新的自我指令、使用想象技术来解决问题等。贝克则指出，心理障碍的根源来自于消极或歪曲的思维方式，通过发现、挖掘这些思维方式，加以分析、批判，再代之以合理的、现实的思维方式，就可以解除患者的痛苦，使之更好地适应环境。

认知治疗是各种认知疗法的总称，这里介绍艾利斯的理性情绪疗法和贝克的认知行为疗法。

（1）理性情绪疗法：该疗法旨在通过理性分析和逻辑思辨的途径，改变造成患者情绪困扰的非理性观念，以帮助他解决情绪和行为问题。其实施分为四个阶段：

1）心理诊断：建立良好的治疗关系，帮助患者建立治疗的信心；找出患者情绪困扰和行为不适的具体表现（C），以及与这些反应相对应的激发性事件（A），并对两者之间不合理观念（B）进行初步分析，找出他们最迫切希望解决的问题；治疗师与患者一起协商，共同制定治疗目标，一般包括情绪和行为两方面的内容；向患者介绍 ABC 理论，使其接受这种理论和认识到 A、B、C 之间的关系。

2）领悟：通过解释和证明使患者在更深的层次上获得领悟。一般来说，要帮助患者实现三种领悟：是信念引起了情绪和行为后果，而不是诱发事件本身；他们对自己的情绪和行为问题负有责任，应进行细致的自我审查和反省；只有改变不合理的信念，才能减轻或消除他们目前存在的症状。

3）修通：是采用各种方法与技术，使患者修正和放弃原有的非理性观念并代之以合理的信念，从而使症状得以减轻或消除。这是整个理性情绪疗法的核心内容，常用的方法和技术有 4 种：与不合理信念辩论、合理情绪想象技术、家庭作业和其他一些行为技术。

4）再教育：是巩固治疗所取得的效果，帮助患者进一步摆脱不合理观念及思维方式，使新观念和逻辑思维方式得以强化并重新建立起新的反应模式，以减少以后生活中出现的情绪困扰和不良行为。

（2）贝克认知行为疗法：贝克强调建立治疗联盟，将患者的负性认知当成尚待检验的假说或预测，采用类似科学实验的方式对假说或预测的真实性进行严格的检验。

1）治疗过程：贝克等把治疗过程分为三期：治疗早期，主要任务是建立良好的医患关系，识别并指明患者的治疗目标；治疗中期，强调识别、评估和修正患者的信念。此外，还要帮助患者系统阐述自我目标，指导其获得达到目标所缺少但必需的技术；治疗后期，重点转移到准备结束和预防复发。

2）治疗技术：贝克的认知治疗是以苏格拉底式提问和引导发现技术为核心。通过苏格拉底式提问引导对方说出自己的观点，然后依据对方的观点进行推理，最后引出谬误，使对方心服口服的一种辩论方式。在认知治疗实施时，着重把握两个主要环节，一是识别和检验负性自动思维，二是识别和改变其潜在的功能失调性假设、核心信念（图式），以减少复发的可能性。

（3）临床应用：认知疗法广泛用于治疗许多心身疾病或心理问题，包括心身疾病伴发的抑郁障碍、焦虑障碍，创伤后应激障碍、自杀及自杀企图，进食障碍、睡眠障碍等。

**5. 森田疗法**　森田疗法是 20 世纪 20 年代初由日本的森田正马教授（1874—1938）创立的，是一种超越言语和理性的治疗方法，有其独特的理论基础。

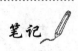

（1）理论学说：①神经质理论：森田的神经质理论认为，神经质的倾向是自我内省、理智、疑病的，这种倾向任何人都有，而这种倾向强烈者才是神经质。此素质虽然是先天的，但可随着环境发生明显变化。②疑病性素质：森田认为具有这种素质的人对自己的身体健康过分担心，尽管实际上什么病也没有，却主观上焦虑，担忧，认为自己可能患有某些疾病。这是神经症的发病基础。③生的欲望和死的恐怖：森田认为神经质的人"生的欲望"过分强烈，他所指的生的欲望包括从自我保存、食欲等本能的、到想获得被人们承认的、向上发展的那种社会心理的欲望。而死的恐怖中包括在对欲望追求的同时，怕引起失败，对死及疾病的恐怖，怕具有心理价值的东西失去等。这种恐怖可以称为焦虑。④精神交互作用和思想矛盾，森田认为神经症发病最重要的是疑病性素质，但对症状发展起重要作用的是精神交互作用。精神交互作用是指在疑病基础上所产生的某种感觉，由于注意力的集中使此种感觉更加敏感，过敏的感觉使注意力更加集中并逐渐固定，从而形成症状和疾病。思想矛盾是指人的主、客观，情感与理智，理解与体验之间常有的矛盾。如果用理智去解决这些矛盾就会导致精神交互作用。精神交互作用和思想矛盾在神经症的发病中占有重要地位。

（2）治疗原则：森田疗法的重点在于改变疑病性素质，打破精神交互作用，消除思想矛盾。"顺其自然，为所当为"是森田疗法的精髓所在，其目的是：让患者尽快地摆脱自我中心观的思维；对不以个人的主观意志为转移的情绪不必予以理睬；重视符合我们心愿的行动。其治疗原则概括为如下两点。

1)"顺其自然"：顺其自然是指对出现的情绪和症状不在乎，要着眼于自己的目的去做应该做的事情。森田疗法首先要求患者对症状要承认现实，不必强求改变，要顺其自然。因此，对患者的苦闷、烦恼情绪不加劝慰，任其发展到顶点，也就不再苦闷烦恼了。

2)"为所当为"：为所当为是要求患者做自己应该做的事情，坚持日常的工作和学习，无论自己的心情如何。这是森田疗法最关键的措施。森田疗法要求患者通过治疗，学习顺其自然的态度，不去控制不可控制之事，如人的情感；但要注意为所当为，即控制那些可以控制之事，如人的行动。

"顺其自然，为所当为"的治疗原则反映了森田疗法的一个基本观点，即意志不能改变人的情绪，但意志可以改变人的行为；可以通过改变人的行为来改变一个人的情绪，陶冶一个人的性格。

（3）治疗方法：可分为以下几种方式。

1)住院式：是基本方法。对住院患者：简单说明疾病的状况性质和预后；概要说明治疗经过：绝对卧床、轻作业、重作业直至出院；对患者的疑问，医生回答是：即使有疑问，也要按说明那样去做；住院期间断绝与外界联系，森田把住院时间定为40天。

2)门诊式：治疗原则是：顺其自然就是症状不管怎样都要像健康人那样去行动，这是最重要的。顺其自然地接受情绪，把应该做的事作为真正的目的和行动的准则。门诊治疗也让患者写日记，治疗师用评语进行指导。日记上不要诉说主观的苦恼，仅仅具体地叙述每天的生活。

用上述原则进行门诊治疗、通信治疗、生活指导，都能得到充分的效果。也有仅读森田疗法的科普书籍而治愈的患者。

（4）临床应用：森田疗法适用的年龄为15～40岁，以住院为主，门诊治疗只适用于轻症。其适应证包括神经症和自主神经功能紊乱。目前在日本也用于治疗某些心身疾病，效果比较满意。但其有自身的局限性，如由于森田疗法不进行心理分析，所以对于有人格障碍或深层次创伤的患者是不适用的。此外，有许多患者由于无法忍受治疗期间的痛苦而放弃治疗。

**6. 暗示疗法（suggestion therapy）** 暗示疗法是指治疗师有意识地使用暗示去影响或

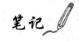

改变个体的行为，以消除或减轻疾病症状的方法。暗示治疗之所以对疾病有治疗作用，其机制并未完全清楚，但众多研究表明暗示的确可引起人的生理和心理发生变化。

接受暗示疗法的条件：一是患者对暗示的敏感性；二是治疗师的权威性。暗示的敏感性可因个体高级神经活动的特点和人格特征而异。治疗师的权威性由于其知识、能力、地位等不同而异。暗示的敏感性和权威性是相互影响的，它们使暗示在人们不知不觉中产生作用。

人类的反暗示能力，体现在可暗示性的三道防线上，一是逻辑防线，对于它印象上认为不合逻辑动因的，一概挡驾；二是感情防线，对于不能达到创造信任感和安全感的一律挡驾；三是伦理防线，凡是与个人的道德原则相矛盾的暗示不能被接受。所以暗示疗法不是要突破这三道防线，而是要与它们协调，引起心理上的共鸣。

（1）方法：暗示治疗可利用的方法很多，有随意性暗示（"你可以"）和命令性暗示（"你必须"）；肯定暗示（"感觉良好"）和否定暗示（"不会头痛"）；直接暗示和间接暗示；言语暗示和非言语暗示等。暗示治疗既可在催眠状态，也可在觉醒状态进行。觉醒状态的暗示又可分为自我暗示和他人暗示。

（2）原则：不管采用什么暗示治疗，都要依据暗示心理原理实施。因此暗示治疗应注意以下几条原则：

1）建立和谐与合作的关系，这是暗示有效的重要前提。

2）重复暗示，多次重复是暗示的经典原理。

3）注意反作用定律，该定律是指个人越是有意识地努力做某件事就越难获得成功。因此，暗示应强调想象而不是求助意志来引起治疗变化。

4）注意支配效应定律，强烈的情绪倾向往往比微弱的情绪有优先权。

5）个体化原则，对不同的个体可采用不同的暗示方法。

**7. 催眠疗法（hypnotherapy）** 催眠疗法是借助暗示使患者进入一种特殊的意识状态，控制患者的心身活动，从而解除和治疗患者的心身问题的心理疗法。

（1）理论假说：南锡学派的暗示说认为，催眠是受暗示而产生的一种现象；沙可的病理性神经活动的产物说认为，催眠是人为地诱发患者的歇斯底里发作状态；精神分析对催眠的解释是一种精神倒退的表现；巴甫洛夫认为，催眠是一种条件反射。

催眠看起来像睡眠，但其 EEG 模式却不同于睡眠的任何一个阶段。催眠的高级神经中枢是一种选择性抑制，而睡眠是弥漫性抑制状态。被催眠的人大脑始终保持清醒，只是正常的计划功能下降，精神高度集中，注意有高度选择性，他们对外界刺激不反应但对催眠师的一切要求，包括言语暗示都极端敏感。被催眠的人很容易做到角色扮演，沉浸在暗示给他的角色中。

催眠之所以能够成为一种治疗技术，有学者认为：第一，催眠与自然睡眠一样，是大脑的保护性抑制，是神经系统得到休息并恢复其张力的一种重要方法；第二，催眠通过激活或关闭特定的脑区，对整合信息进行筛选和解释，使机体接受催眠师提供的信息，从而达到改变认知和消除疾病的目的。

（2）方法步骤：可分为以下几个步骤。

1）催眠治疗前的准备：研究表明，约 10%～15% 的成年人容易接受催眠，20% 的人不易受催眠暗示，其他人则介于两者之间。因此，首先要进行暗示易感性测试。测试方法有：催眠感受性量表测试、嗅觉法、攀手指法、平衡法等。此外，催眠治疗有环境要求。

2）诱导催眠：方法很多，譬如放松法、凝视法、倾听法、抚摩法、观念运动等。催眠师选用何种方法，要考虑患者的人格特征。

3）催眠状态下的暗示、疏导：常用想象暗示、认知领悟、角色扮演等技术。

4）催眠唤醒：结束前唤醒的过程要按程序进行，首先要强化治疗时给予的关键性暗示，然后解除对机体的静止状态的暗示，再给予醒后身心愉快的暗示。患者清醒后，要与他进行谈话，了解他对催眠治疗的感受，检查催眠中给予的暗示信息是否起作用，唤醒前注意的事情是否已经注意了。

（3）临床应用：催眠治疗可用于治疗各种心身疾病、睡眠障碍、功能性疼痛、性功能障碍、心因性遗忘及嗜烟酒等不良行为。催眠疗法既可独立使用，也可与其他心理疗法联合使用。它疗效快，疗程短，缺点是只能用于暗示性高的患者身上，且疗效往往不甚巩固，所以在使用时值得注意。

**8. 家庭治疗**　家庭治疗是将家庭作为一个整体而进行心理治疗的方法，属于人际关系方面的治疗，治疗师通过与家庭中所有成员有规律地接触与交谈，使家庭内部发生某些变化，并使家庭中患者的临床症状逐渐减轻或消失。

（1）家庭治疗的模式：有结构性家庭治疗、策略性家庭治疗、分析性家庭治疗、系统家庭治疗和行为家庭治疗等。

（2）家庭治疗的原则：①忽视"理由与道理"，重视"感情与行为"；②摒弃"过去"，关注"现在"；③淡化缺点，强化"优点"；④只提供辅导、协助，不替代做重大决定。

（3）家庭与心身疾病：近几十年来，逐渐有学者从关系及系统的角度来研究心身疾病，有的研究甚至提出"心身疾病夫妇"或"心身疾病家庭"的说法。

（4）家庭治疗的适应证：适用于各种心身障碍、夫妻与婚姻冲突、躯体疾病的调适等。适合进行家庭治疗的具体问题有：①家庭成员有冲突，经过其他治疗无效；②"症状"在某人身上，但反映家庭系统有问题；③在个别治疗中不能处理的个人的冲突；④家庭对于患病成员的忽视或过分焦虑；⑤家庭对个体治疗起到了阻碍作用；⑥家庭成员必须参与某个患者的治疗；⑦个别心理治疗没有达到预期在家庭中应有的效果；⑧家庭中某人与他人交往有问题；⑨有一个反复复发、慢性化精神疾病患者的家庭。

**9. 音乐治疗**　音乐疗法作为一种新的治疗手段在心身疾病的防治中越来越受到关注。音乐疗法是以音乐活动作为治疗的媒介，增进个体身心健康的一种治疗方法。

近年来的研究证实，音乐旋律和曲调的欣赏可以改变生理状态，音乐可使患者疏泄自己潜意识的内容，也可以降低生活中的紧张性刺激导致的高唤醒水平，从而解除各种心理社会因素引起的心身反应，使人恢复机体的自然生物节律。

（1）音乐治疗的方法：主要包括以下几种。

1）接受式（聆听式）音乐治疗：其强调聆听音乐及由聆听音乐所引起的各种生理心理体验，包括歌曲讨论、音乐回忆、音乐同步、音乐想象。

2）参与式（或娱乐式）音乐治疗和即兴式音乐治疗：强调让患者不仅仅听，而且亲身参与各种音乐活动。包括演奏、演唱和音乐技能学习两大类。即兴演奏采用的乐器多为简单、不需经过训练即可演奏和节奏性的旋律性的打击乐器。

3）开放的音乐选择方式：即让患者自己选择音乐素材。让患者回忆在生活中能引起美好想象的乐曲，以这些乐曲的主旋律为素材，录制一盘专门用于他自己的音乐治疗音带。倾听这盘音乐可以产生缓解紧张、放松心身的作用。

（2）注意要点：主要有以下几点。

1）要帮助患者建立接受音乐治疗的信心，创造温馨的环境，应用安慰性语言，加强患者对医生的信任和解决他们的疑虑。

2）在选择治疗音乐时，要了解患者的文化程度、社会背景、兴趣爱好，并在此基础上选择适合患者病情和情绪的音乐。研究发现：患者的性格特点对音乐治疗的影响不大，而患者的文化修养、是否喜爱音乐、对音乐的理解程度对疗效影响较大。

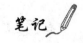

在进行音乐治疗时，必须注意乐曲的选择，重视节奏、音调、和声及旋律配合等因素。打击乐有极强的节奏感，因而具有兴奋的作用；优美的旋律，如潺潺流水、风和日丽、鸟语花香的意境，有助于高紧张、焦虑人格者降低其紧张度；风声、雨声、流水、海浪等纯自然声音，也是一种音乐治疗，患者在倾听这种音乐的同时，会产生相关自然环境的积极意象，有利于进入放松状态。

3）可根据病情的程度将被动性音乐疗法和主动性音乐疗法交替使用，共同达到治疗效果。

音乐疗法对原发性高血压的治疗收到良好效果。实验观察显示，原发性高血压患者在听完一首能令其产生优美感受的小提琴协奏曲之后，收缩压可下降10～20mmHg。

## 二、精神药物的使用原则

某些心身疾病患者存在着较严重的焦虑、抑郁，或躯体形式障碍，此时的精神药物治疗很有必要。随着人们对心理障碍机制的认识日益清楚，抗焦虑、抗抑郁等精神类药物的不断发展更新，在心理治疗的同时进行药物治疗已越来越得到认可。临床上常根据心身障碍患者病情选用抗抑郁药与抗焦虑药。

药物治疗在解决系统心理问题中的作用可做如下解释：在药物及时控制心身症状的情况下，使患者能进入正常的生活和工作，改善内部的或与环境之间的系统结构的平衡，树立信心，并逐渐使患者人格深层的某些因素如消极的信念获得改善，同时也建立了医生的威信，在此基础上开展心理治疗将会事半功倍。不过要注意药物可能给正规心理治疗带来的消极影响，其中最主要的影响在于药物对患者心态的影响，包括对心理治疗的动机，对治疗效果的预期，以及对心理治疗操作指令的服从和执行等，如果把握不好，则会产生潜在的负面影响。因此，需要注意以下原则。

**1. 心身障碍中精神药物治疗的基本原则**　包括以下内容。

（1）及早的治疗、恰当的剂量、充分的疗程：诊断明确后就应积极治疗，否则易转为慢性。治疗剂量要用足，否则达不到有效浓度。治疗疗程的充分体现在：①药效不是立即出现；②见效后要维持一段时间，不能见好就收；③不要频繁换药。

（2）合理用药：应根据患者的实际情况合理选用药物，灵活搭配，尤其是有成瘾性的药物要谨慎使用。

**2. 心身障碍治疗中常用的抗精神类药物**　目前临床上较广泛应用的抗焦虑药有地西泮、阿普唑仑、劳拉西泮、氯硝西泮等；抗抑郁症状的有丙米嗪、阿米替林、多塞平等。近年来出现的新型抗焦虑药如丁螺环酮、坦度螺酮以及新型抗抑郁剂选择性5-羟色胺再摄取抑制剂SSRIs，如氟西汀、帕罗西汀、舍曲林等；自主神经功能失调的患者，可服用谷维素以调节脑功能；对难治的病例也可在抗抑郁药抗焦虑药的基础上，合用小剂量抗精神病药，如利培酮、奥氮平、喹硫平等。药物的合理应用可为心理治疗创造条件，对提高患者的生活质量起到重要作用。

**（一）抗焦虑药**

抗焦虑药是一类主要用于减轻焦虑、紧张、恐惧，稳定情绪，兼有催眠镇静作用的药物。常用于治疗心身疾病的抗焦虑药有苯二氮䓬类、$5-HT_{1A}$受体激动药、β-肾上腺素能抑制剂等。本节重点介绍苯二氮䓬类药物（BZ）。

BZ是一类具有镇静、催眠、抗焦虑等作用的药物，由于疗效确切，安全可靠，治疗指数高，是目前国内外使用最广泛的抗焦虑药，常用的如地西泮、氯硝西泮、劳拉西泮、艾司唑仑等。它们化学结构相似，药理作用相似，只有作用强弱之分，而没有本质差异。它们均为1,4-苯二氮䓬的衍生物。

药代动力学：多数BZ吸收较快，按时间长短分为短效、中效、长效。短效的有三唑仑、奥沙西泮、咪达唑仑等；中效的有艾司唑仑、阿普唑仑、替马西泮等；长效的有地西泮、硝西泮、氯硝西泮等。BZ 广泛分布于脑与其他组织，脂溶性高的 BZ 在体内分布快。多数经肝脏药酶代谢。

BZ 的基本药理作用相似，但由于中枢神经系统 BZ 受体有两个亚型，即 $BZ_1$ 受体和 $BZ_2$ 受体。$BZ_1$ 参与睡眠中期，$BZ_2$ 受体则与认知、记忆、情绪控制有关。故 BZ 的具体药物由于对 BZ 受体的选择性不同，加之药代动力学差异较大，其临床用途并不完全相同，应慎重选择。

BZ 类药物作为抗焦虑、稳定情绪、改善睡眠、抗惊厥及麻醉前用药已广泛应用于内、外、妇、神经精神科，其用药原则为：

**1. 掌握适应证和禁忌证**　除对本药有过敏史外，无绝对禁忌证。

**2. 合理选用药物**　需要了解焦虑和失眠的原因和程度，以及个体要求，需要掌握药物起效的时间快慢，药物维持时间的长短，并根据用药者年龄，合理选用。

**3. 严格掌握药物剂量和疗程**　开始治疗时剂量要小，以后根据症状变化而更改药物剂量。疗程一般不宜超过 6 周，长期连续用药也不能超过 3~6 个月。

**4. 预防药物依赖和戒断综合征**　BZ 类药物的药物依赖性和戒断综合征已成为严重问题。因此，不能滥用，用药时间不宜过长，不能突然停药。

**5. 注意服药禁忌**　服药期间避免饮酒。孕妇、哺乳期妇女应用本类药品应权衡利弊。

### （二）抗抑郁药

抗抑郁药是一类治疗各种抑郁状态的药物。较早被证明有抗抑郁作用的单胺氧化酶抑制剂（MAOIs）与三环类抗抑郁剂（TCAs）称作第一代抗抑郁药。近十多年抗抑郁新药研制进步迅速，疗效与 TCAs 相近，但不良反应明显减少，包括四环抗抑郁药、选择性 5- 羟色胺（5-HT）再摄取抑制剂（SSRI），其他非典型抗抑郁药如曲唑酮、文拉法辛，以及选择性一致单胺氧化酶不同亚型活性的 MAOI。

**1. 单胺氧化酶抑制剂（MAOIs）**　单胺氧化酶（MAO）是一种存在于细胞内的微粒体酶，它降解单胺类递质去甲肾上腺素（NE）、5-HT 和多巴胺（DA），使它们失活。MAO 有 A 型和 B 型两种亚型。A 型的作用底物是 NE 和 5-HT，而 B 型主要影响苯乙胺。理论上讲，NE 和 5-HT 在抑郁症的病理生理过程中发挥主要作用，因而抑制 MAO-A 即治疗抑郁症。MAOIs 就是抑制 MAO 的活性，阻止中枢儿茶酚胺和 5-HT 的羟化和氧化，减少单胺类的降解而使突触间隙单胺递质水平增高，兴奋中枢神经而发挥治疗作用。

传统 MAOIs 包括：苯乙肼、异卡波肼、超苯丙环胺，新一代 MAOIs 以吗氯贝胺为代表。非内源性抑郁，具有恐惧、疑病、强迫症状的非典型抑郁症使用此类药。

传统的 MAOIs 的主要不良反应有：失眠、紧张、头痛、头晕、体位性低血压、排尿困难、口干、便秘及皮疹等。严重且危险的毒性反应为高血压危象和中毒性肝损害。传统的 MAOIs 应用范围较小。

大量临床试验证明，可逆性的、选择性的 MAOIs，因其具有高度的特异性，故不会产生类似传统的 MAOIs 的副作用，适用范围较广泛，疗效与目前常用的抗抑郁药相同。使用中应避免摄入含酪胺的食物，以防引起高血压。

**2. 三环类和四环类抗抑郁药（TCAs）**　三环类抗抑郁药由两个苯环和一个咪嗪中央环构成，在此三环基础上通过不同的侧链修饰形成多种不同的衍生物。若在三环的基础上修饰成四个环状分子，则称为四环类抗抑郁药（如阿莫沙平等），一般和三环类抗抑郁药都可简称为 TCAs。TCAs 最初为临床首选的一线抗抑郁药，但在 90 年代后随着副作用更小的新型抗抑郁药的出现，其主导地位已被 SSRIs 所取代。但 TCAs 中的某些药物如氯丙米嗪、阿米替林等由于其较好的疗效和低廉的价格仍是临床上较为常用的药物。

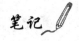
笔记

77

TCAs临床应用于各种抑郁症,但对不典型抑郁症和精神病性抑郁症疗效欠佳。

从小量开始,逐渐增量,一般认为达到治疗量后再增加剂量也不会增加疗效,而不良反应却明显增大。但对已获得相当疗效而不是十分满意的患者,尚未出现明显不能耐受的不良反应时,还可尝试增加剂量。

不良反应常见为:抗胆碱能副作用,口干、便秘、视物模糊、手颤、心动过速、排尿困难或尿潴留、眼内压增高等,随剂量加大可更明显。阻滞 $\alpha_1$ 受体,引起反射性心动过速、直立性低血压及头晕。阻滞组胺Ⅰ型($H_1$)受体,引起过度镇静、嗜睡和体重增加。神经系统可有感觉异常,如肢体麻木或针刺感、肌肉颤动、癫痫发作。有奎尼丁样作用,对心脏明显的毒副作用。偶见骨髓抑制、粒细胞减少或缺乏、紫斑、血小板减少或贫血;性功能障碍如性欲减退、阳痿、射精延迟或抑制、性快感缺失;或可见皮肤不良反应,如麻疹样皮疹、荨麻疹、过敏性皮炎、多形性糜烂性红斑和血管神经性水肿等。

禁忌证:严重的心脑血管疾病、癫痫、闭角型青光眼、肠麻痹、尿潴留者禁用,前列腺肥大的患者以及孕妇慎用。

**3. 选择性 5-HT 再摄取抑制药(SSRIs)**  5-HT 是机体内重要的神经介质之一,它与精神活动,特别是情感活动关系密切。多数抑郁症的病理生理涉及几种神经递质,其中脑组织中 5-HT 的含量减少和(或)功能降低,与某些抑郁症的发病有关。

选择性 5-HT 再摄取抑制剂(SSRIs),通过阻断 5-HT 的再摄取,使神经细胞突触间隙中可供利用的 5-HT 增多,从而增加 5-HT 能神经传递发挥抗抑郁作用。此类药物虽化学结构不同,但药理特点相同,即抑制神经元回收 5-HT,而对其他神经递质和受体无明显影响,且疗效与 TCAs 相当,比较安全,副作用较少,尤其较少或无抗胆碱能副作用,对心脏无明显毒性。

目前国际上常用的 SSRIs,按阻断 5-HT 回收强度由强到弱依次为帕罗西汀、舍曲林、氟西汀、西酞普兰和氟伏沙明。

分析 SSRIs 剂量、血药浓度和阻滞 5-HT 再摄取的关系发现:多数患者应用低剂量治疗,就能使 70%～80% 的 5-HT 再摄取受阻。

用药原则包括:①严格的剂量控制,因 SSRIs 的副作用发生率与剂量正相关,SSRIs 增量过快能过度激活 5-HT 能系统,产生失眠、恶心、腹泻、性功能障碍等副作用;SSRIs 有时能诱发轻躁狂,大剂量可诱发癫痫;②SSRIs 不能与 MAOI 并用,必须在 MAOI 停药后 2 周才能使用,或停用 SSRIs2 周(氟西汀 5 周)后方可使用 MAOI,否则,会引起 5-HT 综合征。

目前,SSRIs 已用于治疗抑郁症、强迫症、焦虑症、慢性疼痛、神经性厌食与早泄等。

**4. 选择性 5-HT 及 NE 再摄取抑制药(SNRIs)**  此类药物通过阻滞神经突触前膜对 5-HT 和 NE 两种递质的再摄取,增强中枢 5-HT 和 NE 的神经递质的功能而发挥抗抑郁作用。同时阻滞 5-HT 和 NE 再摄取。具双重阻滞作用,有较强的抗抑郁疗效。与肾上腺素受体和组胺、胆碱不具有亲和力。不良反应轻,起效快,对重症抑郁症或难治性抑郁症疗效显著。此类药物主要有:文拉法辛、米那普仑、度洛西汀、曲唑酮。

（刘德祥）

## 综述

### 催眠疗法与心身疾病

催眠疗法在肠易激综合征(irritable bowel syndrome, IBS)、癌症、消化性溃疡、慢性疼痛等心身疾病的治疗中都取得较好的疗效。

近年来,国外学者将催眠治疗用于成人 IBS 患者,取得显著疗效。Lee 等人将接受催眠疗法与其他接受传统治疗或未接受治疗的 IBS 患者进行随机对照试验,发现接受催眠治

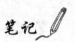

疗的患者腹部疼痛评分的变化在 3 个月的时候是显著的。4 个试验组中,有 3 个组显示催眠疗法对整体胃肠道症状的改善更为显著。英国国家健康和临床研究所于 2008 年颁布的 IBS 诊疗指南中特别推荐将催眠治疗作为 IBS 及难治性 IBS 的有效治疗措施。国内研究表明,将 IBS 患者 89 例随机分为催眠治疗组 45 例和对照组 44 例,催眠治疗组进行为期 12 周的肠靶向催眠治疗结合药物治疗,对照组仅接受药物治疗。结果显示,肠靶向催眠疗法可有效提高 IBS 患者的临床疗效,明显降低负性情绪和不良应对方式,改善患者生活质量。

催眠应用于癌症的治疗已有 200 年之久,最早是应用在乳腺癌患者的手术中,通过催眠对其进行麻醉。国外重视心理治疗在癌症康复中的作用,将催眠方法主要应用在以下方面:①在癌症诊断中进行活组织检查时,催眠后会降低患者的焦虑和疼痛感;② 在癌症治疗过程中,手术、化疗或者放疗会给癌症患者带来疼痛、恶心、疲劳、焦虑以及抑郁等,这些负面的症状会降低癌症患者的生活质量,而通过催眠可减轻以上痛苦和症状。

在探讨催眠在治疗心身疾病中的作用机制方面,放松和暗示是两个关键要素,尤其是后者与催眠所取得的效果呈现显著的正相关。需要指出的是,催眠是众多心理治疗方法中的一种,对其治疗心身障碍不能过分依赖。要达到有效的治疗效果,必须依靠操作者对心身障碍理论的理解,对催眠技术的掌握和熟练应用,以及遵循生物治疗与催眠治疗并重的原则。

(刘德祥)

# 第四章　心血管系统心身疾病

心血管系统心身疾病包括功能性心身疾病和器质性心身疾病两类。功能性心身疾病是一类有心血管症状及体征的功能性心血管疾病，其发生和发展与情绪应激、遗传素质和行为特征有密切关系。如冠脉痉挛、原发性循环动力过度症、β-受体高敏症、情绪性心律失常、心脏神经症、心脏性偏头痛等。器质性心身疾病又分为社会心理应激直接致病的疾病，如冠脉痉挛、心源性猝死；和由社会心理应激起中介作用的疾病，如冠心病、原发性高血压、二尖瓣脱垂症、雷诺氏病等。本章主要介绍原发性高血压、冠心病、心脏神经症和心因性心律失常四类疾病。

## 第一节　原发性高血压

### 一、一般概述

原发性高血压又称特发性高血压，是以血压升高为主要临床表现，伴或不伴有多种心血管危险因素的综合征。原发性高血压病是一种公认的心身疾病，约占高血压患者的90%左右。据流行病学调查，约有10%～17.5%成年人患有此病。不同地区、不同生活方式、不同文化背景发病率有所不同。发达国家的发病率高于发展中国家，城市高于农村，男性高于女性，脑力劳动者高于体力劳动者。在我国北方地区高于南方地区，东部地区高于西部地区。高血压具有高发病率、高病死率、高致残率、并发症多的特点。

原发性高血压病因主要有遗传、饮食和心理社会因素。该病有明显的家族聚集性，约60%的高血压患者可询问到高血压家族史。父母一方为高血压患者，子女的发病率为25%左右；父母双方均为高血压患者，子女发病率可达40%左右。寄养双亲与寄养子女血压的相关性明显低于双亲与亲生子女的相关性。单卵双生子间的血压相关程度大于双卵双生子。在遗传类型上，不仅血压升高发生率体现遗传性，而且在血压高度、并发症以及其他有关因素方面，如肥胖也显现出遗传性，超重人群高血压患病率比正常体重人群高3～5倍。随着体重的增加，高血压病的发病率有逐渐上升的趋势。但是，遗传因素又受到环境、生活行为等多种因素的影响和制约，具备健康的生活方式和行为习惯，也可以不患高血压病。原发性高血压患病率与钠盐的摄入量有显著关系。食盐越多，身体内储存的钠就会增加，心脏排血量也就加大，从而导致血压升高。

### 二、心理社会病因

**1. 心理应激**　社会心理应激因素是高血压的重要发病原因。生活变故及创伤性事件与持久性高血压有关，且与疾病的转归有关。情绪因素特别是愤怒、恐惧、焦虑均可升高血压，而沮丧或失望时血压的变化相对较小。焦虑、恐惧主要使心排血量增加而引起收缩压升高。愤怒和敌意导致动脉阻力增加明显，以舒张压升高为主。

2. **人格类型**　研究表明，原发性高血压发病与病前性格有关。A 型行为者以时间紧迫感和敌意为特征，且好胜心强，经常以高度紧张的心理状态来处理工作与生活。在心理应激下，神经内分泌系统常处于唤醒状态，心血管系统呈高反应性，交感肾上腺素系统紧张性增加，血中儿茶酚胺浓度升高，使血管收缩，血脂、血黏度增高，加速动脉硬化，增加血流阻力，升高血压。国内李明德的研究提示，原发性高血压患者中 A 型行为占 63.6%。

3. **不良行为方式**　原发性高血压发病与高钠饮食、超重、肥胖、缺少运动、大量吸烟、酗酒和生活不规律等因素有关。

4. **社会文化因素**　研究表明，经济越发达的地区和国家中高血压病的发病率相对越高。在社会经济低下和犯罪率高的地区，居住者血压水平明显升高。人群高度集中的城市、拥挤的交通和居住环境，紧张的人际关系等都对精神心理产生不良的影响，导致心理失衡，是高血压病的危险因素。

### 三、心理生物学机制

有学者对原发性高血压的发病机制进行了以下归纳：

1. **心理机制**　心理因素、情绪障碍和个性因素构成高血压的三大基本心理机制。个性因素是内部基础，心理社会因素是外部条件，情绪因素介于两者之间，三者相互关联。个体对应激的反应取决于个体对应激的评价，而评价受个性的影响。个性又受遗传、早年的环境、获得的知识经验的影响。心理、社会因素还可影响个体的情绪，作为应激源作用于个体。这些因素共同影响高血压的发病。

2. **神经生物学机制**　焦虑或愤怒情绪表达时，血液中去甲肾上腺素水平升高。若压抑敌意情绪，血液去甲肾上腺素和肾上腺素水平均明显升高。因此被压抑的敌意情绪可能是导致高血压病的重要的心理原因。应激使交感神经功能亢进，儿茶酚胺升高，小动脉收缩增强；下丘脑 - 垂体 - 内分泌腺轴功能失调，肾素 - 血管紧张素 - 醛固酮系统（RAAS）激活，使小动脉平滑肌收缩，血压升高。

### 四、心身反应特点

大多数高血压病患者在血压升高的早期仅有轻微的自觉症状。比较常见的有头痛、头晕、失眠、耳鸣、烦躁、工作和学习时精力不易集中、易疲劳、记忆力减退等。而且这些症状还会在精神紧张、情绪激动或劳累后发作或加重，如果不测血压，很容易造成误诊，特别应引起重视。

中晚期高血压病患者已经出现并发症时，症状会越来越明显，可以出现手指、足趾、四肢肢体麻木和（或）僵硬，走路时下肢疼痛，或出现肌肉酸痛紧张感等；当心脏受累时，就会出现心慌、气促、胸闷、心前区疼痛等症状；当肾脏受累时，则可出现夜间尿频、多尿、尿液清淡等症状；如果有严重的并发症如脑出血时，则会突然出现神志不清，大小便失禁，甚至昏迷不醒等症状；如果出现脑血栓并发症时，则会导致肢体逐渐活动不便、麻木甚至麻痹瘫痪等。

高血压病发生后，患者常会出现心情烦躁、易怒、记忆力差、精神不集中，伴有头痛、头晕、耳鸣、眼花、心悸、倦怠，少数患者可有兴奋、躁动、忧郁、被害妄想、幻想等较严重的心理症状；而这些症状又常与血压升降呈平行关系，心理症状最明显时，血压也最高。当血压超过 26.6/16.0KPa（200/120mmHg）时，患者可有高血压脑病发生。

年丰才（1983 年）用韦氏成人智力量表对 60 岁以上高血压患者进行智力研究，发现高血压患者智能水平低于正常人，高血压并有脑动脉硬化，患者智能较单纯高血压患者为低，病

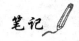

情越重,智能减退越明显,认知障碍越重。其中以知识、计算、相似、数字广度、词汇、填图、木块图和图形排列等八项更明显,并可能有脑器质性病变。

### 五、心理诊断与干预

**1. 心理诊断** 病前有相应的易感人格特征,可选用 A 型行为量表进行心理评估。心理健康状况可采用症状自评量表(SCL-90)、抑郁自评量表(SDS)、焦虑自评量表(SAS)进行评估。还可通过晤谈了解患者心理、行为特征、生活事件和应对方式,从而详细地评估相关内容。

**2. 心理干预** 包括以下内容。

(1)药物治疗:主要应用降压,镇静,抗抑郁,抗焦虑药物,以及应用中医的平肝潜阳,泻火安神,疏肝解郁,平衡阴阳等药物为基础,促使人体紊乱的功能恢复,这也是心理治疗的先导。

(2)一般性心理治疗:一般采用倾听、支持、解释等一般性治疗方法,疏导情绪,提供健康教育信息,帮助患者理解高血压转归和服药方法,增加患者治疗信心。

(3)行为疗法:近年来主张使用行为疗法,包括有心血管反应性的控制和血压的随意性控制,以生物反馈和肌肉放松为主要治疗方法。

(4)体育锻炼:适当的体育锻炼,能降低血黏度和红细胞的聚集性,降低血浆儿茶酚胺水平和交感神经活动,扩张外周血管而致血压缓降。太极拳则是一种动作缓慢,活动柔和,动中有静和肌肉放松的全身运动。通过锻炼,达到全身松弛、降低血压的目的。

# 第二节 冠 心 病

### 一、一般概述

冠心病,全称是冠状动脉粥样硬化性心脏病,指由于冠状动脉粥样硬化使血管腔阻塞导致心肌缺血、缺氧而引起的心脏病。它和冠状动脉功能性改变一起,统称冠状动脉性心脏病,简称冠心病。

冠心病亦称为缺血性心脏病,其病理变化主要是冠状动脉粥样硬化,并在此基础上发生痉挛、狭窄和闭塞,使心肌发生急性或慢性、短期或持久的缺血、缺氧而遭受损害。临床上相应地有心绞痛、心肌梗死与急性心肌梗死等不同类型。本病多见于 40 岁以上的成年人,男性多于女性。在我国 35 岁以上的人群中,冠心病的患病率约为 3%～5%。以脑力劳动者居多,是工业发达国家的流行病,已成为欧美国家最多见的心脏病病种。冠心病是西方发达国家的主要死因。我国冠心病发病率与死亡率与工业发达国家相比较低,但流行病学统计表明,有逐年上升的趋势。

### 二、心理社会病因

**1. 人格特征和行为方式** 根据统计,A 型行为者发生患冠心病的几率是 B 型行为者的 3 倍甚至更高。1979 年国际心脏病与血液病学会已经确认 A 型行为是引起冠心病的独立危险因素。A 型行为者经常处于应激状态,导致血压升高,心率加快等生理反应。这一反应持续时间过长,就会出现更加严重的病理性反应,引发高血压和冠心病。

除 A 型行为外,吸烟、缺乏运动和肥胖可通过机体的病理生理作用,促进冠心病的发生,是冠心病的危险因素。

**2. 情绪因素** 不良情绪如愤怒、焦虑、烦躁、抑郁、紧张、惊恐、憎恨、过分激动等都会

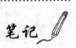

诱发冠心病心绞痛发作、心肌缺血、心肌梗死、甚则猝死。有研究调查了 102 例急性心肌梗死存活者，发现他们在心肌梗死发生前一周普遍有激动、紧张、焦虑或抑郁等情绪应激史。沮丧、焦虑、恐慌、抑郁等情绪如果得不到调适和缓解，会使心肌梗死后的猝死率增加。

3. **社会因素**　流行病学研究资料表明，冠心病发病率发达国家高于发展中国家，城市高于农村，脑力劳动者高于体力劳动者。国内外学者回顾性调查研究，心肌梗死患者发病前的 6 个月内，其社会应激事件明显高于对照组。

### 三、心理生物学机制

1. **社会心理应激**　应激引起促肾上腺皮质激素升高，使去甲肾上腺素和肾上腺素分泌增加，引起冠状动脉收缩，最终引起心绞痛或心肌梗死。另外，应激因素导致的儿茶酚胺升高可促进脂肪组织分解增加，持续性脂肪酸增加，使心肌耗氧量增加，从而诱发心肌缺血，出现缺血性心脏疾病。

2. **不良情绪**　剧烈的情绪变化，可促使交感神经系统末梢释放大量的去甲肾上腺素，同时肾上腺髓质分泌肾上腺素进入血流，使儿茶酚胺与皮质醇互相配合动员脂肪分解，使血液中的脂质含量增加，最终导致动脉硬化、增加心肌梗死的机会。

### 四、心身反应特点

有学者对 200 例冠心病患者观察发现，患者中 42% 有焦虑症状，29% 有抑郁症状，近 50% 的患者有不同的心理变化，既有对疾病本身及治疗所发生的心理反应，也有对监护病房的陌生环境及单调强烈的刺激、以及隔离病房缺少与亲人接触与交往的反应等。

1. **急性心肌梗死患者的心理反应特点**　监护室的急性心肌梗死患者心理表现可分为四期：

（1）焦虑期：出现于住院后 1～2 天。因对死亡的恐惧而焦虑不安，严重者可达到惊恐的程度，常出现不安宁、出汗、失眠和心率、呼吸方面的改变。病情稳定及对环境与治疗熟悉之后，焦虑可逐渐减轻。

（2）否认期：住院后第 2 天，特别是第 3 天，约有一半患者出现。这时急性症状已略有控制，医护人员强制命令或言语刺激容易使患者产生敌对情绪，因此必须平心静气与之谈话，告知病情事实以及可治疗性，这样常可使患者回心转意。这种反应可持续 3～4 天，亦可能会重复出现数次。

（3）抑郁期：住院的第 5 天，约有 30% 的患者出现抑郁。患者自感因病失去了工作、生活自理、社交等能力，亦失去了经济与发展前途，因而忧郁、苦闷，失去治疗信心。

（4）再焦虑期：患者对离开监护室缺乏足够的心理准备，对监护室产生心理依赖。约有 10%～40% 的患者此时可出现淡漠或欣快、多动或少动、兴奋、不安等较为明显的心理症状。

2. **冠心病患者的心理障碍**　主要包括焦虑障碍和抑郁障碍。

（1）焦虑障碍：它是心血管病中常见心理障碍之一，在高血压和冠心病中更为显著。焦虑障碍指持续性紧张或发作性惊恐状态（惊恐发作）。惊恐发作特点为无明显原因，突然发生强烈惊恐感，甚至濒死感，伴有自主神经功能亢进症状，如心悸、胸闷、气急、被迫坐起、要求吸氧、头晕出汗、肌肉紧张及发抖，以夜间多见，惊恐发作时心动过速，常误诊为左心衰。Crowe 等对 785 例急性心肌梗死住院患者进行焦虑量表测定，24% 患者有重度焦虑障碍，选择 201 例随访，一年后，仍有患者患焦虑障碍。

（2）抑郁障碍：Carney 等（1988 年）随访 222 例急性心肌梗死出院患者，发现 6 个月后有 12 例发生心源性死亡，而抑郁症是死亡一个明显预兆。继续随访 18 个月后有 21 例死亡，

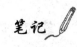

包括 19 例死于血管事件，其中 7 例是重度抑郁症，另 12 例抑郁症量表测定量表分明显升高，当抑郁症伴有室性期前收缩时，发生死亡危险度更大，病后 5 年到 10 年期间死亡危险度增加 84%，提示冠心病抑郁障碍与冠心病的预后有密切关系，并对某些急性心血管事件起到扳机作用。

### 五、心理诊断与干预

1. **心理诊断** 可通过晤谈了解患者情绪状态，对生活事件的处理方式、应对风格。通过观察了解患者的行为方式。心理测验常用 A 型行为问卷调查表、生活事件量表、特质应对方式问卷、抑郁和焦虑症状评定量表等。

2. **心理干预** 主要方法如下：

（1）支持性心理治疗：由于心理刺激是诱发冠心病发生，并使之加重和复发的重要原因，因此，冠心病患者应加强自我心理调节。家庭和医务人员要尽力帮助患者解除不良情绪，让患者保持生活安定和心理平衡。

对病情过分关注和担心的患者，往往存在焦虑、抑郁、恐惧等负性情绪。因此，对冠心病患者应热情、和蔼、关心，解除患者的顾虑和心理负担，增强其战胜疾病的信心，逐渐培养良好的生活习惯和行为模式，从而有利于症状改善和疾病康复。

（2）矫正 A 型行为：A 型行为不仅是冠心病发生的危险因素，也是影响冠心病预后的危险因素。国内外许多学者认为改变 A 型行为模式，可减轻机体对外界刺激的过强反应，降低交感神经张力。可通过认知行为治疗矫正 A 型行为。

（3）行为疗法：采用渐进松弛疗法和生物反馈训练，以规范的治疗程序，使患者逐渐学会自我放松，作为对付紧张性应激事件的方法。有学者将适量运动与生物反馈疗法结合起来，来调节心率、血压、改善心肌供血。方法是让生物反馈组患者注视心率及血压的变化，指导他在运动中如何减慢心率，减轻心脏负担，从而使患者逐渐学会自我调整心率和血压的方法，改善冠心病患者的临床症状。

（4）伴发焦虑障碍和抑郁障碍的治疗：如果患者表现出较严重的焦虑和抑郁，可以适当使用抗焦虑或抗抑郁的药物。临床上应用三环类或四环类抗抑郁药，近年来首选选择性 5-羟色胺再摄取抑制剂治疗。如帕罗西汀、氟西汀和舍曲林等。

（5）不良行为矫正：对吸烟、酗酒、过食、肥胖、缺乏运动及高盐食等行为进行矫正。在医生指导下进行行为干预，提倡健康文明的生活方式，对冠心病的防治有现实意义。

## 第三节　心脏神经症

### 一、一般概述

心脏神经症亦称功能性心脏不适，是神经症的一种特殊类型，以心悸、胸痛、气短、乏力为主要表现，伴有其他神经症特征，是临床上常见的心血管疾病之一。心脏神经症大多发生在青年和壮年，以 20 至 40 岁者为最多，女性多见，尤其是更年期妇女。随着经济发展和社会压力的增大，心脏神经症的患者数有增加的趋势。

心脏神经症的最主要特征为主观感受的心血管症状与神经系统失调表现并存。心血管症状繁多易变，时轻时重，少数病程可达数年至十余年之久。症状的发生直接或间接地与精神因素有关，如在受惊吓、情绪激动或久病等情况时出现，入睡前、欲醒和刚醒时，以及情绪波动等状态下最易发作，过度劳累或情绪改变可使之加重。

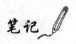

## 二、心理社会病因

本病病因尚不清楚，与一般神经症一样，主要是由于工作与生活过度紧张，焦虑或与人尖锐矛盾产生精神创伤，大脑皮质受到强烈刺激而使大脑皮质兴奋与抑制过程产生障碍，导致中枢神经功能失调，自主神经功能紊乱，造成心脏血管功能异常。

患者可以在器质性心脏病的基础上，于病后自主神经功能紊乱，尤其是交感神经张力过高而诱发本病。循环系统和神经系统功能失调，机体适应能力差，对生活事件的反应性敏感，是心脏神经症常见的易患因素。

心理创伤、冲突和紧张可以导致心理应激状态。焦虑、情绪不稳定和对心脏活动缺乏正确认识，负性暗示作用均可引发心理应激，导致心脏功能恶性循环，加剧心脏不适感觉。若患者个性特征和行为方式为神经质倾向、情感脆弱、多愁善感、受暗示性强、应变能力差更易发病。另外，平时缺乏运动锻炼，一时剧烈运动，心脏负担较重，心跳较快或出现期前收缩，从而导致发病。

社会原因中，负性生活事件增多和积累，常见的生活事件是人际关系紧张、失败、失业、家庭婚姻问题、家庭或亲友中有人患心脏病而死亡，造成恐慌等急性情绪发作，以及脑力劳动者、工作紧张的职员或职业，更易出现心血管系统反应症状。

另外，由于医务人员诊断上错误或解释工作不足，将非器质性心脏病误诊为心脏病，如将无害性心脏杂音误诊为二尖瓣关闭不全，把窦性心律不齐作为心律失常，一时性血压升高当作高血压病，都可造成患者精神负担过重，紧张，焦虑而诱发本病。

## 三、心理生物学机制

心血管系统受神经和内分泌系统的调节，其中神经系统的调节起主导作用。交感神经使窦房结冲动发放加快，迷走神经使窦性心律减慢。当中枢神经系统功能失调时，交感和迷走神经的正常活动也受到干扰，心血管系统的功能因而发生紊乱，产生一系列交感神经张力过高的表现。精神、环境等的刺激可引起各种生理改变，主要表现为交感神经活性增加和肾上腺皮质激素分泌增加。临床研究还显示本症患者对运动、心理学试验和疼痛刺激有异常反应，如运动时最大氧耗量降低，动静脉血氧含量降低，毛细血管血流减慢，血乳酸盐增多等。患者同时伴有高动力循环的表现，如左心室喷血速度增快，心排血量增加，动脉搏动增强和偶见的收缩压升高。

## 四、心身反应特点

心脏神经症症状繁多、反复易变，但阳性体征很少，以自主神经功能紊乱为主要表现。

1. **心悸**　心悸是该病最常见的症状，自觉心跳、心前区搏动和不适，运动或情绪激动时更加明显，纯属患者主观感觉。客观检查无任何发现，但有时可见心尖搏动较强有力，或窦性心动过速，偶有房性或室性期前收缩或短暂阵发性室上性心动过速，轻度活动可使心率不相称地明显加快，患者常因此而不敢活动。

2. **心前区疼痛**　自以为是心绞痛，但其部位与性质与典型心绞痛不同，疼痛部位多变不固定，多局限于心尖区及左乳房下区很小范围，亦可在胸骨下或右胸前或胸背等处，疼痛可为数秒的刺痛或刀割样痛，也可为持续数小时或数天的轻微隐痛，有时疼痛可放射至左前臂外侧或手指疼痛，疼痛出现与劳力无关，以活动后，或精神疲劳后，甚至休息时才出现疼痛，有些患者用手按压疼痛部位或左侧卧位时可使疼痛缓解，另一些患者异常紧张不敢随便转动体位，或心前区肋骨，软组织及其表面皮肤有压痛点。

3. **呼吸困难**　患者常感到空气不足，呼吸不畅，浅短不规则呼吸，伴有胸痛，室内人多

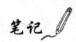

拥挤或通风较差的地方容易发作，常叹气样式呼吸后或面对窗口呼吸新鲜空气感到舒服，但较长时间深呼吸可出现四肢发麻、头晕、眩晕、震颤甚至手足抽搐等表现，此乃过度呼吸，血中二氧化碳浓度降低，出现轻度呼吸性碱中毒所致，即换气过度综合征。

**4. 神经衰弱的症状**　患者常诉乏力、头晕、头痛、脸红灼热感，且有失眠多梦、焦虑、易激动，食欲缺乏和恶心呕吐，不定位肌肉跳动，腋部掌心出汗，手脚发麻等。

**5. 情绪障碍**　患者表现为紧张不安，非常关注自己的症状，一般不愿意独自呆在家中，怕心脏病突然发作而死去；也有的患者表现为抑郁淡漠，认为自己已经没有前途，对什么都不感兴趣，极少参加社交活动。

根据心功能仪测定结果，心脏神经症可分为两型：①交感神经兴奋性增高型：占73.4%，以心率快，血压偏高为主要表现。②迷走神经兴奋性增高型：占26.6%，以心率慢，血压偏低为主要表现。

### 五、心理诊断和干预

**1. 心理诊断**　主要有心血管和神经系统两方面的诊断。

心血管方面的症状丰富，但体征少且缺乏特异性。加上全身性神经症性症状的表现，以及经详细的全身和心血管系统方面检查不能找到器质性心脏病的证据时，可以做出心脏神经症的诊断，但必须尽可能排除器质性心脏病，相反，也应警惕误诊本症为器质性心脏病，另外某些器质性心脏病的起始可无明显客观证据，且器质性心脏病亦可与心脏神经症同时存在，或后者发生在前者的基础上，因此诊断必须慎重，根据临床表现和实验室检查来判断心血管病的严重程度，以及神经症所占据的成分。

神经症性的表现主要有头痛头昏、失眠、精力不足、过分担心、紧张、无助、心前区不适等。症状自评量表显示躯体化、焦虑、抑郁、恐怖等各因子分高。

**2. 心理干预**　主要方法如下：

（1）支持性心理治疗：心理因素在心脏神经症的发病中起着重要的作用，因此，医护人员应当详细了解患者的生活、工作和思想情况，在取得信任的基础上，明确告诉患者，使其确信心脏并无器质性病变，解除思想顾虑。动员患者家属和亲友改善其生活和工作环境，减少应激源的负性影响。

（2）避免不良心理刺激：增强自主神经功能的稳定性。避免产生过度的心血管系统反应，教育患者避免情绪激动、精神紧张，睡前不要饮浓茶，不宜看过于刺激的电视、书籍。

（3）稳定情绪：对患者情绪不稳定、焦虑、猜疑、紧张的心理，医护人员要以充分的事实和检查诊断为依据，用充满信心的态度和确切的语气给予保证、支持，消除紧张、焦虑。

（4）体育锻炼：参加适当的体育活动和锻炼，气功、太极拳可分散注意力，消除紧张，增强体质，降低患者对心脏问题的关注。

（5）辅佐药物：必要时可辅助如β受体阻滞剂、抗焦虑、抗抑郁药物对症治疗。

## 第四节　功能性心律失常

### 一、一般概述

心律失常指心律起源部位、心搏频率与节律以及激动传导等任一项异常。按发生原理，心律失常可分为自律性异常、折返形成、后除极触发、传导异常以及上述异常的联合。按起源部位，则可分为窦性、心房性、房室结性、室上性与室性心律失常。按心律失常时心率的快慢，则可分为快速和缓慢性心律失常。心律失常的临床表现具有多样性。轻者仅感到心里不适或心跳加快,重者可伴胸闷气促、眩晕甚至发生猝死。

由于发病原因不同,可将其分为病理性心律失常和功能性心律失常。病理性心律失常是很多器质性心脏病的非特异性症状。在出现心律失常的同时,还具有原发病的种种临床表现,如冠心病、心肌病、心脏瓣膜病、心力衰竭等。而功能性心律失常多由疾病以外因素引起,如不良生活习惯、长期身心疲劳、精神紧张等。目前认为功能性心律失常与自主神经功能失调有关,在临床上也有一定的危险性,因此也应得到纠正。

## 二、心理社会病因

1. **生活事件**　心理社会应激与心脏的节律紊乱有关,各种心理社会因素都可以导致心律失常。丧偶、职业和生活环境变化等紧张刺激尤为明显。有资料显示,社会经济地位低下的人群中,心理应激的发生率较高,心源性猝死的发生率也高。

2. **性格特质**　A 型行为与心律失常的发生有着密切的联系,具有 A 型行为的个体对环境应激有着较强烈的交感神经反应,这种反应容易使心脏发生室颤。研究表明,对于情绪激发的期前收缩,有 A 型行为者比无 A 型行为者生物反馈治疗的效果明显不同,前者的有效率显著高于后者,提示 A 型行为是患者发生应激性心律失常的易感因素。

3. **负性情绪**　研究表明室性心律失常患者病前存在普遍的负性情绪体验,这些负性情绪体验最突出的是焦虑、抑郁、敌对、恐惧、愤怒等。因为这些负性情绪可导致神经功能失调,表现为交感神经功能亢进、心率加快、血压上升、血糖增高、胃肠功能紊乱、呼吸急促、胸痛或出汗等,还有一部分患者表现为副交感神经兴奋、心脏或血管功能受到抑制的现象。临床上患者可出现心动过缓、血压降低、皮肤苍白、出汗、恶心,甚至出现晕厥和意识丧失。严重可致猝死。

4. **不良行为**　作息不规律,吸烟,常喝浓茶和咖啡、酗酒等,这些生活行为偶尔为之并不要紧,一旦日积月累,形成了习惯,就有可能成为引发期前收缩、心动过速、心律不齐等的功能性心律失常的病因。

## 三、心理生物学机制

心律失常可见于各种器质性心脏病,其中以冠状动脉粥样硬化性心脏病、心肌病、心肌炎和风湿性心脏病为多见,尤其在发生心力衰竭或心肌梗死时。发生在基本健康者或自主神经功能失调患者中的心律失常也不少见。其他病因有电解质或内分泌失调、麻醉、低温、胸腔或心脏手术、药物作用和中枢神经系统疾病等,部分患者病因不明。

生活事件是最主要的心理社会应激源,各种事件引起交感神经 - 肾上腺髓质系统、下丘脑 - 副交感神经系统、下丘脑 - 垂体 - 肾上腺皮质系统兴奋,从而导致儿茶酚胺、乙酰胆碱及肾上腺皮质激素分泌增多,诱发心动过速、各种期前收缩、心房纤颤、窦房传导阻滞、房室传导阻滞,严重者引起室速、室颤,导致猝死。

情绪紧张使交感 - 肾上腺系统兴奋时可使血细胞比重、血浆纤维蛋白原浓度、红细胞聚集性和血液黏度明显升高,红细胞变形能力明显下降。交感兴奋还可促进血小板黏附与聚集,形成血栓,释放大量缩血管物质,后者进一步促进血小板聚集和血管收缩,使冠脉血流量减少,冠脉血管阻力增大。冠脉血流灌注受损,随后血流又可迅速恢复到开始水平,这种周期性改变可导致室颤易损阈值下降。

## 四、心身反应特点

人在愤怒、恐惧和焦虑情况下,整个交感神经系统被调动起来。由于绝大多数交感神经末梢的神经介质为去甲肾上腺素,当应激情绪使血浆中去甲肾上腺素的含量明显增高

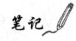

时,会出现心率加快,血压升高,此种现象被称为交感去甲肾上腺素效应。此类反应临床上最常见,患者可出现心悸、胸闷、恶心、出汗和呼吸困难等症状,严重者伴有窒息感、四肢或全身颤动,还有一些患者可出现胸痛,症状类似心绞痛发作。伴发惊恐体验者可出现濒死感、失控感、惊叫、四肢麻木和全身无力等症状。

当人处在强烈情绪或严重疼痛的刺激时,会出现迷走神经兴奋,血压下降、心率减慢、头晕、虚脱、一过性意识丧失,甚至引起心脏停搏或猝死。在临床上可表现为心脏抑制作用引起的心动过缓、血管抑制作用引起的低血压、心脏血管联合抑制引起的心动过缓与低血压反应三种不同的反应形式。

人在强烈的恐惧状态下,交感与副交感神经可同时发生作用,既引起交感神经兴奋,心跳加快、血压升高,同时也可伴随大汗、大小便的不能自控等副交感兴奋的症状。晕厥时自主神经系统也呈现双向反应,开始有短暂的交感神经兴奋,继而副交感兴奋占绝对优势,心脏抑制,血压脉搏下降,一过性脑供血不足,出现短暂意识障碍。自主神经功能的严重失衡,交感神经与副交感神经均呈紊乱性兴奋状态,造成冠状动脉持续痉挛,容易出现重度传导阻滞、室颤、停搏等恶性心律失常,往往导致患者的猝死。Bracrete 等发现,猝死患者与其社会经济状况、受教育水平和 A 型行为有关,猝死与 A 型行为相关的机制可能与个体对环境应激有较强烈的交感反应有关。Green 等对猝死者的回顾性调查发现,猝死者在死前数月内曾表现出抑郁症状,多在一次剧烈应激中死亡。

### 五、心理诊断和干预

1. **心理诊断**　包括以下几个方面。

(1) 社会心理因素:心律失常发作前有明显的心理情绪诱因。

(2) 心理评定量表:A 型行为量表可发现患者存在 A 型性格特征或焦虑自评量表(SAS)、抑郁自评量表(SDS)显示焦虑或抑郁。

(3) 诊断性治疗:服抗焦虑、抗抑郁药和放松训练后,心律失常减轻或消失。

2. **心理干预**　功能性的心律失常多由于长期精神紧张或剧烈的心理应激所致,如发作时无明显不适,一般不需特殊治疗。但由于疾病的症状给患者造成的恐惧感和心理上的压力,需要进行心理干预,以缓解患者的心理压力,并注意避免突然的剧烈的精神刺激。有效的心理治疗可使患者免于或减少药物治疗。

(1) 综合性心理干预:首先向患者做好解释工作,介绍科学知识,消除患者的紧张、顾虑和不安全感,消除或控制心理应激,脱离应激环境,改变患者的不良情绪、认知偏差及不良行为。给予患者充分的关怀和同情,让患者适当宣泄内心的压抑。

(2) 生物反馈疗法:生物反馈治疗交感神经张力增高患者的心动过速、室性期前收缩、心理应激引起的心绞痛发作等,具有较显著的疗效。

(3) 认知行为治疗:心律失常与情绪紧张有着密切的关系,而情绪紧张又与对疾病不正确的态度和认知有关。通过理性情绪疗法和认知行为治疗,可以改变患者的不良认知,使患者认识到,疾病的症状不仅与疾病有关,更重要的是由自己对症状的解释、评价、过分担心恐惧引起的,这些不合理的信念引起了不良的情绪反应和适应不良行为,改变原有的错误的认知即可以缓解症状。

(4) 药物治疗:功能性心律失常的治疗主要是改善自主神经功能状态,包括调整交感神经张力,属于广谱非特异性治疗。在众多抗心律失常药物中,β 受体阻滞剂具有高度的非特异选择性,能调节自主神经功能状态,降低交感神经张力,有和缓降低心率的作用。功能性心律失常是自主神经功能失衡的反映,所以适用 β 受体阻滞剂。β 受体阻滞剂是一个系列的药物,每种药的用法用量不完全相同,人群对其敏感性的个体差异也很大。为了避免产

笔记

生不必要的不良反应,应在医生指导下服用,从小剂量开始,逐渐增量,直至达到治疗目标。

## 案例

某男,51岁,某工厂厂办主任,以发作性心悸、胸闷、心前区剧痛1年余为主诉就诊。患者于一年前无明显诱因逐渐出现头晕、头痛、全身乏力,夜间入睡困难,需用地西泮类药物维持才能保持正常的睡眠,并感到有发作性的心悸、胸闷、心前区疼痛,每当劳累之后易诱发或使症状加重。曾多次在本厂医院就诊,血压均在正常范围之内,心电图无异常发现。按神经症治疗,给予艾司唑仑、谷维素、安神补心丸等药物,睡眠改善,但其他症状无明显好转,且有逐渐加重的趋势,故今日来我院心内科门诊治疗。

既往身体健康,无颅脑外伤及其他躯体疾病史。家族中其母亲有高血压病史,并于十年前因"脑出血"去世。

自幼上学,大学毕业后分配到某厂工作至今。妻子49岁,夫妻关系尚可,但妻子有慢性类风湿关节炎病史,平时他除了单位紧张的工作之外,还得忙些家务,较为辛苦。平素性格开朗好胜心强,行动爽快,办事效率高,对自己要求严格,做事认真,总觉得时间不够用,颇受单位领导的赏识。

体检及神经系统的检查:静息心电图无异常发现。心电图负荷试验后发现心率增快,有偶发室性期前收缩,血液中胆固醇及甘油三酯含量增高,其他实验室检查无异常发现。艾森克个性测定属外向不稳定型个性特点。

精神状态检查:意识清楚,仪态整洁,情绪焦虑、烦躁、紧张,反复询问医生他是否患了心脏疾病,严重程度如何,应怎样治疗。其他无异常发现。

诊断:心绞痛型冠心病。

治疗经过:对该症患者我们首先对其进行支持性心理治疗,分析本症发生的原因,解除患者的心理负担,增强其战胜疾病的信心。并按以下程序进行心理行为治疗。

第一步:让其进行A型行为问卷测评,TH为时间紧迫感,CH为无端敌意,结果TH加CH得分为34分,说明该患者有A型行为倾向。

第二步:针对患者的个性特点,按"调整A型行为模式"的方法,对其进行调整,以改变其A型行为模式,并协助患者练习用非A型行为方法去应付日常工作、生活及社交活动。并与放松技术结合起来,对该患者进行渐进松弛训练配合生物反馈治疗,每周一次,每次15~30分钟,经过12次的放松练习,患者逐渐掌握了放松的办法和程序,嘱患者坚持练习,循序渐进,定会取得较好的效果。

第三步:在进行以上心理行为治疗的同时,配合小剂量的双嘧达莫、肠溶阿司匹林、桂利嗪,以及丹参、红花、三七、元胡、麦冬等中药治疗。经过一年的门诊综合治疗,患者症状缓解,完全恢复了正常的生活、工作和社会活动。

其他治疗:对冠心病患者,可据患者的具体情况,采用中国的气功疗法或印度的瑜伽疗法,同样可以达到全身放松、强身健体及治疗心脏疾病的作用。

(景璐石)

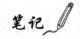

# 第五章　呼吸系统的心身疾病

　　呼吸系统直接与外界相通，易受物理、化学、生物因素的侵袭而导致疾病。呼吸器官的功能受自主神经和意识的双重支配。因此，人能主观改变呼吸的频度和幅度，也会在喜悦、紧张、恐惧等情况下出现呼吸功能变化的现象。这种双重性支配决定了呼吸系统具有产生心身疾病的解剖和功能基础。心理社会因素与呼吸系统疾病的发生、发展及转归等均有密切的联系，它们既可能是疾病的致病因素，也可能是疾病的诱发因素，还可能作为继发性心理应激因素影响疾病的痊愈过程。常见的呼吸系统心身疾病包括支气管哮喘、过度换气综合征、神经性咳嗽、慢性阻塞性肺病、声带功能障碍等。本章着重介绍支气管哮喘、慢性阻塞性肺病和过度换气综合征。

## 第一节　支气管哮喘

### 一、一般概述

　　支气管哮喘（bronchial asthma）简称哮喘，是由多种细胞，如嗜酸性粒细胞、肥大细胞、T细胞、中性粒细胞、气道上皮细胞等和细胞组分参与的气道慢性炎症性疾病。这种慢性炎症导致气道反应性的增加，通常出现广泛多变的可逆性气流受阻，并引起反复发作的喘息、气急、胸闷或咳嗽等症状，常在夜间和（或）清晨发作、加剧，多数患者可自行缓解或经治疗缓解。

　　哮喘是呼吸系统常见的疾病，目前全球约有1.6亿患者。各国患病率0.1%～32%不等，导致患病率差异的原因目前尚不清楚。我国的患病率约为1%～4%，其中，儿童的发病率高于青壮年，老年人群的患病率有增高的趋势。成年男女患病率基本相同，城市高于农村。约40%的患者有家族史。

　　哮喘的发病机制还不完全清楚。变态反应、气道炎症、气道反应性增高及神经等因素及其相互作用被认为与哮喘的发病关系密切。

　　体液和细胞介导的免疫均参与哮喘的发病。抗原通过递呈细胞激活了T细胞，活化的T细胞（主要是Th2细胞）产生白细胞介素（IL）等进一步激活B淋巴细胞，B淋巴细胞合成特异性IgE，并结合于肥大细胞和嗜碱性粒细胞等表面的IgE受体。若患者再次接触到变应原，就可与结合在细胞表面的IgE交联，使该细胞合成并释放多种活性介质从而导致平滑肌收缩、黏液分泌增加、血管通透性增高和炎症细胞浸润等改变。并且炎症细胞在介质的作用下又可以分泌多种介质，使气道病变加重，产生哮喘的临床症状。这就是典型的哮喘的变态反应过程。

　　根据吸入变应原后哮喘发生时间的不同，可分为速发型哮喘反应、迟发型哮喘反应和

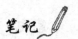

双向型哮喘反应。速发型哮喘反应在吸入变应原的同时立刻产生变态反应，15～30 分钟后达到高峰，2 小时后逐渐恢复正常。迟发型哮喘反应在吸入变应原后 6 小时左右发病，持续时间长，可达数天，并且临床症状严重，常呈现持续性哮喘表现。迟发型哮喘反应的机制主要是气道慢性炎症反应的结果。

气道慢性炎症被认为是哮喘发病的本质。其主要的机制在于活化的 Th2 分泌的细胞因子，可以直接激活肥大细胞、嗜酸性粒细胞和肺泡巨噬细胞等多种炎症细胞，使之在气道浸润和聚集。这些细胞相互作用可以分泌出 50 多种炎症介质和 25 种以上的细胞因子，形成一个与炎症细胞相互作用的复杂网络，从而使气道反应性增高，气道收缩，黏液分泌增加，血管渗出增多。气道慢性炎症的产生，除以上的机制外，各种细胞因子和环境刺激因素作用于气道上皮细胞以及由血管内皮细胞和气道上皮细胞所产生的黏附因子也起了一定的作用。

气道高反应性和神经因素也是哮喘发病的重要机制。气道高反应性表现为气道对各种刺激因子出现过强或过早的收缩反应，这也是哮喘发生和发展的另一个重要因素。而气道的炎症则是导致气道高反应性的重要机制之一。神经因素也是哮喘发病的重要环节，其中 β- 肾上腺素受体功能低下和迷走神经张力的亢进与哮喘的发病关系密切。而 α- 肾上腺素能神经的反应性增加也可能是导致哮喘发生的神经机制之一。

哮喘与多基因遗传有关，尽管目前哮喘的相关基因尚未完全明确，但相关研究表明存在有与气道高反应性、IgE 调节和特应性相关的基因。环境因素主要包括多种激发因素，如尘螨、花粉、微生物、动物毛屑、刺激性气体、药物、食物、气候变化、运动、妊娠、感染等都可能是哮喘的激发因素。

## 二、心理社会病因

支气管哮喘是最早被认识到的心身疾病之一。1958 年，Williams 等对各种年龄的 487 例哮喘患者研究发现，有 29% 的患者是外源性过敏诱发的，40% 是呼吸道感染诱发的，而以心理因素为主诱发的哮喘达到 30%。在 487 例患者中，单独由心理因素导致发病的仅占 1.2%，但明显有心理因素参与而发病的却达到 70%。由此可见，心理因素虽然难以单独导致哮喘，但心理因素激起的情绪反应可以影响呼吸系统的生理功能，促成哮喘发作所必需的气道高反应性，当接触到其他致病因素时就会引发支气管哮喘。因此，心理因素被认为在本病中起始动机制的作用。

**1. 生活事件** 研究表明患者所经历的生活事件能够诱发、加重哮喘。Agarwal 研究认为单独由精神因素促发哮喘的占 15%，变态反应合并精神因素的占 50%，感染合并精神因素的占 15%，三者都有的占 5%。动物实验发现，心理应激能有效地干扰下丘脑 - 垂体 - 肾上腺素轴，从而直接影响了大鼠发病的症状。心理应激加重呼吸道内部的变态反应，致使呼吸道内部的炎症反应的进一步加重。经历慢性应激性生活事件的人，在事件发生两周内发生急性支气管哮喘的风险是一般情况下的 3 倍。对哮喘患者使用生活事件量表评定，通常负性事件分值＞ 30 分。特别是高危家庭如单亲家庭、家庭关系不睦或家庭成员长期患病，哮喘的发病率显著提高。

**2. 情绪因素** 支气管哮喘的发病和病程受情绪的影响，激烈的情绪变化可以诱发哮喘。哮喘患者受暗示性强，易出现紧张、焦虑、恐惧、愤怒等，这些负性情绪可导致患者呼吸困难，引发哮喘发作。负性情绪和兴奋情绪状态能增加哮喘患者的气道阻力，加重已经存在的过度通气，加剧哮喘。焦虑和抑郁是哮喘最常见的情绪诱因，抑郁的强度与哮喘患者的呼吸困难程度、晨起症状的严重程度均有显著的正相关。焦虑可以诱发支气管哮喘，支气管哮喘引起的窒息感、呼吸困难等可导致患者紧张和恐惧，紧张和恐惧又会加重焦虑的

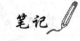

91

程度。

**3. 人格特征**　哮喘患者的人格表现为自我中心、依赖性强、希望别人同情、过分要求别人照顾和注意、幼稚、情绪不稳定、焦虑、内向、易受暗示等。艾森克人格问卷调查表明，哮喘患者在人格特质上更加敏感和更加倾向于掩饰自己的问题，多表现为情绪不稳定、易激惹，对外界刺激易产生过强的反应、容易导致情绪的波动。多伦多述情障碍量表发现哮喘患者有明显的述情障碍。儿童支气管哮喘患者多表现内向和掩饰。

**4. 亲子关系紊乱**　过分溺爱、过于保护的家庭教养方式是引发支气管哮喘潜在的危险因素。父母对患儿表现出过分溺爱和迁就。尤其当发病时，更是小心翼翼，一味迁就孩子提出的各种要求，哪怕是再过分的要求都设法使其满足，唯恐影响孩子情绪而加重病情，使孩子形成一种病态心理模式，即当患儿因某些需要得不到满足时，心理上就如同受到一种强刺激，诱发哮喘发作，使哮喘发作好似一种为达到某种要求的"躯体语言"，作为情绪的一种表达形式发泄出来。另一种常见的不良亲子关系是对患儿关心太少，患儿得不到父母的关爱，感到被父母所厌弃、冷落，从而加重焦虑、抑郁和沮丧等情绪而致病情加重。

### 三、心理生理学机制

心理应激因素导致支气管哮喘发病的作用机制尚不十分明确，研究主要从心理 - 神经中介机制、心理 - 神经 - 内分泌 - 免疫机制等方面展开。心理应激能影响神经、内分泌和免疫系统之间的相互作用，通过激素、神经肽在受体和基因水平调节单核细胞亚群间的相互作用，影响细胞因子和其他信使分子的产生，从而影响哮喘的发作。

**1. 心理应激 - 神经中介机制**　气道的神经调节主要有胆碱能和肾上腺能系统，强烈的情绪变化作用于大脑皮层，大脑皮层兴奋作用于丘脑，通过自主神经，尤其是迷走神经促进乙酰胆碱释放，引起支气管平滑肌收缩、痉挛、黏膜水肿而导致哮喘。此外，肾上腺能神经通过 β 或 $α_2$ 受体抑制乙酰胆碱释放，所以任何肾上腺能神经的反应异常，都可以造成胆碱能神经张力升高。因此，心理应激因素可通过中枢及周围神经递质的异常分泌、平衡失调并呈现乙酰胆碱升高的迷走相反应，从而导致或加重支气管哮喘。

应激导致神经肽 P 物质（Substance P，SP）和血管活性肠肽（Vasoactive Intestinal Peptide，VIP）及其受体的表达改变。SP 具有能收缩呼吸道平滑肌，促进气道血管扩张、黏液分泌和血浆渗出的作用，能诱导白细胞黏附、浸润、调节多种细胞产生多种细胞因子，促进单核巨噬细胞释放溶酶体酶和花生四烯酸代谢物，刺激肥大细胞释放组胺等炎症介质。VIP 与 SP 起着相反的作用，它可以舒张气道平滑肌，是目前发现最强的内源性支气管扩张剂。应激使血浆和肺组织中 SP 含量升高和 VIP 含量降低可能是心理应激因素诱发和加重支气管哮喘的作用机制之一。

**2. 心理应激 - 神经 - 内分泌 - 免疫机制**　心理功能失调通过下丘脑 - 垂体 - 肾上腺皮质轴干扰神经和内分泌系统，对免疫细胞分泌细胞因子进行调节，影响机体的正常免疫功能和机体对外界各种不良刺激的敏感性，进而影响机体的免疫状态，使机体更易发生支气管哮喘。支气管哮喘患者情绪不稳定，出现负性情绪可干扰下丘脑肾上腺皮质轴调节，使大脑皮质边缘系统抑制下视丘分泌细胞，继而抑制垂体促肾上腺皮质激素分泌，使糖皮质激素分泌减少，而糖皮质激素有抑制变态反应、稳定肥大细胞、舒张支气管等效应，其减少会导致支气管收缩、哮喘发作。

**3. 过度通气**　患者在心理应激状态如紧张、焦虑、恐惧、害怕等情况下，会出现过度通气，导致气道水肿及其黏膜的毛细血管收缩。这些因素刺激具有高反应性的气道，可诱发或加剧哮喘。哮喘发作反过来又会促进过度通气，使病情进一步加重，形成恶性循环。过度通气同时也刺激肺牵张感受器，引起迷走神经张力增高。

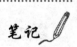
笔记

## 四、心身反应特点

1. **焦虑状态**　表现为过分紧张、忧虑、恐惧等甚至有濒死感。伴随患者情绪上的反应，出现心悸、多汗、血压升高、皮肤发冷、肢体震颤等交感神经兴奋的症状。引起焦虑的主要原因是哮喘导致的呼吸困难以及对死亡的恐惧，其他如医护人员和家属的不当言行也可诱发或加重患者的焦虑情绪。

2. **抑郁状态**　主要表现为自信心低下、情绪低落、对事物的兴趣减低、悲观厌世、社会活动能力降低，严重的甚至出现自杀意念等。

3. **恐惧**　恐惧也是哮喘患者常见的不良情绪，主要有恐惧死亡和恐惧运动。恐惧死亡是在哮喘发作时，呼吸困难及低碳酸血症引起的脑供氧不足，使患者产生类似窒息的感觉，因此患者常恐惧、烦躁不安，有濒死的感觉。患者担心在运动时会增加呼吸强度，导致哮喘加重，故而对正常的活动也表现出过度的恐惧。

## 五、心理诊断与干预

1. **心理诊断**　包括以下几个方面。

通过心理学检查可能会发现哮喘患者如个性、心理等存在着某些问题，但多无特征性。因此，在临床上判断患者的发病是否和心理社会因素相关，是比较困难的。鉴于此，日本学者吾乡在 1969 年提出了"心因性哮喘"的疾病概念，其诊断标准为：①患者有与客观症状不相协调的哮喘发作主诉，但是缺乏主观的治疗愿望；②患者无呼吸道感染，分泌物不多，呈轻度呼吸困难，有呼气样呼吸困难感觉，并出现剧烈咳嗽症状；③入院后症状容易消失，出院或外出时又很快引起发作；④患者在考虑某种要求和愿望时必然引起发作，或者在一定条件下，如想到手边无药时，就会立时发作；⑤患者对自己疾病的预后有强烈的悲观心理；⑥发病前后，存在其他心身疾病表现或神经症。

吾乡虽然提出了心因性哮喘的诊断标准，但在临床实际工作中却难于实施。因为几乎不存在没有过敏或支气管感染的所谓的纯心因性哮喘。大部分哮喘发作都是受包括心理因素在内的多因素的综合影响。所以，从临床诊断治疗的角度出发，有学者建议，凡具有下列情况的哮喘患者可以考虑有心理因素的存在：①哮喘的发病或以后的发作，显然与精神刺激或情绪波动有关；②通过暗示或相应的心理条件可诱发哮喘发作；③表现为不安倾向、神经质、自我中心、情绪不稳、社会不适应、消极或欲求水平高等性格；④幼儿时期有分离体验、心理外伤体验；⑤既往家族史中有其他心身疾病或神经症；⑥有回避疾病倾向，反复住院缓解，出院恶化；⑦可见由于心理驱使而致疾病的症状变化。

2. **心理干预**　可采用以下心理干预方法。

（1）哮喘的教育与管理：哮喘患者的教育与管理是提高疗效、减少复发、提高患者生活质量的重要措施。应使患者掌握以下内容：相信通过长期、适当、充分的治疗，完全可以有效地控制哮喘发作，了解哮喘的激发因素，结合每个人具体情况，找出各自的激发因素，以及避免诱因的方法；简单了解哮喘的本质和发病机制；熟悉哮喘发作先兆表现及相应处理办法；学会在家中自行监测病情变化，并进行评定，重点掌握峰流速仪的使用方法，有条件的应记哮喘日记；学会哮喘发作时进行简单的紧急自我处理方法。了解常用平喘药物的作用、正确用量、用法、不良反应；掌握正确的吸入技术；知道什么情况下应去医院就诊；与医生共同制订出防止复发、保持长期稳定的方案。

（2）支持性心理治疗：对患者进行安慰和鼓励。帮助患者树立与疾病作斗争的信心，消除患者的紧张、焦虑和恐惧的心理。特别是来自家庭的支持对于患者心态有巨大的帮助。在治疗过程中，家庭成员应避免对患者的厌烦和歧视，但也不能对患者过分关爱，以免患者

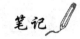

93

产生依赖心理。

（3）系统脱敏疗法：教导或训练患者逐渐适应某些应激状态，从而使患者最终达到适应某种最高强度的刺激，也不引发哮喘发作的目的。如对于过分依赖母亲的哮喘患儿，可先使患儿与母亲暂时分离，让其参加夏令营，然后逐渐延长分离时间，最终达到脱敏的目的。在生活中鼓励患儿与其他孩子一起玩耍，上课时主动回答问题。对于成人而言，则使之逐渐增加社会交往，克服自卑感等心理障碍。

（4）生物反馈治疗：通过生物反馈治疗能使患者增强对情绪反应和生理活动的调控能力。目前常用的是前额肌电反馈放松疗法，方法是将两个电极放在患者的前额部，把紧张程度的视听反馈给患者，训练其放松。通过前额肌电反馈放松疗法，能有效地改善患者的心态，而且还能降低患者的面部肌肉张力，通过三叉-迷走神经反射改善肺功能。Anokhin等研究发现在哮喘患儿中应用生物反馈治疗，不仅可以缓解哮喘症状，减少及预防哮喘的发作，而且能够减轻患儿焦虑、恐怖等心理障碍。此疗法禁用于哮喘严重发作期。

（5）催眠疗法：Bengtsson认为催眠疗法兼具有松弛疗法和脱敏疗法的优点，是伴有心理障碍的患者在哮喘发作期的最好的心理疗法。1968年英国学者曾用催眠疗法治疗了127例哮喘患者，结果发现59%的患者有较好的疗效，有效率高于气功等其他松弛疗法。

（6）松弛疗法：放松训练可以改善患者紧张、焦虑的精神状态，从而达到治疗的目的。Sathyaprabha曾利用为期21天的瑜伽、饮食及自然疗法使37名哮喘患者的症状得到了不同程度的好转。Loew对17名哮喘急性发作的患者采用松弛疗法并与吸入特布他林治疗作为对照组，结果显示二者对气道阻力的改善无显著性差异。

（7）其他心理疗法：意象想象训练是以放松为基础的心理治疗方法。引导意象想象能够缓解患者的不良情绪，改善患者的肺功能。团体心理治疗，患者通过在治疗团体内的沟通和交流，获得情感上的支持和鼓励，找回归属感和价值感，树立战胜疾病的信心，发现和认识到可能诱发疾病发作的因素。还可以获得哮喘管理的经验、应对压力技巧和管理情绪的方法等。

**3. 呼吸调整训练** 在哮喘发作期间，可以训练患者采用腹式呼吸。通过加强膈肌、腹肌、肋间肌和胸部肌肉的力量。一旦患者习惯腹式呼吸后，可以使患者在哮喘发作时，依靠膈肌的收缩力量帮助把残气从肺内排出，从而改善呼气性呼吸困难。

**4. 体育锻炼** 由于不适当的体育锻炼可以诱发哮喘，因此过去很多医生常常告诫患者尽量减少体育锻炼。但目前认为，体育锻炼不仅可以改善患者的心肺功能，提高交感神经的兴奋性，抑制体内炎症介质的释放，从而提高运动后诱发哮喘的阈值，而且还可以增加患者的食欲、调整心情，增强战胜疾病的信心，往往能够达到意想不到的治疗效果。但是，由于哮喘疾病的特殊性，体育锻炼应遵循"循序渐进，量力而行"的原则。哮喘患者的体育锻炼通常应在缓解期配合药物的治疗下进行。为了使体育锻炼收到预期的效果，必须在放松、愉悦的环境中进行，避免进行一些竞争性强的项目，同时切忌运动量过大。

# 第二节　慢性阻塞性肺病

## 一、一般概述

慢性阻塞性肺病（chronic obstructive pulmonary disease，COPD）是一种具有气流受限特征的肺部疾病，气流受限不完全可逆，呈进行性发展。确切的病因还不十分清楚，但认为与肺部对有害气体或有害颗粒的异常炎症有关。

COPD是呼吸系统疾病的常见病和多发病，世界卫生组织资料显示，COPD的死亡率居

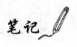

所有死因的第四位,且有逐年增加之势,2030 年将可能成为世界第三大致死疾病。我国 7 地区 20245 名成人的调查结果显示,COPD 的患病率占 40 岁以上人群的 8.2%。美国男性成人患 COPD 者占 4%～6%,女性占 1%～3%。

## 二、心理社会病因

慢性阻塞性肺病确切的病因还不清楚,可能与下列心理社会因素有关。

1. **不良习惯**　烟碱依赖是 COPD 中最常见的心理问题,超过 80% 的 COPD 病例都与吸烟有关。吸烟通过引起呼吸道局部炎症反应增强和增强全身系统性炎症反应引起 COPD。吸烟可使气道纤维化和结构重组,使气流阻塞不可逆转。吸烟还可使气道内分泌物增加,加重气流阻塞。香烟中的物质还可直接引起气道平滑肌收缩,进一步加重 COPD。并且吸烟还有可能是 COPD 患者发生抑郁的促进因素。Wagena 研究发现,与不吸烟的患者相比,吸烟的 COPD 患者抑郁的发病率明显提高,前者为 9%,而后者为 29.3%。此外,酒精滥用也能加重 COPD,原因是过量的饮酒导致严重的获得性肺炎和吸入性肺炎的发生率增高而加重 COPD。

2. **情绪障碍**　抑郁、焦虑和恐惧是患者常见的情绪问题。抑郁症在 COPD 患者中很常见,有报道 42% 的患者存在临床抑郁的表现,其中 30% 为轻度抑郁;68% 中度抑郁;2% 为重度抑郁。37% 的 COPD 患者报告有过惊恐发作。国内的曹雪峰等对 115 例 COPD 患者进行了医院焦虑抑郁量表调查,结果有抑郁情绪的患者 68 例,占 59.1%。有焦虑情绪的患者 66 例,占 57.4%。达到抑郁焦虑肯定症状标准的分别为 34.8% 和 32.2%。

3. **社会地位**　社会经济地位与 COPD 的发病之间具有负相关关系,即社会经济地位较低的人群发生 COPD 的几率较大。营养不良与 COPD 病情进展相互影响,互为因果,形成恶性循环。

4. **遗传因素**　COPD 具有一定的家族遗传倾向,基因是决定其遗传易患性的关键因素,并受到医学界的重视。特别是 α1- 抗胰蛋白酶基因已被确定为 COPD 的危险因素。α1- 抗胰蛋白酶缺乏是常染色体隐性遗传性疾病,在 COPD 患者中,蛋白酶 - 抗蛋白酶平衡失调严重,并且其失衡严重程度与 COPD 的严重程度存在有相关性,并且吸烟会加重蛋白酶和抗蛋白酶的失衡。

## 三、心理生理学机制

长期的慢性应激致使交感神经功能亢进、体液成分中儿茶酚胺水平增高,从而导致肺血管收缩,加速肺动脉及肺源性心脏病的进展,自主神经功能失调,使副交感神经反应性增高,对正常人不起作用的微弱刺激,可使患者支气管痉挛、分泌增多,而产生咳嗽、咳痰、气喘等症状。

吸烟可损伤气道上皮细胞,使纤毛运动减退和巨噬细胞吞噬功能降低;支气管黏液腺肥大、杯状细胞增生,黏液分泌增多,使气道净化能力下降;支气管黏膜充血水肿、黏液积聚,容易继发感染,慢性炎症及吸烟刺激黏膜下感受器,使副交感神经功能亢进,引起支气管平滑肌收缩,气流受限。吸烟还能使氧自由基产生增多,诱导中性粒细胞释放蛋白酶,抑制抗蛋白酶系统,破坏肺弹力纤维,诱发肺气肿形成。因此,烟龄越长,吸烟量越大,COPD 患病率越高。

## 四、心身反应特点

COPD 的患者由于长期处于咳嗽、呼吸困难之中,而且肺组织的损害和症状表现为不可逆的进行性加剧,导致患者出现各种心理障碍。患者的心理问题依次为躯体化、抑郁、人际

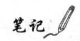

95

关系、强迫和焦虑。多数患者对呼吸困难有恐惧感,易怒、孤僻、整天静坐不动,不参加娱乐、社会活动和人际交往或自责或沮丧,情绪低落。当病情严重,通气功能降低,血氧降低及二氧化碳潴留时,可加速抑郁及痴呆的进展。若进一步发展成至急性呼吸衰竭及二氧化碳麻醉时,可导致精神症状。

### 五、心理诊断与干预

**1. 心理诊断** 本病由于为慢性经过,很多患者都存在着程度不同的心理问题。使用临床症状自评量表(SCL-90)进行评定,患者组总分及抑郁、焦虑、偏执、恐怖等各因子分均高,表明患者精力不足,过分担心,无助无望,且敏感多疑。焦虑自评量表(SAS)及抑郁自评量表(SDS)评定多数患者的标准得分已符合轻至中度焦虑抑郁发作标准,个别患者达到重度抑郁发作标准。

**2. 心理干预** 医护人员要用疏导、解释和安慰等方法给予患者以精神、心理治疗。通过让患者和家属了解有关COPD的本质及各种康复治疗措施实施的意义改变患者对疾病的错误认识,树立起战胜疾病的信心,在康复治疗过程中,使患者起到积极主动作用。

**3. 戒烟** 目前最为有效的非药物治疗方法,可阻碍肺功能的恶化,甚至对重度COPD老年患者,戒烟后可以增加对吸入的糖皮质激素的反应性,临床疗效明显增强。

**4. 健康教育** 健康教育对COPD的预防和治疗起着重要的作用,可以提高患者的生活质量。根据患者的心理状态、生活方式、对疾病的认识和患者的一般资料,制订健康教育内容和计划。如疾病基本知识教育:向患者讲解COPD常见的病因、症状、体征及预后。让患者掌握主要的病因、典型症状、体征以及病情加重的临床症状。心理健康教育:COPD病程长、疗效差,患者的经济负担重。因此患者常有焦虑、抑郁及悲观等等心理问题。医护人员要用通俗易懂的语言主动与患者沟通,多给予心理上的鼓励,使患者感到关怀,从而减轻心理压力,保持最佳的心态配合治疗。日常生活健康教育:吸烟的患者要向患者说明吸烟的危害和戒烟的益处,鼓励家属进行监督。教育患者合理休息,适当活动,增强体质。气候变换时,注意预防呼吸道感染。教育患者合理及规律饮食,多进食高蛋白、高维生素、清淡易消化及富含矿物质的食物。排痰健康教育:教育患者养成排痰习惯,鼓励患者排痰保持呼吸道通畅,教会患者正确的呼吸训练和有效的排痰方法。必要时可采用雾化或药物促进排痰。健康教育对COPD临床治疗起着增效的作用。

**5. 辅助疗法** 包括以下几个方面。

(1)呼吸肌锻炼疗法:呼吸肌的锻炼主要是膈肌锻炼。目前临床上主要从两个方面进行锻炼。一方面指导患者进行主动的腹式呼吸训练。这种训练方式包括做呼吸操、缩唇呼吸及各种气功康复调理。另一方面是借助电脉冲刺激膈神经进行膈肌的强制性锻炼。主要训练方式是应用体外膈肌起搏器刺激膈神经,促使膈肌有规律收缩,改善膈肌血液循环,提高膈肌活动幅度,增加肺活量,达到改善肺功能,提高患者生存质量的目的。

(2)运动锻炼:运动锻炼是肺康复的核心内容,主要包括上肢运动训练和下肢运动训练。特别是下肢运动训练是中、重度COPD治疗的主要措施之一。上肢运动训练可以促进上肢运动,增加患者的氧气的摄入和二氧化碳的呼出。下肢运动训练可以逐步提高患者行走肌肉的负荷耐受性,进而使患者行走能力得以提高。Aizawa认为运动训练除了能改善患者的运动耐力外,还能提高患者的活动能力,减轻患者的心理障碍,使患者能够更加容易地融入社会,增强社会参与性。

(3)长期氧疗:长期家庭氧疗是影响COPD预后主要因素之一。长期家庭氧疗可提高血氧含量,降低肺动脉压,改善睡眠质量,能够明显提高COPD低氧血症患者的生存质量。长期家庭氧疗可以增加重度低氧血症患者的生存率,但对中度低氧血症患者影响不明显。

（4）营养支持疗法：据报道有大约 40%COPD 患者实测体重比理想体重低 10% 以上。COPD 患者长期营养不良会导致呼吸肌收缩力下降和耐力减弱，呼吸肌易发生疲劳，同时机体对呼吸调节反射减弱，进一步加重了缺氧和二氧化碳潴留及肺功能的损害。此外，营养不良可致微量元素缺乏，造成免疫功能和抗氧化防御功能的减退，亦可加重病情的进展。复方营养液灌胃可有效地增加膈肌张力。适当补充各类电解质、维生素及微量元素，当患者发生急性并发症需要补充高热量，患者又不能口服时，应及时给予静脉支持。对有明显 $CO_2$ 潴留患者，应注意避免过量碳水化合物的应用，以免加重患者病情。

其他的辅助疗法还有机械通气、排痰训练、物理因子疗法及自然因子疗法等。

# 第三节　过度换气综合征

## 一、一般概述

过度换气综合征（hyperventilation syndrome），又称为高通气综合征，是由明显的心理社会因素引起的阵发性呼吸增快，通气和换气过度，进而导致二氧化碳丢失过多，出现呼吸性碱中毒及神经肌肉应激性增强的一组疾病。临床上可表现为反复发作的意识丧失，但无癫痫、发作性睡病的证据。由各种原因引起的连续的快速深呼吸，患者虽然体验到不适感，但不能控制自己的过度呼吸。或者让患者快速呼吸 2～3 分钟就可诱发过度换气综合征，患者出现心慌、焦虑、胸部窘迫、头晕、四肢刺痛或麻木、肌肉僵硬和手足痉挛等症状，同时可伴有不能控制的大笑、大叫。发作时间一般持续 20～60 分钟不等。患者以青年女性多见，25 岁左右是高发年龄段（60%），女性约为男性的 1.6～2.0 倍。随着年龄的增长，男女病症都会减轻。过度换气综合征 90% 以上是由心理因素而非器质性因素所引起，是一种典型的心身疾病。

1871 年，Dacosta 最先报道该综合征，并以自己的名字命名为 Dacosta 综合征。由于这组综合征的临床症状涉及精神的（心理的）、心脏的、呼吸性的症状，因此后来其他学者还把他命名为士兵心、神经循环衰弱、成就综合征、心脏神经症等，在这些不同的名称里，大都有心脏的症状。1947 年 Mckell TE 和 Sullivan AJ 提出了过度换气综合征这一概念，认为上述这些症状只不过是过度换气综合征的众多临床表现之一，除了有心脏的症状外，还包括胃肠道症状、肌肉骨骼系统症状等，均为躯体焦虑的表现形式。此后，学术辩论的结果仍维持"过度换气综合征"的名称，并认为头晕、气短、胸痛、肢体麻痹等均是过度换气和呼吸性碱中毒的直接后果，而过度换气则可能是焦虑状态的最初症状之一。

## 二、心理社会病因

尽管过度换气综合征可能和遗传等因素有关，但心理社会因素被认为是其发病的主要原因。

**1. 不良情绪**　患者均有不同程度的情绪紧张、焦虑等典型症状。过度换气综合征多为负性情绪诱发。在诱因中，与人发生口角争斗 38 例，占 34.5%；各种疼痛应激 22 例，占 20.0%；受到批评等感情受挫 19 例，占 17.3%；上下班拥挤 14 例，占 12.7%；过度劳累、熬夜、饥饿 8 例，占 7.2%。

**2. 心理应激**　经历严重负性生活事件可诱发过度换气综合征。儿童患者生活事件明显多于正常对照组。患儿常因学习紧张、家长管理过严、被严厉训斥造成恐惧、委屈而发病。成年女性发病的原因多为吵架、考前紧张、失恋等。

**3. 人格特征**　成人患者常见的性格以恐惧、沮丧、带有疑心病和恐惧症为基本特点，多

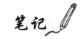
笔记

有神经症性格倾向。过度换气综合征的儿童表现为活动水平高、节律性差、适应性慢、注意力易分散、心境消极。

### 三、心理生理学机制

过度换气综合征的发病机制还不是很清楚，精神刺激、压力等均可诱发。有学者认为可能是和中枢神经对呼吸功能调节紊乱及自主呼吸调节功能丧失稳定性有关。当患者的呼吸功能受到刺激时，呼吸调节功能发生一过性紊乱（脑干以上的高位神经结构如下丘脑对呼吸的调节功能过强），出现过度通气。症状的出现都可以用过度通气和接踵而来的呼吸性碱中毒来解释。

机体二氧化碳的反馈调节功能紊乱与发病有关。对于健康人而言，代谢和高位神经结构的影响协调一致，使机体适应内外环境的变化，保持血浆二氧化碳分压在恒定的生理范围内，如讲话、运动过程中，代谢控制与高位神经的影响相互配合，避免通气过度或通气不足。对于过度换气综合征患者而言，在惊吓、恐惧等异常情绪状态下诱发症状的出现。这时患者的呼吸机制发生了紊乱，正常的二氧化碳分压负反馈调节被逆转为正反馈调节。即当患者出现过度通气时二氧化碳分压降低，降低的二氧化碳分压导致进一步过度通气和进一步的二氧化碳分压降低。有学者通过测定二氧化碳反应曲线证实了过度换气综合征患者的二氧化碳分压正反馈调节现象的存在。

### 四、心身反应特点

1. **焦虑**　是过度换气综合征的一大特征。患者表现为紧张不安、担心或烦恼，怀疑自己得了"大病"或恐癌心态等。72% 的女性患者和 62% 的男性患者同时符合焦虑障碍的诊断标准。

2. **反复发作导致失助**　过度换气综合征常反复发作，并且症状轻重不一。患者因各种情绪和心理应激诱发，并且发作时间、发作地点难以预料，患者对疾病的再次发作产生恐惧和担忧。因长期无法控制发作产生抑郁，无助，悲观等情绪。

### 五、心理诊断与干预

1. **心理诊断**　Nijmegen 症状学问卷是目前常用的症状学诊断手段，问卷列举了过度换气综合征常见的 16 项症状：胸痛、精神紧张、视物模糊、头晕、精神错乱或对周围的情况不加注意、呼吸深而快、气短、胸部发紧或不适、腹胀、手指麻木或针刺感、呼吸困难、手指或上肢强直、口唇周围发紧、手脚冰凉、心悸、焦虑不安。根据症状出现的频繁程度计分：0=从来没有症状，1= 偶尔，2= 有时，3= 经常，4= 频繁。16 项症状总积分达到或超过 23 分作为症状学诊断标准。

MMPI 量表显示患者 D、Hs、Hy、Pt 得分显著增高，CMI 健康调查表分布在 III～IV 的范围。

2. **心理干预**　包括以下几个方面。

（1）支持性心理治疗：首先以亲切的态度，耐心的与患者交谈，倾听患者的倾诉，热情指导，对病情发展和转归进行解释，以消除患者的顾虑和紧张情绪，增强患者的治疗信心。同时可以帮助患者掌握一些调节情绪的方法，如转移注意力、倾诉等，有助于患者及时的从消极情绪中解脱出来。其次要做好家属及周围人员的工作，向他们解释病情，让他们正确地、恰如其分地对待患者。

（2）认知行为治疗：治疗的目的在于帮助患者了解过度换气综合征的本质，向患者解释症状与过度通气之间的联系，解除患者的精神负担，消除恐惧心理，增强战胜疾病的信心，主动配合医护人员的治疗计划。有研究者先通过过度通气试验激发出患者的临床症状，再采用必要的仪器检查排除其他器质性疾病，从而明确诊断达到消除患者错误认知的目的，以增强认知 - 行为治疗的效果。

（3）松弛疗法：让患者按一定程序学习自我控制或调节，达到降低机体对应激的唤醒水平，纠正因紧张而紊乱的生理功能，从而改善患者既往不良情绪体验，在全身肌肉放松的基础上患者能体会到精神与心理的同时放松及焦虑紧张情绪的逐步消失。因此，过度换气综合征治疗选用松弛疗法加一般治疗，能明显提高疗效，显著改善预后。

（4）心理暗示：过度换气综合征的患者多具有敏感多疑或癔症人格倾向，应针对患者的人格特点进行心理暗示治疗。如口服维生素、静注葡萄糖酸钙、肌注生理盐水等，同时配合语言暗示。通过暗示疗法，多数患者症状可以缓解。

3. **腹式呼吸训练治疗**　即腹式呼吸、缓慢呼吸，通过减慢呼吸频率来减少或消除过度通气的倾向性。腹式呼吸训练治疗的概念是由 Soley 和 Shock 在 1938 年提出，是目前普遍接受的有效治疗措施。治疗分为三个步骤：①向患者解释症状和过度通气之间的联系，告诉患者症状是因为过度通气引起的，以此来说明过度换气综合征的诊断和疾病的性质；②让患者学习正确的呼吸方法，通过缓慢的腹式呼吸，以消除过度通气，减少二氧化碳的排出，阻断过度换气综合征发生的恶性循环。使机体内环境趋于平衡，从而减轻并最终消除呼吸性碱中毒；③患者一般接受 20 次呼吸训练，每次 1 小时，2～3 个月为一个疗程。

4. **面罩重呼吸疗法**　是过度换气综合征急性发作期的主要治疗方法。急性发作时采用面罩（或纸袋）重呼吸治疗，使患者吸入的气体中二氧化碳含量增高，通过增加呼吸无效腔松弛，使二氧化碳分压增加，通气减低，症状得到迅速缓解。

（吴　恺）

# 第六章　消化系统心身疾病

心理因素对消化系统具有广泛的影响。各种致病因素可以通过胃肠局部，引起肠神经系统改变，影响高级中枢的功能即心理；致病因素也可以直接影响高级神经中枢，通过中枢神经系统引起肠神经系统改变，进而引起胃肠动力和感知功能的改变，也就是所谓的脑 - 肠轴。通过脑 - 肠轴，使心理和胃肠相互作用，影响消化系统疾病的发生、发展和病程的转归。所以，预防和治疗心理的障碍，让心理趋于正常，既能促进胃肠疾病的康复，又能预防胃肠疾病的发生。消化系统的心身疾病是临床中常见病，包括溃疡病、炎性肠病、胃食管反流病、急性应激性溃疡、肠易激综合征和慢性胰腺炎等。

## 第一节　消化性溃疡

### 一、一般概述

消化性溃疡（peptic ulcer，PU）主要是指发生在胃和十二指肠球部的慢性溃疡，也可发生在与酸性胃液相接触的其他胃肠部位的溃疡。

消化性溃疡是人类的常见病，呈世界分布，估计 10% 的人口一生中患过此病。我国发现率南方高于北方，城市高于农村，十二指肠溃疡高于胃溃疡。消化性溃疡可发生于任何年龄，但中年最为常见，男性多于女性。

消化性溃疡的黏膜缺损超过黏膜肌层，不同于糜烂。溃疡一般为单个，也可以多个，呈圆形或椭圆形，直径多小于 10mm。胃溃疡（gastric ulcer，GU）通常比十二指肠溃疡（duodenal ulcer，DU）大，深至黏膜肌层，严重的溃疡可深达胃壁肌层甚至浆膜层。胃溃疡多发生在胃角和胃窦小弯，也可见到直径 2cm 的巨大溃疡。十二指肠溃疡多发生在球部的前壁，若发生在球部以下部位称球后溃疡。胃溃疡和十二指肠溃疡同时存在时称为复合性溃疡。

消化性溃疡的临床表现有腹痛，主要症状是上腹部疼痛，可呈现烧灼痛、钝痛、刺痛或胀痛，也可呈现饥饿样不适感，疼痛范围比较局限，进食或服用制酸剂可以缓解；十二指肠溃疡患者约 2/3 疼痛呈节律性，常在两餐之间和夜间出现，进食后可以减轻，胃溃疡患者疼痛常出现于餐后 1 小时左右，疼痛的节律性不如十二指肠溃疡明显，夜间疼痛轻且少见；部分病例无典型的疼痛，仅表现无规律的含糊不清的上腹部不适，少部分患者以出血等的并发症为首发症状。除疼痛的临床表现外，还有的患者可有上腹饱胀、食欲下降、嗳气、胃灼热、反酸、恶心、呕吐等消化道症状表现。触诊时会发现上腹部某处有一压痛点。消化性溃疡病程长，发作和缓解相互交替，呈周期性发作的特点。

消化性溃疡的并发症有：①出血，它是溃疡侵蚀周围血管造成，是消化性溃疡最常见的并发症；②穿孔，是溃疡病灶向深部发展穿透浆膜层引起穿孔，胃肠内容物漏入腹腔而引起

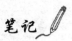

急性腹膜炎，以急性穿孔常见，亚急性和慢性次之；③幽门梗阻，主要是十二指肠或幽门管溃疡而引起，溃疡瘢痕收缩，食糜进入肠道不顺畅；④癌变，少数胃溃疡可发生癌变，十二指肠溃疡罕见癌变。长期的胃溃疡病史、溃疡顽固不愈、年龄45岁以上者应该警惕癌变，在胃镜下取多点溃疡活组织做病理检查以确诊消化性溃疡。

消化性溃疡的发生、发展和病程转归受多因素影响。在正常生理情况下，胃十二指肠黏膜经常接触有强侵蚀力的胃酸和在酸性环境下被激活、能水解蛋白质的胃蛋白酶，还经常接触摄入的各种有害物质，但却能抵御这些侵袭因素的损害，维持黏膜的完整性，这是因为胃、十二指肠黏膜具有一系列防御和修复机制。一般目前认为，只有当某些因素损害了这一机制才可能发生胃酸/胃蛋白酶侵蚀黏膜而导致溃疡形成。现在认为，幽门螺杆菌和非甾体抗炎药是损害胃十二指肠黏膜屏障从而导致消化性溃疡发病的最常见病因，胃酸在溃疡形成过程中是直接原因，胃酸的这一损害作用，一般只有在正常黏膜防御和修复功能遭受破坏时才能发生。消化性溃疡是黏膜侵袭因素和防御因素失平衡的结果。其治疗要着眼于消除病因、缓解症状、促进溃疡愈合、防止复发和防治并发症。

## 二、心理社会病因

易感人格、生活事件、行为习惯、情绪障碍等是消化性溃疡发生的重要心理社会因素。

1. **易感人格** McIntosh JH 等（1983）和 Langeluddecke P 等（1987）发现有焦虑特质的人和高精神质的人易患消化性溃疡。Piper DW 等（1993）发现在溃疡患者中，有精神质特性的人要比对照组的人多。溃疡患者病前大多有下列人格特点：工作认真负责，有较强的进取心，有强烈的依赖愿望，常常压抑愤怒，性格内向，易怨恨不满。Aip 等认为，溃疡患者具有孤独，自负与焦虑、易抑郁等人格表现。患者多不好交际，行为上因循守旧、被动、顺从、依赖性强，缺乏创造性，情绪不稳，过分关注自身。由于大多数研究属于回顾性调查，因此尚不能确定是否存在一种独特的"溃疡患者格"。后来一些研究者认为，所谓"溃疡患者格"，最重要的特征是易焦虑。

国内有学者发现，消化性溃疡患者的个性多为内倾情绪不稳定性，并证实是消化性溃疡发病的主要危险因素之一。在消化性溃疡患者中，具有 A 型人格的十二指肠球部溃疡的患者是胃溃疡的患者的2倍，说明 A 型人格更容易患十二指肠球部溃疡。

Piper 等采用艾森克个性问卷调查发现，溃疡患者更多具有内向和神经质特点，表现为孤僻、好静、悲观、遇事思虑过分，事无巨细，苛求井井有条，稍不顺心就易情绪波动，但又常常喜怒不形于色，不能发泄出来即敌意被压抑、情感受挫折。

2. **生活事件** Levenstein S 等人认为战争、地震等生活重大事件会增加个体患消化性溃疡的几率。

在第二次世界大战期间，由于德国纳粹的飞机反复空袭英国首都伦敦，流行病学调查发现，这时期人群溃疡穿孔的发生率增加。前苏联卫国战争期间溃疡病发病率约为战前的4倍。加拿大研究人员发现，伞兵训练季节结束后，患胃溃疡的比平时高出4倍。

国内的学者发现，政治运动的冲击、亲人的亡故、配偶离异等生活事件是导致消化性溃疡的重要因素。国外的研究也发现，溃疡患者的 LCU（生活变化单位）明显高于正常人，而且活动性溃疡者高于瘢痕性溃疡者，十二指肠溃疡者高于胃溃疡者。

初诊为消化性溃疡或复发的患者中，分别有84%和80%在症状发作前一周有严重生活事件的刺激。国内学者也发现，消化性溃疡患者遭遇的负性生活事件频数明显多于正常人。负性生活事件是消化性溃疡常见的心理诱发因素，负性生活事件使机体产生的应激，促进消化性溃疡的发生和迁延不愈。董淑华等人研究表明，溃疡患者组的社会支持各个因子评分均较对照组显著低，证实消化性溃疡患者的社会支持方面存在缺陷。

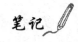

心理分析学派特别强调儿童早年的母子关系在发病中的作用。他们认为婴儿期的饥饿 - 哭泣 - 喂乳 - 满足 - 睡眠的回路是婴儿情绪紧张 - 发泄 - 满足的表现，如果婴儿口部需要过强而母亲未能满足，长大后易患溃疡，这种人性格特征在于独立和依赖之间的矛盾，表面上好像极具攻击性，实际上依赖性较大，骨子里渴望母亲的保护。心理分析学派还认为"超我"对自我控制和制约太过也易引起溃疡病。

3. **行为习惯**　流行病学调查发现，吸烟者消化性溃疡的发生率比不吸烟者高，吸烟影响溃疡愈合及促进溃疡复发，增加溃疡并发症发生率。吸烟影响溃疡形成和愈合的确切机制未明，可能与吸烟增加胃酸分泌、胃蛋白酶分泌、减少十二指肠及胰腺碳酸氢盐分泌、降低幽门括约肌张力和影响胃黏膜前列腺素合成等因素有关。饮食习惯方面，酒、浓茶、咖啡、某些饮料和某些食物的摄入，易产生消化不良的症状，长期无节制的应用会引起消化性溃疡。不吃早餐、高盐饮食、饮食和睡眠无规律、过度劳累等不良的行为习惯，可以影响消化性溃疡的发生发展。

4. **情绪障碍**　长期紧张、焦虑或情绪波动的人易患消化性溃疡，十二指肠溃疡愈合后在遭受精神应激时，溃疡容易复发或发生并发症。例如，空中交通管制人员由于高度紧张工作的特点，他们的溃疡病发病率比其他人群高 2 倍到 3 倍。对波兰矿工的调查发现，遗传因素和夜班工作可增加胃溃疡的发病率。那些需要不停地适应新变化的职业，如驾驶员、警察、管理者、记者、急诊科医生等人患溃疡病的比例更大。不同职业、不同工作性质发生的应激情绪不一样，影响到消化性溃疡的发生和发展。

用催眠暗示的方法，也证明情绪与胃功能状态有密切关系。由催眠引起的心理体验（如幻嗅）而引起有关的情绪状态（愉快或不愉快），可以引起胃液分泌的变化。长期应激和情绪因素可通过迷走神经机制影响胃十二指肠分泌、运动和黏膜血流的调控。

5. **心理防御与应对**　十二指肠溃疡患者存在心理防御机制缺陷，较少使用成熟的防御机制，影响到个体的认知评价，应对能力下降。当面临外界的社会事件时，易受影响而产生不良的心身反应，从而产生、迁延、复发和恶化消化性溃疡。

### 三、心理生物学机制

从发病机制的观点看，Schwartz 在 1910 年提出"无酸，无溃疡"，到 1982 年 Warren 和 Marshall 分离出幽门螺杆菌后，出现了"无幽门螺杆菌就无溃疡"的观点。尽管幽门螺杆菌感染和胃酸分泌异常在溃疡病起重要作用，但不能解释为什么只有 15% 的幽门螺杆菌携带者发生消化性溃疡。遗传因素、口服非甾体抗炎药、不良行为方式、心理社会因素、胃十二指肠动力异常等，在发病机制中占有重要特殊地位。目前认为消化性溃疡是多因素相互作用的结果。

布雷迪（Brady）设计过一个实验，让两只猴子各坐在自己的约束椅子上，每 20 秒钟给一次电击。每只猴子都有一个压杆，但其中一只猴子的压杆能使两只猴子的电击同时得以避免。只要这只猴子在接近 20 秒时压它一下，即将到来的这次电击就不出现。否则，两只猴子便一起受到一次同样强度的电击。因此，这只猴子总是惦记压杠杆，以免被电击；而另一只猴子对是否压杆与电击无关。结果表明，两只猴子被电击的次数和强度虽然一致，但疲于压杆而避免电击的猴子患上胃溃疡，另一只猴子却安然无恙。

在应激所致消化性溃疡鼠的大脑隔区及纹状体内发现 5- 羟色胺增高，血液中该物质的代谢物及儿茶酚胺增加，因此推测应激诱发动物溃疡的原因可能与应激时脑中的内啡肽、CRH-ACTH- 糖皮质激素、儿茶酚胺及消化道激素的分泌增加有关，这些激素还会导致胃肠运动功能紊乱。

虽然不能将动物实验完全用于人类，但它提示人类在严重的长时间的生存和发展的压

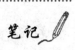
笔记

力下，面对无可逃避的困难情景，就产生对自身健康的攻击，可以使敏感的机体器官出现紊乱产生疾病，产生胃十二指肠溃疡可能就是这种情况。

个体生活在自然和社会环境中，接受环境的刺激，通过视、听、嗅、触等感官反映到脑中，当然环境中的声、光、物体等的刺激携带另外的信息作为第二信号系统，即语言系统反映到脑中，人脑对环境刺激进行加工储存，以影响脑活动的"图式"。外界的环境的刺激，一方面通过"食物"，以物理、化学和生物的形式直接刺激胃肠，引起胃肠的反应如分泌胃液，对刺激产生适应；另一方面，脑通过味嗅等感受器接受"食物"刺激、第二信号系统即语言刺激、根据遗传和经验形成的脑加工模式、对当下即时刺激的评价等，改变脑活动的"图式"，使神经系统的活动改变，进而①通过下丘脑-迷走神经核-迷走神经，过度刺激壁细胞和 G 细胞，使胃酸分泌增加；②通过兴奋交感神经系统使胃黏膜血管收缩，导致胃黏膜缺血，使胃黏膜的防御功能减弱；③通过引起下丘脑-垂体-肾上腺轴兴奋，使肾上腺皮质激素分泌增加，从而促进胃酸、胃蛋白酶原的分泌和抑制胃黏液分泌的作用。

心理刺激能加强胃黏膜的损害因素，削弱其保护因素，心理应激与长期的紧张引起大脑皮质兴奋与抑制功能失调，进而引起大脑边缘系统、下丘脑功能紊乱与内分泌功能紊乱，这就造成自主神经平衡失调，交感与迷走神经异常兴奋，从而导致分泌过多的糖皮质激素、儿茶酚胺、β-内啡肽、组胺、乙酰胆碱以及促胃液素、胰高血糖素等，进而又造成胃酸胃酶分泌过多、黏膜屏障破坏、胃窦运动失调、幽门功能失调、胃排空延缓、十二指肠痉挛以及十二指肠液反流，于是最终导致溃疡病的发生发展。除了神经系统影响，还影响到免疫系统等包括其他内脏活动在内的整个机体功能的适应。当外界环境（包括自然环境和社会环境）刺激过强或持续时间过长，遇有胃十二指肠溃疡易感人格时，就会引起发病。

## 四、心身反应特点

胃肠道被认为是最能表达情绪的器官。对于消化性溃疡患者，情绪的反应主要表现是焦虑和抑郁。情绪的异常即可以是造成溃疡的原因，也可以是消化性溃疡病导致的一种情绪体验。临床上发现，试用多塞平、丙米嗪等抗抑郁药物来治疗消化性溃疡，并用胃镜作为疗效观察指标，发现 4 周有效率达到 46%～86%，有些顽固难愈性溃疡也有好转；其药理作用除与 $H_2$ 受体和抗胆碱能功能有关外，很可能与消除焦虑和抑郁情绪有关。

由于溃疡病患者有易焦虑，依赖性强，常常压抑愤怒等人格素质，在长期的紧张刺激，如不良的工作环境、家庭不和、人际关系紧张、繁重的工作任务、缺乏休息、睡眠不足等，遇有重大生活事件刺激时，其消极的应对方式，容易产生对自身健康的攻击。除了情绪反应外，被关心、被尊重、被理解等社会支持的心理需要比较强烈，社会支持的缺乏也是消化性溃疡的高危因素。患者可以表现为脆弱、敏感、易激惹、无安全感、主观感觉异常、孤独感加重和悲观等非特异性的表现。

因为吸烟引起血管收缩，胰液中重碳酸盐含量减少，可使胰液和胆汁分泌减少从而减少其在十二指肠内中和胃酸的能力，使十二指肠球部 pH 值低于正常，吸烟还能引起胆汁反流并破坏胃黏膜屏障，因此吸烟行为是引起溃疡的一个重要方面。

## 五、心理诊断与干预

1. **心理诊断**　人格量表和情绪量表对诊断患者是否存在特定的人格和不良情绪有帮助。另外，了解患者存在的应激因素、遗传特点、行为方式、情绪、个性、成长环境、社会支持与应对方式等对诊断和治疗有帮助。

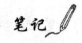

**2. 心理干预**　认知治疗、行为治疗中的松弛疗法、生物反馈治疗、心理支持疗法和催眠疗法等对患者有益。这些心理干预的目标是消除心理社会因素，促进消化性溃疡的康复和减少复发。前瞻性研究发现为期4个月短期的认知治疗可以明显降低消化性溃疡患者的焦虑情绪。放松和生物反馈疗法调节脑功能，使脑支配的自主神经功能趋于正常，对消化性溃疡的疗效可靠。心理社会支持治疗对消化性溃疡患者可明显改善抑郁症状及消化道症状，并能促进溃疡愈合。

具体的心理干预有：①行为指导疗法，指导患者生活要规律、劳逸要结合，避免精神紧张和情绪不宁，避免过度劳累。饮食要定时定量，进食不宜过快，避免过饱过饥，避免过于粗糙，过冷过热，辛辣过咸和刺激性大的饮食，如香料、辛辣调味剂、浓茶、咖啡、烈酒等。症状明显时，应暂给予流质饮食，少食多餐，症状好转后改半流或软食，以后逐步过渡到正常饮食，服用非甾体类抗炎药者，应立即停服或慎用。多喝酸奶和双歧因子奶等含有益生菌的饮料，用大量活的益生菌抑制幽门螺杆菌。指导患者戒烟。②催眠疗法，在患者催眠敏感性高的情况下使用，疗程一般10次，间日或三日1次，3次后改每周1次，每次半小时左右。患者进入浅度催眠状态时，要注意灌输"上腹部疼痛减轻"、"胃排空加快"、"恶心呕吐、反酸嗳气缓解"、"胃酸分泌有所减少"等。美国心理学家牟地（Moody）早在1953年就用催眠术治愈了8名顽固性胃溃疡患者。③认知疗法，对于溃疡病来说，认知治疗的关键在于使患者领悟，医生应是一个积极的引导者，帮助患者获得情感自控以及用理性支配情感，具体来说是向患者解释ABCD治疗理论与原则：A是指溃疡患者的人格障碍与不良行为，B是指患者的不合理信念支柱、情感反应与行为反应，C是指溃疡病本身，D是指用有关消化性溃疡正确的医学科学知识和科学思维方法，抵抗非理性思维，消除情绪障碍，目的是直接而迅速改变溃疡病患者的人生哲学思想与观念。④生物反馈疗法，有人在1974年用此种方法治愈了一些溃疡病，主要是通过视觉反馈，训练溃疡患者改变胃内的pH值，使pH值趋向碱性化。

在心理治疗的同时，注意不能忽视躯体治疗，应用制酸剂、抗胆碱药以及 $H_2$ 受体阻断剂、质子泵抑制剂（PPI）、胶体铋剂、胃泌素受体拮抗剂以及抗感染药物等。

# 第二节　炎症性肠病

## 一、一般概述

炎症性肠病（inflammatory bowel disease，IBD）是一种病因和发病机制尚未完全明确的肠道慢性炎症性疾病。欧美有360万人患有此病。IBD包括两个独立的疾病：溃疡性结肠炎（ulcerative colitis，UC）和克罗恩病（Crohn's disease，CD）。炎症性肠病已知肠道黏膜免疫系统异常反应起重要作用，但具体病因和发病机制尚未完全明确。目前认为这是由多因素相互作用所致，主要包括环境、遗传、感染和免疫因素。

溃疡性结肠炎（ulcerative colitis，UC）是直肠和结肠慢性非特异性炎症性疾病。病变主要限于结肠黏膜与黏膜下层，呈连续性弥漫性分布。范围多自肛端直肠开始，逆行向近段发展，甚至累及全结肠及末段回肠。结肠炎症在反复发作的慢性过程中，黏膜不断破坏和修复，致正常结构破坏。临床表现为腹泻、腹痛，黏液脓血便是本病活动期的重要表现，病情轻重不等，多呈反复发作的慢性病程。本病还可伴有多种肠外表现，包括外周关节炎、结节性红斑、坏疽性脓皮病、巩膜外层炎、前葡萄膜炎、口腔复发性溃疡等，这些肠外表现在结肠炎控制或结肠切除后可以缓解或恢复。结肠镜检查是本病诊断与鉴别诊断的最重要手段之一。由于本病无特异性改变，各种病因均可引起类似的肠道炎症改变，故只有在认真排

笔记

除各种可能有关的疾病后才能作出本病诊断。本病可发生在任何年龄，多见于 20～40 岁，亦可见于儿童或老年。男女发病率无明显差别。本病在我国较欧美少见，且病情一般较轻，但近年患病率有明显增加，重症也常有报道。

克罗恩病（Crohn's disease，CD）是一种胃肠道慢性炎性肉芽肿性疾病。病变表现为同时累及回肠末段与邻近右侧结肠最为多见，还有只涉及小肠和局限在结肠的病例，涉及口腔、食管、胃、十二指肠者少见。病理特点为病变呈节段性或跳跃性，而不呈连续性；黏膜溃疡早期呈鹅口疮样溃疡，随后溃疡增大、融合，形成纵行溃疡和裂隙溃疡，将黏膜分割呈鹅卵石样外观；病变累及肠壁全层，肠壁各层炎症表现，肠壁增厚变硬，肠腔狭窄，可发生肠梗阻。临床上起病隐蔽，病程缓慢、迁延。腹痛、腹泻和体重下降三大症状是本病的主要临床表现。瘘管形成是克罗恩病的特征性临床表现。本病诊断，主要根据临床表现、X 线检查、结肠镜检查和活组织检查所见进行综合分析，表现典型者，在充分排除各种肠道感染性或非感染性炎症疾病及肠道肿瘤后，可作出临床诊断。本病发病年龄多在 15～30 岁，但首次发作可出现在任何年龄组，男女患病率近似。本病在欧美多见，且有增多趋势，我国发病率不高。

## 二、心理社会病因

虽然病因和发病机制不清楚，但越来越多的文献报道，炎症性肠病与心理社会因素有关，Shanahan 等倾向于是多因素引起的疾病，主要是遗传、环境（包括社会环境）和组织损伤的免疫机制。

### （一）遗传因素

Parmar，A S（2012）等人调查了 699 名芬兰和瑞典的炎症性肠病患者，对照组 2482 人，分别调查了家族溃疡性结肠炎、儿科溃疡性结肠炎、散发溃疡性结肠炎。发现易感性发病的基因位点是多基因位点共同作用的。Parmar 认为个体某些基因的显性变异对产生什么样的疾病是有一定的倾向性的。克罗恩病同卵双生子发病率高达 50%～70%，溃疡性结肠炎却仅 10%～20%，认为克罗恩病和溃疡性结肠炎的基因风险有重叠。与疾病有关的克罗恩病基因包括自体吞噬基因、内凝蛋白和核苷酸结合低聚体结构域类似受体。有人认为在多个致病基因位点的变异，为本病发病的敏感性奠定了基础。

### （二）免疫因素

肠管内表面的黏膜上有超过 1000 种的寄生菌作为无数的抗原，90% 是革兰阴性菌，细菌群不仅对消化和维生素合成有作用，还参与黏膜的免疫甚至是影响整个机体的免疫系统。例如，多形类杆菌是天生的影响免疫的细菌，直接引起肠上皮潘氏细胞产生抗菌多肽。肠道寄生菌固有的特性和适应患者免疫功能是非常重要的。当肠道某些细菌作为抗原引起免疫系统紊乱时，就有可能产生炎症性肠病，因此有人提出应用益生菌和抗生素治疗溃疡性结肠炎和克罗恩病。

最近研究，肠道内的病菌与寄生菌都是通过 Toll-like 受体调控 T 细胞起作用，病菌比寄生菌的更容易发出危险信号，引起免疫反应而使组织受损。

### （三）环境因素

在过去的几十年，大多数西方国家的溃疡性结肠炎发病率远远高于克罗恩病，而近几年这两个疾病的发病率颠倒过来了，这说明遗传变异不可能这么快，而是环境因素所致，所以很多人把研究的重点放到了环境因素。炎症性肠病的发病率持续增高，这一现象首先出现在社会经济高度发达的北美、北欧，继而是西欧、南欧，最近才是日本、南美。这一现象反映了环境因素微妙但却重要的变化，如饮食、吸烟、卫生条件或暴露于其他尚不明确的因素。

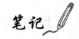

笔记

以前，在微观上研究遗传和免疫因素比较多，直到最近逐渐接受从环境因素来防治炎症性溃疡。即形成遗传、免疫和环境因素共同作用于细胞导致炎症性溃疡。大约20%～25%的患者在青少年的时候起病，有人调查发现童年的经历，慢性心理应激，焦虑和抑郁的情绪，生活方式导致的肠道微生物的影响，它们之间相互的影响使敏感的个体最终患病得到越来越多的证实。

流行病学调查发现炎症性肠病与吸烟这种生活方式有关，吸烟可以影响疾病的发生和治疗。吸烟影响生物个体的变化很可能是通过改变了肠黏膜的内稳态和寄生菌群而起的作用，吸烟破坏了原有的平衡，这在其他免疫异常的疾病中也能够发现，基因的变异也变得活泼敏感，所以这种生活方式的改变，使发病的危险性提升。

个体早年的经历也许是影响炎症性肠病发病的最大的因素，对从发展中国家（低风险社会）移民到发达国家（高风险社会）的移民研究证实了这一点。年龄越小移民到发达国家的人，其患病的几率越高，而成年后移民，其生活方式越像原来的生活方式，没有患病率增高的情况。这些观察到的情况说明，生活方式和环境直接影响免疫系统的发育过程，进而影响成人后患免疫系统疾病的风险。

现代的生活方式，包括饮食、家庭规模、抗生素应用、都市化、寄生虫病减少、儿童感染下降如甲型肝炎、幽门螺杆菌丧失等等，卫生水平提高的结果，使传统的微生物致病下降，同时也使肠道生物多样性下降。由于对婴幼儿的肠道微生物的影响可以直接影响到免疫系统的发育。从而推断，一方面现代的生活，改变了刺激免疫系统反应的微生物品种和类别，损伤免疫系统的识别和执行，从而增加了免疫疾病的危险性；另一方面，现代社会的竞争压力产生的紧张、应激而导致的不良情绪如焦虑、抑郁等，对免疫系统的袭扰，影响免疫系统对躯体各个器官的正常保护作用。有人说，拥挤的居住环境、大家庭的一起生活和差卫生环境似乎是炎症性肠病的拮抗因素。

有人研究日本人的饮食习惯，随着脂肪特别是动物脂肪摄入的增多，患炎症性肠病的发病率增加。从小白鼠的实验上，高脂肪摄食，影响肠道内的微生物种类和存量。有些研究证据显示，肠道微生物与进食习惯和食物有关。

滥用抗生素能增加炎症性肠病的危险性，尤其在出生后一年以内的婴儿，在儿童患克罗恩病的几率大大增加。

为什么肠道的微生物能保护我们绝大多数的人处于健康状态而仅使一部分人患炎症性肠病，也许是依赖于遗传基因 - 微生物 - 环境的相互作用，还有生命早期的这些交互变化。

### 三、心理生物学机制

利用动物实验模型，长期应激状态即通过下丘脑 - 垂体 - 肾上腺轴的化学物质的变化、或切断副交感神经证实可以使炎症性肠病发展的更加严重。Koloski发现机体对应激状态的反应中，可见肠上皮细胞的内质网、线粒体的无折叠蛋白反应（unfolded protein responses），此蛋白代表着根据细胞的需要，自动调节细胞器的通道。内质网和线粒体影响肠道的炎症发展，线粒体复杂的改变和功能损伤，是炎症性肠病的发病机制。日常生活的不规律，改变了体内的生物节律，打乱了生物钟基因的表达，导致生理节律紊乱，会引起免疫系统的异常和慢性炎症性疾病。慢性疲劳与担心炎症性肠病进程又会降低生活质量，可以形成恶性循环。

焦虑、抑郁的情绪、睡眠障碍、述情障碍的个性、对生活事件不正确的应对方式等都是影响了脑的高级功能，通过中枢系统的功能，使内分泌系统、免疫系统、自主神经等影响肠道上皮细胞的功能，造成炎症性肠病，同时肠黏膜细胞的炎症性变化，又影响整个机体包括神经系统的变化，即通过脑 - 肠轴使心理状态和肠道相互影响而致发病。

## 四、心身反应特点

潘淑慧等人调查了 68 名溃疡性结肠炎的患者,发现患者焦虑水平高,常消极应对,其生存质量低下。张成林等发现溃疡性结肠炎患者不良的心理健康状况主要表现为躯体化症状、焦虑和恐怖。躯体化症状主要反复腹泻、腹痛、黏液脓血便和里急后重,部分患者用药治疗中可有胃部不适、恶心和呕吐等症状。

国外的研究表明,炎症性肠病引发慢性应激。导致患者焦虑、恐怖和抑郁。患者情绪稳定性差,好焦虑、敏感、固执、紧张、严谨。具有神经质人格的患者倾向于焦虑、心烦、易怒或抑郁,躯体感觉敏感,疼痛严重,应对应激事件的能力低下。

溃疡性结肠炎患者的依赖性比较强,克罗恩病相对敌意比较明显,克罗恩病患者比溃疡性结肠炎患者使用更多的错误应对方式。在疾病的活动期,无论克罗恩病还是溃疡性结肠炎都容易使用各种不成熟的防御机制。

## 五、心理诊断与干预

### (一)心理诊断

常用访谈法和心理测验法。通过访谈了解患者的个性心理发展、遗传倾向、成长环境、双亲关系、心理创伤、青春期、家庭婚姻、社会环境、职业、人际关系、生活方式和行为习惯、应激源等情况,访谈时还要直接观察患者情绪和行为。访谈时要特别注意症状、体征与生物、心理、社会因素的相关性。采用心理测验法如 SCL-90 了解患者一般心理和身体状况,用艾森克人格问卷评估人格特点,用各种焦虑和抑郁量表评估情绪障碍,用心理防御量表和社会再适应量表评估心理防御反应和应激水平,用健康相关生存质量(Health related quality of life,HRQOL)评估在治疗中的效果和患者生存的质量以指导临床医生对患者的决策。

健康相关生存质量量表是炎症性肠病专用工具评价量表,按照测试目的、量表内容和适用范围,分为通用量表和专用量表,专用量表用于特定的临床状态,尤其是测量治疗后疾病或健康问题负担的生存质量,它有许多版本,其中以加拿大学者 Gordon 等于 1989 年设计的量表应用最广,其量表的信度和效度评价最为完整。该量表包括 32 个定性和半定量的问题,测量患者生活的 4 个方面:肠道症状[B](10 个问题)、全身症状[S](5 个问题)、情感能力[E](12 个问题)社会能力[SF](5 个问题)。其量表有 3 种功能①能预测某种特殊事件的发生;②能够辨别不同健康状态对象的生存质量差异;③其时序变化的数值具有对干预或治疗效应的评价功能。量表直译原文的摘要内容见附录。

### 【附录:炎症性肠病问卷】

量表中每个问题的语句是被慎重而仔细重复的,以保证受试者能充分理解,本文第 2~32 个问题省略了重复的提问部分和答案选项。问题的选项是 7 个标度点。1 分表示非常严重,7 分表示正常,总分在 32~224 分之间。调查以访谈方式进行,约 15 分钟。

[B]1、过去 2 周,您的大便次数频繁吗?请从下面 7 个选项中选择 1 个选项,表明过去 2 周您大便次数的频繁程度。

□ 大便次数比过去任何时候频繁,或者和过去严重时一样。

□ 极度频繁

□ 非常频繁

□ 大便次数频率中度增加

□ 大便次数频率轻度增加

□ 大便次数频率轻微增加

笔记

□ 正常，大便次数频率没有增加

[S] 2、过去 2 周，您经常感觉疲劳、疲乏、疲倦吗？

[E] 3、过去 2 周，您经常感觉挫折、急躁、不安吗？

[SF] 4、过去 2 周，您经常因为肠道问题不能上学或工作吗？

[B] 5、过去 2 周，您大便次数减少的时间多吗？

[S] 6、过去 2 周，您的精力充沛吗？

[E] 7、过去 2 周，您经常担心肠道问题是否需要手术治疗吗？

[SF] 8、过去 2 周，您经常因为肠道问题推迟或取消社交约会吗？

[B] 9、过去 2 周，您经常有腹部绞痛的烦恼吗？

[S] 10、过去 2 周，您经常感觉全身不适吗？

[E] 11、过去 2 周，您经常有担心找不到厕所的烦恼吗？

[SF] 12、过去 2 周，在做您原本喜爱的休闲和体育运动的时候，由于您的肠道问题，您经常感到困难吗？

[B] 13、过去 2 周，您经常为腹痛烦恼吗？

[S] 14、过去 2 周，您夜间睡眠经常出现问题吗？有夜间醒来的烦恼吗？

[E] 15、过去 2 周，您经常沮丧、丧失勇气吗？

[SF] 16、过去 2 周，重要场合的附近没有厕所，您经常不能出席这样的重要场合吗？

[B] 17、过去 2 周，总的来说，您大量排气的问题大吗？

[S] 18、过去 2 周，总的来说，您维持或获得理想体重的问题大吗？

[E] 19、许多肠道疾病患者经常担心自己的疾病，包括担心得癌症、再也不会好起来、病情复发。总的来说，过去 2 周，您经常感到担心和焦虑吗？

[B] 20、过去 2 周，您有多少时间为腹胀而烦恼？

[E] 21、过去 2 周，您经常能从紧张中放松自己吗？

[B] 22、过去 2 周，大便经常导致直肠出血吗？

[E] 23、过去 2 周，肠道问题使您感到窘迫的时候多吗？

[B] 24、肠道是空的，也不得不去厕所，过去 2 周您为此而烦恼的时间多吗？

[E] 25、过去 2 周，您难过和流泪的时间多吗？

[B] 26、过去 2 周，您经常因为弄脏内裤而烦恼吗？

[E] 27、过去 2 周，您为肠道问题而恼怒的时候多吗？

[SF] 28、过去 2 周，肠道问题对您性行为的影响程度如何？

[B] 29、过去 2 周，胃部不适经常给您带来麻烦吗？

[E] 30、过去 2 周，您爱发脾气的时候多吗？

[E] 31、过去 2 周，您经常感觉缺少别人的理解吗？

[E] 32、对过去 2 周的个人生活，您感到满意、幸福、高兴吗？

### （二）心理干预

应用内科和外科的疗法的同时辅助心理干预。强调休息、饮食和营养。必须戒除吸烟等不良的行为。患者的焦虑、抑郁等情绪对病情会有影响，可予以心理治疗和抗精神病药物治疗。

给予患者社会心理支持，指导患者应用健康的行为方式去生活和工作。认知疗法可改变患者对生活事件的认知和非理性思维，降低应激因素，使患者应用成熟的应对方式。放松训练和生物反馈疗法，消除紧张、焦虑和抑郁情绪，让运动神经和自主神经活动回归到合理水平。

## 第三节　急性应激性溃疡

### 一、一般概述

急性应激性溃疡泛指休克、创伤、手术后、严重全身感染等应激事件时发生的急性胃的急性、多发性黏膜浅表糜烂和溃疡，可伴有出血症状。颅脑外伤或脑手术后所出现的急性溃疡称为 Cushing 溃疡，大面积烧伤引起的溃疡称为 Curling 溃疡。临床上将许多不同的命名如应激性溃疡、应激性胃炎、急性胃十二指肠溃疡、急性糜烂性胃炎、急性出血性胃炎等，统称为急性胃黏膜损害（acute gastric mucosa lesion，AGML），是与上皮细胞损伤和再生有关的急性胃黏膜损害。目前认为，从病理组织学的角度，将各种因素引起的与炎症无关的急性糜烂出血性胃病、应激性溃疡和感染引起的急性胃炎等统称为急性胃黏膜损害更为合适。

应激性溃疡并发消化道出血见于机体处于严重精神或者疾病应激状态下。应激性溃疡的发生是多种因素综合作用的结果，涉及胃的运动、分泌、血流、胃肠激素、氧自由基等，使得黏膜损伤因素增强、防御因素减弱而产生胃黏膜损害。

由于可以诱发应激性溃疡的疾病本身一般都较严重，所以应激性溃疡的发生常导致原有病情加重。当躯体或精神受到严重的打击时，交感神经强烈兴奋，体内大量儿茶酚胺类物质释放，致胃黏膜血管强烈持续收缩，使黏膜血流量迅速减少，引起胃黏膜缺血损害。交感或副交感中枢自主神经调节失去平衡，导致胃酸、胃蛋白酶增加，因而在胃肠黏膜缺血的基础上，促进了胃黏膜损害。应激引起垂体 - 肾上腺释放大量糖皮质激素，或临床上由于病情需要应用大剂量糖皮质激素，使机体内激素水平突增，使胃酸分泌量进一步增加，抑制蛋白合成，亦阻碍胃黏膜上皮细胞更新，进一步加重胃黏膜损害。

临床上此病发生于任何年龄和性别，常在致病因素后 3 天至 7 天发病，可突然出现呕血、黑便等上消化道出血症状。

### 二、心理社会病因

急性应激性溃疡的病因多种多样，有药物如非甾体类抗炎药、理化因素如酒精、感染如细菌导致急性炎症、急性应激如严重生理或心理创伤等等。

心理和社会因素对躯体的打击，完全可以引起急性应激性溃疡。各种无法克服的自然环境，常常使个人动机不能满足，目标不能实现。如地震、旱涝灾、城市拥挤等。社会制度、生活方式、人际关系、风俗习惯、经济条件、宗教、种族、道德等社会环境，社会环境本身的动荡和变迁造成的应激如战乱纷飞、政治动荡、制度更迭、经济变革等，在遗传素质的基础上（包括个性、胃肠敏感性等），通过心身中介机制，造成对生理的损害，再加上理化等其他因素的作用，促使急性应激性溃疡的发生。所以说本病的病因是多因素共同作用的结果。

### 三、心理生物学机制

应激状态下胃黏膜局部会发生微循环障碍、黏膜屏障（碳酸氢盐）及上皮屏障功能降低，而导致胃黏膜屏障破坏的因素主要有以下方面：①在应激状态下，胃黏膜血流改变，引起胃局部黏膜缺血，促进急性胃黏膜溃疡的形成；②应激状态时，黏膜上皮细胞功能障碍，不能产生足够的 $HCO_3^-$ 和黏液。同时，由于交感神经兴奋，胃运动减弱，幽门功能紊乱，十二指肠内容物和胆汁反流入胃，胆盐有抑制碳酸氢盐分泌作用，并能溶解胃黏液，从而间

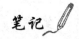
笔记

接抑制黏液合成，加重对胃黏膜屏障的破坏，使溃疡更容易发生。③前列腺素（PGs）水平降低，前列腺素对胃黏膜有保护作用，可促进胃黏液和碳酸氢盐的分泌，还能抑制胃酸分泌及促进上皮细胞更新；④超氧离子的作用，儿茶酚胺可激活并产生大量的活性氧，如 $O^{2-}$、$OH^-$、$H_2O_2$ 等，它们可与血小板活化因子（PAF）、白三烯（LTC）和血栓素（TXB）等相互作用，参与多种原因所致应激性溃疡的发病过程。同时，由于超氧离子非常强的氧化性，使膜脂质过氧化，破坏细胞的完整性，减少核酸的合成，使上皮细胞更新速率减慢，加重胃黏膜损伤；⑤胃黏膜上皮细胞更新减慢，应激状态下，胃黏膜缺血坏死，黏膜上皮细胞增生减慢，屏障作用削弱。

杨帆等认为，一般应激情况下，胃酸分泌受限制，但由于胃黏膜屏障功能减弱，实际反流于黏膜内的 $H^+$ 增多，导致了溃疡的发生。其原因是：胃内容物滞留刺激胃窦黏膜分泌胃泌素增加和十二指肠液的反流，其中的胰液胆汁损伤胃黏膜屏障，使 $H^+$ 逆行扩散所致。

## 四、心身反应特点

不同病因所致的急性应激性溃疡的心身反应不同。还根据患者的遗传特点、行为习惯、挫折应对方式不同，有不同的心理表现。

短期内服用非甾体类抗炎药物造成的本病，大多无症状，仅有少数有上腹部疼痛不适、食欲减退等消化不良的表现；胃部出血较常见，但一般量少，呈间歇性，可以自行停止。体征上可以有上腹部轻压痛。

对于伴休克、脓血症、大面积烧伤、颅脑病变外伤手术等应激的患者，有以下特征：①原发病越重，应激性溃疡的发生率越高，病情越加凶险，死亡率越高；②无明显的前驱症状（如胃痛、反酸等），主要表现上消化道出血（呕血或黑便）与失血性症状。对无显性出血的患者，有胃液或粪便潜血试验阳性，也要考虑有应激性溃疡伴出血的可能；③急性应激性溃疡发生穿孔时，可出现急腹症症状与体征；④急性应激性溃疡的发生大多集中在原发疾病产生的3天至5天内，少数可延缓至2周。

由理化因素如酒精、特殊食物、酸碱化学试剂、农药等所致的急性应激性溃疡，往往在半小时至8小时内突发上腹部疼痛、恶心、呕吐，剧烈呕吐可致食管贲门黏膜撕裂综合征（mallory-weiss syndrome），从而出现呕血、柏油样便等上消化道出血症状。

由细菌、病毒、寄生虫以及它们产生的毒素而导致的急性应激性溃疡，可表现有突发上腹部痛、恶心、呕吐，呕吐物可呈脓性或含坏死的黏膜，此外还伴有发热、乏力等全身中毒症状。

遭受精神或心理巨大打击而产生的急性应激性溃疡，可表现为上腹饱胀、胃灼热感、恶心、呕吐等消化道症状，可以有消化道出血如呕血或黑便，轻者可有胃液或粪便潜血试验阳性。多伴有焦虑、易激惹、攻击、失望、无助、抑郁等的情绪表现。由精神或心理刺激所造成的急性应激性溃疡，不仅表现有消化道的症状，躯体的其他系统和器官可有改变，具体表现在哪些系统和器官，是根据患者的个性特点、遗传素质、成长经历、应对方式等等决定，这些系统和器官是敏感的易受攻击的，有的表现某些部位的感觉疼痛敏感，有的表现皮肤荨麻疹，有的表现头痛头晕，有的表现血压高或低，有的表现呼吸道症状如哮喘、还有的表现神经衰弱症状。

患有急性应激性溃疡的患者，其认知过程、情绪过程、意志过程都可能和病前不一样。患者的个性特征，EPQ 常显示 E 分低、N 分高，提示性格内向及情绪不稳定。多数患者SCL-90 常显示总分及各因子分均高，提示有抑郁、焦虑、强迫和疑病等心态。生活事件心理应激评分值明显增高，患者多在近期内有比较明确的心理社会应激史。

### 五、心理诊断与干预

有重大的躯体原发疾病或重大的生活事件对心理的打击,即有应激刺激,有临床表现,用胃镜及活检组织学检查,不难确诊急性应激性溃疡。

干预急性应激性溃疡的原则是去除诱因,注意高危人群,积极治疗原发病,缓解症状,促进胃黏膜再生和修复,防止发病和复发,避免并发症,根据病因和发病机制不同,进行个体化治疗。

原发病治疗中,休克、脓毒症、大面积烧伤、颅脑外伤等病情危重患者要观察生命体征变化,进行心电监护。应用内科药物和内镜下治疗是必要的。

心理干预通常采用认知领悟疗法。在建立良好医患关系的基础上,耐心倾听患者的痛苦,了解患者的各种应激因素,引导患者消除非理性思维,树立良好的应对方式。采用心理支持疗法,建立良好的社会环境,消除心理社会应激。应用生物反馈等行为疗法,必要时辅以镇静药、抗焦虑和抑郁药物治疗。急性期注意行为模式如卧床休息、保持安静、避免辛辣刺激性食物、避免咖啡浓茶等饮料、少食多餐、进食流质、生活规律、戒烟戒酒、保持乐观轻松心情等。

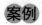

**案例**

#### 急性应激性溃疡

患者,女,29岁。因上腹不适感1年余,受惊吓1周,黑便2天就诊。

病史:1年前,出现上腹不适,有肿胀感,食欲下降,情绪低落,经常失眠,曾反复在医院进行检查,但血、尿、大便常规检查,肝功能、腹部B超、胸片、心电图及胃肠镜检查均无明显异常。1周前,患者在病房见到医护人员对患有胃癌的表姐抢救无效而死亡,患者异常恐惧,并感到非常悲痛,当时有心慌和喘不上气来的感觉,回家后又感觉上腹不适,食量少且饭后上腹部难受,因为夜晚入睡时总是想自己身上的感觉和表姐的症状相似之处,担心是否也得了表姐同样的"胃癌",所以入睡困难,大多数是彻夜难眠,在2天前即发现有黑便,要求父母陪同去医院看病,但父母认为是"受到了恐吓",未予理睬,至今日父母发现饭量少、睡眠差、精神差和体重减轻,陪同患者来医院心理科诊治。

患者为事业单位工作人员,丈夫在外地做生意,目前和父母住一起生活。患者父亲是政府机关公务员,母亲小学教师,本人是独生子女。父亲脾气相对比较和蔼,母亲比较强势,平时爱唠叨经常发脾气。父母经常为"如何教育患者"和"具体的教育事件"而经常吵架。在15岁以前,母亲不仅对学习成绩期望高要求严,还对日常行为指责过多,干涉过多,经常纠正患者具体事务的缺点,经常批评患者的不符合母亲观点的"所谓错误"。

患者从小性格内向,胆小怕事,要求自己完美,做事总是担心做不好,习惯于按部就班地处理工作和家庭事务,出现意想不到的额外事情容易紧张和不知所措。自信心较差,日常生活中,门、窗、自来水、电源、煤气等关闭后,仍不放心,经常反复检查。对已经发生的事情和预计发生的事情,容易反复多次思考,认定安全和处理妥当,才能稍加心安。

患者对父母比较孝顺,不敢违背父母意愿,害怕父母对自己不满意,即使父母批评自己错了而冤枉自己,也忍耐着,不予反驳。在外面没有知心朋友,工作上认为自己没有本事,有时注意力不能集中,工作效率低,经常自己感觉到工作不顺利,特别是与同事共同干一件事情时,难以满足同事的要求。认为社会黑暗的东西太多,经常看不惯同事的一些做法而感到心烦,但表面上不敢表达。患者的丈夫在另一个城市做生意,每周回家一次;他们夫妻是通过别人介绍而认识,在1年半前与丈夫结婚,是患者觉着自己年龄大而应该结婚,没有时间再挑肥拣瘦寻找所谓的爱情而结婚,婚后虽然感觉生活平淡,但夫妻关系尚可。

查体:体温、脉搏、呼吸、血压正常范围,明显消瘦,无浅表淋巴结肿大,皮肤略苍白,皮肤黏膜无黄染,无肝掌、蜘蛛痣,心肺听诊无异常,腹软、上腹部有压痛,未见包块,肝脾未

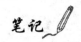

触及，腹水征阴性。

实验室及辅助检查：血、尿、大便常规检查，肝功能、腹部 B 超、胸片、心电图均无明显异常。潜血试验阳性，胃镜检查发现在胃体和胃底部有多个直径 1~2 厘米的表浅溃疡，界限清楚，溃疡周围黏膜有水肿。病理检查发现有散在的淋巴细胞和中性粒细胞浸润。

鉴别诊断：①慢性胃炎，胃镜检查发现胃黏膜明显充血、糜烂或出血，甚至萎缩性改变，则常提示慢性胃炎。本患者胃镜表现不支持慢性胃炎。②胆囊炎，胆囊炎多与胆结石并存，腹部 B 超、口服胆囊造影、CT 等影像学检查多能发现胆囊结石和胆囊炎征象。③胃癌，通过胃镜检查及活组织病理检查不难确诊。

诊断：急性应激性溃疡

治疗：治疗原则主要遵循综合治疗和个体化治疗的原则；躯体胃溃疡治疗和心理治疗同时进行，必要时可抗抑郁治疗。

躯体治疗：

1. 抑制胃酸分泌　用雷贝拉唑钠肠溶片，10mg/ 片，口服，每日 2 次每次 1 片。

2. 胃黏膜保护　用枸橼酸铋钾片，0.3g/ 片，口服，每日 4 次每次 1 片，前 3 次于三餐前半小时，第 4 次于晚餐后 2 小时服用。

3. 抗抑郁治疗　用舍曲林，50mg/ 片，每日 1 次，每次口服半片；第 5 天每日 1 次，每次口服 1 片，连服 4 天；第 9 天及以后每日 1 次，每次口服 2 片，一直服用半年。

心理治疗：

1. 认知疗法　矫正她不合理信念与不合理思维方法。根据患者的知识背景，讲解胃癌等疾病的医学知识，用医学和心理学的知识解释患者的症状，消除她的过度恐惧和担心。

2. 行为疗法　①用系统脱敏方法，消除对特殊环境的恐惧；②营造社会支持环境，让父母营造和谐温馨的家庭环境，对患者不指责、不批评、不要求、不期望，让患者生活在温馨的环境中。对患者工作单位的领导和同事进行指导，给患者营造轻松的工作环境。

3. 人本主义疗法　医务人员重视来访者的尊严，无条件积极接纳患者，设身处地理解患者，为她提供自然、和谐、自由的环境，促进患者心理成长。

# 第四节　肠易激综合征

## 一、一般概述

肠易激综合征（irritable bowel syndrome，IBS）是一种肠功能紊乱性疾病，以持续或间歇发作的腹痛、腹胀或腹部不适伴排便习惯改变为特征的肠病。经各种检查，排除可引起这些症状的器质性疾病。特点是肠壁无结构上的炎症病理改变，但整个肠道对各种刺激的生理反应有反常的现象。过去曾被称为"过敏性结肠"、"易激结肠"、"黏液性结肠炎"、或"肠道激惹综合征"。

本病是最常见的一种功能性肠道疾病，在普通人群进行问卷调查，有肠易激综合征症状者欧美报道为 10%~20%，我国北京和广州的报道分别为 7.3% 和 5.6%。患者以中青年居多，50 岁以后首次发病少见。男女比例约 1 : 2，女性患者中排便困难和大便干结多见，而男性以腹泻和便稀为主。人种中发病率有明显差异，日本人 25%，荷兰人 9%，美国白人21.8%。饮食和社会经济状况可能是产生人种差异的原因之一。

## 二、心理社会病因

目前公认的与肠易激综合征相关因素是心理障碍、内脏感觉过敏和胃肠运动紊乱。病理生理学基础主要是胃肠动力学异常和内脏感觉异常，据认为肠道感染后和精神心理障碍是肠易激综合征发病的重要因素。

**1. 人格特点**　患者的个性特征上，敏感、多疑、情绪不稳定、固执己见、谨慎小心、顺从、优柔寡断缺乏自信。有的患者有强迫性个性特征和癔症性个性特征。有人提出患者个性特征有内向、缺乏活力、易疲劳、适应环境的能力差、耐挫折感差、对生活事件多以负性思维、常担忧处于不愉快的气氛中。对自己的健康过分关注，常有内感性不适的疑病倾向。使用艾森克人格问卷、明尼苏达多项人格调查表发现患者多有神经过敏、内向、疑病倾向和癔症型人格特征。

**2. 负性生活事件**　失业、家人死亡、性虐待、体罚、手术、婚姻破裂、子女教育失败、人际关系紧张、经济生存困难等是本病的发生和恶化的主要因素，在某种个性特征的基础上起到致病作用。

**3. 不良情绪**　焦虑、抑郁、紧张、恐惧、强迫、敌对、人际关系敏感、易激惹等的负性情绪可以引起本病。有学者认为，本病是长期心理压抑状况的一种躯体表现，是躯体化现象。研究发现，在肠易激综合征患者中，42%～61%的人存在一定的精神疾患，最常见的是抑郁和焦虑。还发现女性患者相对于炎性肠病患者来说存在显著的过度情绪化和自责倾向。由于病情迁延不愈，对情绪产生影响，情绪又对病情产生影响，形成恶性循环。

**4. 饮食习惯和心理暗示**　由于患者偶尔不注意节制饮食、食物生冷粗糙或加工过于精细、缺乏纤维性食物等的进食因素不适，而引起的消化道功能紊乱症状或躯体不适，产生自我暗示，引起疑病猜疑，可导致内源性应激，导致本病。也可以是其他人如医护人员的不恰当的解释病情，形成暗示，导致胃肠功能紊乱，形成本病。

### 三、心理生物学机制

心理 - 社会因素与胃肠道生理功能（动力和感觉）之间通过脑 - 肠轴而相互影响。心理 - 社会因素会影响正常人和肠易激综合征患者的结肠动力，而且功能性胃肠道疾病患者对心理 - 社会因素的胃肠动力反应性高。反之，胃肠动力紊乱也会影响心理状态。

已经有证据表明，来自心理社会方面的痛苦经验可以使肠道炎症持续时间延长。导致这一持续作用的中介环节可能来自心理 - 神经 - 免疫机制，集中影响肠壁固有层神经肽功能。临床实践中，患者的抑郁心情不仅可引起肠易激综合征的症状持续时间延长，而且与炎症的迁延不愈有关。结肠中产生的细胞因子，影响脑细胞的功能，再通过下丘脑 - 垂体 - 肾上腺轴影响应激适应系统，所以，肠道影响脑的功能，脑功能对肠道也产生影响。

心理因素和重大生活事件能够加重肠易激综合征的症状，患者对中枢作用性药物有较好的反应，这些表明中枢神经系统在肠易激综合征的发病机制中具有重要作用。国内外有许多研究提示70%～80%的肠易激综合征患者均伴有抑郁、焦虑、癔症等精神症状或心理异常倾向，与一般人群上述症状的比率有显著差异。北京协和医院研究表明，条件刺激可通过大脑皮层来调控肠易激综合征的症状，说明患者有富于暗示性心理、生理特点。

PET检查发现，直肠扩张后肠易激综合征患者脑血流的图谱与健康人不同，在丘脑部位激活，而扣带回前回处减弱。有人用功能性核磁影像学检查（fMRI）也能观察到患者和非患者之间在直肠扩张后存在着脑激活部位上的差异。这些直接证据说明中枢神经的心理功能和肠道功能之间具有相互影响的联系。

肠道和中枢神经之间的相互联系和相互作用被称之为"脑 - 肠互动"，是通过由神经 - 内分泌机制组成的"脑 - 肠轴"来实现。近年来发现与肠神经丛（enteric nervous system，ENS）相关的许多神经介质也存在于中枢神经系统中。说明脑的高级功能即心理，与肠功能相互影响。

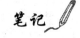
笔记

有一些学者认为患者肠道最可能是先被某些因素所致敏，然后才出现功能障碍，从而对心理因素或外来刺激（如冷刺激、凉食物）表现异常敏感，这种肠道的神经和免疫之间存在交互的作用，从而动态的调节肠道功能。某些影响中枢神经的因素，如抑郁、焦虑、重大精神刺激等，可以通过神经和免疫之间的连接机制来影响肠道的免疫反应，从而参与感染后肠易激综合征的发病机制。

患者胃肠动力异常、内脏敏感性增高等也是本病的发病机制，由于篇幅所限，此不赘述。

### 四、心身反应特点

患者的焦虑心理、因担心症状预示严重肠道疾病、异常情绪、异常患病行为、个性特征均与过分求医行为趋向有关。许多患者临床表现为便秘与腹泻交替，这部分人在交谈测试中有乙状结肠"高动度"和"低动度"图形的交替变化，提示与其情绪状态的改变密切相关。

许多内脏刺激引起的躯体反应是通过自主神经反射实现的。这些起源于脑干的反射可能与感觉刺激的有意识的知觉无关。对特定内脏刺激自主神经反射的类型和程度取决于刺激部位、类型和强度。如果内脏传入通路的感觉导致痛觉过敏，反射可能被夸大，而一些周围感觉神经病变可能与反射减弱有关。所以本病的躯体表现，影响患者的主观感觉，而主观感觉如警惕性增加、焦虑、抑郁等，也影响自主神经反射，是相辅相成的。所以有些患者存在惊恐（焦虑）性障碍，表现为突发性极度恐惧，并伴有其他症状如腹痛、恶心、心慌、呼吸困难、头昏、潮红、窒息感、出汗和晕倒等。出现抑郁，表现为睡眠紊乱、情感改变和体重减轻。

有些患者的胃肠症状不突出，表现为肠外症状，可能与胸腔和盆腔的内脏、腹腔外的躯体结构或情感认知领域有关。有 30%～50% 的患者主诉有头痛。还有的表现有非心源性胸痛、纤维肌痛综合征、腰背痛、排尿困难、性交疼痛等，全身症状出现，应考虑到躯体转化问题。

### 五、心理诊断与干预

#### （一）心理诊断

诊断肠易激综合征主要应用国际认同的 1999 年制定的罗马 II 标准。强调症状为基础，即在 12 个月中至少有 12 周（可不连续）出现腹痛或腹部不适，并有以下特点：①排便后缓解；②与大便频率改变有关；③与大便性状改变有关。还有些症状不是诊断所必需，但属于肠易激综合征常见症状，这些症状越多，则越支持肠易激综合征的诊断。大便次数异常（指每日大便次数超过 3 次或一周少于 3 次）；大便形状异常（块状干硬或松散水样便）；排便过程异常（费力、急迫、排不尽感）；黏液便；腹胀。

心理评估针对应激水平、易感人格和情绪障碍。采用 MMPI、EPQ 等人格量表，社会再适应量表，SCL-90 量表，抑郁和焦虑问卷等情绪量表。

#### （二）心理干预

对肠易激综合征的干预目的是改善症状，提高生活质量。由于本征属于心理生理障碍性疾病，建立良好的医患关系，取得患者的信任与合作，对干预的成功很重要。干预治疗原则之一是根据主要症状对症治疗，必须注意干预的个体化和综合运用干预手段。

1. **支持性心理治疗**　积极的诊断和解释病情。通过解释、安慰、指导、启蒙、建议、支持、保证等手段，让患者感到被关怀、被重视、被尊重，消除患者的恐惧和疑虑，建立战胜疾病的信心。

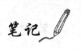

2. **催眠治疗**    对暗示催眠感受性高的患者,利用全身放松的方法,将患者诱导入催眠状态后,通过暗示来指导其腹部温暖舒适,再应用消除患者症状的指导语,如"你的腹部温暖而蠕动加快了(针对便秘的症状)","您的腹部温暖而舒服,感觉不到疼痛(针对腹痛的症状)"等,对肠道的敏感性和动力进行调节,消除症状,纠正肠道运动和感觉的异常。应用催眠术还可以解决其他的躯体和心理症状等。有报道发现 70% 的患者的症状得到缓解,甚至消失,并且很少复发。

3. **认知行为疗法**    解决患者对疾病不正确的认知和反应,解决患者的非理性思维、推理等。让患者从理性上认识症状产生与某种特殊的应激因素有关。改变不良的行为习惯如饮食习惯等。可以采用团体心理治疗的形式,由一名心理治疗师带领,通过患者之间的消除症状的方法体会,使患者之间相互影响,消除患者自身的症状。

4. **松弛疗法**    通过肌肉松弛训练,让患者学习降低自主神经张力,纠正因紧张引起的肠道功能紊乱,从而消除症状。

5. **生物反馈疗法**    通过显示内脏功能使患者了解自己的生理异常,让患者自己纠正这种异常。该疗法在大便失禁和便秘的患者中应用广泛。它可以使患者对直肠的扩张更敏感,重建直肠肛管反射,同时使患者了解正常的排便生理,学会最佳的排便方式。

# 第五节  慢性胰腺炎

## 一、一般概述

慢性胰腺炎(chronic pancreatitis, CP)是由于各种不同原因造成的胰腺组织和功能的持续性损害,特征为胰腺广泛纤维化,并最终导致胰腺内、外分泌组织的破坏。本病临床上常表现为反复发作的腹痛,内、外分泌功能不全,后期胰石和假性囊肿的形成。主要表现为腹痛、消瘦、营养不良、腹泻或脂肪痢,后期可出现腹部包块、黄疸和糖尿病等。发病率约 3.7/10 万人,好发于中年,男:女为 2.7:1。西方国家 60% 以上的慢性胰腺炎与长期酗酒有关,而我国以胆道疾病为主要原因。

慢性胰腺炎的病理特征为胰管阻塞、斑片状纤维化及腺泡、胰岛数量的减少。纤维化区域和残余腺泡组织中常有淋巴细胞及浆细胞的浸润。神经束周围也可有炎性细胞如淋巴细胞、浆细胞、嗜酸性粒细胞等浸润。胰腺导管可有一系列的变化,如狭窄、扩张、鳞状细胞异形增生、蛋白栓子和结石等,有时可见导管扩张而无明显的梗阻。1988 年马赛 - 罗马国际会议将慢性胰腺炎分为三大类:①慢性钙化性胰腺炎,是慢性胰腺炎最多见的一类,主要特征为散发性的间质纤维化及胰管内蛋白栓子、结石及胰管的损伤;②慢性阻塞性胰腺炎,常由主胰管阻塞引起,表现为胰管不规则的扩张及萎缩,最终导致胰泡细胞被纤维组织所代替;③慢性炎症性胰腺炎,表现为胰腺组织纤维化、单核细胞浸润和萎缩,常合并自身免疫性疾病。

## 二、心理社会病因

引起本病的心理社会原因主要是易感人格、应激、行为习惯等。在西方国家,酒精摄入是慢性胰腺炎最常见的病因。酒精摄入量与发病率有密切关系,每日摄入量在 150 克以上易于致病,每日 75～100 克亦对胰腺有损伤作用。酒精的致病性与酒精的种类并无相关。多数患者有每日饮酒及每周数次饮酒的病史,饮酒时间至少 4 年至 5 年。富含脂肪和蛋白质的饮食、吸烟等在酒精性胰腺炎中起一定的协同作用。所以行为习惯中的饮食因素可以导致本病。

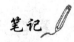

有人发现，慢性胰腺炎患者中有75%的具有强迫性格，在社会上能尽职尽责，对自己期望和要求常超出自己的能力，容易产生心理挫折。还有人发现患者易产生酒精及药物嗜好，有性格缺陷者多见。在可疑的慢性胰腺炎患者中有较高比例的抑郁症状（54%）和肠易激综合征（78%）。

应激因素有生活事件的刺激，产生精神心理的创伤，以非正常的应对方式解决，如酗酒、吸烟、暴饮暴食等。从而在遗传因素、个性因素的基础上发病。

### 三、心理生物学机制

慢性胰腺炎的发病机制较为复杂，部分与不良的行为习惯有关，特别是与长期嗜酒有关。酒精本身及其代谢产物的细胞毒作用导致胰腺的损害，胰液的黏稠及蛋白质沉淀可引起胰管引流不畅，胰液的梗阻造成胰管内压升高，胰液潴留，是慢性胰腺炎重要的发病机制。其他因素，如饮食习惯造成的结石、感染、蛔虫等，主要也是通过影响胰管功能，反复引起炎症反应，使胰管阻塞，胰液分泌排泄受阻，造成胰腺腺体进行性损伤而最终导致慢性胰腺炎的病理改变。

心理社会因素在慢性胰腺炎发病中起重要的作用，生活事件、心理压力、精神创伤等可以使行为改变如酗酒、吸烟、暴饮暴食等。心理应激，使免疫系统紊乱，也通过自主神经使肝胰壶腹括约肌痉挛、胰液分泌增加等都促使并加速了胰腺损伤的进程。

### 四、心身反应特点

近来认为，心理刺激在慢性胰腺炎的病因中起着重要作用，这是因为情绪障碍常可干扰大脑皮质功能，进而影响下丘脑自主神经中枢功能与神经-内分泌功能，从而影响胰腺分泌功能，使胰腺外分泌不足、胰岛内分泌不足，这就使得慢性胰腺炎更趋恶化并可激发抑郁症、性格改变或精神症，甚至出现幻觉、定向力障碍等。EPQ调查发现P分与N分普遍增高。

慢性胰腺炎患者的精神状态可出现强迫状态、焦虑状态、疑病状态以及抑郁状态，患者可有强迫性格，强迫恐怖观念及人际关系易紧张的特点，而且常因对预后过分担心而出现焦虑、疑病以及难以忍受的腹痛。EPQ中P分与N分增高，表明患者具有较高的精神质，情绪不稳定、性格内向，因为患者存在这样的性格缺陷，所以易产生酒精及药物嗜好，使心理、生物致病因素交织在一起，诱发与加重本病。用SCL-90还可测得患者存在抑郁、强迫、偏执等情绪障碍，其中75%具有强迫性人格特质，54%具有抑郁症。生活事件调查显示，本病发生、发展、复发与紧张性刺激有关，表明慢性胰腺炎发病与心理应激有关，是一种与性格相关的心身疾病，虽然患者在社会上常能尽职尽责，但因个人欲求不能满足或精神创伤等，加之存在强迫、抑郁等情绪障碍，常大量饮酒以求解脱，据统计欧美国家的慢性胰腺炎中3/4与长期（10年以上）嗜酒有关，酒精直接和间接引起胰液黏稠、蛋白质沉淀、胰管梗阻和结石形成，损伤胰腺实质，发生炎症和纤维化，我国虽以胆道疾病（结石、炎症、蛔虫）的长期存在为主因，但长期嗜酒者亦不少见。

患者可伴发抑郁症状，长期的病程迁延，不易根治，对治疗丧失信心。患者生存质量低下。在发病期严重时患者可出现性格改变或精神症状，如幻觉、定向力障碍等，病情好转后症状消失。

### 五、心理诊断与干预

慢性胰腺炎临床表现变化多无特异性，诊断有一定的困难。当怀疑慢性胰腺炎时，应当遵循2009年修订的慢性胰腺炎诊断标准来明确诊断，如果满足反复发作性上腹痛、血/

尿胰酶异常和胰腺外分泌功能障碍中的 2 项或以上者可明确诊断。有胆道疾病或长期饮酒史,出现持续上腹部疼痛、体重减轻应考虑本病。结合实验室及影像学检查后才能确诊。注意与胰腺癌进行鉴别。

慢性胰腺炎患者常有偏执和强迫性格特征,有报道还有较高的精神质、情绪不稳定、性格内向。应用 MMPI、EPQ 等测验量表进行个性诊断。测量心理状态可以用 SCL-90 和 SDS 等量表,根据强迫、抑郁分值判断是否有强迫或抑郁的情况。

慢性胰腺炎治疗的原则是去除病因,控制症状、改善胰腺功能和治疗并发症。强调以个体化治疗为原则的治疗方案。心理干预主要是改变行为模式,指导患者消除紧张、避免精神刺激和改变对生活事件的认知、消除恐惧和抑郁等情绪因素、控制疲劳。帮助患者戒酒、戒烟和改变不良行为习惯。具体心理治疗方法主要包括一般心理支持疗法、行为疗法、生物反馈疗法、放松疗法等。对严重的抑郁可以用抗抑郁药物。

具体的心理治疗有:①心理支持疗法,向患者讲明心理因素在本病中的作用,解释出现症状的原理,给患者鼓励、安慰、理解、保证、支持,让患者摆脱情绪障碍,保持乐观心态。②行为矫正法,利用药物或电刺激进行厌恶治疗,帮助患者戒烟、戒酒,矫正不良行为习惯。给患者行为指导,让患者自觉戒酒,避免过饱饮食与暴饮暴食,让患者高热量、高糖、高蛋白、低脂肪食谱。指导患者学会放松方法或生物反馈疗法,避免紧张疲劳。③抗焦虑、抗抑郁剂如舍曲林、坦度螺酮等,有强迫症者应用氟伏沙明等。④其他心理疗法,如:音乐疗法、沙盘疗法、绘画疗法、工娱疗法等,调节患者的自主神经,使大脑得到充分的积极调整,改变慢性胰腺炎的心身状态。

 **综述**

### 应激致肠动力调节紊乱

应激可以造成动物胃肠动力调节紊乱。慢性束缚、过度疲劳、饮食失调、冰水灌胃、冷气候、负重力竭游泳等应激刺激可导致大鼠或小鼠体重减轻、行为变化、外周血白细胞介素(IL-1β)变化和生长抑素变化,以及胃排空抑制、结肠转运增加、结肠坏死性发炎、小肠动力抑制或者小肠运动增多等。

中枢神经和肠道之间的相互联系和相互作用被称之为"脑 - 肠互动",是通过由神经 - 内分泌机制组成的"脑 - 肠轴"来实现。近年来发现与肠神经系统(enteric nervous system,ENS)相关的许多神经介质也存在于中枢神经系统中。说明脑的高级功能即心理,与肠功能相互影响。

在胃肠动力上,除了肛门外括约肌外,胃肠道的神经均为自主神经,包括外来神经和内在神经丛。这些神经中的感觉神经感受化学、机械和体液刺激,与内脏运动神经联系,形成内脏 - 内脏反射,与躯体运动神经元联系,形成内脏 - 躯体反射,经过较复杂的传导途径,将冲动传导到大脑皮层,形成内脏感觉。另外,其他系统的内脏和躯体感觉神经的兴奋性变化以及复杂的大脑活动又可引起胃肠道运动神经的兴奋性变化。控制胃和肠道运动的外来神经主要由自主神经系统组成,包括交感和副交感神经。其中副交感神经主要由迷走神经组成,主要神经递质为乙酰胆碱,迷走神经可刺激胃肠运动,行迷走神经切断术后,胃的运动功能受损甚至消失。交感神经主要来自脊髓的胸腰段,其最重要的神经递质是去甲肾上腺素,刺激交感神经可抑制胃肠运动。

肠壁内的肠神经系统(ENS),由肠壁内的肌间神经丛和黏膜下神经丛共同组成,含有大量的感觉、整合和运动神经细胞,胃肠运动的整合很大部分也是在 ENS 进行的。

有些疾病,不仅疾病作为应激源,其疾病本身也直接引起胃肠动力紊乱。多发性红斑狼疮、麻醉等可引起的肠运动神经活动减少;糖尿病可引起渐进性外周和肠壁神经细胞渐

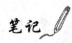 笔记

进性退化，胃排空与肠内容物通过时间延长，表现为便秘；帕金森病时大脑和肌间神经丛的病变，导致胃肠动力减弱，表现为胃肠排空延缓，出现便秘；消化系统发生炎症、肿瘤或因某些药物或化学刺激造成胃肠运动减弱。

应激引起的神经精神因素是否导致胃肠动力紊乱，虽然主要决定于脑 - 肠轴，但是还有肠内容物的化学成分、ENS 神经细胞加工整合结果、胃肠平滑肌当时的工作状态等的综合因素，是多因素产生的结果。

（张德利）

# 第七章　内分泌及代谢系统心身疾病

　　内分泌系统由内分泌腺和分布于各组织的激素分泌细胞组成，其主要功能是在神经系统支配和物质代谢基础上释放激素，以维持正常的新陈代谢，维护内环境相对稳定并适应多变的体内外变化。内分泌腺体分泌高效能的有机化学物质（激素），经过血液循环而传递化学信息到其靶细胞、靶组织或靶器官，发挥兴奋或抑制作用。内分泌系统与中枢神经系统在生理功能上紧密联系，密切配合，相互作用，调节机体的各种功能，维持内环境的相对稳定，以适应机体内外环境的各种变化及需要。内分泌系统间接或直接地接受中枢神经系统的调节，也可以把内分泌系统看成是中枢神经调节系统的一个环节。反之，内分泌系统也会影响中枢神经系统的活动。

　　遗传、环境和心理社会等因素可导致内分泌系统病理生理改变，表现为功能亢进或功能减退。原发性病变指病变发生在下丘脑和垂体，继发性病变指病变发生在周围靶腺。内分泌腺或靶组织对激素的敏感性或应答反应降低也可导致疾病。本章将重点介绍糖尿病、甲状腺功能亢进症和代谢综合征等。

## 第一节　糖　尿　病

### 一、一般概述

　　糖尿病（diabetes mellitus, DM）是一组由多种原因（遗传、环境和免疫等）所致的胰岛素绝对或相对不足而引起的代谢障碍，以具有明显异质性的慢性高血糖及多种并发症为临床表现特征。临床上早期表现多无症状，至症状期有多饮、多食、多尿、烦渴、善饥、消瘦或肥胖、疲乏无力等表现。久病可引起多系统损害，导致眼、肾、神经、心脏、血管等组织的慢性进行性病变，引起功能缺陷及衰竭。病情严重或应激时可发生急性代谢紊乱，如酮症酸中毒、高渗性昏迷等。

　　糖尿病是迄今为止人类发现的最古老的病种之一，糖尿病最早是在古代埃及第一次被文字记载的，公元前 1550 年，人们在法老王雅赫摩斯一世时期的贵族墓群里发现了一张珍贵的莎草纸古抄本，里面记述了多种常见的贵族疾病，其中包括一种叫做"多尿"的疾病，当时的人们注意到糖尿病患者的病征之一就是饮水量与尿量不成比例，饮得多，尿出的更多。而这恰恰就是糖尿病患者最典型的症状。到了 16 世纪，瑞士医生 Von Hoheouheim 发现糖尿病患者的尿液水分蒸发后会含有一种异常的白色粉末物质。但是他不认为这种物质是糖分，一直以为糖尿病是肾脏损害造成的。他在论文里写道："可以推断，'多尿病'是由于盐在肾脏的异常积淀所引起的"。三个世纪之后，人们终于证明那些白色粉末不是盐，而是葡萄糖。

　　1994 年，按 WHO 标准对全国 19 省市 25～64 岁的 213 515 人进行调查发现，糖尿病患

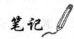

病率为 2.51%，糖耐量减低（impaired glucose tolerance，IGT）患病率为 3.20%。1996 年，按 1985 年 WHO 标准，对全国 11 省市 20～75 岁 42 751 人进行流行病学调查，发现糖尿病患病率为 3.21%，IGT 患病率为 4.76%。2010 年，《新英格兰医学杂志》发表关于我国糖尿病患病率调查的结果，显示我国 20 岁以上人群中男性和女性糖尿病的患病率分别为 10.6% 和 8.8%，总体患病率为 9.7%。同期糖尿病前期的患病率为 15.5%。根据这次调查结果推算，我国总糖尿病患者数为 9200 万，糖尿病前期人数为 1.48 亿，糖尿病前期患者与已确诊患者合并患病率已超过 25%。2016 年 4 月 6 日，世界卫生组织发布的《全球糖尿病报告》指出，截至 2014 年，全球约有 4.22 亿人患有糖尿病，与 1980 年的 1.08 亿相比，增加了 3 倍。中国约有 1.1 亿糖尿病患者，约占成年人总数的 1/10，预计 2040 年将增至 1.5 亿人；约有 5 亿中国成年人处于糖尿病前期，患 2 型糖尿病的风险较高。儿童和青少年 2 型糖尿病的患病率也显著提高，已成为我国超重儿童的关键健康问题。糖尿病患病率与年龄、体质指数、受教育程度相关。

糖尿病可引发心脏病、脑卒中、失明、肾衰竭和下肢截肢。2012 年全球约有 370 万人因糖尿病及其并发症死亡，中国每年有近 100 万人因糖尿病死亡。为了应对糖尿病，全球每年投入超过 8270 亿美元；中国每年投入近 1734 亿人民币（250 亿美元）用于糖尿病管理，占医疗总支出的 13%。

糖尿病的分型是依据对糖尿病的临床表现、病理生理及病因的认识而建立的综合分型。目前国际上通用的 WHO 糖尿病专家委员会提出的分型标准（1999 年），糖尿病一般分为两种类型：1 型糖尿病和 2 型糖尿病，见表 7-1。此外还有妊娠期糖尿病等其他类型。糖耐量降低（impaired glucose tolerance，IGT）不作为一个亚型，而是糖尿病发展过程中的一个阶段。

1 型糖尿病（type 1 diabetes mellitus，T1DM）：又叫青年发病型糖尿病，旧称胰岛素依赖型糖尿病（IDDM）或青少年糖尿病，易出现糖尿病酮症酸中毒（DKA）。主要与遗传、自身免疫有关，一般早年发病，多见于儿童及青少年，但其他年龄均可能发病。该病起病较急，早期症状有多尿、口渴多饮、体重下降、呕吐、不可控制的进食及昏迷等，1 型糖尿病占所有糖尿病总数的 10%～20%。

2 型糖尿病（type 2 diabetes mellitus，T2DM），也称成人发病型糖尿病，多在 35～40 岁之后发病，占糖尿病患者的 90% 以上，因胰腺分泌胰岛素相对或绝对不足所致，一般起病较慢，典型病例见于中老年，偶见于幼儿，患者血浆胰岛素水平相对性降低。早期临床表现为"三多一少"，即多饮、多食、多尿和不明原因地消瘦，有些患者还表现出疲劳、口舌干燥、阳痿、月经失调、皮肤感觉缺失或瘙痒、泌尿系统反复感染、肢体疼痛和抽搐等。我国糖尿病绝大多数属于 2 型糖尿病。

表 7-1　1 型糖尿病与 2 型糖尿病的区别

| 项目 | 1 型糖尿病（T1DM） | 2 型糖尿病（T2DM） |
| --- | --- | --- |
| 发病原因 | 免疫与遗传 | 遗传与生活方式 |
| 发病年龄 | 青少年 | 中老年 |
| 发病方式 | 急 | 缓慢或无症状 |
| 体重 | 多偏瘦 | 多偏胖 |
| 胰岛素分泌 | 绝对缺乏 | 相对缺乏 |
| 酮症酸中毒 | 容易发生 | 不易发生 |
| 一般治疗 | 注射胰岛素 | 口服降糖药 |

## 二、心理社会病因

心理社会因素在糖尿病发生和发展过程中起重要作用。Matthias 等认为衡量糖尿病治疗好坏的标准有两个：一个是硬指标，即代谢控制是否达标，如血糖和糖化血红蛋白；一个是软指标，即患者的生存质量是否提高了。他们又将心理社会因素归结为患者的自我管理行为和患者与医务人员的关系两个方面。患者的自我管理行为包括患者的个性、自我效能、应对方式和情绪等；患者和医务人员的关系涉及医务人员是否持有同情心、是否能够提供有效的关于糖尿病的信息、是否具有帮助患者的能力。

1. **生活事件** 有研究显示，1 型糖尿病症状出现前常有重大生活事件发生，如丧失亲人和父母离异等。Robinson 和 Fuller（1985）曾进行一项较严格的病例对照研究，以糖尿病患者为研究组，与研究组年龄相近的非糖尿病同胞及其邻居为相应的对照组，比较三组在糖尿病组发病前某一段时间生活事件频度及其严重程度，结果发现糖尿病组的生活事件频度及严重程度均显著高于对照组，同时此研究还发现，胰岛细胞抗体阳性家庭成员中有一半患者确定诊断前 5 年都经历了严重的生活事件和长期的家庭困扰。

生活事件在 2 型糖尿病发生中也起一定作用。20 世纪 70 至 80 年代，许多研究者注意到经历地震、火灾等事件后糖尿病的发病率显著增多；Holmes 通过回顾性和前瞻性调查发现，离婚与糖尿病的发生有显著关系。还有资料显示，美国贫困人群中糖尿病更为常见，而且黑人死于糖尿病的数量比白人高一倍还多，并认为原因是黑人在政治上受歧视，生活上动荡不安以及贫困、失业等，经历了比白人更多的生活事件，从而推论 2 型糖尿病的发生与生活事件所致的应激有关。

2. **社会支持与应对方式** Simmonds 等的（1981）研究结果显示，糖尿病患者与健康人群相比，更具有孤独性、无子女或独生子女、提前退休等倾向，这些倾向的共同特点就是缺乏广泛的社会关系和相应的社会支持。姚树桥等（1998）对 131 例 IGT 和 91 例糖耐量正常者进行了 18 个月的追踪研究，发现 IGT 转为糖尿病组患者积极应对方式显著减少，由 IGT 转为糖尿病和维持 IGT 的两组人群的社会支持利用度比追踪前显著降低。进一步的多元回归分析和路径分析表明，应对方式和社会支持通过影响生活事件所致的心理应激，进而影响糖尿病的发生。因此，应对方式和社会支持在糖尿病发生中具有间接的作用。

3. **人格因素** 有研究认为，A 型行为特征者的血液中肾上腺素、肾上腺皮质激素以及血脂、血糖常处较高水平，因此推测 A 型行为类型可能是糖尿病的潜在致病原因之一。但是，对糖尿病患者进行大样本的临床对照研究发现，A 型行为与糖尿病的发病关系的结果尚不确定。国内许秀锋等人（1995）对 82 例 2 型糖尿病患者进行 MMPI 测查，发现他们具有较多躯体不适主诉，常以否认和压抑来处理压力。姚树桥等（1998）对 131 例 IGT 者进行了艾森克人格问卷（EPQ）的测查，并追踪了 18 个月，发现糖尿病的发生与 EPQ 所反映的人格特征无明显关系。多数糖尿病患者性格不成熟、具被动依赖性、做事优柔寡断、缺乏自信，常有不安全感，有受虐狂的某些特征。这些人格特点被称作"糖尿病患者格"。但这些人格特点不仅见于糖尿病患者，也见于其他慢性患者。

4. **不良的生活方式** 不良的饮食习惯、缺少运动、吸烟、饮酒等生活方式的改变大大增加了 2 型糖尿病的患病风险。高热量、高糖水化合物、高脂饮食均可独立于肥胖及腹部脂肪沉积增加 2 型糖尿病的发病风险，而富含谷类纤维及多不饱和脂肪酸的饮食对 2 型糖尿病具有保护作用。Ridaura 等在美国进行的一项为期 12～18 年的前瞻性研究表明，膳食中镁的摄入与 2 型糖尿病之间存在保护性的剂量反应关系。久坐、缺少运动的生活方式增加胰岛素敏感性、改善胰岛素抵抗、降低 2 型糖尿病风险。吸烟也可导致 2 型糖尿病的患病风险增加，Carlsson 等在瑞典进行的一项前瞻性研究发现，每日吸烟 ≥ 20 支者，患 2 型糖尿病

*笔记*

的相对危险度为 1.64，大量吸烟是 2 型糖尿病的危险因素，并且随着吸烟年限与吸烟量的增加，2 型糖尿病风险显著增加，此外，戒烟行为也可增加 2 型糖尿病风险，戒烟人群的 2 型糖尿病患病率显著高于不吸烟和正在吸烟的人群。饮酒也可以对糖尿病的患病风险有影响，一项前瞻性研究表明，与不饮酒者相比，饮酒 ≤ 6g/d 者，其患 2 型糖尿病的相对危险度为 0.87，适量饮酒者，即饮酒 6～12g/d、12～24g/d 和 24～48g/d 者，其相对危险度分别为 0.70、0.69 和 0.72；大量饮酒者，即饮酒 ≥ 48g/d 者，与不饮酒者相似，其相对危险度为 1.04，其他多项研究结果表明，适量饮酒对 2 型糖尿病具有保护作用，而大量饮酒则显著增加 2 型糖尿病的患病风险。

5. **社会经济地位**　糖尿病的发病风险与社会经济地位有显著的相关性。有研究表明，社会经济不发达、尤其是低文化水平能增加 2 型糖尿病的发病风险。美国的一项前瞻性研究表明，在调整了年龄、种族等因素后，美国妇女的收入、教育和职业状况等与 2 型糖尿病的发病有显著关联。

6. **环境污染**　近年来，环境污染问题越来越成为世界上各个国家的共同课题之一，特别是 2013 年以来，我国的环境污染问题显得尤为突出。环境污染对人类健康的危险越来越大，尤其是在工作重压下的工薪阶层，生活规律紊乱、不健康的饮食习惯、高度紧张的精神状态，让这类人群的患病率大大升高，糖尿病更是首当其冲。有研究表明，空气污染容易导致心血管系统发生炎性反应，增加胰岛素抵抗的几率，易诱发糖尿病。

众多的环境污染物中，以环境内分泌干扰物（EEDs）对内分泌代谢性的影响举足轻重。双酚 A（BPA）是世界上使用最广泛的工业化合物之一，是一种重要的 EEDs。基础研究表明，双酚 A 可能影响糖脂代谢。2014 年，我国原卫生部要求在与婴幼儿食品接触的包装中禁用双酚 A，但双酚 A 对成年人健康的影响尚无明确定论。

### 三、心理生物学机制

糖尿病的发病机制目前主要有遗传学说、病毒感染学说及自身免疫学说等。糖尿病患者在心理应激作用下病情发生恶化，在心理因素与躯体因素相互作用下，容易交织形成恶性循环。在临床上常发现，情绪应激可使糖尿病患者的血糖浓度迅速升高，进而导致病情恶化。研究表明，社会心理因素刺激引起的情绪紧张，可诱发糖尿病。负性生活事件，如亲人突然死亡、受伤、人际关系紧张等，也可引起糖尿病或使病情恶化。

人的情绪主要受大脑边缘系统的调节，大脑边缘系统同时又调节内分泌和自主神经系统的功能，心理因素可通过大脑边缘系统和自主神经系统影响胰岛素的分泌，成为糖尿病的诱发因素。当人处于紧张、焦虑、恐惧或受惊吓等应激状态时，交感神经兴奋，抑制胰岛素分泌，使血糖升高。同时，交感神经还作用于肾上腺髓质，使肾上腺素的分泌增加，间接地抑制胰岛素的分泌和释放，从而导致糖尿病。心理因素影响糖尿病的物质基础是肾上腺素，情绪不稳定、脾气暴躁的患者，其血液中的肾上腺素含量较高，肾上腺素不仅可以使血糖升高，还会使血小板功能亢进，造成小血管栓塞，从而诱发各种并发症。有关心理社会因素导致糖尿病，其产生的心理生物学机制可以通过神经 - 内分泌 - 免疫网络系统说明，见图 7-1。

Surwit 等认为，在 2 型糖尿病时胰腺或其他组织都有肾上腺素能神经敏感性增加，交感神经系统的过度活动可能减弱胰岛素的分泌与血糖的利用。同时 2 型糖尿病是一个神经性调节自稳的问题，其中应激和自主神经系统的相互作用是导致疾病发生发展的原因。这也是其"应激、自主神经系统与 2 型糖尿病"学说的中心内容。2 型糖尿病发病机制中最关键的是胰岛素抵抗，Bjontorp 等认为胰岛素抵抗（insulin resistance，IR）与神经内分泌异常有关，可能包括促肾上腺皮质激素释放因子（CRF）、促肾上腺皮质激素（ACTH）及皮质醇引起

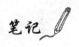

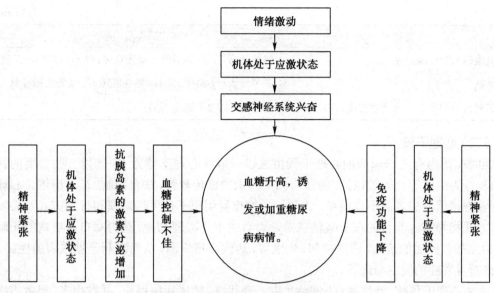

**图 7-1　糖尿病的心理生物学机制**

IR,胰岛素与皮质醇是一方面,睾酮与生长激素是另一方面,这种平衡的失调引起神经内分泌失常而导致 IR。这种平衡可由增龄、肥胖而破坏,也因应激、吸烟、饮酒、压抑和紧张等引起。

## 四、心身反应特点

患者在被诊断为糖尿病时,会产生各种不良情绪。其心理反应可分为四个阶段,分别为否认阶段、愤怒阶段、抑郁阶段和恢复阶段。患者常见的心理反应有:

1. **焦虑烦躁**　由于缺乏对疾病的正确认识,以及患病后生活方式的改变,使患者焦虑、烦躁,夜不能寐。

2. **急躁易怒**　患者常会因为糖尿病带来的种种烦恼而感到愤怒,遇人遇事爱发脾气,发怒会加重病情。

3. **紧张恐惧**　患者认为糖尿病是不可根治的终身疾病,以及担心糖尿病各种并发症的发生,出现紧张和恐惧的心理。

4. **忧郁悲观**　患者对治疗丧失信心,终日忧心忡忡,陷入悲伤之中,甚至产生绝望和厌世的念头。

## 五、心理诊断与干预

### (一)心理诊断

对糖尿病患者的心理诊断和评估的内容主要包括情绪状态、工作生活和人际状况等,常用糖尿病生活质量调查、心理评估量表以及生存质量调查表等。糖尿病生活质量调查表,详见表 7-2。

**表 7-2　糖尿病生活质量调查表**

| 项目 | 选项 |
| --- | --- |
| 1. 身体功能 | ①生活自理;②参加运动;③外出旅行 |
| 2. 社会能力 | ①与朋友交流;②社团活动;③地区活动 |
| 3. 家庭责任 | ①家庭责任/工作;②旅行;③生活方式/睡眠 |
| 4. 精神能力 | ①低落情绪;②心理稳定性;③知识技能 |

笔记

续表

| 项目 | 选项 |
|------|------|
| 5. 健康感与治疗满意度 | ①健康状态；②对病情的主观满意度；③对治疗的满意度 |
| 6. 症状 | ①三多一少；②瘙痒、疼痛、性功能障碍；③低血糖症状 |
| 7. 您对目前的治疗方法满意程度有多少？ | 很满意 6 5 4 3 2 1 完全不满意 |

### （二）心理干预

目前，国内有关糖尿病的心理干预措施以一般性心理支持为主，辅以一些必要的认知干预和行为治疗等。一般包括：糖尿病相关知识的宣传教育、饮食控制、运动锻炼。心理支持与安慰可缓解患者的不良情绪；认知行为治疗科纠正不良生活习惯和行为方式及必要的应对方式指导等。其目的在于减轻或消除患者的不良心理刺激，获得对自身疾病的正确认识，树立战胜疾病的信心，消除抑郁、焦虑等，达到心理平衡，从而有利于糖尿病的控制，减轻、延缓并发症的发生与进展。

实施心理干预前，要注意：①评估患者心理状况，糖尿病病程长，并发症多，患者需终身用药，最常见的负性情绪变化是过度担心、焦虑和抑郁；②建立良好的医患关系，耐心向患者解释操作目的，态度要和蔼，以寻求患者配合；③制订个体化的心理治疗方案，针对患者的不同情况，制订相应的治疗方案和进程，根据其性格特点、年龄、病程给予具体化的指导，尽量从小的、容易完成的任务开始，完成后给予鼓励，并根据计划不断增加和更新目标，使其在循序渐进、不知不觉中顺利完成自我保健、自我监控的训练。

糖尿病患者的心理干预措施，一般有以下几种：

1. **糖尿病知识健康教育** 首先指导患者正确地进行血糖、尿糖监测和记录，合理饮食（指导患者正确的膳食搭配，多食新鲜蔬菜，减少动物性脂肪的摄入）及运动，使患者了解糖尿病虽是终身疾病，但只要严格控制血糖，就能有效地防止并发症；其次指导患者正确使用口服降糖药物以及胰岛素，包括用药剂量、用药时间和次数。首次使用胰岛素的患者多存在顾虑，认为胰岛素会"成瘾"产生依赖，或存在严重副作用。应对其进行耐心教育，可让正在使用胰岛素的患者进行现身说法，以消除患者的疑虑，并使其知道使用胰岛素是必须的。告诫他们如何识别和应付可能出现的低血糖。

2. **支持性心理治疗** 通过解释、疏导和安慰帮助患者消除各种消极情绪反应，保持情绪稳定，面对现实，充分发挥主观能动性，树立与疾病作斗争的信心。

3. **认知行为治疗** 目前在糖尿病治疗中多采用团体治疗的形式，如由 Snook 及其同事发展起来的团体认知行为治疗（cognitive behavioral group therapy，CBGT）。该疗法认为，糖尿病是一种慢性的终生性疾病，在长期的治疗过程中，可能多次出现血糖控制的失败，使得患者有严重的挫败感和无望感，可能出现自我怀疑，产生负性情绪，从而加重患者对糖尿病的负性态度，以至于不再坚持自我管理，而采取"随它去"的态度，使得血糖控制更加糟糕。血糖控制失败的经历也可使患者产生歪曲的认知，认为自己没有办法也没有能力去控制血糖，认为治疗与否对血糖的控制和并发症的发生没有多大价值，这些错误的信念很容易引起不愉快的情绪和不良的自我管理行为，进一步导致血糖的控制不良。CBGT 是以认知行为治疗和理性情绪治疗为理论基础，采用几种认知和行为技术（如认知重建、应激管理和示范等）来帮助患者消除与糖尿病有关的痛苦，提高其应对技巧，促进自我管理改善血糖控制。

CBGT 一般以 5~8 个患者为一个小型治疗团体，进行为期四周的连续治疗，每周两小时，由一个心理学家和一个糖尿病教育工作者参与。训练内容包括四个部分，每一部分涉及一个主题：①认知影响情绪和行为的方式；②应激与代谢控制的关系；③糖尿病、并发症及其预后；④糖尿病与社会因素。训练内容如下：

第一周：讨论认知通过哪些方式影响患者的情绪和行为，找出与糖尿病有关的非理性信念，讨论非理性信念对糖尿病的态度和观点的影响，怎样影响糖尿病的自我管理。

第二周：主题是应激与糖尿病的关系。让患者了解应激可通过心理和行为方式影响代谢的控制，讨论日常生活中可能出现哪些应激源，患者所观察到的应激对血糖水平的影响，非理性信念与应激的关系。期间，心理学家要向患者介绍应激管理的技术如放松训练来减少应激，布置家庭作业，让患者寻找其非理性信念，记录日常应激情境下的血糖值，并进行放松练习。

第三周：主题是"糖尿病、并发症及其预后"。让患者了解对糖尿病及其并发症的适当恐惧、担心和焦虑是正常的，有利于自我保护。针对患者的情况进行讨论，了解患者的恐惧和担心是现实的、合理的，还是极端的。怎样处理极端的焦虑和恐惧，适当地训练患者采用暴露疗法等方法来减轻焦虑，发展一些积极的应对方式。

第四周：主题是"糖尿病与社会因素"，讨论如何从自己所处的环境中获得社会支持。可从以下问题开始：①你是否把你患有糖尿病的有关事情告诉别人？理由是什么？②你有过哪些正性或负性的经历或体验？你是怎样处理来自别人的正性或负性的反应的？③与患者讨论怎样增加正性的体验，减少负性的体验。

关于 CBGT 有效性的研究显示，该疗法有益于糖尿病的控制。大多数研究表明糖尿病患者很乐意接受这一治疗方法，经过训练后患者的有关非理性信念得到纠正，心理健康水平提高，如 SCL-90 的得分明显地较训练前接近正常水平，糖代谢得到改善，糖化血红蛋白（HbA1c）水平明显下降。但也有研究结果认为，该训练程序的时间过短，应至少增加到 6 个治疗单元效果比较理想。

4. **综合放松训练**　曾会群等发现对糖尿病合并抑郁患者进行心理安慰、肌肉放松等综合性放松训练后能明显改善患者的焦虑与抑郁状态，从而提高其生活质量。综合性放松训练作为一种非药物性干预措施，可使机体的副交感神经系统兴奋性增强，减轻机体的应激反应，能明显改善糖尿病患者的焦虑和抑郁状态，使血糖保持在稳定状态提高患者的生活质量，缓冲负性情绪。包括放松训练、音乐治疗和生物反馈疗法等。

5. **构建良好的社会支持系统**　要求家人、亲属及好友多给予患者精神上的安慰，情感上的支持、理解，鼓励患者参加体育锻炼。另外，糖尿病患者也是社会的一员，他们患病后，非常担心遭到别人的歧视，需要同事、亲朋好友的关心和照顾。所以社会应积极创造条件，给患者以心理支持，减轻压力。

## 综述

### 儿童时期糖尿病患者的心理干预

儿童时期糖尿病是指在 15 岁以前发生的糖尿病。主要包括 1 型糖尿病、2 型糖尿病、青少年起病的成年型糖尿病和其他类型糖尿病。儿童时期糖尿病绝大多数是 1 型糖尿病，近年来，青少年 2 型糖尿病的发病随着儿童超重、肥胖乃至饮食方式改变呈现快速增加的趋势。

罹患糖尿病的儿童易出现抑郁、焦虑、精神紧张和饮食失调等精神和心理问题。心理问题常出现在疾病确诊后的早期阶段，15% 的 T1DM 儿童有明显的心理障碍和自我管理问题，14% 的患儿有轻度的抑郁，8.6% 的属于中度抑郁，女孩多于男孩。患儿进食障碍的发生率较高，约为 40%，是正常儿童的 2 倍。糖尿病患儿还会出现神经认知功能障碍，表现为信息处理能力下降、学习障碍，以及由此引起的学业成就、学校表现和上课注意力低于正常儿童。

针对糖尿病儿童年龄特点以及出现的心理健康问题，可以采取综合性治疗与管理模式，

笔记

包括家庭支持、健康教育、社会支持和生活方式干预等。

1. 家庭的支持　包括①设定目标：根据每个患儿个人情况设定适合的目标，要求不宜过高，包括监测血糖及尿酮训练。②自我监督：采取记录日常工作的方法，或者父母帮助填写记录日常行为和饮食的表格等办法。③正性强化：用评分、激励性言语或者物质性奖励对其良好行为进行嘉奖，保持良好的习惯。④行为合同：用签订日常行为合同的方式帮助患儿养成良好的行为习惯，提高自觉性。⑤父母支持性交流：家庭聚会或者旅游促进患儿与父母，包括其他朋友之间的亲子交流和生活体验。⑥适当的责任分担：家庭成员共同面对疾病，不让患儿独自面对，也不要把主要的负担施加于父亲或者母亲一个人。这些措施有助于改善亲子关系，提高疾病管理的规范化程度，对疾病的控制有帮助。疾病确诊后是心理干预的恰当时间窗，尤其是跨学科专业的综合干预效果明显，目的是培养患儿解决问题的技巧和培养父母的支持能力。对于缺乏自制力的幼儿和不成熟的青少年，当他们面临困难的时候需要父母的支持和帮助。但须注意日常的自我管理中需要尊重患儿的选择，而不是横加干涉。

2. 健康教育　旨在帮助家长和青少年了解糖尿病产生的原因，和对人体的危害等一些基本的知识，形式可以多种多样，如宣传手册、展示橱窗、定期的健康教育课堂等。同时了解治疗的一些基本措施和操作技巧，如注射泵的使用方法和注意事项，主要解决在日常家庭需要处理的一些基本操作的原因和如何操作等问题。另外，使患者和家长了解糖尿病对其他系统如心血管、神经系统和泌尿系统的危害和并发症，以及如何避免这些并发症发生等知识。

3. 社会支持　学校和同龄人的感情温暖，社会和慈善团体的物质支持以及由此产生对于患儿的情感支持也有助于减少患儿的焦虑抑郁情绪，对提高患儿自我管理的自律性也都起到积极的作用。

4. 生活方式干预　是儿童 T2DM 治疗的基础。T2DM 的管理包括饮食、运动干预：①远离含糖饮料、高脂高热量饮食，制订规律饮食计划，增加食物多样性。为了短期或长期（≥1 年）改善体重，6～12 岁儿童每天需 900～1200kcal 均衡营养素。②实现锻炼目标，减少看电视、玩游戏机时间，改变静态生活模式，除工作学习外这类静态模式每天 ≤2 小时；每天 ≥1 小时中等至高强度的锻炼活动，通过增加活动量来增多能耗，例如各种运动，将爬楼梯、步行作为交通方式。医生助患者把活动的最佳频率、强度、持续时间量化为"最佳处方"将明显改善患者依从性。这些干预方式以家庭为中心，孩子、家人一起采取会得到更好的长期效果，依从性也明显提高。

## 综述

### 妊娠期糖尿病患者的心理干预

妊娠期糖尿病（Diabetes mellitus in pregnancy，GDM），是指在妊娠期间首次发现或发病的糖耐量异常、空腹血糖异常和糖尿病等糖代谢异常疾病的总称。一种是女性怀孕之前就确定有糖尿病，这类患者被称为糖尿病合并妊娠；还有一种是女性怀孕前没有糖尿病或仅有异常，直到妊娠期才确诊为糖尿病，即妊娠期糖尿病。GDM 的发病率为 1%～14%，中国 GDM 的发病率为 3%～5%。

GDM 患者的心理问题以焦虑和抑郁最为常见。有研究显示，GDM 患者在确诊的最初 2 周焦虑情绪的发生率高达 44.7%，显著高于正常孕妇的 37.0%；抑郁患病率达 22%，远高于普通孕妇 7.4%。GDM 患者焦虑和抑郁与应激、患者对疾病的认知有关。

GDM 患者心理问题的干预方法主要有健康教育、认知行为疗法、放松疗法、运动疗法、集体心理治疗和综合干预方法等。

1. 健康教育　给予 GDM 患者主动、持续、集宣教与心理护理于一体的健康教育模式，可以有效改善孕妇的焦虑、抑郁情绪。

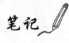

2. 认知行为疗法　可以使患者找到更积极、现实的视角面对由糖尿病引起的各种问题，进而实践应用合理的观念，达到减轻痛苦、增强治疗动机、促进积极的自我护理的目的。

3. 放松疗法　常用的放松疗法有渐进性肌肉松弛方法、引导想象、沉思等以及由其演变而来的生物反馈放松训练、漂浮疗法等，深呼吸、音乐、按摩、太极拳、瑜伽功等也可作为放松的技巧选择使用。

4. 运动疗法　又称体育疗法、医疗体育，是借助于运动来使患者调节身心、恢复健康和劳动能力的一种方法。国内外研究已证实，运动在改善焦虑抑郁等不良心理情绪状态方面有独特的作用。

5. 团体心理治疗　胡佩诚等采用以合理情绪疗法为主的团体心理治疗结合药物治疗，研究结果显示95%的患者认为通过团体心理治疗可以使血糖下降、生活质量有所改善，85%的患者认为情绪状态好或十分好。其原因可能是团体心理治疗利用了"团体的情感支持"、"正性体验感染"与"负性认知的克服"，糖尿病患者通过被保护的"倾泻诉情"缓解了个人内心的痛苦。

对于糖尿病合并妊娠的孕妇，在准备怀孕之前应该接受产科医生和内分泌医生的专业咨询。在充分评估全身状况、非常好地控制血糖水平后才能怀孕。一旦怀孕，属于高危妊娠，需要产科、内分泌科、营养科等齐抓共管，尽量减少各种意外发生的可能性。妊娠期糖尿病控糖有"三部曲"。首先，妊娠期糖尿病孕妇必须向营养师咨询，在不影响胎儿生长的情形下，控制热量的摄取，尤其要控制淀粉类和甜食；其次，适量运动对血糖的控制也有帮助；第三，少数妊娠糖尿病者，经由上述方式仍无法控制血糖，就必须使用胰岛素治疗。

# 第二节　甲状腺功能亢进症

甲状腺位于颈前部，是人体最大的内分泌腺体。甲状腺通过分泌甲状腺激素维持机体各个系统、器官和组织的正常功能。甲状腺一旦发生异常会危害到体内几乎所有的器官和组织，甲状腺激素产生过多表现为甲亢，患者出现心悸气短、消瘦、出汗等高能量代谢表现；如果甲状腺功能不足，就会出现相反的症状，如体重增加、情绪低落、怕冷和脱发等一系列表现。本节将重点探讨甲状腺功能亢进症。

## 一、一般概述

甲状腺功能亢进症（hyperthyroidism），简称甲亢。系指由多种病因导致体内甲状腺素（TH）分泌过多，引起以神经、循环、消化等系统兴奋性增高和代谢亢进为主要表现的一组疾病的总称，故通常所指的甲亢是一种临床综合征，而非具体的疾病。甲亢病因较复杂，在临床上以弥漫性毒性甲状腺肿（diffuse toxic goiter，GD）最常见，约占所有甲亢患者的85%。其次为结节性甲状腺肿伴甲亢和亚急性甲状腺炎伴甲亢。其他少见的病因有碘甲亢、垂体性甲亢（TSH瘤）等，个别滤泡状甲状腺癌具有产生和分泌TH的功能，亦可引起甲亢。

据初步统计，甲亢的发病率为3%，若按我国13亿人口计算，全国甲亢患者高达3900万人。弥漫性甲状腺肿伴甲状腺功能亢进症又称Graves病，该病是爱尔兰医生Robert Graves于1895年报道，故大部分文献称为Graves病。可发生于任何年龄，但发病高峰在20～40岁之间。女性多于男性，男女之比为1∶（4～6）。

本病起病多缓慢，大部分在起病后6个月到1年就诊。少数可在精神创伤和感染等应激后急性起病。Graves病的临床表现有甲状腺激素分泌过多引起的高代谢症群、甲状腺肿大及突眼等。但个体间差异较大，有的患者只有高代谢症群和甲状腺肿大；也有的患者仅

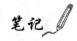

有突眼,而高代谢症群和甲状腺肿大不明显。

1. **高代谢综合征**　甲状腺激素分泌增多导致交感神经兴奋性增高和新陈代谢加速,患者常有疲乏无力、怕热多汗、皮肤潮湿、多食善饥、体重显著下降等。

2. **精神神经系统**　多言好动、紧张焦虑、焦躁易怒、失眠不安、思想不集中、记忆力减退,手和眼睑震颤。

3. **心血管系统**　心悸气短、心动过速、第一心音亢进。收缩压升高、舒张压降低,脉压增大。合并甲状腺毒症心脏病时,出现心动过速、心律失常、心脏增大和心力衰竭。以心房颤动等房性心律失常多见,偶见房室传导阻滞。

4. **消化系统**　稀便、排便次数增加。重者可以有肝大、肝功能异常,偶有黄疸。

5. **肌肉骨骼系统**　主要是甲状腺毒症性周期性瘫痪(thyrotoxic periodic paralysis, TPP)。TPP 在 20～40 岁亚洲男性好发,发病诱因包括剧烈运动、高碳水化合物饮食、注射胰岛素等,病变主要累及下肢,有低钾血症。TPP 病程呈自限性,甲亢控制后可以自愈。少数患者发生甲亢性肌病,肌无力多累及近心端的肩胛和骨盆带肌群。另有 1%GD 伴发重症肌无力,该病和 GD 同属自身免疫病。

6. **造血系统**　循环血淋巴细胞比例增加,单核细胞增加,但是白细胞总数减低。可以伴发血小板减少性紫癜。

7. **生殖系统**　女性月经减少或闭经。男性阳痿,偶有乳腺增生(男性乳腺发育)。

8. **甲状腺肿**　大多数患者有程度不等的甲状腺肿大。甲状腺肿为弥漫性、对称性,质地不等,无压痛,甲状腺上下极可触及震颤,闻及血管杂音。少数病例甲状腺可以不肿大。

9. **眼征**　GD 的眼部表现分为两类:一类为单纯性突眼,病因与甲状腺毒症所致的交感神经兴奋性增高有关;另一类为浸润性眼征,发生在 Graves 眼病或称为 Graves 眶病(Graves' orbitopathy),病因与眶周组织的自身免疫炎症反应有关。

## 二、心理社会病因

近年来,有学者认为应激等心理社会因素在本病的发病中有重要作用,早在 1895 年年,法国人 Crawford 就认识到心理社会因素在甲状腺功能亢进起病中的作用,他发现持续焦虑或惊吓可引起甲状腺功能亢进。甲状腺功能亢进虽然是一种自身免疫性疾病,但精神创伤可作为中介激发甲状腺功能亢进疾病的发生发展。有报道称,Graves 病患者病前曾经历负性生活事件。另有研究发现,正常对照组与 Graves 患者相比较,家庭成员之间关系较和谐,遇到挫折时有更多的朋友或亲人提供支持,更容易得到经济上的帮助,提示 Graves 病患者缺乏社会支持。

社会生活环境、人际关系、生活习惯、家庭结构、处理紧张事件的能力等与 Graves 病发生相关,Graves 病患者家庭关系表现为不和谐、具有较高的离婚率、较多的不良习惯如吸烟、饮酒,对工作有较高的不满足感。

## 三、心理生物学机制

甲亢属自身免疫性疾病,94% 的患者患病前多具有不良个性特征,常在心理社会因素应激下诱发。

心理创伤使中枢神经系统和下丘脑-垂体-肾上腺轴功能紊乱,机体的免疫监视能力降低,刺激甲状腺免疫球蛋白(TSI)产生增多,进而发生甲亢。长期的、强烈的心理刺激、如悲哀、惊恐、愤怒、紧张、忧虑等常可促发甲亢。有关报道发现,在战争年代和自然灾害地区甲亢的患病率显著增加。有报道,365 例甲亢患者的发病因素中,80% 有心理刺激。部分新诊的甲亢患者在发病前 12 个月内经历了较多的紧张性事件,有观点甚至认为精神刺激是甲

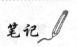

亢的始动因子。

## 四、心身反应特点

甲亢患者的心理问题发生率高达 10.2%，焦虑是常见和突出的心理应激反应。典型甲亢患者的心身反应有急躁、易激动；多疑、多虑。有研究根据患者心理状况分为焦虑恐惧型、急躁多疑型、盲然漠然型、消极厌世型。

1. **焦虑恐惧型**　焦虑与自身疾病有关，而恐惧与环境改变有关。研究发现甲亢患者的焦虑恐惧是最常见最突出的一种心理障碍，出现焦虑的甲亢患者，对身体的微小不适容易过分关注，焦虑心理持续时间过长或作用强度过大，都会对患者的身心健康带来很大危害。存在恐惧心理的甲亢患者对身边的某种事物或情境产生害怕感，这类患者对其疾病、治疗、生活规律、人际关系、家庭、社会和前途命运等许多方面，特别是对医护人员的技术水平、治疗手段和周围环境都有恐惧害怕情绪。我们必须与患者亲切交谈，介绍病区环境，主管医生、护士等，关心体贴患者，使其放心，用通俗易懂的语言向患者讲解该病有关的知识，向患者讲解焦虑和恐惧皆不利于治疗和康复，鼓励和帮助患者表达自己的心理感受，介绍同种患者来现身说教，使患者了解并理解，配合治疗。同时给患者提供一个安静的环境，注意休息，限制他人接触，避免过度疲惫、劳累及各种精神刺激。

2. **急躁多疑型**　一般说来，除了与自身疾病有关，还与甲亢患者的强自尊心有关。其就医治疗时就希望得到医护人员的热情相待，得到医护工作者、家属、病友的了解、认可和尊重，期望得到安慰和及时的诊断治疗，希望得到周围人们的关心和爱护。由于甲亢患者脾气暴躁，克制力差，为一点小事生气、激动以致大发雷霆，引起患者对医护人员和其他人员的无端苛求、指责和攻击。甲亢患者的这种心理容易造成不配合治疗的后果。尊重患者的人格和权利，对患者的病情隐私要保守秘密，不得泄露，更不能作为谈话的笑料；积极地帮助患者解决治疗过程中的问题：如检查、取药等，让患者在整个治疗当中积极主动地配合治疗。

3. **盲然漠然型**　有些甲亢患者对自己的病情多存在认知不良现象，不能准确认识和把握，患者由于耐受性强，病情已较严重但身体没有明显的不良感觉。或患者已经发病但身体没有明显的不良变化时，就否认、缩小或忽视自己的病情，不去及时诊治，以致延误时机，病情恶化，造成严重后果。这是非常危险的一种不良认知现象，在临床工作中，常可见到病情十分严重的甲亢患者对其病情不予重视，或间断治疗，甚至自行停止治疗等。还可表现为不按时按量服药、服药怕苦或怕药物蓄积中毒；或抱有侥幸心理，希望不吃药或少吃药病情也会治愈；或担心经济负担过重而对疾病失去治疗信心；放弃治疗的患者；或经过一段时间的正规治疗，觉症状缓解而自行停药的患者。淡漠型甲亢患者多见于老年人。由于很少诉述，亦不与旁人交谈，故在护理工作中要主动热忱地关怀和安排好他们的治疗和生活，培养他们关心周围事物和树立战胜疾病的信心，并要求家属在家庭中给予细微周密的照顾，使疾病早日痊愈。

4. **消极厌世型**　少数患者均为患病时间长，又未坚持治疗，引起甲亢性心脏病伴心功能不全，治疗效果不佳者，她（他）们对治疗上产生对抗情绪，认为无药可医，迟早都是死，自暴自弃，不配合治疗，对医护人员不信任，具有厌世和抗拒治疗心态。

## 五、心理诊断和干预

对甲亢患者的心理诊断和评估的内容包括情绪状态、工作生活和人际关系状况的评估，可选用相应的心理评定量表。

对患者进行个体化、系统化，规范化的心理健康教育，可缓解应激反应。以诱导、启发、

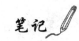

解释与自我训练等心理治疗方法,使甲亢患者加强自我锻炼,训练其自我调控能力,提高应对能力,使体内儿茶酚胺类激素及甲状腺素水平保持相对稳定,对甲亢预后可起到良好促进作用。

# 第三节　代谢综合征

代谢综合征是一组以肥胖、高血糖(糖尿病或糖调节受损)、血脂异常(高甘油三酯血症和(或)低高密度脂蛋白胆固醇血症)以及高血压等聚集发病并严重影响机体健康的临床综合征,其病因尚未明确,目前认为是多基因和多种环境相互作用的结果,与遗传、免疫等均有密切关系。本病受多种环境因素的影响,集中表现于高脂、高碳水化合物的膳食结构,增加胰岛素抵抗发生,劳动强度低,运动量少造成代谢综合征的发生和发展。肥胖和胰岛素抵抗是代谢综合征的核心病理环节。其治疗目标是降低心脑血管疾病和2型糖尿病的患病风险。

## 一、一般概述

代谢综合征(metabolic syndrome,MS)是多种代谢成分异常聚集的病理状态,是一组复杂的代谢紊乱综合征,是导致糖尿病(DM)、心脑血管疾病(CVD)的危险因素,其集簇发生可能与胰岛素抵抗(IR)有关。它包括:①腹部肥胖或超重;②致动脉粥样硬化,血脂异常(高甘油三酯(TG)血症及高密度脂蛋白胆固醇(HDL-C)低下;③高血压;④胰岛素抗性及/或葡萄糖耐量异常。有些标准中还包括微量白蛋白尿、高尿酸血症及促炎症状态(C-反应蛋白CRP)增高及促血栓状态(纤维蛋白原增高和纤溶酶原抑制物 –1,PAI-1)增高。这些成分聚集出现在同一个体,使其患心血管疾病的风险增加。

国际糖尿病联盟(IDF)2005年颁布的代谢综合征工作定义为,MS是由于IR引发的一系列临床、生化、体液代谢失常,从而引起多种物质代谢异常的综合征,常包括肥胖、高血压、高血糖、胰岛素抵抗、血脂异常等,涉及糖调节异常、血脂代谢紊乱、高血压、肥胖或超重、高尿酸血症、高凝血低纤溶血症、高同型半胱氨酸血症、血管内皮功能障碍以及微量白蛋白尿等多种危险因素。

IDF和美国心脏协会/国立心肺和血液研究所(AHA/NHLBI)2009年共同制的MS定义为,具备以下的三项或更多:①腹部肥胖:根据不同的种族和国家,采用不同的标准;②血TG ≥ 1.70mmol/L(或已经治疗);③ HDL-c 水平降低,男 <1.0mmol/L,女 <1.3mmol/L,或已接受相应治疗;④血压升高:收缩压 ≥ 130mmHg,或舒张压 ≥ 85mmHg,或此前已接受相应治疗或此前已诊断高血压;⑤空腹血糖升高:≥ 5.6mmol/ L,或已接受相应治疗或此前已诊断2型糖尿病。

近几十年来,MS的发病率和患病率一直呈上升趋势。按照WHO的诊断标准,MS的发病率在世界范围内为13.61%,按照美国国家胆固醇教育计划成人治疗专家组Ⅲ(NCEP-ATP Ⅲ)诊断标准,美国20岁及以上的群体中MS患病率为27%,据估计目前美国大约有4700万人患有代谢综合征。按照NCEP-ATP Ⅲ诊断标准和国际糖尿病联盟(IDF)诊断标准,我国35～74岁成年人的患病率已达到13.7%和16.5%,据此我国约有6400万～7700万成年人患MS。最新调查显示,我国成年人MS患病率为11.0%,城市高于农村,男性高于女性,随着年龄的增加呈递增的趋势。估算中国约1.1亿成年人患MS。从不同年龄人群MS患病率来看,在50岁以前男性高于女性,在50岁以后女性高于男性,这是由于中国成年女性的BMI从40岁开始高于男性,且在70岁以前随着年龄的增高差距有增加的趋势,使得女性人群在中年以后超重/肥胖率高于男性,MS也呈现女性高于男性的状况。

## 二、心理社会病因

国内外许多研究表明生活方式、膳食等与代谢综合征有关。石文富等发现，影响代谢综合征发病的主要因素是年龄、学历、家庭有关问题、饮酒、高血脂以及肥胖等。有研究提示职业紧张等心理因素是 MS 的危险因素。

### （一）社会支持

王辉等研究发现，社会隔离会增加罹患 MS 的危险性，在社会支持的几个维度中，高的客观支持和较高的对支持的利用程度与 MS 呈负相关。

### （二）职业紧张

王辉等使用 Karasek 的工作内容量表评价职业紧张发现，高技术使用程度、高工作要求和高工作压力比值都显著增加 MS 的患病危险性。许多国内外研究已证实职业紧张是心血管疾病的危险因素，并且国外的一些研究也发现职业紧张是 MS 的危险因素。这说明 MS 作为心血管疾病发生发展的基础，是职业紧张和心血管疾病病因链上的中间环节。

### （三）生活事件

钱毅等研究发现，代谢综合征患者的正性事件刺激量、负性事件刺激量和生活事件总刺激量均较对照组大，生活事件刺激量与血浆总胆固醇、血浆甘油三酯、高密度脂蛋白呈正相关，说明生活事件与代谢综合征患者血脂代谢的异常有一定的关联。

### （四）行为因素

包括以下内容。

1. **运动**　一项纳入 20 502 名江苏南通农村成年人研究体力活动和静坐行为与代谢综合征关系的调查结果表明，体力活动对于 MS 起保护作用。但 Zhu 等在调查了 11 239 名美国成年人基础上得出结论：与不运动的男性相比，积极运动的男性的 OR=0.58，但对于女性来说运动与 MS 无关，提示运动与 MS 的关联有性别差异。运动一方面改善血脂水平、降血压、提高糖耐受和胰岛素敏感性同时降低糖尿病的危险。Silveira 等调查了 4296 名 1982 年出生的成年人发现体力活动与 MS 无关联，可能与研究人群中年轻人居多，危险因素的作用还未显现，或信息偏倚有关。2005—2007 年法国巴黎一项研究静坐行为、体力活动和饮食结构与 MS 关系的研究提示，休闲时间的体力活动对 MS 保护作用，而工作期间的体力活动对 MS 无影响。葡萄牙一项调查表明，女性工作时间的强体力活动与 MS 负相关，空闲时间体力活动与 MS 不相关。运动与 MS 的关系在不同研究中结论各不相同甚至完全相反，出现这种情况的原因可能是各个研究中调查对象的年龄相差较大以及运动等级的分类方法不同等。

2. **吸烟**　吸烟与代谢综合征的关系一直受到国内外专家的关注。吸烟的定义为几乎每天吸烟并持续 6 个月及以上，吸烟指数 = 日吸烟量（支）/20× 吸烟年限。顾庆等调查了上海市杨浦区 1002 名 55 岁以上常住居民，发现吸烟人群 MS 风险是不吸烟人群的 1.7 倍。香烟通过改变脂类的代谢而促进动脉粥样硬化。尼古丁诱导酯类分解，并通过刺激交感神经来增加游离血清脂肪酸的含量，此外香烟还有抗雌激素作用。巴基斯坦一项调查吸食水烟和 MS 关系的研究结果显示，在调整了相关因素之后，吸食水烟人群 MS 风险是不吸食人群的 3.2 倍。王锦纹等调查了北京市 10 054 名 18～92 岁成年人发现，吸烟是男性 MS 的重要危险因素，但不增加女性 MS 发生风险，提示吸烟与 MS 的关系有性别差异。有学者在研究女性吸烟与 MS 的关系时得出，戒烟小于 5 年的妇女的 MS 危险高于从不吸烟的妇女，戒烟大于五年的妇女 MS 风险则与不吸烟妇女无差异。但是，Chen 等的研究则认为吸烟史不会影响 MS。亦有研究显示，男性研究对象中吸烟与代谢综合征无统计学关联。

3. **饮酒**　饮酒与代谢综合征的关系目前尚存在不同的观点。Tresserra-Rimbau 等调查

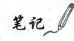
笔记

131

发现每天适量饮酒能够显著降低 MS 风险。适量的饮酒能够提高高密度脂蛋白胆固醇的含量，还能够保持血液凝固和纤维蛋白溶解之间的平衡状态。Djoussé 等的研究结果显示，适量饮酒能降低成年人 MS 的危险。但与 Tresserra-Rimbau 的研究不同的是，男性的饮酒量只有在每日 12.1～24g 的时候才降低 MS 危险，二者成 U 曲线，女性的则表现为剂量反应关系。美国一项研究显示，与不饮酒相比，每月饮酒 20 次以下能降低 MS 危险 35%～60%。对 MS 发病的影响不同，葡萄酒和啤酒的保护作用比白酒的保护作用更明显，而且该种保护作用在白种人中最为明显。日本一项研究饮酒与 MS 关系的调查表明，在年轻人中轻度和重度饮酒对 MS 起保护作用，而在老年人中并未发现该作用。

4. **饮食**　不同的饮食结构对 MS 的患病情况影响不同。一般认为摄取高热量、高脂肪、高糖及缺乏纤维素的膳食结构易导致 MS 的发生。Choi 等报告，食用水果及其制品比重大的研究对象的 MS 患病风险明显低于食用水果及其制品比重小的对象，与水果中富含纤维素和植物素有关。Woo 等通过研究发现，膳食结构中肉类所占比重大的人群 MS 风险是肉类所占比例小的人群的 1.47 倍。多食水果和控制肉类摄入对 MS 的保护作用在其他研究中也得到证实。Zaribaf 等调查发现，食用鱼类对人群 MS 起到保护作用。Kouki 通过调查 1334 位 57～78 岁芬兰人发现，食用鱼类只对男性 MS 有保护作用，女性中并未观察到该效应。Crichton 等观察了 2126 名美国成年人饮食状况后发现，每天喝至少饮一瓶酒的人群 MS 患病率比不喝人群要高。巴西的一项调查表明，经常食用牛奶、咖啡和巧克力的人群患病风险要低得多。

5. **社会经济地位**　教育、家庭收入和职业与 MS 的发生有一定的关系。教育与 MS 的关系复杂。已有研究显示受教育时间越长，MS 危险越低。法国的一项研究调查社会经济因素与 MS 关系的研究表明，在女性研究群体中，受教育程度是 MS 的保护因素；男性群体中未发现该种关联。高文化水平的女性更关心自身的健康，参加体育锻炼。国内外的相关研究结果与前几种都不一致，受教育水平与 MS 无关联。家庭收入的增加导致人们生活方式的改变，最终影响慢性病的发病率。巴西的一项调查研究显示，男性的经济收入与 MS 无关联。与低收入妇女相比，高收入女性患 MS 的危险分别降低了 52% 和 47%。不同职业人群面临的压力和风险各不相同，因此造成患病情况的差异。Park 等报告，无业人群的 MS 风险明显高于蓝领工人，男性中前者的风险是后者的 2 倍，女性中是 1.7 倍。白领人群与蓝领工人的危险无差异。葡萄牙的一项研究表明，不同职业人群的 MS 患病率有差异，多因素分析结果揭示家庭主妇比上班族患 MS 的危险高，退休人员和无业人员患 MS 危险与上班族无差异。男性中也出现了与后者相似的结果。

### 三、心理生物学机制

代谢综合征的发生、发展有多种因素参与，核心是胰岛素抵抗。在遗传因素和环境因素的共同作用下，患者可能出现胰岛素抵抗、β 细胞功能缺陷、脂代谢基因缺陷、血管内皮基因缺陷等一系列异常，它们相互作用，从而导致了糖代谢紊乱、脂代谢紊乱、血压升高等病理过程的发生。

代谢综合征的病因主要归纳为：①胰岛素抵抗和胰岛素分泌过多血症，是代谢综合征进展的关键因素；②β 细胞功能缺陷以及三酰甘油增多和血糖升高，引起糖和脂代谢紊乱；③另有理论进一步提出，代谢综合征的病因，主要以胰岛素耐受的潜在作用、勒帕茄碱耐受以及其他异常为主要影响因素。

### 四、心身反应特点

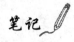

朱纪芳等研究发现，中青年代谢综合征患者的心理卫生问题主要是烦躁、易怒、不愿配

合治疗,甚至发生抑郁症倾向等,这些症状占所有症状的 79%。

老年代谢综合征患者心理状况普遍较差,表现为烦躁,紧张、敌对;消极悲观、抑郁,对自身健康状态不满;社会支持少。

### 五、心理诊断与干预

主要包括对患者的情绪状态、工作压力和人际状况等进行评估。干预的基本原则是,所有的治疗都应围绕降低各种危险因素,包括有效减轻体重、减轻胰岛素抵抗、控制血糖、改善脂代谢紊乱以及控制血压等。心理干预的方法主要包括:

1. **健康教育**  利用图片、录像、授课等形式进行集体健康心理宣教。

2. **建立健康的生活方式**  制订个性化的生活处方,采用行为治疗的方法,帮助患者建立健康的生活方式(如减轻体重、增加体育锻炼和精神协调)。有研究证实,运动和减轻体重可使高危人群发展为糖尿病的危险性下降 50%。加强饮食调节,控制总热卡量,减低脂肪摄入。对于 $25 \leqslant BMI \leqslant 30$ 者,给予每日 1200kcal(5021 千焦)低热量饮食,使体重控制在合适范围。运动锻炼提倡每日进行轻至中等强度体力活动 30 分钟,如骑自行车、擦地板、散步、跳舞等。在美国糖尿病协会第 56 届科学年会上,许多专家提出,运动锻炼是目前可供选择的、医治代谢综合征的"最佳药物",在预防 2 型糖尿病和心血管疾病方面具有显著的效力。坚持锻炼可使 2 型糖尿病发生的危险性降低 25%,心脏病发生危险性降低 50%。

3. **个别心理指导**  选择性地解释病情,使患者了解 MS 的病因、进展及预后,尤其是负性情绪对病情的不良影响。

(凤林谱)

### 心理干预

#### 基于社区管理的糖尿病认知行为干预

社区管理是指一定的社区内部机构、团体或组织,通过对社区人群实施健康教育和指导干预,降低慢性病发病率、致残率及病死率的健康管理方法。20 世纪 80 年代,血糖的定期测定、健康教育、运动指导等干预手段成为欧美社区管理糖尿病的主导方法。20 世纪 90年代以后,并发症监测、眼底检查和足部护理等干预措施也逐渐被纳入到管理项目中。随着患者数逐年增多,美国糖尿病学会、欧洲糖尿病研究协会等组织在进入 21 世纪以来相继发布糖尿病管理指南、糖尿病自我管理教育流程,为社区管理提供相对标准的实施方法。到目前为止,欧美糖尿病社区管理模式已各成体系,呈多样化发展。

我国自 1997 年起逐步开展糖尿病社区防治工作。目前全国社区卫生服务已初步实现融预防、监测、医疗、康复、健康教育于一体的糖尿病管理功能。常用的基于社区管理的糖尿病认知行为干预方法有:

1. **自我管理教育**  是指在社区专业人员的指导、协助下,糖尿病患者承担一定的预防性和治疗性保健任务,在自我管理技能支持下,开展自我保健和健康管理。糖尿病的自我管理教育,是公认的糖尿病管理中必不可少的组成部分,糖尿病患者通过接受教育不断学习和提高自我管理糖尿病的知识和技能,可更好地管理日常行为,更有效地改善代谢紊乱,将自己的健康状况维持在一个较好的水平。

2. **认知干预**  举办糖尿病健康教育讲座,如采用集中授课、现场演示科普讲座、图片宣传的方法,向患者讲解糖尿病基本知识,告知糖尿病前期主要通过健康体检筛查才能发现高危人群并干预、宣传糖尿病并发症如心肌梗死、脑血管意外、肾衰竭、失明、截肢等危害,让患者主动参与血糖的控制。组织患者观看中国居民膳食宝塔,使其对合理膳食产生形象化的认识,并限盐、限油。明确告知日常生活中易引起血糖升高的食物名称,做到心中有

笔记

数。讲座后都进行交流讨论，做到复习巩固前一次的内容，增加新的健康知识点，使患者易于接受，积极参与行动。

3. 行为干预　指导患者做有氧运动，有氧运动可促进胰岛素分泌和增加机体对胰岛素敏感性，降低血脂胆固醇和低密度脂蛋白，增高高密度脂蛋白，降低血糖。指导患者根据自身状况，选择合理的运动方式及次数，建议每周运动不少于 5 次，每次不少于 30 分钟。凡体重指数（BMI）＞ 24kg/m²，心肺功能正常者提倡每天饭后 30 分钟快走 30～40 分钟；BMI 正常者中速步行 30～40 分钟，并写运动日志。鼓励患者邀请身边人员一起参与运动，互相鼓励与坚持，或可与其他运动方式如游泳、打球、跳舞、打太极拳等交替进行，避免运动单调乏味。

4. 生活方式干预　倡导健康的生活方式，指导患者生活有规律，要求戒烟和戒酒。因为烟草中的尼古丁和一氧化碳会刺激肾上腺素分泌，会使机体处于一种应激状态，使抑制胰岛素分泌的物质增多，血糖升高。饮酒会导致血中甘油三酯升高，并对肝脏产生沉重的负担，肝脏在酒精的长期刺激下会发生硬化，从而对糖原的储存发生影响，这对血糖的稳定极为不利。平时保持心境平和，调整生活节奏，减轻工作压力，减少心理应激，注意休息和睡眠。

5. 饮食行为管理　饮食治疗在糖尿病治疗中具有不可动摇的地位，是糖尿病自然病程中任何阶段的治疗都必不可少的措施，制订饮食计划时，要考虑到糖尿病类型、生活方式、文化背景、社会经济地位、是否肥胖、并发症以及个人饮食偏好，尽量做到个体化、具体化。饮食管理中需要一定的耐心、细心和诚心，循序渐进，逐步改善，贵在坚持。

6. 血糖的自我监测行为管理　血糖自我监测是糖尿病自我管理的核心内容。血糖自我监测行为管理包括规范的血糖测试和记录、结果的解读以及合理的指导治疗。血糖监测的时间和频率根据患者糖尿病类型、病程、年龄、治疗方案、血糖监测目标及经济条件等综合因素决定。根据患者的自我血糖监测数据进行管理，有利于避免和减少血糖波动，延缓糖尿病并发症，改善患者生活质量。

7. 定期随访管理　糖尿病作为慢性病，需要长期的治疗，因此医生和患者要建立长期定期随访机制并加以管理。定期随访管理包括综合患者病情、医嘱执行情况、个人需求、心理及家庭社会因素等。

（凤林谱）

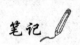

# 第八章　神经系统心身疾病

神经系统是人体结构和功能最复杂的系统，它既能使机体感受到外环境和机体内环境的变化，也能调节机体内环境和内外环境的相互关系，使机体能及时作出适当的反应，以保证生命活动的正常进行。在本章中，我们着重学习神经系统常见的心身疾病——脑血管病、癫痫、头痛、肌纤维疼痛综合征及慢性疼痛。

## 第一节　脑血管病

### 一、一般概述

脑血管病（cerebrovascular disease，CVD）是指由各种病因使脑血管发生病变而导致脑功能缺损的一组疾病的总称。卒中（stroke）是脑血管病的主要临床类型，包括缺血性脑卒中和出血性脑卒中，以突然发病、迅速出现局限性或弥散性脑功能缺损为共同临床特征，是一组器质性脑损伤导致的脑血管病。卒中是一种高风险、高致残、高死亡的疾病，严重危害中老年人的身体健康。数据显示，中国目前的卒中发病率是247/10万，死亡率115/10万，中国是全世界卒中发病率最高的国家之一。早在2008年，中国卫生和计划生育委员会公布了新的死亡顺序，与之前的中国死亡顺序有所不同的是，卒中首次超过恶性肿瘤，成为中国的第一大死因。这一变化预示着脑血管病的防控形势变得更为严峻。卒中与认知障碍的发生显著相关，卒中后抑郁（post-stroke depression，PSD）和卒中后认知障碍（post-stroke cognitive impairment，PSCI）是卒中最常见的并发症，不仅严重影响患者生活质量，而且显著缩短卒中患者的生存时间，给家庭及社会带来了沉重的负担，临床中需要特别重视和预防这两种并发症的发生。

### 二、心理社会病因

1. **情绪因素**　长期的精神紧张，突如其来的狂喜与惊恐，负性生活事件如失业、意外人身伤害、亲人离世、家庭纠纷等造成的心理冲突及情绪应激，使机体多个器官发生相应的生理变化，如血压升高、心率加快、免疫能力下降等，很容易导致脑血管病的发生。

2. **社会因素**　不良生活事件反复刺激引起应激反应，导致交感 - 肾上腺髓质系统活动增强，脑血管的调节出现异常，从而容易发生脑血管事件。国内俞氏和宿氏的报告均证实了紧张生活事件能够促使急性脑血管病的发生。

3. **不良生活方式**　吸烟和酗酒是脑血管病重要的危险因素，过量饮酒会促使血小板聚集、触发凝血反应、引起脑血管痉挛，严重者还会引起出血性脑血管病。吸烟能够影响全身血管和血液系统，如促进粥样动脉硬化斑块的形成，降低红细胞的变形能力、增加血中纤维蛋白原的含量。尼古丁能够刺激交感神经兴奋而使血管收缩、血压升高，导致脑血管痉挛

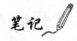

并造成血管壁的损伤。吸烟者与不吸烟者相比,其缺血性卒中的 RR 值是 1.9,蛛网膜下腔出血的 RR 值是 2.9。此外肥胖、缺乏体能锻炼、高盐及高动物油饮食、口服避孕药等不良生活方式都容易导致高血压病、心脏病、糖尿病和高脂血症的发生,这些危险因素对脑血管病的发生都会产生重要影响。

4. **人格因素**　脑血管病患者中 A 型行为者明显高于正常人,国内俞氏报道脑血管病患者中具有 A 型行为的患者比例约占 63%,证实这种行为类型与脑血管病的发生具有相关性。

### 三、心理生物学机制

动脉粥样硬化、高血压病、心脏病、糖尿病、吸烟、酗酒、高脂血症、高同型半胱氨酸血症等是脑血管病的基础病因。心理社会因素会诱发脑血管病的发生,脑血管病的发生与全身多个器官系统的病理生理机制改变有关。例如不良情绪反应在大脑边缘系统和下丘脑的调节下,引起交感神经系统兴奋并释放大量去甲肾上腺素,在儿茶酚胺与皮质类固醇的作用下产生一系列躯体反应,如血压升高、心脏输出量增多、脉搏增快、血糖增高、胃肠蠕动变慢、并动员储存的脂肪。大剂量儿茶酚胺还会使血小板聚集、黏附和释放功能增强,血小板释放的血栓烷 A2(TXA2)具有强烈的聚集血小板和使血管收缩作用,并且会进一步损伤血管内膜系统,最终导致血栓形成。TXA2 还会降低血小板内环磷酸腺苷(cAMP)的浓度,并且对血小板的聚集有正反馈促进作用。心理应激引起机体内环境紊乱,破坏机体自身免疫系统,影响免疫机制调节,这些反应会促进脑血管病的发生和发展。

### 四、心身反应特点

有些脑血管病的患者伴有认知功能障碍和情感障碍。失语会导致患者语言功能的下降或丧失,与他人交流困难,周围人无法理解患者所要表达的内容,引起患者的恐惧、自卑、激惹、暴怒等严重的挫折反应。偏瘫患者往往怕受到社会和他人的歧视;不愿接受轮椅作为代步工具;大小便失禁需要他人照顾;面对这些情况难免会使患者产生特殊的心理压力,继而产生被社会抛弃感、无用感、孤独感。悲观厌世,甚至对周围人充满敌意。患者经常表现出强哭强笑、情感脆弱、对生活寡然无味、甚至变得自私暴躁。临床常见以下两种与脑血管病相关的心身疾病。

#### (一)卒中后抑郁(PSD)

是指卒中后发生的持续的心境低落,表现为兴趣丧失、精力减退、食欲下降、睡眠障碍、自我评价过低、自责、甚至反复出现自残、自杀观念等,可以发生在卒中任何时间,卒中后抑郁是脑卒中后最常见的情感障碍,抑郁症状持续存在两周以上称为卒中后抑郁。美国心脏协会(AIIA)联合美国卒中协会(ASA)共同发布卒中后抑郁的共识声明,大约 1/3 的卒中患者会在疾病后的某个时间点发展为 PSD。这一频率在疾病后的一年最高,接近 1/3,随后会逐渐下降。国外报道发生率在 20%~79%,多在 40%~50%。其原因和机制目前尚不清楚,但大多数学者认为与心理、社会、神经生物及神经内分泌等因素有关。卒中后抑郁严重影响患者的生存质量,妨碍神经功能的恢复,增加卒中患者的死亡率。张志珺(2010)随访研究与国外研究一致发现,PSD 与卒中患者预后之间存在显著相关性,并且 PSD 患者的死亡率明显高于非 PSD 患者的死亡率。直接死亡原因多为继发性感染,推测可能与卒中后抑郁伴发机体免疫能力下降而导致感染有关。卒中、抑郁和感染促使病情加重和恶化,最终导致 PSD 患者的死亡率增加。卒中后抑郁给患者本人、家庭及社会均带来沉重的负担。

20 世纪 80 年代,Robinson 等提出卒中急性期的病变部位可能与 PSD 的发生密切相关以后,人们就提出了 PSD 的生物学机制学说。有学者通过对脑卒中患者脑代谢方面的相关

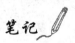

研究发现，卒中患者脑内的去甲肾上腺素和 5- 羟色胺神经递质出现下降，因此支持此学说。现在已经得到研究者们共识的理论是：单胺能递质环路，特别是去甲肾上腺素和 5- 羟色胺能环路在抑郁的发病中发挥着重要作用，而卒中病变可能直接损伤这些环路或者改变单胺类受体的功能，使此环路的神经递质含量减少而导致抑郁情绪的发生。

许多研究发现，生物学机制只能解释卒中后抑郁的某些特点，而且有些研究也观察到 PSD 的发生率与其他残疾程度相似的疾病发生抑郁的发病率几乎相似，而 PSD 症状特征以及治疗后的反应特点都与原发性抑郁相类似。因此有人提出另一种假说：即反应机制学说，也就是社会心理学机制学说，其认为家庭、社会、生理等多种影响因素带来的压力是促使抑郁发生的主要原因。卒中后患者神经功能障碍和认知功能损害导致其社会家庭角色的改变、社会功能减退甚至失业、社会隔离等作为急、慢性应激因素最终会引发抑郁。国外的多项前瞻性研究都发现社会支持、家庭情况会影响卒中后抑郁的发生。Bozikas 等对老年首次发生卒中的幸存者的临床病理分析，结果证明，心理因素是 PSD 的主要决定因素。到目前为止，越来越多的观点认为，PSD 的发生与生物 - 心理 - 社会模式的多种因素相互作用有关，而不是单一的生物学或社会心理学机制的结果。

### （二）卒中后认知障碍（PSCI）

是指在卒中这一临床事件后 6 个月内出现达到认知障碍诊断标准的一系列综合征，强调了卒中与认知障碍之间潜在的因果关系以及两者之间临床管理的相关性，包括了多发性梗死、关键部位梗死、皮质下缺血性梗死和脑出血等卒中事件引起的认知障碍，同时也包括脑退行性病变如阿尔茨海默病（AD）在卒中后 6 个月内进展引起认知障碍。血管性认知障碍（VCI）是与 PSCI 最为相关的概念，PSCI 是 VCI 的一种亚型。VCI 概念过于宽泛，几乎包括了所有与脑血管病相关的病因和认知障碍的类型。PSCI 将卒中事件后 6 个月内发生的各种类型认知功能障碍明确地区分出来，是 VCI 的一种亚型。与之相比，PSCI 强调更要重视卒中人群中常见的认知功能障碍，并对其进行早期识别和管理。

年龄和教育水平是 PSCI 的相关影响因素。除此之外，卒中类型、病变部位、病灶特点及卒中次数等亦是 PSCI 的相关因素。在这些卒中后认知功能障碍危险因素中，不可干预因素包括年龄、性别与种族、遗传因素、教育水平；可干预因素包括高血压，2 型糖尿病，心肌梗死，充血性心力衰竭，心房颤动，卒中病史，肥胖，代谢综合征，生活方式如吸烟、饮酒、饮食结构、体力活动等。PSCI 研究报道的发生率因患者所处区域、人种、诊断标准等不同而存在较大差异，也与评估距卒中的时间、卒中次数、评估方法相关，发病率范围约在 20%～80% 之间。

## 五、心理诊断与干预

### （一）心理诊断

1. **卒中后抑郁**　目前尚无专用的诊断标准。诊断前提是卒中病史及卒中后相应的神经功能缺损；出现抑郁状态和抑郁症的临床表现，而且抑郁的出现与卒中的发生有明显关系；抑郁的症状持续 2 周以上；抑郁的症状已经影响到患者的社会功能和并且使患者消极地参与神经功能的康复。国际上惯用的诊断标准主要是美国精神病学会《精神疾病的诊断和统计手册》（DSM-Ⅳ）；世界卫生组织《国际疾病分类》（ICD-10）；《中国精神疾病分类方案与诊断标准》（CCMD-3）；还要结合汉密尔顿抑郁量表；卒中失语抑郁量表；Zung 抑郁自评量表等症状评定量表进行评估诊断。CES-D、HDRS、PHQ-9 评分对于检测 PSD 具有较高的敏感度；然而，这些研究存在一些局限性，包括缺乏普适性。

2. **卒中后认知障碍非痴呆（PSCI-ND）的诊断**　PSCI-ND 的分类必须依据认知测验，至少应评估 4 个认知域——执行功能 / 注意力、记忆、语言能力、视空间能力。诊断必须依据

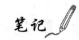

基于基线的认知功能减退的假设和至少 1 个认知域受损。工具性日常生活能力可正常或轻度受损，但应独立于运动 / 感觉症状。

**3. 卒中后痴呆（PSD）的诊断** 痴呆的诊断必须建立在基于基线的认知功能减退，≥ 1 个认知域受损，严重程度影响到日常生活能力。痴呆诊断必须依据认知测验，至少评估 4 项认知域——执行功能 / 注意力、记忆、语言能力、视空间能力。日常生活能力受损应独立于继发血管事件的运动 / 感觉功能缺损。

**（二）心理干预**

**1. 一级预防** 即消除脑血管病的各种危险因素，防止脑血管病的发生。控制高血压、高血脂、糖尿病、肥胖、吸烟等引发卒中发生的主要危险因素，可以有效预防、延缓卒中的发生。另外，合理膳食，保持正常体重，改变不良生活方式，禁忌暴饮暴食，戒烟戒酒，保持睡眠充分，适当户外锻炼，减少情绪波动，都可以有效预防和延缓卒中的发生。

**2. 心理治疗** 卒中后抑郁的心理治疗非常必要。主要包括综合性心理治疗、认知行为治疗及精神分析治疗等。医生要以真挚的感情与患者沟通，认真倾听患者的诉述，这样做既可以了解病情，又可以让患者体会到医生对他们病情的关注，结果很容易让患者消除顾虑，彼此建立信任。与此同时又可以让患者及家属了解疾病的病因特点、治疗经过与预后结果。促使患者做到有的放矢，积极配合治疗。另外，家庭和社会的支持能够帮助患者有效地缓解紧张、焦虑及抑郁等情绪，尽快恢复社会功能。认知治疗是康复治疗的重点，认知行为直接影响患者神经功能的康复和今后生活能力的提高。

**3. 药物治疗** 对卒中后抑郁的患者，在治疗脑血管病的基础上，除心理治疗外，还要应用抗抑郁剂。三环类抗抑郁药如传统的抗抑郁药阿米替林；单胺氧化酶抑制剂如苯丙胺；选择性 5-HT 再摄取抑制剂如帕罗西汀、西酞普兰、舍曲林及氟西汀等抗抑郁剂，治疗 6～8 周，效果较好。大量的临床证据表明，药物治疗是治疗 PSD 的首选方法。多奈哌齐、加兰他敏可用于卒中后认知障碍的治疗，改善患者的认知功能和日常生活能力；美金刚的安全性和耐受性好，但认知及总体改善不显著；卡巴拉汀作用尚需进一步证实。尼麦角林、尼莫地平、丁苯酞对改善卒中后认知障碍可能有效；双氢麦角毒碱、胞磷胆碱、脑活素以及某些中成药对卒中后认知障碍的疗效不确切。

**4. 康复训练** 卒中后认知障碍的患者康复训练应该个体化，并需要一个长期的目标，以尽可能地使患者能够恢复一些生活能力（如自我照料、家庭和经济管理、休闲、驾车以及重归工作岗位等）。

**5. 其他治疗** Jorg 等（2004）初步观察了经颅磁刺激左侧背外侧前额叶皮质治疗难治性 PSD 的疗效，发现刺激组的抑郁症状明显改善，不良反应很轻微。国内有些学者认为针灸治疗有效，认为其具有费用低，安全性高，副作用少等优点。

# 第二节 癫 痫

## 一、一般概述

癫痫（epilepsy）是多种原因导致的脑部神经元高度同步化异常放电所致的临床综合征，临床表现具有发作性、短暂性、重复性和刻板性的特点。青少年和老年是发病的两个高峰期。据世界卫生组织统计，全世界约有 5 千万人患有癫痫，我国目前约有 900 万以上癫痫患者。流行病学资料显示癫痫的年发病率在（50～70）/10 万；患病率约为 5‰；死亡率为（1.3～3.6）/10 万，为一般人群的 2～3 倍。多数发展中国家和贫穷地区癫痫发

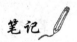

病率高于发达国家和富裕地区。有些非洲和南美国家像坦桑尼亚、厄瓜多尔、智利癫痫年发病率超过 100/10 万，甚至达到 190/10 万。异常放电神经元的位置不同及异常放电波及的范围差异，导致患者的发作形式不一，可表现为感觉、运动、意识、精神、行为、自主神经功能障碍或兼有之，任何可能影响脑结构和脑功能的病理过程，均可引起癫痫发作。其病因很多，包括先天畸形、感染、中毒、外伤、肿瘤、脑血管畸形、代谢、染色体异常等。

## 二、心理社会病因

1. **感觉刺激** 某些患者心理对某些特定因素异常敏感，可诱发出脑电图异常和（或）癫痫样发作，这些特定因素包括：闪光、图形、阅读、特殊声音、运动、思考、音乐、触摸、寒冷及听觉刺激等，此类发作称作为反射性癫痫。反射性癫痫在癫痫人群中的发病率为 5%～6%。

2. **心理因素** 某些患者在强烈的情感活动、激动、受惊吓、计算、下棋等高级心理活动过程中诱发癫痫，其本质上是反射性癫痫的特殊类型，在临床上比较少见。Ingvat 等于 1962 年首次提出了计算机癫痫的概念，以后 Goossens 报道了 25 例由于打电脑，玩牌等脑力劳动高度集中后诱发的癫痫。2002 年北京协和医院神经内科周详琴等报道 14 例玩麻将出现的癫痫发作，并把打麻将诱发的癫痫发作称之为麻将性癫痫。

3. **人格因素** 癫痫人格改变特征性临床表现为智能和情感两方面的改变。情感反应带有"两极性"，一方面表现出激惹、残暴、固执、冲动及多疑等；另一方面表现出温顺、腼腆、抑郁等。患者常常因为琐事与他人发生冲突及暴力行为。国外一些研究证实：抑郁与癫痫之间的关系是双向的。抑郁能够作为诱发癫痫的独立危险因素，而且在部分性发作表现尤为明显。

4. **机体内环境因素** 如内分泌改变、体内电解质失调及代谢改变等都会影响癫痫阈值，诱发癫痫发作，如少数女患者仅在月经期或妊娠早期发作。疲劳、睡眠不足、便秘、戒酒、停药、闪光、感情冲动、过度换气等情况下通过机体内环境变化诱发发作。

## 三、心理生物学机制

癫痫的发病机制非常复杂，至今尚未能完全了解其全部机制，但发病的一些重要环节已被探知。癫痫发病的具体机制至今仍未定论。但一致认为癫痫的产生主要是由遗传因素和脑损伤二者共同决定的。前者是癫痫发病的基础（内因），后者是发病的条件（外因）。在约 1/3 的癫痫患者中可以找到特定的病因学机制。这些机制包括学习障碍、围生期的疾病、脑部外伤、脑血管病、脑肿瘤、中枢神经系统感染性疾病、酗酒及吸毒等。而且，大多数原发的癫痫患者或许原本就有基因学的基础。神经生物学、心理学、社会以及医源性因素都有学者提出，可能均与癫痫发作相关。有学者提出复杂部分性发作和同时存在额叶调节异常之间的关联在抑郁发生中可能存在作用。在癫痫患者中，由于重复体验不可预测的和不可避免的发作，因而可能习得性无助导致抑郁。

传统观念认为，癫痫与合并精神障碍之间无直接关系。目前研究认为，合并精神障碍可能是诱发癫痫患者自杀的主要原因，其中抑郁和认知功能受损几乎被认为是癫痫患者自杀的重要危险因素。癫痫患者的抑郁和认知功能退化可能具有共同的神经心理学机制，故可能引起相似的心理病理学症候，其中包括自杀。此外，抑郁和认知障碍可能是一组复杂的神经心理综合征的不同组成部分。许多研究认为自杀行为与 5- 羟色胺代谢障碍有关，而抑郁、焦虑、攻击行为、自杀以及癫痫病自身均存在着 5- 羟色胺代谢障碍的共同特点。

笔记

#### 四、心身反应特点

癫痫患者一般都伴有不同程度的神经心理反应。癫痫病史越长，发作次数越多，对患者心理改变越明显，程度越严重。引起心理反应的原因是多种因素共同作用的结果，其表现形式各种各样。常见癫痫患者的心理反应如下：

1. **抑郁**　癫痫的患者需要长期服用抗癫痫药，有的甚至终身服药，这样会使患者产生严重的心理负担，逐渐变得闷闷不乐、心情日益沉重、日久会形成较严重的抑郁症。另外有癫痫家族史的患者，他们会产生癫痫能够遗传的恐惧，这是癫痫患者最为关心也是临床医生常遇到的不能回避的问题。据大量的遗传研究资料显示，癫痫是一种遗传性疾病，一般人群患病率为 0.5%，而癫痫患者的近亲患病率为 3%~6%。而抑郁其本身就是引起癫痫发作的因素，癫痫患者一旦产生抑郁的心理障碍，就会出现交互影响的恶性循环。

2. **自卑**　首先癫痫的发作不分时间、地点与场合，特别是在人群居多的环境中发病，当患者意识恢复后会认为有损于自己的尊严，认为别人可能会嘲笑自己，久而久之会形成病态心理，产生严重自卑；其次由于癫痫是一种需要长期服药的疾病，很多患者会认为自己患的是不治之症，治愈的希望渺茫，在绝望中产生自卑；再就是来自于社会整体的压力，癫痫发作时，患者会突然大叫一声，摔倒在地，口吐白沫，四肢抽搐，甚至尿到裤子里。家庭成员及周围的目击者常常会表现出恐慌及歧视，这直接会对患者产生心理伤害。

3. **孤僻**　癫痫患者由于自卑心理，在日常生活与工作中会有格格不入的表现，例如不愿与周围人沟通与接触，不愿在公共场合参加社会活动，觉得自己始终是一个患者，无法融入到正常人群当中。在升学、就业、婚姻上会遇到重重障碍，情况不尽如人意。他们往往社会地位低下，缺少朋友与他人的照顾。

4. **人格障碍**　人格障碍在顽固性癫痫中较为常见，又称为癫痫人格。患者表现为偏执，情绪不稳定，易激惹，易欣快，常与人发生冲突，对自己的人格缺陷缺乏认识。

5. **认知障碍**　某些癫痫患者也可能出现认知障碍，表现为在认知的某一方面如注意力、精神运动速率、视空间结构、记忆力和学习能力，还可以表现在执行能力与学习成绩方面。

#### 五、心理诊断与干预

##### （一）心理诊断

癫痫患者生活质量的评估是癫痫治疗疗效的评价依据。目前已有多种调查癫痫患者生存质量量表，如适用于儿童年龄段的 HRQOL 量表；适用于青少年年龄段的 APSI-5 量表；适用于成人的 WPSI-6、QOLIE-89、QOLIE-31、QOLIE-10、QOLIE-AD-48 量表等。这些量表主要涉及患者生理、心理、精神、行为和社会活动和有关癫痫本身和各种癫痫治疗造成的影响等内容。

##### （二）干预治疗

主要方法如下：

1. **健康宣教**　大多数患者及其家属对癫痫疾病的相关知识缺乏了解与认识，因此会为疾病担心忧虑，产生严重的思想负担。通过介绍有关癫痫的基本知识，可以消除不正确的认识和不必要的疑虑，使患者能更好地正视现实，积极面对和适应现状，保持乐观向上的心态，树立战胜疾病的信心与意志。指导和帮助患者应对疾病可能带来的各种问题，建立良好的生活方式：戒烟、戒酒、尽量不饮用咖啡与可乐等刺激饮料、避免暴饮暴食、纠正睡眠不足等因素。

2. **放松训练**　放松训练可以降低癫痫患者的应激水平，减少发作频率。肌肉放松训

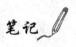

练、言语放松训练、精神放松训练对患者有效。

**3. 认知行为治疗** ①一般性行为治疗，指的是一些患者在某些特定情境下会引起癫痫发作，针对这种情况改变既往行为，以预防癫痫再次发作。如预防反射性癫痫，那么应该预防与之有关的特定因素：如避免闪光、图形、阅读、特殊声音、运动、思考、音乐、触摸、寒冷及听觉刺激等。最常见的癫痫发作的诱因是心理性的，一般是由于情绪不稳定导致癫痫发作。治疗者应该让患者认识到生活中不可能完全避免发生使人焦虑烦恼的事情。因此，治疗途径不应该立足于如何避免这种不可避免性，而应该指导患者如何稳定自己的情绪。②认知行为疗法，将认知疗法和行为疗法结合起来治疗癫痫患者。在认知疗法的基础上，同时进行松弛训练和应付技能的训练，使患者能够更好地控制自己情绪，减少癫痫发作。

**4. 催眠治疗** 施术者通过暗示把被催眠者导入精神恍惚、顺从依附的特殊状态中。在这种状态下施术者可以通过直接暗示癫痫的某些症状已经消失了，或者暗示在醒后就会消失。如果患者接受暗示，这种症状就会消失。通过催眠还可以让患者释放出压抑在内心深处的一些心理矛盾，为解决这些心理问题提供可能的方法。

**5. 家庭治疗** 癫痫会直接影响患者今后的学习、生活、就业、婚姻等方面。所以，家庭成员对此会产生不同的情感反应。有的会表现出过分的担心；有的会表现出过分的关心照顾；还有的会表现出厌恶、歧视与冷落。而家庭成员的态度反过来又会影响癫痫患者对疾病认识的看法和态度，所以家庭治疗会解决如下问题：①家庭成员对癫痫的正确了解；②家庭成员对癫痫患者的态度；③癫痫患者与家庭成员的关系；④癫痫治疗的依从性；⑤癫痫康复的社会功能意义。

**6. 生物反馈治疗** 具体方法是让患者在安静的诊疗室，躺在生物反馈仪旁边，接上仪器的电极就可以进行治疗。患者按照一定要求，完成特定的程序，通过反复练习，学会有意识地控制自己的心理活动，达到预防癫痫发作的目的。

**7. 药物治疗** 如果诊断为癫痫，应该抗癫痫药物治疗，其代表药物有卡马西平、德巴金、奥卡西平等。大约20%～30%的患者药物治疗不能控制癫痫发作，手术治疗可能有效。

# 第三节 头 痛

头痛（headache）是指头深部的疼痛和牵涉痛，不包括头部浅表性疼痛，后者应叫做头皮痛。头痛是临床最常见的症状，通常指局限于头颅上半部，包括眉弓、耳轮上缘和枕外隆突连线以上部位的疼痛。引起头痛的病因众多，大致可分为原发性和继发性两类。前者不能归因于某一确切病因，也可称为特发性头痛，常见的如偏头痛、紧张型头痛；后者病因可涉及各种因素如脑血管疾病、颅内感染、颅脑外伤等。头痛可能是由脑膜和血管伤害性感受器激活以及中枢痛觉调节改变共同引起的。头痛是一种主观自主症状，尚无客观指标加以评议，尤其是心理因素引起的头痛。头痛是美国劳工组织报告的造成生产时间损失的最常见的疼痛状况，严重影响着患者的生活质量和工作效率。

## 一、紧张型头痛

### （一）一般概述

紧张型头痛（tension-type headache，TTH）以往称紧张性头痛（tension headache）或肌收缩性头痛（muscle contraction headache），是双侧枕部或全头部紧缩性或压迫性头痛。约占头痛患者40%，是临床最常见的慢性头痛，起病缓慢，非发作性。紧张型头痛的临床特征是头部呈钝痛，无搏动性，头痛位于顶、颞、额及枕部，有时上述几个部位均有疼痛，头痛程度属轻度或中度，不因体力活动而加重，常诉头顶重压发紧或头部带样箍紧感，另外在枕颈部

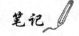

也有僵硬发紧感，转颈时尤为明显，不伴有畏光或畏声。常随着时间流逝或者在应激后加重，伴随症状很少。是临床最常见的心身疾病之一，国际头痛协会将紧张型头痛分为：①发作性紧张型头痛（ETTH）；②慢性紧张型头痛（CTTH）。

### （二）社会心理因素

**1. 个人因素** 由于长期处于伏案工作，头颈部肌肉长处于长期收缩状态，这与本病有着密切关系。一般认为肌肉收缩本身就可以引起疼痛，而肌肉收缩后又会引起供应肌肉的血流减少，间接引起疼痛。另外，紧张的情绪可以使头部的一些动脉发生痉挛而引起疼痛。

**2. 心理因素** 重大的生活转折，严重的挫折和紧张的人际关系，可以引起应激心理与生理反应，由此引起较长时间的过度紧张和焦虑情绪，结果导致头部肌肉处于收缩状态，肌肉持续收缩会造成局部肌肉出现疼痛，同时还可以压迫肌肉内的小动脉，最终导致紧张型头痛的急性发作。

**3. 社会因素** 社会应激因素是患者产生头痛的条件反应。患者周围的人对其头痛的注意、关心、忧虑和暗示等，可以起到一定促发作用。

### （三）心理生物学机制

紧张型头痛的发病机制尚不清楚。目前认为"周围性疼痛机制"和"中枢性疼痛机制"与紧张型头痛的发病有关。前者在发作性紧张型头痛的发病中起重要作用，是由于颅周肌肉或肌肉筋膜结构收缩或缺血、细胞内外钾离子转运异常、炎症介质释放增多等导致痛觉敏感度明显增加，引起颅周肌肉或筋膜结构的紧张和疼痛。"中枢性疼痛机制"可能是引起慢性紧张型头痛的重要机制。

另外，应激、紧张、抑郁等也与持续性颈部及头皮肌肉收缩有关，也能加重紧张型头痛。90%以上是由"紧张性肌炎"所引起，认为受累肌肉的异常收缩状态，似为一种"心身过程"的影响，起源于精神，以及呼吸、胃肠或血管系统紊乱的神经系统方面的机制。颈部的肌肉同样可以是若干常见精神状态的"靶器官"。肌紧张性头痛的发作代表着一种对患者日常生活中遭遇的日积月累的精神紧张的释放机制。从以上所叙述的情况中可以这样认为，肌紧张性头痛主要是由于生理与心理两方面因素的作用而产生的。Cathcart等就诱发相关情绪和ETTH之间的关系做了生物心理学的实验研究。他们采用激化-去激化形容检测量表（ADACL）将诱发的力量、厌倦、紧张和安静作记分定量分析。结果发现ETTH患者的紧张水平高于对照组，即使在不头痛时也高。另在非头痛期，其紧张水平则显著低于头痛期。因此认为紧张和头痛之间是有关系的。近日一些学者从生化等方面对TTH做了观察，如Oishi等检测血浆血小板因子4、β-血栓球蛋白和11-脱氢血栓烷素B2水平，发现ETTH患者上述3种物质含量均显著高于CTTH组和对照组。认为ETTH患者的头痛和血小板功能障碍尤为密切。Mishima等发现TTH患者血清血小板镁离子水平降低，认为可能和血小板功能增强有关。Martinez等发现TTH患者血浆5-羟色胺水平高于对照组，儿茶酚胺水平低于对照组，血浆多巴胺水平与头痛持续时间呈正相关，以及肾上腺素水平与头痛强度呈负相关。此外，还发现单胺水平与抑郁程度并无相关性。这些结果提示TTH患者中枢单胺能神经系统功能有变化，这种变化和随之而来的抑郁无关，而和发生头痛的病理生理机制有关。Marukawa等发现TTH患者头痛发作期唾液中P物质和5-羟色胺含量显著升高，认为P物质是由痛觉系统所释放。

### （四）心身反应特点

国际头痛协会将紧张型头痛分为发作性紧张型头痛和慢性紧张型头痛。发作性紧张型头痛每年发作少于180天。每次头痛持续30分钟到一周，没有先兆和前驱症状。常因睡眠不足、精神压力过大、情感冲突、焦虑和抑郁诱发或加重。疼痛性质为钝痛，通常患者主诉为疼痛、头发紧、沉重感、酸痛、紧箍感、戴帽感。偶尔，疼痛表现间歇性跳痛。头痛程度通常为轻或中度疼痛。典型者疼痛常累及额部、颞部和枕部，大多数累及双侧，头痛不会因为劳累而加重，也不会伴有恶心、呕吐。发作性紧张型头痛有时可以转变成慢性紧张型头痛。慢性紧张型头痛呈压迫感或者紧缩感，疼痛程度表现为轻或中度，疼痛部位为双侧，可伴有恶心、呕吐、畏光和畏声，一般不伴有呕吐。特点也是不会因为体力劳动而加重头痛。

### （五）心理诊断与干预治疗

**1. 心理诊断**　①头痛性质表现为压痛或者紧缩感；②疼痛程度为轻度或中度；③头痛为双侧；④日常活动不会加重头痛；⑤不伴有恶心或呕吐；不伴有畏光和畏声；⑥病史和全身系统检查排除继发于器官或全身代谢性疾病所致的头痛；⑦有时会因为睡眠障碍、忧虑、焦虑、抑郁紧张等因素而诱发或加重头痛，可以通过 SCL-90、EPQ、SDS 可测定相应的心理状态。

**2. 干预治疗**　主要方法有：

（1）心理治疗：充足的睡眠、规律性的锻炼、避免服用咖啡因可能对头痛发作的患者有益，生物反馈、减轻抑郁和逐步放松训练对减轻症状有帮助。对那些存在压力过大、抑郁和焦虑的病例有必要进行心理评估。让患者摆脱不良情绪和对预后的焦虑与担忧，度过危机，提高其应对生活挑战的技巧与能力，使紧张状态缓解。防止头痛发生。如果患者表现严重的肌肉紧张，则应该短期应用肌肉松弛药，非甾体类抗感染药，物理疗法和皮下神经刺激试验治疗。

（2）药物治疗：发作性紧张型头痛可选用对乙酰氨基酚、阿司匹林、非甾体抗炎药（如布洛芬、萘普生钠等）。中度发作性紧张型头痛可选用苯巴比妥、对乙酰氨基酚及异美汀等。对于频繁的发作性紧张型头痛的患者可以选用美托洛尔及抗抑郁药物如阿米替林或选择性 5 羟色胺再摄取抑制剂等，失眠者用地西泮等治疗。

## 二、偏头痛

### （一）一般概述

偏头痛（migraine）是临床常见的原发性头痛，其特征是发作性、多为偏侧，中重度、波动样头痛，一般持续 4～72 小时，可伴有恶心、呕吐，光声刺激或日常活动均可加重头痛，三分之一的患者有神经系统先兆症状（有先兆偏头痛）。偏头痛患者的发病年龄高峰在 30～60 岁，然后随年龄增加而发病率下降，18% 的女性和 6% 的男性一生中会患有偏头痛。偏头痛发作由前驱期、先兆期、头痛期和缓解期组成。

### （二）社会心理病因

**1. 人格因素**　偏头痛患者具有多疑、敏感、固执己见、认真、争强好胜、自尊心强、易恨、易怒、易紧张的特点，习惯于压抑愤怒和敌意，这样内心的冲突容易激发偏头痛的发作。国内俞氏（1990）调查发现偏头痛患者中具有 A 型行为特点的人居多（68%），患者可能有 A 型人格特点。

**2. 心理因素**　精神和情绪因素是主要诱因。如家庭纠纷、长期处于高度紧张的工作环境、人际关系不和谐及个人健康等问题是诱发偏头痛的常见诱因。

**3. 社会因素**　性别、地域、睡眠障碍、饥饿、气候变化、饮食结构、社会经济地位、受教育程度等均与偏头痛发作有关。应用（1988）国际头痛协会诊断标准调查发现，美国女性偏头痛的患病率为 17.6%，男性为 6%。欧洲国家及大多数国家具有较高的患病率，而中国的患病率较低。

**4. 遗传因素**　据统计约有 60% 偏头痛患者有家族史。家族性偏瘫型偏头痛具有明显的家族史。首次发病多在青春期或成年早期，女性偏多，与月经周期有关。随年龄增长，偏头痛发作减少或缓解。雌激素水平波动是女性偏头痛患病率较高的重要因素，其相关证

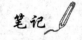

据：①一般偏头痛患病率从月经初潮开始增高，且经期雌激素的回撤是最常见的诱发因素；②口服避孕药物或雌激素替代治疗可诱发偏头痛；③妊娠4～9个月时，因体内雌激素水平很高而偏头痛发作明显减少；产后随着雌激素减少，偏头痛发作也会立即回到原有水平；④生理绝经后偏头痛普遍得到改善。

### （三）心理生物学机制

偏头痛的发病机制尚不清楚。"神经学说"认为偏头痛是原发性神经功能紊乱性疾病。偏头痛先兆是皮质扩展性抑制（cortical spreading depression，CSD）引起。CSD是指各种有害刺激引起的起源于大脑后部皮质的神经电活动抑制带，以2～5mm/min的速度向邻近皮质扩展。与这种现象相关联的是脑血流的变化，开始表现为充血，随后出现扩展性血量减少。一旦CSD沿皮质表面扩散，就会释放多种化学物质，包括花生四烯酸、NO和谷氨酸等，可诱导易感者发生偏头痛。在CSD活动时，随后出现无菌性炎症和硬脑膜血浆蛋白渗出，刺激痛觉纤维传入中枢，形成恶性循环。偏头痛患者往往缺乏应对能力，在紧张、焦虑、恐惧、寒冷、灾难等应激情况下，易触发已存的生理生化机制，于是引起头部血管扩张，转为慢性后，可能血管运动紧张性降低，反复发作使痛阈降低。Knapp（1983）认为不恰当的认知性评价，会导致应激情境下产生无助和丧失控制权的情感，增加交感神经活动，于是表现出心率增快，手足发冷，头部血管的肾上腺素能受体敏感性增强。

### （四）心身反应特点

偏头痛发作由前驱期、先兆期、头痛期和缓解期组成。20%～60%的偏头痛患者都可在头痛发作前数小时至数天出现前驱症状，如抑郁、认知功能障碍、贪食，疲劳及颈项僵硬等。先兆多种多样，形式非常复杂。从单纯闪光暗点、斑点、几何图形到城堡样光谱、视物变形、马赛克幻影和异常感觉，还可以出现失语、失用和失认。典型的头痛为单侧性（85%），逐渐起病和搏动性。头痛也可以为双侧性（40%）或从一侧开始发展到双侧。成人疼痛持续4～72小时，儿童持续1～72小时。食欲减退很常见，通常伴有恶心、呕吐。有的患者还会出现视物模糊、厌食、多尿、面色苍白，甚至焦虑、易激惹。头痛后，患者常常会感到疲乏、无力、情绪急躁和注意力不集中。一些患者头痛发作过后会出现异常的精神振奋或欣快感，其他一些则出现抑郁和不适。有研究发现偏头痛与抑郁以及双相障碍相关。

### （五）心理诊断和干预治疗

**1. 心理诊断** 根据偏头痛发作临床表现、家族史和神经系统检查，结合头部CT、MRI和MRA等检查排除导致偏头痛的相关疾病。

根据国际头痛协会将偏头痛诊断标准：分为有或无先兆两大类。诊断无先兆性偏头痛：

（1）必须至少5次以上发作。

（2）每次发作持续4～72小时（未经治疗或治疗无效者）。

（3）发作特点，至少两项①单侧性；②搏动性；③中至重度（影响日常活动）；④日常活动可加重头痛。

诊断有先兆的偏头痛标准：

（1）有一次或多次完全可逆的先兆症状，表现局灶性大脑皮层和脑干功能障碍。

（2）至少有一个先兆症状，逐渐发展，持续4分钟以上。

（3）先兆症状持续时间少于60分钟，但有一个以上先兆症状时，持续时间相对延长。

（4）头痛发生先兆后，间隔少于60分钟（头痛可与先兆症状同时发生）。

**2. 干预治疗** 主要方法有：

（1）预防性治疗：治疗者根据应激处理、督导下的训练、饮食教育和按摩治疗等内容进行指导。控制患者情绪的变化，避免过度紧张，焦虑和恐惧感。保持良好心态，保持正常睡

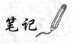

眠。预防发作注意饮食，避免摄入奶酪、巧克力、烟酒和避孕药等；防止强烈的声光刺激引起头痛发作。

（2）药物治疗：可以是急性发作期治疗或预防性治疗，两种治疗患者都可能需要。一旦头痛开始，就应采取急性期治疗逆转或阻止头痛发展。急性期治疗药物可以是特异性（麦角和曲坦类药物）或非特异性（止痛药和阿片类物质）。如对乙酰氨基酚、布洛芬、舒马普坦、哌替啶等。预防性治疗可以服用普萘洛尔、尼莫地平、卡马西平和抗抑郁剂等。

（3）生物反馈疗法：最常用的生物反馈包括肌电图反馈（皮肤电极记录肌肉活动）、体温反馈、皮肤电活动反馈、呼吸反馈。人们可以在肌电仪的监控下，通过显示屏显示的图像和音响程度来进行有目的的松弛训练，学会有意识地控制自己的心理活动对肌肉电活动的影响，以调整机体功能、缓解焦虑等不良因素为目的。

（4）催眠治疗：可以让患者仰卧或坐位，使患者进入催眠状态，继而使用催眠状态下的暗示诱导语。该疗法一般 1 或 2 次后效果会很明显。此外，按摩疗法，针灸治疗，冥想，瑜伽，逐渐放松训练都能够改善头痛的发作。

# 第四节　肌纤维疼痛综合征

## 一、一般概述

肌纤维疼痛综合征（fibromyalgia syndrome，FMS）是一种原因不明的以全身广泛性疼痛以及明显躯体不适为主要特征的一组临床综合征，常伴有疲劳、睡眠障碍、晨僵以及抑郁、焦虑等精神症状。肌纤维疼痛综合征可分为原发性和继发性两类。前者为特发性，不合并任何器质性疾病；而后者继发于骨关节炎、类风湿性关节炎、系统性红斑狼疮等各种风湿类疾病，也可继发于甲状腺功能低下、恶性肿瘤等非风湿类疾病。研究报道其发病率 2%，在社会经济状况较低和接受较少教育的人群中更为普遍。平均发病年龄为 40~60 岁。

## 二、心理社会病因

1. **人格因素**　临床医生发现纤维肌痛的患者具有"强迫性"人格特征。通过临床观察发现，这类患者病前都过着异常活跃的生活，这一结果得到了有限的经验性证据支持。国外有学者曾描述肌纤维痛患者具有完美主义者的倾向；对雇主及家庭成员有极高程度的忠诚，但客观资料未能证实。

2. **社会因素**　低教育水平，幼年期受过虐待是患纤维肌痛的危险因素。1999 年 Jason 调查发现：经济状况差、接受教育较少的人群发病更普遍。英国的研究报道显示，尽管此类疾病的病程和病残相似，但有团队支持的患者预后较差，对康复治疗的反应较差，这究竟是患者自我选择的反映，还是反映了这样的团体对患者信念、应对方式和参与康复治疗的意愿有影响，目前尚不知晓。

3. **精神因素**　约 31%~37% 的肌纤维综合征患者有精神障碍，而对照的类风湿性关节炎患者中合并有精神障碍只占 11%~16%。另一研究报告的精神障碍比例：肌纤维痛综合征 12%，类风湿性关节炎为 7%，正常对照组 3%。但精神障碍与疼痛之间的因果关系尚不清楚。

4. **心理因素**　Egle 等的对照组研究表明，肌纤维痛综合征患者具备以下特征：①攻击及内在的愤怒成分增加；②进入情绪关系的能力障碍；③缺乏现实感觉。他们认为这是防御机制不成熟，是应对困难生活情境的能力受抑制；或被压抑的人际冲突，转为一种固着的躯体疼痛及疑病恐惧。

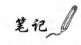

### 三、心理生物学机制

FMS 患者可能由于感染触发了免疫活性因子，而后者被认为是肌痛的一个原因。同时 Parker 等（2001）发现患者的应激激素的生物学指标发生异常，即皮质醇水平低下和皮质醇在应激时有反应变弱的趋势，提示患者存在长期的心理应激。Russell 等研究发现 FMS 患者也存在脑脊液 P 物质水平升高。直立体位时不能维持血压，尤其是一种伴有心率异常增快的模式，说明了 FMS 伴随自主神经功能系统异常。

### 四、心身反应特点

1. **疼痛**　全身广泛性疼痛是肌纤维疼痛综合征的核心特征。一般隐匿起病，大部分患者就诊时不能准确回忆起疼痛开始的时间。肌纤维疼痛综合征的疼痛呈弥散性，难以准确定位，但主要是腰、颈部，也可发生在所有部位。患者的主诉常为："大夫，我感到全身到处都痛！"其特点是在闲暇、娱乐、度假时，不适感常减轻甚至消失。不适当的活动和锻炼可使症状加重。劳累、应激、精神压力以及寒冷、阴雨天气均可以加重病情。

2. **压痛**　肌纤维疼痛综合征唯一可靠的体征即全身对称分布的压痛点。在压痛点部位，患者对"按压"反应异常敏感，出现痛苦的表情。这些压痛点弥散分布于躯体的全部四个象限和中轴骨骼，但也可为局域性。仔细检查这些部位均无局部红肿、皮温升高等客观改变。大多数肌纤维疼痛综合征患者压痛点的分布具有一致性，现已确定 9 对（18 个）解剖位点。

3. **疲劳及睡眠障碍**　约 90% 以上的患者主诉易疲劳，约 15% 可出现不同程度的劳动能力下降。肌纤维疼痛综合征患者常常感到即使是在早晨清醒后仍然会有很明显的疲劳感。几乎所有的患者都伴有睡眠障碍，主要表现为失眠、早醒、入睡困难及多梦等。

4. **心理症状**　情感障碍是肌纤维疼痛综合征常见的临床症状。主要表现为情绪低落，对自身的身体状况过分关注，甚至焦虑抑郁。还会出现注意力难以集中、记忆力下降、视空间执行能力减退等认知功能障碍。有学者认为这些情感需要的表达不为环境所接受，必须通过疼痛来表达。在许多病例的攻击行为，应理解为企图应对面临难以理解威胁时的特异性恐惧。持续的疼痛可能是由于患者为了最终解决冲突，将攻击转向自身所表现的另一种企图。

### 五、心理诊断与干预

#### （一）心理诊断

患者主要的症状有：焦虑及应激使症状恶化；睡眠障碍；全身疲劳；焦虑；慢性头痛；功能性腹痛；感到关节肿胀；与神经根性和皮节性无关的感觉异常。常用的评估量表：纤维肌痛影响问卷（FIQ）、疼痛视觉模拟评分法（VAS）、Beck 抑郁量表（BDI）、McGill 疼痛问卷调查、汉密尔顿焦虑量表、汉密尔顿抑郁量表等有助于评价病情。

美国风湿病学会 1990 年纤维肌痛综合征诊断标准包括①广泛性疼痛病史。躯体右侧和左侧疼痛，腰部上下疼痛，中轴骨骼痛（颈椎棘突或胸椎或腰背部）。此定义中，肩部和臀部疼痛是双侧，"腰背部"疼痛被认为是下段痛。②在 18 个特定压痛部位中必须至少有 11 个在触诊时出现疼痛。触诊必须使用大约 4kg 的力量。对于一个被认为是"阳性"的压痛点，患者必须说明触诊是疼痛的。"敏感性触痛"不被视为"疼痛的"。

#### （二）干预方法

主要方法有：

1. **心理指导**　对肌纤维疼痛综合征患者的宣教极为重要，给患者以安慰和鼓励，使患

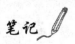

者真正理解此病的确存在，但无任何内脏器官受损，可以得到积极有效的治疗，不会发展成为危及生命的疾病。心理治疗对心因性运动障碍病例缺乏疗效。肌电生物反馈可使痛知觉、痛点数量、晨起僵硬及其他症状有明显改善。这种积极治疗效果要在 6 个月后才能证实。

**2. 功能锻炼**　包括有氧运动和力量训练。个体化的锻炼方案必须根据患者病情及全身状况，由风湿科和康复科医生共同制订。该方法可以减轻疼痛、疲劳症状、缓解压痛、改善自我评估，提高生活质量。

**3. 药物治疗**　抗抑郁药物是肌纤维疼痛综合征的首选药物。阿米替林可明显缓解全身疼痛、改善睡眠质量，提高患者情绪，但抗胆碱能副作用较为明显。氟西汀、舍曲林等与阿米替林合用效果优于单独使用。镇痛药非阿片类中枢性镇痛药曲马多对肌纤维疼痛综合征有效，非甾体类抗炎药可能对肌纤维疼痛综合征有效，但目前缺乏循证医学证据。适当的镇静药如唑吡坦等可以改善睡眠。

# 第五节　慢　性　疼　痛

## 一、一般概述

慢性疼痛（chronic pain），被界定为"无明显生物学价值而持续超过正常组织愈合时间（通常是 3 个月）的疼痛"。目前，普遍的观点认为，慢性疼痛及其结果是许多疾患的并发症，如糖尿病、截肢、丘脑梗死、帕金森病、多发肌炎、周围神经病变等。

## 二、心理社会因素

**1. 情绪因素**　研究报道，慢性疼痛持续 3 个月以上，有 90% 以上的患者会产生抑郁。严重的负性情绪会引起疼痛性病理改变，甚至引起新的疼痛。许多慢性疼痛患者还会伴有愤怒情绪反应。愤怒也是疼痛情绪的一种特征性表现，它会影响患者的心理状态以及出现人际关系矛盾。

**2. 人格因素**　慢性疼痛患者通常表现为夸大疼痛的感觉，过分关心自身的健康情况，直接否认疼痛和自己心理因素有关。

## 三、心身反应特点

**1. 抑郁性疼痛**　Magni 等（1983）报道抑郁患者中约 60% 常伴发各种疼痛，世界卫生组织的调查显示（1999）69% 的抑郁患者只呈现躯体症状，其中疼痛最常见。抑郁障碍者在 3 年后会增加发生慢性肌肉骨骼疼痛、头痛和胸痛的危险。患病 8 年后，抑郁的患者发生慢性疼痛的可能性仍然是无抑郁症患者的 2 倍。对慢性疼痛患者进行主成分分析时发现，与抑郁症的核心概念一致的 3 个因子是情绪低落、自我评价受损、生活动力差。抑郁性疼痛的特点在于，除了各种疼痛的主诉外，还有情绪低落、愉快感丧失、睡眠障碍、食欲下降、体重下降、精力减退以及抑郁性认知、消极自杀的观念和行为等。睡眠质量的下降与疼痛、抑郁和负性情绪也有相关性。

**2. 物质滥用相关性疼痛**　Dersh（2002）发现慢性疼痛患者中物质滥用者比普通人群高。初级保健门诊调查发现 90% 的疼痛患者服用药物，且 70% 为阿片类镇静药。另外一项对 414 位慢性疼痛患者的研究发现，23% 正在滥用酒精及阿片类镇静药。

**3. 焦虑恐惧性疼痛**　约有 50% 慢性疼痛综合征的患者伴有焦虑症状。研究发现，焦虑症状和焦虑障碍与高水平的躯体先占观念和躯体症状有相关性。Edwards（2000）等研究

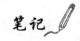
笔记

显示：焦虑水平高的男性体验到的疼痛更严重，更容易受疼痛影响，生活质量也明显受到干扰。Schmidt（2002）等发现：惊恐障碍患者中几乎 2/3 伴有疼痛症状，其中最常见的是胸痛和头痛。这种疼痛与焦虑水平的高低、惊恐发作的频率快慢、焦虑的认知程度有关，与治疗是否有效无关。恐惧 - 回避模型和恐惧的期待模型为慢性疼痛的情况下残疾的发生和持续存在提供了解释，并且提出焦虑敏感性放大了患者的疼痛反应。

**4. 心因性疼痛**　心理因素被认为在疼痛中有重要作用，并与疼痛的出现或恶化有关。而且疼痛引起显著的痛苦或功能缺陷。据统计：在普通人群中，躯体形式疼痛障碍的终身患病率为34%，患者表现出灾难性思维，相信引起疼痛的原因是神秘的。

### 四、心理诊断与干预

#### （一）心理诊断
详细询问患者及其家属，发病前是否有明确的心理相关因素，观察患者的情绪反应是否与疼痛相一致对诊断有帮助。常用的疼痛评估量表有 0～10 疼痛程度的简易评估表。

#### （二）干预治疗
主要方法包括：

**1. 放松疗法**　通过倾诉、静默、瑜伽、冥想、松弛训练、进行性放松等方法使全身放松下来，同时使心境处于宁静状态，可缓解由肌肉痉挛引起的相关性疼痛。使用催眠疗法使慢性疼痛患者处于放松状态中，让其释放出内心深处矛盾情绪，给予正确的认知理念输入，不断给予正面强化使疼痛患者放松。

**2. 生物反馈疗法**　慢性疼痛患者可以在生物治疗仪的监控下，通过显示的图像和声音进行有目的的松弛训练，学会有意识地控制自己对肌肉活动的影响，以调整机体功能、缓解疼痛和焦虑。

**3. 认知行为疗法**　慢性疼痛患者常常伴有负性期待，对疼痛控制缺乏自信，这种适应不良的思维会导致适应不良的行为。因此，可制订适应性行为对策，对患者疼痛关注逐渐下降的行为给予鼓励和奖励。

**4. 药物治疗**　阿片类药物有直接的镇痛作用，同时可对抗疼痛引起的不愉快感。如芬太尼、吗啡等。抗抑郁剂镇痛作用一般认为是通过阻断肾上腺素和 5- 羟色胺，增强对下行抑制性神经元的活化，如阿米替林、西酞普兰等。抗癫痫药物也广泛应用于镇痛，如卡马西平、拉莫三嗪等。美国最近研究表明一种新型的非甾体药物（NSAIDS）联合磷酸卵磷脂（PC）对治疗（或）阻止慢性神经疼痛合并脊髓损伤有更好的效果。对于脊髓损伤患者，单纯使用非甾体药物很容易诱发胃肠道并发症，而使用磷酸卵磷脂 - 非甾体类抗炎药（PC-NSAIDS）能减少或避免并发症的发生。

**案例**

#### 卒中后抑郁

患者，男性，54 岁，工人，因"右侧肢体活动不灵活一年余，加重一周，伴有情绪不好一年"入院。

现病史：患者于 2014 年 5 月无明显诱因出现言语笨拙，伴有右侧肢体活动不灵活，到当地医院救治，以诊断"进展性脑梗死"住院治疗半个月，出院后遗留有右侧肢体活动受限，并且心情一直不太好，不再继续工作，提前退休。患者坚决拒绝去精神心理科治疗。最近一周，患者自觉右侧肢体力量较以往差，为求治遂来医院住院治疗。

既往史：患者既往高血压病史，平素血压在 180/95mmHg，但未系统服药。否认有糖尿病及冠心病，有饮酒史，量不大，无青霉素等药物过敏史及食物过敏史。生活不规律，饮食

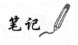

及睡眠结构不合理。

患者曾经担任工段组组长，自从患有"脑梗死"以后，不再继续胜任以往工作，而且家人发现他从此不爱说笑，怕见熟人，不愿意出门活动，时常埋怨自己身体现状恢复的不尽如人意，对前途感到渺茫，曾不止一次流露出轻生念头，并且有一次自己在家服用安眠药企图结束生命，家人及时发现自杀未遂，家人曾动员患者去精神心理科就诊，但患者拒绝，之后爱人一直精心陪护在他身旁。

家族史：否认家族中有精神病史及其他遗传疾病史。

神经系统检查：高级神经活动正常，神清，颅神经检查正常，轻微不完全运动性失语，右侧上下肢体肌力4级，伴肌张力略高，右下肢Babinski's（+），左侧肢体肌力及肌张力正常，双侧感觉对称存在，共济运动协调，脑膜刺激征阴性。

躯体检查：心肺功能正常，全身各处未触及肿大的淋巴结。

精神检查：精神状态尚可，沟通交流较顺畅。思维正常、情绪略低落、意志活动与周围环境协调。睡眠早醒，性欲减退，食欲一般，体重变化不大。认为自身心理状况尚好，无需调节，但积极要求给予治疗。

辅助检查：

（1）化验室各项指标：甘油三酯，胆固醇值稍高，其余均在正常范围之内。

（2）影像学检查：头部DWI+MRA：左侧脑基底节软化灶形成，多发性腔隙性脑梗死；左侧大脑中动脉M2段局限性狭窄，左侧大脑前动脉A2，大脑后动脉P3段均有明显狭窄。

（3）心理量表测评：汉密尔顿抑郁量表（17项版本）17分（8～17分为轻度抑郁）；卒中失语抑郁量表测评为轻度抑郁；Zung抑郁自评量表51分（50～59分为轻度抑郁）。

病情分析：中年男性，急性起病。神经系统病史一年余，遗留有神经功能残疾。这种功能残疾使患者产生特殊的心理压力，产生被社会抛弃感、无用感、孤独感。继而在脑梗死基础上表现出抑郁症状，如明显持久的心境不佳、情绪低落、主动回避接触周围一切事物。进食差、体重有所减轻，性欲减退，失眠早醒，躯体不适。但患者依从心理差，隐蔽性强。

二次住院以"脑梗死"治疗，似乎神经系统症状有所缓解，但心理问题没有得到完全解决，严重影响了其社会功能。

诊断：①脑梗死；②卒中后抑郁。

（方力群）

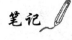

# 第九章 终末期肾脏病患者的心身问题

终末期肾脏病是慢性肾功能减退发展到一定程度或肾功能完全丧失后出现的严重躯体疾病，给患者带来一系列心身问题。目前，临床上治疗终末期肾脏病的主要方法是血液净化和肾脏移植。

## 第一节 慢性肾脏病与透析患者的心身问题

### 一、一般概述

慢性肾脏病（chronic kidney disease，CKD）是指各种原因引起的慢性进展性肾脏疾病的统称，主要表现为肾脏损伤（肾脏结构或功能异常）或肾小球滤过率（glomerular filtration rate，GFR）下降。当 CKD 进行性发展引起肾单位不可逆的丧失和肾功能不可逆的减退，导致以代谢产物和毒物潴留、水电解质和酸碱平衡紊乱以及内分泌失调为特征的临床综合征，称为慢性肾衰竭（chronic renal failure，CRF），当肾功能进一步下降至 GFR 小于 $15ml/min \cdot 1.73m^2$（正常 $\geq 90ml/min \cdot 1.73m^2$）时，机体不能维持最基本的生理内环境稳态，称为终末期肾脏病（end-stage renal disease，ESRD），俗称尿毒症（uremia）。CKD 是导致尿毒症的主要原因。

CKD 发病率高、病情复杂，是临床常见病种之一。根据发达国家普通人群筛查的结果，美国 CKD 发病率为 13.1%，澳大利亚 CKD 发病率为 14%，日本成人男性和女性的蛋白尿发病率分别是 4.7% 和 3.5%，血尿发病率分别是 2.8% 和 11.0%，因此，发达国家成人 CKD 发病率约为 10.5%～13.1%。我国 2012 年的统计资料显示成人 CKD 发病率为 10.8%，据此估计，我国现有成年 CKD 患者约 1.2 亿，其中 ESRD 发病率为 10‰～13‰，而 CKD 知晓率仅为 12.5%。多种疾病导致 CKD，如原发性或继发性肾小球肾炎、肾小管间质病变、糖尿病性肾病、高血压性肾小动脉硬化、缺血性肾病、遗传性肾病等。

CKD 患者早期可无临床症状。随着原发病进展，逐渐出现蛋白尿、水肿、高血压等肾功能减退的临床症状。尤其是 GFR 下降至正常的 30% 以下时，代谢紊乱征象更加明显。代谢紊乱征以代谢性酸中毒和水、电解质平衡紊乱最为常见，蛋白质、脂肪、糖类三大营养物质代谢异常也很常见。蛋白质代谢紊乱一般表现为蛋白质代谢产物蓄积（氮质血症），也可有血清白蛋白水平下降、血浆和组织必需氨基酸水平下降等，主要与蛋白质分解增多或/和合成减少、负氮平衡、肾脏排出障碍等因素有关。糖代谢异常主要表现为糖耐量减低和低血糖两种情况，前者更多见。高脂血症主要表现为轻到中度高甘油三酯血症，部分患者表现为轻度高胆固醇血症，或二者兼有。常有维生素代谢紊乱，如血清维生素 A 水平增高、维生素 $B_6$ 及叶酸缺乏等。

肾功能损害以及轻重不一的神经、精神、肌肉系统并发症。CKD 患者容易出现精神症状，主要表现为淡漠、乏力、注意力不集中、记忆力减退、失眠、抑郁、躁狂、焦虑、幻觉等，严重者可出现木僵、抽搐、扑击样震颤等，进一步可出现癫痫样发作和昏迷，尿毒症时可有谵妄、惊厥、昏迷、精神异常等。周围神经病变也很常见，感觉神经障碍更为显著，最常见的是肢体远端发生袜套样的感觉丧失，也可有肢体麻木、烧灼感或疼痛感、深反射迟钝或消失，并可有神经肌肉兴奋性增加，常见下肢肌肉震颤、痉挛，形成"不宁腿综合征"。尿毒症患者可出现骨和关节的疼痛感。这些症状的发生与体内毒素潴留、水、电解质、酸碱平衡紊乱有关。

CKD 的防治包括原发病的防治，各种危险因素的干预以延缓肾功能下降速度并减少并发症的发生。对于 ESRD 患者，临床主要治疗方法是肾脏替代治疗，包括血液净化（血液透析、腹膜透析、胃肠透析、皮肤透析等）和肾脏移植。研究表明，通过对高危人群进行健康教育和必要的生活方式改变有助于减少 CKD 的发生。

## 二、心理社会病因

CKD 患者因肾脏功能减退不得不长期接受临床检查和治疗，容易产生情绪障碍和不良反应模式。反过来，不良情绪和不良反应模式会对肾功能恶化起催化作用，使慢性肾脏功能减退陷入恶性循环。ESRD 患者的心理状况对疾病预后有重要的影响。

1. **负性情绪** CKD 患者的情绪障碍以抑郁症状最常见。该类患者常常以沮丧作为应对疾病的行为方式，尤为突出的是反应性负性情绪体验。周安琪的研究显示，CKD 患者的抑郁症状与免疫球蛋白 IgM 有一定的相关性，提示抑郁情绪影响患者的免疫功能，对肾功能恶化起催化作用。此外，患者还易产生焦虑、恐惧、孤独等负性情绪。

2. **不良行为** CKD 发病与吸烟、肥胖、缺乏运动、饮食不当等高危因素有关。不良饮食习惯，如高蛋白质、高盐饮食，或水的摄入量过多等，会引起氮质血症、水钠代谢紊乱，诱发尿毒症产生。长期酗酒、吸烟、脑力劳动过度而缺乏运动等，也是尿毒症发生的常见原因。

3. **不良应对方式** 研究显示，CKD 患者的负性应对方式显著多于正性应对方式，提示患者有应对方式不良的特点。应对方式不良不能有效缓冲应激，可能是社会心理因素诱发尿毒症的重要因素之一。

4. **缺乏社会支持** CKD 患者不仅经历巨大的心理应激，而且因病导致与社会的接触大量减少。社会支持作为应激与健康或疾病之间的心理中介因素，能够调节应激反应的强弱，缓冲应激事件对个体的负面影响。如果缺乏有效的社会支持，患者病情恶化的危险性上升。

## 三、心理生物学机制

情绪障碍、认知曲解、应对方式不良及患病后身份角色的改变等心理社会因素，能够诱发或加重 CKD 患者的内分泌以及代谢功能紊乱，使得病情进一步恶化，最终发展为 ESRD。

心理应激以神经 - 内分泌的反应机制，引起 CKD 患者多种激素分泌异常。研究发现，机体处于紧张状态时，肾上腺体积发生变化，肾上腺激素分泌增加。应激状态下，肾上腺皮质分泌糖皮质激素和醛固酮增加，糖皮质激素可使血糖升高、蛋白质分解，出现糖代谢、蛋白质代谢紊乱，醛固酮的作用则是使肾脏重吸收水、钠增加，造成水钠潴留，引起或加重血液中毒素在体内的积聚，产生尿毒症症状。此外，肾上腺髓质分泌肾上腺素和去甲肾上腺素，引起血管收缩，同时反馈性引起血管加压素分泌增加，导致尿量减少。这些变化使已经受损的肾脏功能失调更加严重，加重 CKD 的心身症状。

血、尿毒素潴留引起多系统脏器功能异常。毒素在消化系统潴留，肠道细菌的尿素酶

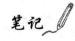

能够将尿素分解为氨，氨会刺激胃肠道黏膜引起胃肠道炎症和多发性表浅性小溃疡等，出现食欲下降、腹部闷胀不适、恶心、呕吐、腹泻等症状。脑组织中大量毒性物质如尿素的沉积，可损伤细胞引起神经细胞变性，同时，精神紧张因素引起血管紧张素分泌增加，可致血管通透性增高而加重脑水肿。脑水肿时，尿毒症患者出现昏睡、抽搐、木僵、昏迷等精神症状。因此，临床上血尿素含量的高低可以反映尿毒症的严重程度。尿素以外的其他代谢产物也有重要作用，如有些患者出现周围神经的感觉异常、四肢麻木、烧灼感等，与甲基胍的含量增高有关。因此，尿毒症不是单一毒素作用引起，而是多种代谢产物和毒性物质作用的结果。

不良的饮食和生活习惯常引起肾脏病患者电解质和酸碱平衡紊乱，出现高血钾、低钠血症、低钙、高磷血症等，引起临床症状，如血压增高、心慌、胸闷、呼吸困难、严重贫血等，甚至因高血钾、低钠性肺水肿、心律失常等而突然死亡。

### 四、心身反应特点

当 CKD 发展为 ESRD 时，透析治疗成为此类患者的主要治疗措施。透析治疗可代替肾脏的排泄功能，但不能代替内分泌功能和代谢功能，因此，各种透析并发症严重影响着患者的生存质量。此外，透析患者由于病情重、病程长，再加上社会因素、经济因素、个人因素等多方面的影响，往往产生极其复杂的心理问题。常见的心身反应有：

1. **焦虑** 这是 ESRD 患者常见的心理反应。尤其是首次透析的患者，由于担心透析的成败以及透析对身体造成的副作用，而产生明显的紧张、焦虑、恐惧等情绪反应。刘氏等研究了 92 名血液透析患者的心理状态，发现 39.5% 的患者至少有 1 项 SCL-90 因子分超过阳性标准，15.3% 的患者表现为焦虑，还有躯体化症状也较为突出。另一项对 23 例卧床持续性腹膜透析的儿童患者的研究显示，分离性焦虑障碍发生率比健康儿童对照明显升高。

2. **抑郁** 这是 ESRD 透析患者最多见的心理反应。透析患者的抑郁通常有以下几种表现形式：①抑郁心境、悲观、失愉快感；②自我评价下降、自责、无用感。严重者自罪，萌生自杀之念；③睡眠障碍、食欲下降、性欲下降；④社交退缩，活动减少；⑤部分患者表现淡漠少言、幻觉、严重精神异常等。

据统计，53% 的透析患者有抑郁反应。周安琪于 1993 年报道，ESRD 透析患者抑郁焦虑的总罹患率为 85.11%，其中焦虑发生率为 65.96%，抑郁发生率为 74.47%，经透析治疗后抑郁下降至 53.1%，显著高于同期住院的外科患者。Driessen 等研究了 59 例 CRF 和 16 例无肾衰的抑郁患者，对照检查其甲状旁腺素、钙、磷和精神症状，发现 CRF 伴认知障碍的患者其甲状旁腺素的水平高于无肾衰而抑郁的患者，提示继发性甲状腺功能亢进在认知障碍为附加特征的抑郁症状群发生中可能起重要作用。Everett 则发现透析期间体重增加过多与抑郁相关。

抑郁症状虽然是 ESRD 的一种通常反应，但严重、持久的抑郁症状并不常见，如有，则提示有进行临床干预的必要。此外，抑郁被认为是一项独立的致死原因，Farmer 等认为 27% 的透析患者有过自杀念头。

3. **心理冲突** 尽管透析治疗能延长尿毒症患者的寿命，但仍然不能代替正常的肾脏功能，也不能阻止原有疾病的恶化，更是难于改变 CKD 导致的多脏器损害的进展，如果不再接受治疗就意味着死亡，因此，患者总是面临健康与疾病、生存与死亡的心理冲突，内心纠结不已。

4. **孤独** 透析治疗的患者借助于透析仪器的支持，可以像正常人一样生活，但是必须长期坚持治疗，耗费人力、物力和财力，也耗费不少治疗时间，在这个长期的过程中不一定总有人陪伴；再者，每周多次、每次静卧数小时的透析治疗，疾病治愈无望，又不能放弃不治疗，使患者倍感孤独和无奈。

**5. 透析失衡综合征** 可发生在透析结束前或透析后。主要表现为头痛、烦躁不安、恶心、呕吐、血压升高，严重者可出现视力模糊、震颤、抽搐、昏迷甚至死亡。透析失衡综合征引起的昏迷一般于 24 小时内好转。目前普遍认为，透析失衡综合征是透析时或透析后患者血中代谢产物下降速度过快所致。如出现此症，应立即停止透析。

**6. 透析性脑病** 多发生于透析 2 年以上的患者，表现为言语障碍、口吃、记忆力减退、扑翼样震颤或全身震颤，以及脑电图的特征性改变，是一种进行性发展的多系统疾病的临床综合征。透析性脑病预后不佳，死亡率高达 29%。

## 五、心理诊断与干预

### (一)心理诊断

对透析治疗的患者，心理诊断和评估的主要内容包括情绪状态、生活事件、应对方式、社会支持等。

**1. 情绪状态** 可采用抑郁自评量表、焦虑自评量表、贝克抑郁问卷、状态 - 特质焦虑问卷等问卷来评定患者的抑郁及焦虑程度。

**2. 应激及相关因素** 采用生活事件量表、社会支持量表、应对方式问卷等来评定患者的社会生活及应对状况。

**3. 心身症状评定** 可采用 90 项症状自评量表、康奈尔医学指数等评定患者的心身健康水平。

### (二)干预策略

CKD 以及透析治疗患者的干预策略有一般性支持治疗、饮食和生活习惯、运动训练、心理治疗、药物治疗等多种方法。

**1. 一般性支持治疗** 透析治疗是一非生理性状态，患者在此阶段会产生心理不平衡，认为病情恶化的同时，又对透析本身存在恐惧，对预后失去信心，故此阶段内，心理支持显得尤为重要。透析虽然可以维持患者的生命，但坚持长期透析治疗的患者仍会逐渐意识到自己的身体状况，会因其他原因而产生一些危机，这时应该对患者的焦虑、愤怒、或恐惧等不良情绪的表露充分理解和同情，鼓励患者战胜这种心理的不安和痛楚。由于疾病长期的折磨，多数患者情绪低沉，压抑感较重，应多体贴和关心患者，多跟他们谈心，给予心理支持和精神鼓励，使其处于最佳心理状态，富有战胜疾病的信心。

**2. 饮食和生活习惯** 由于尿毒症患者存在酸碱平衡失调和水、电解质、营养物质等多种代谢异常，因此，特别需要注意透析患者的饮食和生活习惯。认真执行饮食治疗方案，是尿毒症者治疗成功与否的重要措施之一。

透析患者的饮食原则是高热量、高维生素、低盐、低蛋白饮食，同时限制含磷高的食物摄入。要给予患者充足的热量，可不限制脂肪和糖类的摄入，以防止能量供给不足。给予低盐、低蛋白饮食，选择高生物价的鸡蛋、牛奶等动物蛋白，而忌食含大量非必需氨基酸的植物蛋白如核桃、花生、瓜子、苦杏仁等。还应给予大量维生素。尿毒症期患者水代谢失调，对于水的摄入量应视具体情况而定，一般掌握在 2 升左右。饮食中还应注意钾、钠、镁等微量元素的补充或限制。由于尿毒症患者病情多变，故应根据临床检验报告随时调整饮食治疗方案。生活习惯方面，透析患者需要多卧床休息以减轻肾脏负担。

**3. 认知疗法** 由于尿毒症患者及家属对透析疗法很陌生，容易产生恐惧，心理压力大，因此，寻找患者的非理性思维，通过向患者解释透析的必要性、原理、方法及注意事项，以及情绪、行为模式、应激性生活事件等与慢性肾脏病的关系，应用认知矫正建立较为现实的认知理念，以消除多种不良心理反应。必要时请接受透析治疗疗程较长、效果较好的患者帮

笔记

助解释,以取得患者密切配合。

**4. 应激免疫训练** 此法能够帮助透析患者获得一些必要的应对技巧,以克服因病在生活中遇到的实际困难。

应激免疫训练(stress inoculation training,SIT):是由 Meichenbaum 及其同事系统阐述的一种预防应激障碍的认知行为技术,目的在于通过传授求助者一些应对技巧,帮助求助者更好应对压力,控制自己情绪。这种方法比较灵活,可以根据个体情况和需要做出修改,可用于个体治疗,也可用于团体训练;可用于解决当前问题,也可用于未来问题的解决。

SIT 包括三个治疗阶段:①概念阶段:在这个阶段中,治疗师首先和患者建立良好的关系,并且一起重新思考问题的实质。然后,为患者提供一个专门设计的概念框架,以简单的语言让患者了解恐惧和焦虑的来源,使患者认识到认知在恐惧、焦虑形成中的作用。②技能获得和复述阶段:治疗师教会患者各种应对技巧,如肌肉放松、呼吸调整、潜在矫正、角色扮演、自我对话训练等,要求患者能够自我陈述有效的应对技巧,并且定期练习。③应用和完成阶段:此阶段先将患者暴露于模拟的治疗情境中,使用学习过的应对技巧。在患者熟练掌握各种应对技巧后,要求患者将治疗情境中发生的改变迁移到现实生活中。SIT 的短期治疗效果相当明显。

Courts 等通过对透析患者采用 SIT 的方法进行治疗后发现,SIT 能有效地减少所有参加治疗的患者的心理障碍如抑郁、焦虑、对疾病的心理适应以及对透析应激原的反应等。

**5. 运动训练** 近年来有学者研究发现,运动训练在改善透析患者体能的同时,提高了患者的兴奋性和快乐感,既起到抵抗抑郁的作用,又使其生活质量得到明显的改善。Kouidi 等对 31 名透析患者进行了研究,以运动锻炼改变久坐的生活方式,结果发现,运动组的患者体能明显改善,抑郁的自我评价得分明显减低,其中抑郁程度越严重的患者从运动锻炼中获益越大,他们的生活质量也得到显著改善,而非运动组的患者在体能及各项心理测量项目上无明显变化。

**6. 药物治疗** 透析患者病情复杂,在临床治疗方面,注意生理功能的调节和纠正,可适当选用抗焦虑药、抗抑郁药、镇静药、自主神经功能调节药等,以及激素治疗法和其他的专科药物。

(1)情绪调节药:透析患者伴发抑郁,可选用抗抑郁药。Blumenfield 等应用氟西汀治疗 14 例透析患者且有抑郁症状者,发现治疗第 4 周患者的抑郁症状有所改善,第 8 周明显改善,且不良反应轻微,没有患者因此而停止治疗。也可选用其他的选择性 5- 羟色胺再摄取抑制剂(SSRIs)如帕罗西汀、舍曲林等。焦虑、恐惧的患者,则选用抗焦虑药如氯丙嗪、艾司唑仑等。

(2)维生素:透析患者应常规服用维生素 $B_1$,特别是伴有无法解释的精神异常及周围神经炎时。同时,透析患者应注意其他 B 族维生素和叶酸的补充。

(3)其他药物:对偶发的局灶性肢体抽搐者,可给予口服药治疗,如丙戊酸钠、地西泮等,多数症状缓解。

## 综述

### 慢性肾脏病患者的社会支持

慢性肾脏病是各种原因导致的慢性肾功能异常性疾病。当疾病发展到终末期肾脏病阶段时,产生一系列以代谢紊乱和内分泌失调为特征的临床综合征。在疾病的发展过程中,患者不仅承受躯体方面的病痛,还经历了巨大的心理应激。透析产生的并发症、长期治疗和丧失劳动能力导致的贫困和社会隔离等严重影响患者的生存质量。

社会支持(social support)是指来自于社会各方面的精神和物质上的帮助和支持,体现个体与社会的联系程度，包括亲属、朋友、同事、组织、社团等的帮助和支持。社会支持是个体在应激过程中可以利用的外部资源，有缓冲应激的作用。一般认为，社会支持与生活事件引起的心身反应成负相关，与心身健康成正相关，拥有较多社会支持的个体具有较高的心身健康水平。临床实践也证实，缺乏社会支持的慢性肾脏病患者，其病情恶化的危险性增加。

但最近有研究发现，社会支持对慢性疾病患者的心理健康和应激水平的影响不总是正性的，如对终末期肾病患者和癫痫患者的研究发现，物质性的社会支持如给予经济上的帮助与患者的生活质量呈负相关、而情感性的社会支持如家人的安慰和陪伴与患者的生活质量呈正相关；相对于其他人，患者更愿意得到来自家人和配偶的情感性社会支持等。对这一现象的解释是，社会支持尤其是情感性支持可以维护个体的自尊心与增加归属感。自尊感可以增进人们的自我效能感或自我防御能力，从而有效的缓解应激反应的强度。归属感还提高人们的应付能力，有助于改善消极情绪体验，避免产生应激性心理失调，从而提高心理健康水平。而在某些社会文化背景下，如中国传统文化中有"万事不求人""不欠人情"等，来自他人的物质支持和社会支持可给患者造成心理压力，降低患者的自尊感，导致自我效能感降低，从而损害了自控的感觉，对心理健康起到损害作用。

由此可见，一般情况下，社会支持能够缓冲慢性病带给患者的长期应激反应，减轻或消除心理社会因素对慢性肾脏病患者的不利影响，增进患者的心身健康，但要考虑文化背景和个人需求。

# 第二节 肾移植患者的心身问题

## 一、一般概述

肾移植是 ESRD 最后的治疗手段，其过程是把供者的健康肾脏植入肾脏病变并丧失肾功能的患者的腹腔，通常植入右下腹的髂窝内，因为右侧髂窝的血管较浅，手术时容易与新肾脏的血管吻合。目前认为，肾移植是尿毒症的最佳治疗方法，临床效果及安全性均获得认可。

任何原因导致的不可逆的肾衰竭患者均可接受肾移植。成功的肾移植可以使患者恢复肾脏功能，但并非所有的肾移植术都是成功的。有调查显示，肾移植后患者要经历排斥反应、感染等威胁，5 年存活率仅有 60%。自 1954 年世界首例同卵双胞胎肾移植成功至今，已有近百万例的尿毒症患者接受了肾移植的治疗。肾移植手术在中国的开展始于 20 世纪 80 年代，也是比较成熟的一项技术。尽管肾移植近期疗效已经令人很满意，1 年平均存活率达 94% 以上，但从长远看，效果并不尽如人意，而且因移植后发生慢性肾衰竭死亡的患者越来越多，超过了肾移植死亡人数的 40%。专家指出，肾移植半年后仍有 25%～40% 的移植肾患者出现渐进性肾功能减退、蛋白尿、进行性贫血和移植肾体积缩小等，并且在 10 年内出现移植肾衰竭。其中移植肾慢性失去功能会在术后 6 个月至数年后发生，患者常没有任何不适。一般情况下，肾移植术后患者需要终身服用免疫抑制剂，并承受由此带来的沉重的经济负担和心理压力。

## 二、心理社会病因

肾移植术作为一种非常规治疗手段，在实施过程中受到各种复杂心理、社会、伦理、科学技术等因素的影响，移植术后也会引发患者的一系列心理和行为问题，严重干扰患者的心理平衡，影响其生活质量。

**1. 矛盾心理** 肾移植涉及的供者与受者双方均会因移植而产生矛盾心理。有调查发现，4% 供者对自己供肾的决定不满意或后悔，4% 供者感到有压力，4% 感到压力很重。而

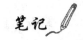

受者的矛盾心理更明显，在接受或考虑接受他人脏器的同时，又担心移植对自身造成不利，内心忧虑、苦闷，心理冲突明显。

2. **负性情绪**　移植术前的恐惧和焦虑，往往能降低患者的痛阈，结果在术中、术后产生一系列的心理生理反应，如感觉痛苦、全身肌肉紧张、卧床不起等，从而影响肾移植的效果。Janis（1958）最早采用晤谈及临床评价法研究手术应激的心理生理效应，发现术前焦虑程度与术后效果之间存在"U"字型的函数关系。术前表现高度焦虑的患者，其移植肾功能恢复延迟。

3. **经济因素**　慢性肾脏病的诊治是一个长期的过程，耗费了患者大量的钱财，而肾移植术更是费用高昂的医疗措施，此后患者还需终身服用免疫抑制剂以及使用其他药物，在这个过程中，治疗费用始终是一个不容小觑的数目，给患者带来沉重的经济负担，部分患者不得不因此而放弃治疗。

4. **社会习俗与文化**　我国近十年已经渐渐开展为尿毒症患者施行活体供肾移植，但突出的问题是供体不足，这涉及社会习俗、道德、文化等多重因素。中国人的观念在潜意识中仍然受"身体发肤，受之父母，不敢毁伤，孝之始也"和"死要全尸"的传统观念影响，造成要么不愿意捐献器官，要么家属不同意捐献，导致临床治疗中器官供需严重失衡，造成患者的心理负担和心理失衡加大。

## 三、心理生物学机制

临床观察表明，肾移植后的心理排斥与生物排斥有关，但其心理生理中介机制不明，从现代观点来看，可能是通过心理免疫系统来实现的。

一般来说，强烈的应激刺激对机体的免疫功能具有抑制作用。肾移植术对患者来说，是重大的应激性事件。心理应激可通过神经 - 免疫机制影响肾移植患者的免疫功能，从而引发移植术中和术后的各种不良反应与并发症。心理生理学研究表明，肾上腺素是重要的应激激素之一，各种应激源均能引起肾上腺素分泌增加。经临床研究发现，在人体免疫细胞（如淋巴细胞、中性粒细胞和巨噬细胞）的表面都有肾上腺素受体存在。负性情绪时，肾上腺素与这些受体结合，使免疫活性细胞数量或活性都发生变化，因此，持续的应激能够降低免疫活性细胞的功能。肾移植患者经历长久、严重的慢性肾脏病过程，以及用他人的器官取代自身丧失功能的器官，这些强刺激事件均能降低患者的免疫功能。肾移植后并发的感染、恶性肿瘤等与免疫功能下降有关。国内文献报道肾移植患者恶性肿瘤发生率约为5.6‰～42‰，而国外文献报道其发生率约为30‰～60‰。总体上看，肾移植术后恶性肿瘤发生率较正常人群高3～4倍。心理应激还可通过其他内分泌激素的作用来影响肾移植患者的生理功能，如应激时糖皮质激素分泌增加，导致糖代谢、蛋白质代谢失调，加重患者移植肾的负担，出现代谢紊乱症状。

## 四、心身反应特点

器官移植对于供者和受者来说，均属于重大的应激性事件，易引发各种心理问题。如果是活体供者，其关注的问题多为缺失自身脏器是否会影响到生命安全以及是否会寿命缩短；而受者则面临脏器生理排斥和心理排斥的双重反应。肾移植患者由于接受他人的器官会产生多种心理障碍，必须引起足够的重视。

### （一）情绪障碍

当肾移植患者体内移植入他人的器官后，经过短暂的再生感和奇迹般康复的心理反应后，很快会出现焦虑、恐惧、抑郁等各种负性情绪反应。

在肾移植术患者中存在一种特殊的焦虑障碍，称之为矛盾心理或称双价症（ambivalence），即患者对移植既有渴望的一面,又有排斥的一面,这种情绪可明显加重患者焦虑障碍,并且影响术后治疗的依从性。

恐惧和抑郁心理在肾移植患者中也很常见。当需要的器官移植给患者后,在一定程度上会使患者情感上产生压抑,他们希望得到器官进行移植,使自己尽快恢复健康,另一方面又非常留恋自己的器官,而对新移植的器官产生怀疑,尤其是知道肾移植后每一个人都会发生排斥反应,都需要应用免疫抑制剂来维持移植器官的功能,并且这些免疫抑制剂都有一定毒副作用,一部分患者每天都生活在恐惧和压抑中,不敢工作、不敢复查、不敢看化验单。担心供者的不同生活方式或不良个性可能在自己的身上出现,更有甚者因为接受的是异性的器官,而担心自己会变成异性。因此,肾移植术后许多患者的抑郁障碍程度会有所加重。

### (二)认知障碍

器官移植术后患者的认知功能评估可检测出一些问题,包括记忆能力、注意力等,这些功能异常往往会损害患者的自我管理能力和降低移植术后的治疗依从性。可能由于移植术后使用大剂量糖皮质激素和免疫抑制剂如环孢素和他克莫司,会对中枢神经系统造成损害,引起药物相关性精神障碍,如震颤、麻痹、头痛、癫痫发作、共济失调、言语障碍、失明、昏迷等,影响认知功能。

### (三)否认与重新自我评价

肾移植后患者面临的很大问题是重新自我认识和评价。部分患者认为另一个人的器官变成自己的器官并使自己康复起来,会担心自己的形象或个性因器官移植而发生变化。这种遗失自己的器官,移植他人器官的事实会使患者产生精神上的困惑,甚至有负罪感。否认是一个自我保护和自我适应的过程,能够使已经波动的情绪平稳一些。但这种感觉通常是一过性的,患者会马上重新进行自我评价。

### (四)心理幻觉

一些患者在接受器官移植后身体很快康复,但在心理上仍然难以适应,可能产生各种幻觉。临床研究发现,在肾移植后功能延迟的患者,常常感觉肾脏有尿流出,还有其他种种幻觉出现。这些幻觉如果不能尽快消除,会影响患者完全接受并适应移植器官。

### (五)依从性不良

据统计,约22.5%的肾移植患者有术后依从性不良问题。接受移植者对免疫抑制剂的依从性不良是移植器官丧失功能和导致迟发性急性排斥反应的重要危险因素。患者因器官移植失去对生活的信心,对长期以来一直坚持的药物治疗方式失去耐心,依从性下降,不肯坚持按医嘱服药,不肯坚持定期去医院随访复查,导致移植脏器丧失功能,或者是排斥反应的发生率上升等问题,甚至因此而错过早期发现、早期诊断、早期治疗的最佳时机,最终使移植后生存率降低。依从性不仅包括对药物的使用,还包括知情同意书的签订、有指导的饮食控制、体育锻炼、戒烟戒酒等方面。

### (六)心理同化

表现为肾移植患者喜欢打听并了解器官提供者的情况后,在认同的基础上,器官接受者的人格特征或行为习惯,受到提供者的影响而发生戏剧性变化。如移植男性肾脏的女患者出现男性化,移植女性肾脏的男患者出现女性化表现。这类患者在日常生活中,处处以器官提供者的行为习惯来要求约束自己,使自己的行为习惯愈来愈像器官提供者,与移植前的自己相比判若两人。

## 五、心理诊断与干预

心理问题在肾移植术后的患者中普遍存在,并且与移植术后患者的健康水平和生活质

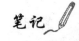

量密切相关,直接影响肾移植的远期效果。因此,必须高度重视这些问题,通过早期发现、早期诊断及早期干预,提高患者的依从性,改善患者的情绪,使患者建立良好的内在防御机制,最终提高患者的生活质量,改善器官移植预后。

### (一)心理诊断

肾移植的患者产生复杂的心理变化,表现认知障碍、情绪障碍、自我意识改变、性格改变等多种心理问题,要充分了解这些变化,做出心理诊断。

**1. 心身症状评定** 用 SCL-90 量表了解肾移植患者的身心状况,用 SAS、SDS 等测验了解患者的情绪状态。

**2. 个性特征** 通过会谈及应用 EPQ 人格测试量表、行为特征模式和行为量表,了解患者个性特征,对个性做出诊断。

**3. 精神病量表** 临床研究显示,约有 50% 的肾移植患者会发生术后谵妄,这可造成很多负面影响,包括移植肾功能下降、死亡率升高、卫生资源过度使用等。谵妄的临床表现很多,这给早期发现及诊断带来不小的困难。因此,可选用简明精神病量表筛查患者的精神症状。

### (二)干预策略

肾移植患者因自身肾脏功能丧失而接受他人身体器官,重新获得部分肾脏功能,对移植器官由陌生、拒绝到熟悉、视为一体,这样一个过程,需要良好的心理指导和治疗,才能完全接受事实,重新实现心理适应。因此,心理干预对肾移植患者有着特别重要的作用。

心理治疗方面可根据患者心身状态,有针对性地给患者以解释、鼓励和暗示性保证。使患者消除顾虑,增强信心,积极配合治疗,同时对患者本人如何参与治疗提出指导和建议。针对患者的认知障碍可采用认知疗法、松弛疗法、生物反馈疗法均有较好疗效。

**1. 心理支持和心理疏导** 器官移植术后,患者常规使用免疫抑制剂,往往被限制在相对封闭的隔离病房,情感交流相对受阻,会产生焦虑、孤独等心理反应。这时,应该及时给予心理支持和疏导,进行移植术后宣教,让患者了解隔离的意义,鼓励患者坚定康复的信心。

**2. 行为疗法** 对肾移植患者的依存性不良,可采用行为疗法。主要是纠正患者的不良行为,逐步建立有利于疾病康复的健康行为,坚持服用抗排斥反应的药物,坚持定期去医院随访复查,坚持身体锻炼,适当增加一些社会交往,促进移植肾功能的良性恢复。

**3. 家庭疗法** 家庭提供的支持系统有助于缓解患者焦虑。心理治疗师应争取患者家属、亲朋、同事的配合,构成一个由家庭、同事、朋友、医护人员共同组成的社会支持系统,为患者的康复建立和谐、友好、互助的良好环境。同时,鼓励患者参与适当的社会活动,使其摆脱被遗弃感,以积极健康的心态面对生活。

**4. 药物治疗** 肾移植患者的药物治疗以大剂量激素、免疫抑制剂、抗生素等为主。但一些药物如环孢素、他克莫司等,可能引起药物相关性精神障碍,因此,当临床用药达到目的后,可以停止相关药物或应用一些替代性药物。对于移植术后的谵妄,临床使用小剂量氟哌啶醇、奋乃静或新型非典型的抗精神病药物,可有效控制兴奋躁动。但要注意,一旦患者精神症状被控制,就应立即停药。

(吴海英)

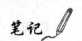

# 第十章　外科系统常见的心身问题

外科学是医学科学的一个重要组成部分。现代外科学的范畴大致可以分成损伤、感染、肿瘤、畸形和其他性质疾病如肠梗阻、静脉曲张等。外科学与内科学的范畴是相对的，内科的研究对象一般是以应用药物为主要疗法的疾病，而外科的研究对象一般是以需要手术或手法为主要疗法的疾病。本章着重介绍手术、烧伤和腰背痛综合征的相关心理问题及其临床干预策略。

## 第一节　手术患者常见的心身问题

### 一、一般概述

外科手术，简称手术（operation），俗称开刀，泛指使用外科设备或外科仪器，经外科医师或其他专业人员的操作下，进入人体或其他生物组织，以外力方式排除病变、改变构造或植入外来物的处理过程。

手术无论大小对躯体都是一种创伤，接受手术的患者无疑会产生各种各样的心理反应，这些心理反应反过来又影响手术的效果，特别是手术后的康复。因此，应该了解手术患者的心理特点，采取相应的心理干预措施，消除或减轻患者的负性心理，使患者顺利度过手术难关，取得最佳手术效果。

### 二、心理社会病因

个性特征、情绪状态、应对能力、社会支持、生活事件等心理社会因素对外科手术患者的心理应激强度、手术顺利程度及手术后康复状况都有影响。研究证明，各种心理应激因素影响上腹部手术患者的手术后心身康复过程，而放松训练具有降低手术前焦虑和促进手术后康复的作用。

Jenkins CD（1994）对463名接受心脏冠状动脉架桥术或心脏瓣膜手术的患者进行研究发现，手术前具有的某些心理和行为状态的患者预示在手术后6个月内可彻底康复：低水平的焦虑、抑郁和敌意，很少生活事件，高水平的自尊与活力，大量的活动和爱好，较多的社会参与，高水平的社会支持。

Bunzel B（1994）通过对50名心脏移植手术患者及其配偶的追踪研究，指出某些心理社会因素可以成为预示手术成功的指标：配偶的同情、关心和支持，经常的情感表达，对付应激的能力，情绪的稳定性，高挫折耐受力，低攻击性。

Enqvist B（1995）对上颌面手术患者的实验研究发现，接受手术前指导的患者与对照组相比，手术中失血量减少30%，而接受围术期指导的患者与对照组相比，手术中血压较低，手术后康复较快。他认为，情绪因素不仅影响手术中的出血量和血压，而且影响手术

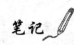

后康复。

Manyande A（1995）对腹部手术患者的实验研究表明，实验组患者由于在手术前运用有指导的想象，增进了能应对手术应激的感觉，因而与手术前未接受心理指导的对照组相比，实验组患者在手术后疼痛体验和要求用的止痛药较少，且能更好地对付疼痛。此外，实验组患者在手术开始前和手术后下午所测量的肾上腺皮质激素水平也均比对照组低。

Ray 和 Fitzgibbon（1979）研究了由不同角色提供的不同形式的社会支持对手术住院患者降低应激效应的影响。当外科医生向患者提供信息和保证时，患者体验不到焦虑；护士、配偶及病友在提供信息与消遣活动等时，患者的焦虑程度也降低。可见社会支持有利于减轻手术前焦虑、改善手术应激效应，而且社会支持可以通过广泛的角色形象从许多途径来提供。

### 三、心理生物学机制

一般的手术应激反应包括：①有意的退缩；②交感神经系统激活，钙离子激活心血管系统；皮质醇（cortisol）诱发糖原异生及高糖血症；③下丘脑 - 垂体 - 肾上腺轴（HPA 轴）激活，促使肾上腺皮质激素（ACTH）、皮质醇、血管升压素（VP）及其他垂体应激激素的释放发生改变；VP 减少尿量、增加血容量；皮质醇促进肾上腺素能受体的基因表达；④免疫反应，大手术常伴有免疫反应，释放细胞因子，可增强应激激素的作用，产生热量。上述反应均伴有全身分解代谢、增加能量消耗（蛋白降解、糖原异生、高糖血症、负氮平衡及细胞因子性产热），最终导致心肌高代谢和心肌氧需增加。

手术损伤导致多方位的反应，其特点为分解代谢的激素分泌增加，合成代谢的激素的分泌和（或）效能减少。代谢改变包括高血糖症，脂肪分解及负氮平衡。手术引起的分解代谢反应对手术后的恢复有明显影响，主要是由于体重及肌肉质量的丧失。这些变化结合其他外周及中枢神经系统的改变（疼痛、睡眠障碍），对由胃肠运动、摄食及运动的减慢等手术后恢复的影响有叠加或协同作用。代谢改变也可以加重手术后疲劳及肌肉功能损伤。不同损伤引起的应激反应的主要机制是激活各种内分泌系统的传入神经通路。当重大创伤及多器官衰竭期间合并感染时，体液介质就显得重要。因此，对手术应激反应的干预主要是改善疼痛，所用的技术包括神经阻滞、营养支持、以及通过手术微创化以降低创伤。其中微创化侵入手术能够有效地降低炎症反应（C- 反应蛋白及白介素 -6）及免疫调节反应，并伴有肺功能及低氧血症的改善。

### 四、心身反应特点

手术患者的心理主要是指患者手术前、手术中和手术后的心理活动情况，了解其不同阶段的心理状况，可以给医护人员为患者进行心理干预工作提供了依据。

1. **手术前患者的心理** 手术是一种创伤性的医疗手段。手术前由于患者对手术缺乏了解，对手术成功和手术效果信心不足，害怕手术疼痛，甚至死亡等，可以引起一些明显的心理应激反应，会感到焦虑、担忧和恐惧，影响了患者的饮食及睡眠。手术必须经患者或家属同意后才能进行，因此要签订手术协议书，此过程可以使部分患者陷入"趋避冲突"的矛盾心理。患者表现为既想手术又怕手术：有的挑选技术过硬的手术医生；有的借口拖延手术日期或拒绝手术；有的患者由于过度紧张，刚进手术室便大汗淋漓、心跳加快、血压变化，不得不暂缓手术；还有的甚至在手术前写好遗嘱，做了后事安排。

手术患者出现焦虑和恐惧的主要原因是害怕躯体的创伤与疼痛，也有的患者因为听说过关于手术失败或发生事故的案例，或听说手术医生的技术水平不高，或手术中采用的麻醉方法不当等，担心手术发生意外而带来伤残或者死亡。这种心理，女性高于男性，成人高于儿童，初次住院和初次手术的患者重于住过院或动过手术的患者。

手术前的紧张、焦虑是常见的心理反应，焦虑的轻重会不同程度地影响手术治疗效果。轻度焦虑者治疗效果好，因为轻度焦虑是患者正常的适应性心理反应，有利于机体生理功能的调节；而严重焦虑者预后差，是因为过度的应激唤起；无焦虑者预后不佳，是因为他们对手术及医生存有过度心理依赖，对手术危险性及手术后并发症等缺乏足够的心理准备，一旦手术出现问题，将措手不及，一筹莫展。

另外，手术前患者由于对今后工作和未来生活感到忧虑，可能会产生悲观、绝望或内疚等情绪体验。有的患者可由此产生愤怒、仇恨和敌意，严重者甚至出现攻击行为。

**2. 手术中患者的心理**　主要是对手术过程的恐惧和对生命的担忧。局部麻醉和椎管内麻醉，可以让患者始终处于清醒状态，虽然他们看不到手术的情况，但是注意力高度集中于手术过程的各种信息上，尽力去听、去猜测，会根据实施手术医护人员的谈话，来推测自己病情的严重程度以及手术进展的顺利与否。总之，手术中的微小变化都可能影响患者的心理状况，由于医护人员的不适当言行可以对患者造成负性影响，从而导致患者产生负性心理反应，因此医护人员在手术中应该注意自己的言行。

**3. 手术后患者的心理**　手术后的患者，多数会先出现疾病痛苦解除后的轻松感，即手术后先出现的一段积极的心理反应，然后又开始担心手术后的生活，出现一段消极的心理反应。许多患者度过了手术关，脱离了生命危险后，便可能进入沮丧、失望、失助、忧虑和悲观的心理反应阶段。尤其当手术使部分生理功能丧失或体貌改变时，当一时不能生活自理、长期卧床、难以学习和工作时，以及当手术治疗效果达不到患者的期望时，就会导致一些不良的心理反应，进而表现出易激惹、躯体不适、睡眠障碍、食欲减退等。这些均可以影响手术治疗的预后。

### 五、心理诊断及干预

#### （一）心理诊断

手术中心理问题的诊断主要依据有手术病史以及心理评估等方法。心理评估可以通过观察、调查或访谈等方式，了解患者的情绪状态，对日常生活事件的处理方式、社会支持状况、应对方法等。常使用生活事件量表、应对方式问卷、抑郁评定量表、焦虑评定量表、社会支持量表等进行心理测验。

#### （二）心理干预

心理干预就是对即将实施手术的、正在被实施手术的和手术后的患者进行的心理调节。研究证明，对于手术患者采用一定的心理干预方法例如心理指导和行为训练等，可以调节患者的焦虑情绪，增强心理应对能力，使之尽快地在心理和行为上适应手术，并促进手术后躯体和心理的康复。

**1. 手术前患者的心理干预**　手术前患者的心理反应因人而异，个体差异很大，因而应该根据患者手术前的心理反应、应对方式、病情和手术性质等灵活地采用心理干预措施。

（1）提供信息：根据准确期望理论（accurate expectancy），用适当的言语向患者提供手术的真实信息，将会减轻患者的恐惧情绪，使其忍耐性增强，使患者在精神上有所放松。目前有两种提供信息的模式，即客观信息和主观信息。

客观信息就是在手术前向患者讲解手术的实际过程。例如，全麻胆囊切除术可以这样提供客观信息："你将被送到观察室，在那里你会逐渐地清醒过来，护士会每15分钟检查一次你的脉搏、呼吸和血压，她们会告诉你如何活动、呼吸和咳嗽，以排出咽喉部黏液，防止发热和肺炎，同时定时给你使用止痛药……"。

主观信息是向患者提供有关手术时的各种主观真实感受及医生采取的相应措施。按此

笔记

种方式，上述介绍改为："你在逐渐清醒时可能会感到困倦和暂时记忆不清，对环境和时间感觉暂时有点昏昏然；完全清醒后，你会感觉到右上腹有一种异常的感觉，可能有受压、受拉或灼痛感，这种痛感也可能会稍加重，这是完全正常的；你也可能感到喉头干燥和轻微刺痛感，这是插管造成的；为了增强你对疼痛的耐受性，医生会定时或临时使用一些止痛药；护士会定时检查你的脉搏、呼吸……"。

通过对胆囊切除等上腹部手术、盆腔检查、矫形外科石膏拆除和上消化道检查等患者的对照研究，证明主观信息比客观信息有更好的效果。

进一步研究还证明，提供信息的心理准备法对于信息敏感者（sensitizers）比信息压制者更有效。信息敏感者就是指平时喜欢寻找各种医学信息的患者，例如向医护人员提各种问题，喜欢看医学书，以及探索医院环境等。相反，信息压制者（repressors）将自己的一切都交给医生，自己对信息不感兴趣，此时提供信息的心理准备方法效果不好。

具体可有以下做法：①详细介绍病情，阐明手术的重要性、必要性和注意点，尤其要对手术的安全性做出恰当的解释，强调患者在手术中的有利条件，而对于某些可选择性手术的患者，应向他们详细介绍手术和其他治疗方法的利与弊，让患者自己做出是否手术的抉择；②提供有关医院规章制度、手术前各种准备（如备皮、导尿、插管等）、手术后各种康复措施及对患者的具体要求的信息，这样能调动患者应对当前已知危机的潜能。

（2）行为控制：可以减轻患者手术前焦虑。常用行为控制技术有示范作用、松弛训练、刺激暴露等方法。

1）示范作用：儿童手术前心理干预可以采用示范法。一些国外研究者采用手术前电影教育（替代示范法）取得良好的效果。Melamed（1977）使用一部儿童影片，反映一个小男孩（模型）从入院、手术前准备、等待手术、麻醉，到手术后康复全过程的各种良好行为表现。结果，接受示范教育的4～12岁儿童，比观看另一部中性电影的对照组儿童手术效率好得多，他们躯体功能恢复快，情绪调节也较好，因此也减少了手术后"行为问题"的出现率。Janis通过研究，认为通过电影示范，可以使没有心理准备的儿童产生中等程度的焦虑，使因不了解情况而对手术感到神秘或恐惧的儿童减轻焦虑程度，因此两者都促进对手术的心理适应。示范法也可采用生活示范，即请做过类似手术并且现在恢复良好的患者进行现身说法。

示范作用的其他条件包括：模型和对象之间要尽可能在年龄、性别、手术种类等方面有一致性；采用的方式可以是现场、影音资料或木偶剧等。示范作用也可以用于成年人。

2）松弛训练：是作为对手术刺激的一种行为应对策略，通常使用简单松弛反应法。其中腹式深呼吸是最简便，也是最常用的诱导方法。

通常认为，患者的焦虑会导致呼吸急促并以胸式呼吸为主，胸式呼吸又反过来刺激胸腔迷走神经，引起更高的焦虑反应。通过腹式呼吸可以阻断这种循环，使全身紧张性下降、焦虑程度减轻。

手术前腹式呼吸放松诱导如下：坐或卧位，一手置于胸前，一手置于腹部，逐渐放慢呼吸频率；嘱深呼吸，要能察觉到置于腹部的手抬高而胸部的手基本不动，停留片刻后自然呼气，呼吸时一边心中默念"1、2、3…"，一边感觉置腹部之手自然回落，并感受到全身肌肉自然放松和舒适宁静的感觉。如此反复指导训练直到患者基本能操作自如，并嘱其在手术后自觉使用。

3）刺激暴露：刺激暴露法（stimulus exposure）的依据是条件反射理论，是行为疗法的一种。研究证明，患者对医学操作的恐惧反应有些是由于过去的厌恶条件反射所形成的。这种条件反射性的恐惧反应，可以通过反复暴露于能引起恐惧的刺激之中而得到消退。这就像医学生对尸体解剖的体检一样，第一次接触尸体可以产生焦虑和恶心反应，如果只接触

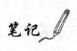

一次，这种反应可能会保持下来。但是通过一段时间的反复接触，医学生可以一边观察尸体，一边安静的吃饭。因此，利用刺激暴露法可以克服患者对医疗操作或其他应激场面的焦虑反应。例如，害怕内镜检查的患者，可以提前去熟悉手术器械（或观看影音资料）和环境。

（3）家庭支持：在若干医疗操作程序中，只要有可能，应该允许患者的家庭成员在场，可以降低患者的焦虑反应。例如，有人主张妇女分娩时应让其丈夫在场，儿童摘除扁桃体时母亲应在场等。

但是，也要注意避免家庭成员可能产生的负性示范作用或者负性暗示作用。例如，家人如果表现得恐惧和不安，无疑对患者是雪上加霜。因此，一般主张家人应和患者一起接受手术前教育，表现良好者才可以担当起社会支持重任。此外，还可以安排家属、朋友等及时探视，他们的安慰和鼓励均能增加患者治疗疾病的信心，从而减轻患者的手术前恐惧。

（4）创建良好的环境：理想的手术室环境应该温度适宜，光线柔和，保持整洁、安静，床单、辅料无血迹，手术器械和抢救仪器要尽可能掩蔽，医护人员表现轻松自如，谈话应轻柔和谐。对意识清醒的患者，要注意必要的信息交流。

（5）认知疗法：这是一种应对应激情景的认知调整方法，又称"应激无害化训练"。其根据是，患者的应激性焦虑反应的程度和方式取决于患者自己对应激事件的感知和思考，因此，通过认知干预可减轻焦虑。

作为手术心理干预手段的认知疗法是通过交谈形式进行的，主要包括以下一些要点：①使患者明白一个人对手术的负性思考过程可以引起焦虑反应；②使患者找出自己有哪些思考和暗示因素引起了紧张和焦虑，例如，担心疼痛、担心医生失误、屏气和双手用劲用力都可以引起焦虑。对这些要加以重新认识；③使患者找出有哪些思考对自己具有减轻紧张和焦虑的作用。对这些正确的思考要加以强化和肯定；④指导患者假设已处于手术应激场合，然后反复使用上述适应性的思考过程，避免不良的思想和暗示因素的影响。要求其在正式手术中，继续保持这种适应性的思考方式。

认知疗法交谈过程没有具体的程序，也很难复制，医生要按照具体问题灵活掌握，具有很强的技巧性。

总之，通过以上手段减轻焦虑恐惧，将患者的焦虑调控在中等水平，这样有利于调动机体的潜能。对调控无效或效果不好的过度焦虑患者，可以适当给予抗焦虑药物，降低焦虑水平；对满不在乎无任何焦虑反应的患者，应该注意帮助患者认清过度心理依赖的危害性。

**2. 手术中患者的心理干预**

（1）注意语言使用：患者在清醒状态下接受手术时，术者及助手应该斟酌自己的语言，尽量用术语交谈，不使用让患者感到恐惧、担心和焦虑的语言，如"出血太多，止血困难"及"病变切除困难"等。也不讲与手术无关的话题，以免患者误解。遇到意外时要保持冷静，切记大声喊叫，惊慌失措，以免产生消极暗示，造成患者紧张和恐惧，同时能避免医护人员操作的分心失误。对等待病理切片检查结果以决定是否实施第二方案的患者，医护人员应该给予积极关注，使患者保持镇静，减轻恐惧更大手术的心理反应。对于实施全身麻醉手术的患者，事先要对其说明麻醉的基本步骤和安全性，消除患者对麻醉的恐惧，以取得患者的合作。

（2）分散注意：该方法特别适用于短时的应激医疗操作，如注射、牙科检查和分娩等。分散注意的手段可以由医生掌握，也可以指导患者自己去掌握。举例如下：①谈话，有经验的护士在注射时以及部分牙医在拔牙时，都普遍使用谈话法分散患者的注意；②听音乐，有人让患者自己控制音量收听音乐，嘱患者在牙科操作引起疼痛时，自己可将音量调得高一些。结果，由于分散注意和患者产生"自我控制感"，其焦虑和疼痛体验减轻；③心理操作，

笔记

指导患者主动进行计算、设计购物计划或进行美好的想象，以分散自己对应激源的注意力。

（3）催眠疗法：对手术患者还可以采用催眠暗示法，以降低其心理应激程度。但是，由于医院缺乏专门催眠人员，而短期内使患者学会自我催眠又不容易，故限制了催眠法的使用。不过，在日常医疗操作过程中，医护人员可以适当增加一些带催眠暗示性质的语言，以增加患者安全感。例如，对一位正在接受麻醉的女孩可以进行放松、舒适和无痛无害的催眠暗示："你躺的体位非常舒适……闭上眼，看上去很安静……看，你多安静……你正越来越深地呼吸，快睡着了……"。

**3. 手术后患者的心理干预**　手术后患者心理干预应该根据患者具体病情和心理反应，着重考虑以下几个方面：

（1）反馈手术信息：在麻醉苏醒后，应该立即告知手术的有利信息，给予鼓励和支持，以免其心理负担过重。在病情许可的情况下，把切除的病灶让患者看，特别是家属过目，使他们看到病根已除而感到安心。但当手术不顺利或病灶未能切除时，应该注意保护性医疗措施，一般只告诉家属。

（2）处理手术后疼痛：从患者的语言和非语言表达中了解疼痛的情况，及时给予镇痛药减轻疼痛。除药物止疼外，还可以使用其他的镇痛方法，鼓励患者运用手术前学到的放松技术来缓解疼痛，可以让患者听自己喜欢的音乐，另外积极的暗示在某种程度上也能减轻疼痛。

（3）心理疏导：通过心理疏导，帮助患者克服消极情绪。手术后患者出现焦虑、抑郁等负性情绪原因很多，除前面已提到的外，还有的患者是因为评价手术疗效的错误方法所致，例如多数患者总把自己与做过相同手术的患者比较，或者是与自己手术前对手术疗效的期望比较，这样难免手术后感觉不良。此时，应该将正确评价疗效的方法告诉患者，即根据患者自身的病情特点、手术情况及手术后检查情况来评价，让患者感到自己在康复之中。

（4）做好出院准备：大多数患者伤口拆线后就可以出院，但是其各方面功能仍未完全恢复，故应该向患者详细介绍出院后的自我保健知识，如活动、工作和饮食等方面的注意事项。若患者手术的效果不好或预后不佳，不宜太早把真实情况告诉患者，以免对患者的心理打击过大。有的患者手术后带来部分生理功能丧失（如子宫、卵巢、甲状腺切除）或身体残缺（如截肢、乳腺切除），可能会引起重大心理创伤，要对其进行积极的心理支持，尽最大努力帮助他们克服困难、适应新生活，使其勇敢地面对新的人生。

**4. 心理准备的实施**　在实际应用时，往往综合使用上面介绍各种方法中的几种方法。例如，Egbert 等（1964）在一个经典的手术心理准备研究中，同时使用提供信息和松弛训练的方法取得良好效果。

# 第二节　烧伤患者的心身问题

## 一、一般概述

由热力所引起的组织损伤统称为烧伤（burn），如火焰、热液、热蒸汽、热金属等。由电、化学物质所致的损伤，也属于烧伤范围。

临床实践证实，烧伤治疗的成功与否与患者的心理有密切的关系，如果只注重烧伤患者的躯体康复而忽视其心理健康，则很难收到满意的治疗效果。烧伤会给患者造成巨大的思想负担和心理压力，使其产生负性心理，如不能及时得到疏导，会造成机体抵抗力下降，易感染，创面愈合迟缓，甚至死亡。据统计，每年因意外伤害的死亡人数，烧伤仅次于交通事故，排在第二位，而且在交通事故中也有大量伤员合并烧伤。中国烧伤年发病率约为

1.5%～2%，即每年约有 2000 万人遭受不同程度的烧伤，其中约 5% 的烧伤患者需要住院治疗。烧伤对健康的危害既包括生理上的，也包括心理上的。

## 二、心理社会病因

**1. 烧伤引发的创伤后应激障碍**　与患者伤前的心理素质、既往心理病史、人格特征、创伤经历等相关性较大，与患者的损伤程度也有一定的相关性。此外，性别因素也是主要原因，究其原因，与女性心理特点有着密切的关系。女性心理由于受到社会文化的影响，独立性不如男性，虽然有坚强的表现，但是作为一个群体，心理上还是相对脆弱的，并且敏感多疑，反应强烈。同时，女性有爱美的天性，非常看重自己的容颜，而烧伤的后果恰恰是与容颜损毁相连。大多数的女性患者因担心容颜变丑而焦虑抑郁。但是创伤后应激障碍与年龄、种族、受教育水平、婚姻状况及受伤原因等一般情况关系不大。

**2. 烧伤引起的急性应激障碍**　研究者认为急性应激障碍与烧伤的程度和面积无关，而与神经质人格、疼痛、回避应对方式呈正相关。

**3. 心理相关因素**　低收入者和常采取回避的防御方式者，烧伤后更易出现焦虑、抑郁情绪。个体烧伤前心理功能影响其烧伤后的心理适应，有精神病史的患者烧伤后心理适应问题会相应增加。个体应对策略与情商高低相关，高情商的个体倾向于使用监控策略，而低情商的个体则倾向于使用迟钝策略。高情商个体较少表现出与创伤体验相关的症状。

**4. 其他相关因素**　烧伤事故发生后，患者因其外表和功能改变使其家庭地位及社会地位都发生了显著变化，原有的人生观及价值观受到强烈的冲击，以至于放弃或消极接受康复治疗。此时，社会支持显得尤为重要，对康复起着促进作用，研究表明患者拥有较高的社会支持可以提高其自尊水平，有利于患者采取更有效的应对方式，提高应对水平，促进其康复，并对提高患者生活质量有促进作用。

## 三、心理生物学机制

烧伤的发病机制包括多种同时发生的病理生理过程，例如细胞蛋白质的变性，酶的失活，前列腺素激肽、5- 羟色胺（5-HT）、组胺（Histamine）、氧基脂过氧物等化学介质的释放，可以导致毛细血管通透性增加和水肿。大面积烧伤损害吞噬细胞的吞噬作用、血液供应的减少也可以导致相对的缺氧和休克。氧和大量体液的丢失以及电解质紊乱，尤其是低钠血症和血磷酸盐过少，将会增加谵妄的发生率。

## 四、心身反应特点

烧伤属于一种突发事件，大多数患者在没有任何心理准备的情况下发生，烧伤作为应激源，可以引起机体一系列的应激反应，包括生理功能和心理状态的变化，严重者可以导致精神障碍的发生。

大面积烧伤患者过分的镇静与冷淡，多半表现不呻吟无主诉，表情平静（休克昏迷、意识不清者除外），回答问题简单，很少与人交谈，对治疗、处置等医疗过程情绪反应很平淡。其实这是一种急性创伤后的情绪休克，实际上也是一种心理防御反应。此时，各种心理反应的阈值均增高，反应速度明显迟钝，反应程度减弱，提示心理创伤是严重的。多数患者在数天后发生各种形式的其他心理反应。

### （一）一般性情绪反应

**1. 恐惧情绪**　患者几乎都有这种反应，这是由于烧伤是对机体突如其来的刺激，患者毫无思想准备，可以引起恐惧感。如果是由于患者的责任造成的火灾，其心理压力会更为突出，对他人负伤的内疚感，往往使患者陷入深深的悔恨之中。由于烧伤的疼痛刺激，头

笔记

颈、面部烧伤后的体液渗出导致的头面部肿胀、面目全非,加上患者本身对病情不了解,会导致使其恐惧、紧张。较大面积的烧伤处理例如Ⅲ度烧伤的切痂、植皮手术,由于大多数患者缺乏医学知识,特别是缺乏对手术有关的知识,不知道将来会出现什么情况,产生什么样的后果,因此使患者恐惧不安。传统的换药方法,每次换药对患者都是一次疼痛刺激,在多次换药后,容易使患者对换药产生恐惧。

2. **焦虑抑郁情绪**　由于患者对烧伤没有心理准备,一旦他们了解了伤情的严重性及可能带来的伤残后果时,在没有得到医护人员对病情的解释前往往显得焦虑不安,心神不宁。当患者了解自己的病情后,则多表现为情绪低落、睡眠障碍、食欲减退、兴趣缺失等抑郁情绪。

3. **寂寞失望情绪**　一般患者入院后对医院环境不熟悉,不适应又无亲人陪护,患者深感寂寞,表现为孤独寡言,精神不振。大面积重度烧伤患者,病程较长、特别是那些后期残留一些小创面而反复不愈,同时又急于参加社会活动的患者,有时表现为急躁易怒不耐烦,严重的大面积烧伤或已知道伤残将丧失劳动能力的患者,由于难以接受这一事实,表现对疾病治疗失去信心,有的不配合治疗甚至拒绝治疗。

### （二）不同性别、年龄者心理反应

男性患者主要的心理反应是怕伤残影响将来社会活动。女性患者的负性心理情绪较多,怕伤残、怕毁容、怕影响家庭生活。而未婚女性更怕对将来的婚姻产生影响。老年患者对烧伤愈合的顾虑较少,只要不影响生活自理,其他无所顾忌。青年想法较多,最怕烧伤后留下后遗症,例如畸形愈合、功能障碍等,这样会影响自己的前途事业,影响家庭生活等,所以表现对自己伤情特别关注,经常向医护人员询问病情。

### （三）病情严重程度不同者的心理反应

重度烧伤和轻度烧伤的不同,大面积烧伤休克期过后,心理反应较多,患者担心自己的生命,怕治不好,表现为担心害怕,失望,当确认没有生命危险后,患者会想到伤残,以及能否返回社会。中小面积烧伤患者一般不担心伤残问题,这类患者就诊时显得较为急躁,希望尽早处置、尽早治疗,尽早恢复工作。特殊部位的烧伤有着不同的心理问题,如头面烧伤怕毁容,四肢烧伤怕影响活动功能。

### （四）不同病因者的心理反应

不同原因的烧伤患者有不同的心理反应,如电击烧伤者怕残疾、怕截肢,认为自己的病情很严重;热水烫伤者则认为自己的病情不重,多表现为不够重视。

## 五、心理诊断及干预

### （一）心理诊断

烧伤患者的心身问题主要依据是烧伤史及心理评估的方法进行诊断。可通过会谈或心理测验等方式了解患者的情况,包括情绪状态、行为反应、应对风格、社会支持系统等。在测量方法的选择上,可以使用症状自评量表、社会支持量表、应付方式问卷、生活事件量表等。

### （二）心理干预

1. **心理干预目标**　通过对患者实行心理疏导、认知行为干预、放松训练、社会支持、音乐治疗等措施,达到消除患者恐惧的心理,改善患者的不良情绪,保持情绪稳定,使患者客观对待自己的疾病,促进其心理、生理全面康复。

2. **治疗方法**　包括以下具体方法。

（1）支持性心理治疗:心理支持适用于烧伤患者整个康复阶段。针对患者的不良情绪和行为,医护人员要换位思考,以患者的角度考虑问题,体谅患者的过激行为,安慰、鼓励患

笔记

者,使其感受到温暖,帮助患者从焦虑、恐惧、抑郁、悲观、绝望中解脱出来。

(2)强化心理疏导:无论是烧伤本身,还是伴随着的疼痛,以及后续的治疗和康复的漫长过程,对患者都是强烈而持续的应激,几乎每个烧伤的患者都会经历自我完整性、生活目标、角色功能的丧失和混乱等过程,当原有的应对能力不足以应对时,会引发各种负性情绪。针对患者的负性情绪,通过适当的途径进行宣泄是有效的缓解方式。医护人员应该以语言作为工具,引导患者充分宣泄内心的压力,例如向亲友或者医护人员倾诉、写日记等,帮助其实现从消极情绪到积极情绪、从回避现实到面对现实的心理转化。

(3)认知行为疗法:通过认知和行为技术来改变患者的不良认知,纠正患者否认和回避现实的错误行为方式,提高适应能力。临床实践证明,烧伤患者能够正确认知疾病对其保持最佳的心理状态和早日康复尤为必要,医护人员向烧伤患者提供治疗、康复等的相关信息所起的积极作用已经得到了广泛的认可。治疗师在了解患者心理状态的基础上,告知患者一些基本的烧伤知识,例如烧伤创面修复必须要通过肉芽组织进行,最终会形成瘢痕组织,还可能导致功能障碍和畸形等,引导患者正确认识自身的状况;还可以告知患者一些治疗过的成功案例,帮助患者发挥自身的积极性、主动性,从而积极进行锻炼以及预防瘢痕的形成,以减少瘢痕痉挛畸形的发生。具体的治疗方法有理性情绪治疗、自我指导训练、问题解决疗法及贝克认知疗法等。

(4)放松训练:放松训练可以降低应激所致的焦虑情绪,具体方法有松弛反应、渐进式放松训练等。例如,可以根据患者烧伤的情况,嘱其采取适宜的体位,依次对身体除烧伤部位外的各部分肌肉进行渐进式放松训练。

(5)音乐治疗:根据患者文化程度与欣赏水平、欣赏习惯,准备不同类型的音乐,例如一些节奏平缓、柔和、优美、抒情类的音乐,或者是欢快、激情类的音乐,帮助患者转移对疼痛和焦虑的注意,使患者调整精神状态和心理状态,增加治疗效果。

(6)社会支持:烧伤的巨大打击让很多患者失去信心、失去生活目标,亲人、同事和朋友的支持可以极大地促进患者的心理康复。所以医务人员应该了解患者的社会支持系统,消除患者家庭成员、朋友和同事等的悲观情绪,鼓励他们到医院探视患者,并给予关爱、鼓励等情感支持,使患者获得信心、勇气。同时,医护人员应与患者家属、单位保持密切联系,及时向患者传递积极信息,让其感到被尊重,减少患者对自身价值、经济负担等各个方面的顾虑。

此外,倡导病友间相互交流、支持。烧伤患者因为身体功能、自我形象改变,主观上常常认为自己不正常,健康的医护人员、家人有时候不能真正理解患者的感受和想法,对其缺乏有效的交流与沟通。而与患者相似症状的病友,则更容易相互理解。所以为帮助患者早日心理康复,医护人员应该进行科学的病房管理。在伤情许可时,首先安排患者转出监护室,进入普通的病房;其次,鼓励病友间积极的交流,以活跃病房气氛,转移患者对疾病的注意力,缓解心理压力和负性情绪;再次,动员病情好转的患者为其他患者进行现身说教。

(7)药物治疗:烧伤不仅扰乱神经内分泌系统引起病理反应,还会因为持续疼痛扰乱中枢神经系统的功能。对于心理干预效果不好的患者,此时应适当使用调节情绪和睡眠的药物,以有利于患者的进一步治疗与恢复。

## 第三节　腰背痛患者的心身问题

腰背痛综合征属于骨关节疾病的一种。腰背痛不仅存在于脑力劳动者中,也广泛地存在于体力劳动者中,是临床最常见的症状之一。腰背部疼痛因治疗困难、疗程长、容易复发等特点,已成为现代社会难以医治的顽疾,严重地影响着人们的生活质量。由于长时间遭

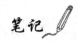

受疼痛的折磨，患者消除疾病的信心会逐渐丧失，出现很多心理问题。

## 一、一般概述

根据报道，在工业发达国家，腰背痛（low back pain，LBP）在发病率上仅次于流感，占第二位。成年人大约 15%～45% 的人每年都有一次腰背痛，有 70% 以上成年人受腰背痛的困扰，男性腰背痛发病率约为 73%，女性发病率约为 88%，35～55 岁为本病高发期。腰背痛的患者多数无求医行为。其中大约有 2.5% 为马尾综合征，需要进行手术治疗。

## 二、心理社会病因

腰背痛综合征的病因复杂多样，除了腰背部局部病变可以引起损伤外，也可以由全身性疾病（如发热性疾病、某些传染病）和胸腔、腹腔、盆腔及其器官疾病（如胸膜炎、胆囊炎、盆腔炎等）所引起。随着社会节奏的加快，工作压力的增加以及人们生活水平和工作环境的改善，腰背部疼痛的发病率正在快速增长，这可能与人们伏案工作的时间延长、活动减少以及肥胖等因素有关。近几年来，腰背痛的心理病因也越来越受到重视。

心理动力学观点认为患者将腰部肌肉紧张当做即将崩溃的心理防御的替代物，即将心理冲突转换成了躯体症状。对于急性腰背痛综合征，心理动力学观点认为患者在童年期父母亲要求严格，过早承担艰巨任务；在青春期人格倔强、独立；在成年期后活动范围广泛，且具有献身精神，不倦地工作并拒绝回报，这种"强迫性助人态度"以及"缺乏享受情感的能力"，使患者难以接受其他人的帮助。有研究认为，腰背痛第一次发作是由于其极度卖力工作的动机与潜意识中的反抗心理之间矛盾的冲突。

## 三、心理生物学机制

腰背痛综合征包括躯体性腰背痛和心因性腰背痛。心因性腰背痛是指不具有躯体病变的功能性腰背痛。心因性腰背痛并不少见，腰背痛加上多种心理因素，例如抑郁症、神经症、人格障碍等，就会加重症状。临床医生常忽略腰背痛的心理因素，往往不重视患者的主观感受，如肌肉紧张、疼痛及运动受限等。早在 19 世纪中叶，铁路建设发展期间，筑路工人中有一种定位不清的持续性腰背痛，当时称之为"火车脊柱综合征"，后来又将其归因于脊髓受到振动导致腰背痛。1988 年 Oppenheim 将对噪声过敏的激惹、睡眠障碍、心悸、眩晕、麻木、多处疼痛称为"功能性神经症"。战争时期，士兵中都流行性患腰背痛，主要特点是以背部僵硬且弯曲形成特殊姿势，患者主诉持续疼痛，还常诉说腰部不稳、紧张、僵硬、疲劳或紧束等前驱症状，他们还诉说腰就要断掉了、腰好像不是自己的等不适的感觉。疼痛可以辐射到大腿或下腹部以及其他不符合解剖关系的部位。研究者用肌电图证实心因性腰背痛患者从事简单的活动时可以引起一些肌肉受累。心理冲突转换可以引起腰和臀部肌肉的过度使用，动作电位增加以及静息电位期缩短。在睡眠期这类患者也有持续的肌肉活动，并且参与腰背痛的形成。

## 四、心身反应特点

1. **缺乏自信**　患者想要取得别人的认可，但又缺乏自信。当患者感觉到自己受到别人怀疑时，便会产生敌意，腰背痛常常在这种情况下首次发生，也可以是由一些事件积累起来而引发的。

2. **不良情绪**　常表现为焦虑、抑郁等等。由于患者长期受到疼痛的困扰，使其精神极度脆弱，对治疗失去信心，产生焦虑和恐惧，以至于夸大症状，增强疼痛感。

3. **心理应激**　工作和生活环境所造成的心理应激与腰背痛的发生也有一定的关系。

研究表明,工作单调、时间长、注意力高度集中也可能与腰背痛也关。

### 五、心理诊断及干预

#### (一)心理诊断

腰背痛心身问题的诊断主要依据临床表现和心理评估。心理评估可以通过会谈或心理测验等方式,使用生活事件量表、抑郁评定量表和焦虑评定量表等了解患者的情况,包括其情绪状态、生活事件等。

#### (二)心理干预

腰背疼痛传统的治疗方法是按摩、理疗、药物治疗等。临床证实心理治疗对帮助患者解除腰背痛有着重要作用。对顽固性腰痛患者心理治疗应该着重建立良好的医患关系,理解和化解患者的焦虑与侵犯行为;对躯体方面以控制症状为主。现在临床上经常使用的心理疗法包括一般性心理疗法、暗示催眠疗法、语言疗法等。

**1. 一般性心理疗法** 医生首先应有热情诚恳的态度,仔细听取患者的主诉,理解患者的痛苦,并取得患者的信任。对患者要有周到的查体,详细地阅读化验及影像资料,确定患者的病情。倾听患者对其病情的恐惧所在,有针对性地进行分析解释。例如患者恐惧坐骨神经痛,可以用坐骨神经痛的特点与患者的症状相比较以解释其疑惑。注意患者的心理状态,了解并掌握患者的心理需要,消除各种不良的心理因素,取得患者的积极配合,有针对性地进行治疗。美好的语言和行为可以直接影响患者的情绪。对患者进行语言开导,分散其注意力,进行推心置腹的交谈,有选择地对患者说明疾病的预后以及康复条件,使其增强战胜疾病的信心。

**2. 放松治疗** 在医护人员的指导下,由患者自己控制,经长期反复训练,使全身松弛,对缓解腰背疼痛和消除各种心身紧张状态有显著作用。放松治疗的方法包括呼吸训练、渐进性放松、瑜伽、气功等。开始治疗时,嘱患者解好大小便,衣着宽松,取端坐或半卧位,待平静下来后,进行呼吸训练。嘱患者进行腹式呼吸,待掌握腹式呼吸后,已有松弛的感觉,然后默念"松"字慢慢地呼气,可连续做3遍,腰背部可延长时间反复放松,可感觉全身非常放松舒服,疼痛减轻。

**3. 催眠暗示疗法** 把患者引入催眠状态后,给予暗示或让患者想象腰背疼痛部位松弛,以减轻病痛。此方法对腰背疼痛的治疗较为有效,但要求在安静的房间由专业人员操作。临床观察表明,催眠与暗示两者结合较单一方法治疗效果更好。通常先用催眠指导语使患者进入催眠状态,接着以暗示指令淡化腰背疼痛观念。

(李 齐)

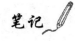

169

# 第十一章　妇产科系统常见的心身问题

妇产科系统疾病分为妇科和产科两大类，与女性生殖器官有关联的病变多为妇科病，与生育和胎儿有关的病多为产科病。由于女性经带胎产的特点，导致体内激素水平不稳定，心理和生理功能容易发生变化，他们之间也容易相互影响，从而带来某些心身问题。

## 第一节　经前期紧张综合征

### 一、一般概述

经前期紧张综合征（premenstrual tension syndrome，PMS）是指月经前周期性发生的影响妇女日常生活和工作，涉及躯体、精神及行为的综合征，月经来潮后可自然消失。当伴有严重情绪不稳定时称为经前期烦躁障碍（premenstrual dysphoric disorder，PMDD）。

经前期紧张综合征是妇产科常见的心身疾病，多见于平日性情紧张、急躁、抑郁的女性，尤以 20～45 岁育龄期女性多见。临床观察表明，30%～50% 的 PMS 患者用安慰剂可以治愈，而接受精神心理治疗者也可取得较好的疗效，表明患者的精神心理因素与 PMS 的发生有关。另外，社会文化环境因素对 PMS 症状的发生也有重要的影响。

PMS 的发生由多种生理病理因素共同作用、相互影响所致，如心理社会因素、女性内分泌激素、脑神经递质活性改变、神经敏感型体质等，其中女性内分泌激素是必要因素，心理社会因素是重要影响因素。

### 二、心理社会病因

经前期紧张综合征的病因包括生物、心理和社会等方面。个体的遗传素质在经前期综合征的发病中起到一定的作用。心理社会因素与经前期综合征的发病关系密切，主要包括以下几个方面：

1. **不良情绪**　女性情感丰富而细腻，心理敏感度高，容易感知外界的各种刺激而出现情绪波动。不良情绪刺激如紧张、焦虑、抑郁、畏惧、羞怯、厌恶等，能够引起女性内分泌激素的变化，从而导致经前期精神症状和躯体症状的出现。

2. **认知偏差**　一些女性由于缺乏对月经生理的正确认识，认为月经是脏东西，行经是"倒霉"，有一系列痛苦和麻烦，因此于经期前后表现为过度焦虑、紧张和恐惧，而诱发一系列经前期紧张综合征的心身反应。

3. **家庭因素**　母亲对月经这一生理现象的态度和反应也会影响到女儿。如果母亲本

笔记

身有诸多与月经相关的主诉，且没有为女儿的性心理成熟做充分准备，或者对女儿的月经反应过于敏感或反应不够，甚至忽视，其女儿很可能发生经前及经期的紧张、焦虑、抑郁、恐惧、头痛、腹痛等心身反应。

**4. 社会文化因素**  社会文化因素对月经周期中的情绪变化有明显的影响。在原始和封建社会，由于人们对月经现象的认识不足，存在迷信观点，一般认为行经期的妇女是不洁的、肮脏的，因而制定了众多清规戒律限制经期妇女的活动，不允许行经期妇女参加一些重大的活动，如红白喜事、祭祀典庆、大型庙会等，否则可能引来种种灾祸。如此的社会习俗，势必成为 PMS 的文化性应激源。Hertz 和 Molinski 就把经期腹痛的现象解释为女性对自己性别角色的潜意识抗议。

## 三、心理生物学机制

PMS 的发病机制尚无定论，可能由于卵巢激素比例失调、中枢神经传递和自主神经系统失调综合作用引起。心理学研究表明，心理因素可影响体内激素水平、中枢神经传递和自主神经功能的调控。目前认为可能存在以下的心理生理学机制：

**1. 精神因素**  女性的月经周期受下丘脑 - 垂体 - 卵巢轴控制。下丘脑接受来自大脑皮层和边缘系统的传入冲动，同时分泌释放激素影响腺垂体，而腺垂体分泌的促性腺激素直接调节卵巢释放性激素，因此，精神紧张可通过下丘脑 - 垂体 - 卵巢轴使卵巢分泌激素失调，产生 PMS 症状。

**2. 卵巢激素比例失调**  PMS 的症状与月经周期黄体期的撤退变化相平行，因而认为黄体中晚期黄体酮水平下降或雌 / 孕激素比值改变可能诱发 PMS。孕激素能促进远端肾小管对水、钠的排泄，雌激素则通过肾素 - 血管紧张素 II - 醛固酮系统使水钠潴留。黄体中晚期，体内孕激素不足、雌激素水平相对过高致水、钠潴留，从而诱发 PMS。

**3. 脑神经递质学说**  脑神经递质阿片肽类随月经周期而变化，PMS 妇女在黄体后期血液循环中的神经活性物质阿片肽类浓度异常下降，表现为内源性阿片肽类撤退性降低，影响精神、神经及行为方面的变化，从而引起 PMS 症状。

**4. 维生素 $B_6$ 缺陷**  维生素 $B_6$ 是合成多巴胺和 5- 羟色胺的辅酶，对减轻抑郁症状有效，因此认为 PMS 患者可能存在维生素 $B_6$ 缺陷。

## 四、心身反应特点

经前期紧张综合征（PMS）是成年女性常见的心身疾病，伴随月经现象周期性发生，是一组涉及躯体、精神及行为的综合征，国内统计女性罹患率为 50% 左右，但病情严重并且持久者少见。

典型的 PMS 心身症状出现在经前 1～2 周，逐渐加重，至月经来潮前 2～3 日最为严重，月经来潮后症状迅速减轻直至消失。有些患者心身症状消退时间较长，到月经开始后 3～4 天才能逐步消失。主要表现为伴随月经出现的周期性易怒、抑郁、疲劳、情绪不稳定等精神反应，伴有下腹部胀痛、肢体水肿、乳房触痛等躯体反应。PMS 的主要症状可以归纳为三类：

**1. 精神症状**  表现为易激惹、焦虑、抑郁、情绪不稳定、疲乏，以及饮食、睡眠、性欲改变。

**2. 行为改变**  表现为注意力不集中、工作效率低、意外事故倾向，易有犯罪行为或自杀意图。

**3. 躯体症状**  表现为头痛、乳房胀痛、腹部胀痛、肢体水肿、体重增加、运动协调功能减退等。

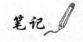

统计发现，月经前约有 90% 以上的女性具有 PMS 中的至少一种症状，但一般不影响生活和工作，约有 20%～40% 的女性表现轻度的 PMS 症状，19% 的女性因心身症状重而必须治疗。

少数 PMS 患者心身症状比较严重，伴有严重情绪症状，称为经前期烦躁障碍（PMDD）。PMDD 具有精神、躯体症状及行为改变中的多项症状，而且必定出现至少 1 项精神症状，如情绪不稳定、易激惹、抑郁、焦虑等，这些症状在月经来潮 4 日内缓解。

PMS 的特点为主诉症状多，而阳性体征少，故以往常常被忽视，尤其是所表现的精神症状，往往被家人及周围的人误解为"脾气不好"，但是近几十年随着医学的发展和医学模式的转变，这类综合征逐渐引起人们的重视。

### 五、心理诊断与干预

#### （一）心理诊断

1. **经前期紧张综合征**　PMS 与女性激素的周期性分泌有关。而女性激素的分泌失调又与心理因素有关，心理必然受到社会文化因素和个性特征的影响，因此，诊断 PMS 时应注意生物的、心理的、社会因素的综合作用。

根据经前期出现的典型的心身症状，PMS 的诊断多无困难。如在月经来潮前数日开始，出现头痛、乳房胀痛、腹部胀痛、情绪不稳定、疲乏、失眠、注意力不集中、工作效率低等心身症状，这些症状有明显的周期性，均于月经前 1～2 周出现，以来潮前 2～3 日最为严重，月经过后症状即消失，下次经期临近，惧怕症状又再次出现。周而复始，恶性循环。

2. **经前期烦躁障碍**　PMDD 的诊断可采用美国《精神障碍诊断与统计手册》（第五版）（DSM-5）的标准：

A. 在大多数的月经周期中，下列症状中至少有 5 个（或更多）在月经开始前 1 周出现，月经开始几天内症状改善，在月经后 1 周症状变得轻微或消失。

B. 必须存在下列 1 个（或更多）症状：①明显的情绪不稳定（如情绪波动、突然感到悲伤或流泪，或对拒绝的敏感性增强）；②明显的易激惹或愤怒或人际冲突增多；③明显的抑郁心境、无望感、或自我贬低的想法；④明显的焦虑、紧张和（或）感到烦躁或有站在悬崖边的感觉。

C. 必须另外存在下列 1 个（或更多）症状，结合诊断标准 B 的症状累计符合 5 个症状。①对日常活动的兴趣降低（如工作、学习、友谊、爱好等）；②主观感觉注意力集中困难；③昏睡、易疲劳或精力明显不足；④明显的食欲改变，进食过多或对特定食物有渴求；⑤嗜睡或失眠；⑥感到被压垮或失去控制；⑦躯体症状，如乳房疼痛和肿胀，关节或肌肉疼痛，感觉"肿胀"或体重增加。

D. 这些症状与临床上明显的痛苦有关，或干扰了工作、学习、日常的社交活动或与他人的关系（如回避社交活动，工作、学习或家庭中的效率降低）。

E. 这种障碍不是其他障碍症状的加重，如重性抑郁障碍、惊恐障碍、持续性抑郁障碍（恶劣心境），或某种人格障碍。

F. 诊断标准 A 应该在至少两个症状周期中，通过前瞻性的日常评估予以确认。（注：在确认之前可以临时作出诊断）

G. 这些症状不能归因于某种物质（如滥用的毒品、药物，或其他治疗）的生理效应或其他躯体疾病（如甲状腺功能亢进）。

根据此标准，经前期烦躁障碍的基本特征是表现出心境不稳定、易激惹、烦躁不安和焦虑症状，在月经周期的经前期反复发作，随着月经来潮减轻，或在月经后减轻。这些症状可

笔记

能伴随行为和躯体症状。症状必须在过去一年发生于大多数的月经周期中，而且对工作和社交功能产生负面影响。如果在至少两个症状周期中，不能通过前瞻性的日常评估对此种障碍的症状予以确认，那么需要在诊断的名称后备注"临时"，即"经前期烦躁障碍，临时"。除此之外，支持诊断的特征还包括在月经周期的黄体后期出现妄想和幻觉，但很少见。经前期阶段被认为是自杀的高危期。

**3. 鉴别诊断**　PMS 与 PMDD 的鉴别诊断：①二者在月经周期的经前阶段表现出一些共同的症状特点如躯体和行为症状，但是前者的程度较轻；② PMDD 的诊断需要至少 5 个症状，有特定的情感症状，而 PMS 不需要这些。

PMS 的心身症状为非特异性，还应该与其他疾病相鉴别，包括各种精神病、心肝肾等器质性疾病引起的水肿、特发性水肿以及经前期加重的疾病。

（1）与精神病鉴别：周期性出现心身症状是 PMS 的典型特点，而精神病在整个月经周期中症状不变，严重程度也缺乏规律性。PMS 合并精神障碍时，应该先由精神病学专家诊断，排除精神病后再对 PMS 进行治疗。

（2）与经前期加重的疾病鉴别：经前期加重的疾病，无论是在卵泡期还是经前的黄体期都有症状，只不过在经前期症状更加严重，而 PMS 在卵泡期没有症状。

（3）与器质性疾病所致水肿鉴别：心、肝、肾等器质性疾病引起的水肿没有与月经周期相关的规律性变化，甚至也没有明显的精神症状，仅表现为肢体部位尤其是下肢的水肿，临床专科检查可以将 PMS 的水肿与器质性疾病所致水肿相鉴别。

**（二）干预策略**

经前期紧张综合征的干预是以心理治疗为主的综合性心身治疗，包括教育宣传、心理治疗和药物治疗。

**1. 健康教育**　对月经生理认识不足的女性要加强有关心理、生理卫生知识的宣教。据资料反映，约 5%～10% 的青少年女性是因对月经现象缺乏了解，造成紧张、焦虑、厌恶等负性情绪，以及腹胀腹痛、头痛等 PMS 症状。因此，对 PMS 患者加强健康知识教育，使其正确认识月经的形成、月经期的身体反应特点以及月经期的自我保健等，均有非常重要的意义。健康教育可以帮助 PMS 患者改善对月经的态度，减少由此引起的不良情绪反应和适应不良行为，消除引起内分泌紊乱的因素，进而减轻 PMS 症状。

**2. 心理治疗**　首选认知疗法，其次可选心理疏导、暗示催眠疗法、支持疗法、生物反馈疗法等。

（1）认知疗法：对月经生理有错误信念、评价者，采用认知疗法。认知干预是应用认知重构、模仿、想象、注意力分散法等认知策略中常见的方法，改变或修正患者曲解、错误的认知过程及内容，就可以改善其心理和行为，以此达到减轻 PMS 心身症状的目的。

（2）心理疏导：对于不良情绪引起的经前期紧张症状，不利于早日康复，因此，治疗时应向患者讲明负性情绪对康复的消极影响，使患者意识到积极的情绪状态对缓解和消除症状的重要性，鼓励患者合理宣泄情绪，表达心中的苦闷、紧张、焦虑等负性情绪。对于过分关注躯体疼痛症状的患者，应该建议其积极转移注意力，多与其他人交流、听音乐、读书看报等，以消除负性情绪。

（3）暗示疗法：应用各种暗示性语言和方法，使患者产生放松、享受的感觉，以此改变患者的心理状态，调节其生理和心理机制，减少或消除心身症状。也可采用药物、针灸、示范等方式进行暗示，达到治疗目的。

（4）其他疗法：生物反馈治疗、行为疗法等。

**3. 药物治疗**　可选用以下药物。

（1）抗抑郁药：可选用选择性 5- 羟色胺再摄取抑制剂如氟西汀、三环类抗抑郁剂如氯

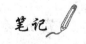

173

丙米嗪等。

（2）抗焦虑药：适用于明显焦虑及易怒的患者，如阿普唑仑。

（3）其他药物：前列腺素抑制剂如吲哚美辛可以缓解头痛、腹胀腹痛；促性腺激素释放激素类似剂（GnRH-a）可以降低雌激素水平，缓解症状；维生素 E、维生素 $B_6$、微量元素镁等通过调节自主神经系统与下丘脑 - 垂体 - 性腺轴的关系而改善症状。

## 案例

患者，女，20 岁，大学生。

主诉：伴随月经现象周期性出现烦躁、焦虑、乳胀、腹胀等近 1 年。

现病史：近一年来，常常伴随月经周期的来临，患者反复出现爱生气、烦躁、焦虑、易疲劳、注意力不易集中等症状，同时，有乳房胀痛、小腹坠胀、食欲变差等躯体不适感，乃至睡眠也受到影响，上课、学习时自觉没精打采、效率低下，甚至因此而犯错，此种情形大约在月经来潮前 1 周左右出现，至月经期的前 3～4 天尤为明显，月经净后这些不适感却很快消失，自我感觉又恢复活力，如此反复，将近一年。

既往史：14 岁月经初潮，月经周期基本规律，经量中等。身体健康，没有不良嗜好及疾病史，家族没有遗传病史及精神病史。

个性特征及成长史：患者性格内向，不喜欢与人过多交往，知心朋友不多，生活中没有什么特别的爱好，也不喜欢体育运动。平素情感较为丰富、细腻，易被小说、影视剧等情节性强的作品激发而出现情绪波动，常有紧张、急躁、抑郁等情绪变化。14 岁读初中时第一次月经来潮，感到惊慌、焦虑，此后，月经现象定期来临，带来诸多生活上的不便，认为是件"倒霉"事。上大学后，视野开阔不少，思想也有很多变化，认为女性应该自立，但伴随月经现象出现的一些身体不适感，使得行动不便，进而影响并限制了女性能力的发展。父母健在，均为企业普通职工，独生子女。平时常听其母说起做女人的不易，生育孩子很艰难，还留下一身的妇女病，因此，常常期盼自己是个男性，避开这类"烦恼"，认为这样才能在学业上、事业上有更好的发展。

体格检查：基本生命体征平稳，发育正常，营养适中，精神自如，无浅表淋巴结肿大，皮肤黏膜无黄染，心、肺、腹等未及明显异常。实验室及辅助检查：均未见明显异常。

案例分析：患者为年轻女性，平日性情紧张、急躁、抑郁，情绪不稳定，自身以及其母对月经现象均有显著的负面评价。同时，患者有典型的、伴随月经现象出现的精神症状、躯体症状以及行为改变，月经来潮后这些症状缓解和消失，如此周期性的症状发生，符合经前期紧张综合征的诊断。

诊断：经前期紧张综合征。

治疗：主要为心理治疗。认知疗法：对患者进行有关月经生理、妊娠分娩等方面的健康知识教育，改变其原有的错误认知，进行认知重构，建立对女性生理现象的正确认知，使患者意识到改变认知对缓解和消除心身症状的重要性。情绪调节：不良情绪可以引起经前期紧张症状，使用放松技术、转移注意力等方法和技术，合理宣泄情绪，减轻或消除不良情绪对健康的消极作用，以此达到减轻心身症状的目的。其他心理治疗如暗示疗法、行为疗法等。药物治疗可选用镇静镇痛剂如吲哚美辛、布洛芬等，中药制剂如月月舒等。

# 第二节　围绝经期疾病和停经

## 一、一般概述

绝经是指永久性无月经状态，由卵巢功能衰退所致。绝经的判断是回顾性的，停经后

12 个月随诊可判定为绝经。围绝经期（perimenopausal period）是指妇女从生育期的规律月经过渡到绝经的阶段，包括从出现与卵巢功能下降有关的内分泌、生物学和临床特征起，至最后一次月经后一年。绝经综合征（climacteric syndrome 或 menopausal syndrome，MPS）指妇女绝经前后出现的一系列与绝经相关的心身症状。

绝经可以分为自然绝经（natural menopause）和人工绝经（induced menopause）两种。自然绝经是指卵巢内卵泡耗竭，或剩余的卵泡对促性腺激素丧失了反应，卵泡不再发育和分泌雌激素，不能刺激子宫内膜生长，导致绝经。人工绝经是指手术切除双侧卵巢或用其他方法停止卵巢功能，如放射线和化疗等。人工绝经者比自然绝经者更容易发生围绝经期的心身障碍。

绝经是女性生命进程中必然发生的生理过程。绝经提示卵巢功能衰退，生殖能力的终止。既往用"更年期"一词来形容卵巢功能渐进性衰退这一变化过程，因"更年期"定义含糊，1994 年 WHO 推荐采用"围绝经期"一词。围绝经期就是指从接近绝经至月经完全停止来潮后一年内的过渡时期，并且伴随着内分泌、生物学和临床特征的一系列变化。绝经过渡期多逐渐发生，表现为不同程度的心理、躯体和内分泌变化。心理方面出现多种不良情绪如焦虑、忧愁、恐惧、愤怒和抑郁等。内分泌变化主要表现为雌激素水平不足引起的月经紊乱，并在一定程度上导致围绝经期妇女自主神经功能失调，而出现潮热、出汗、心悸及消化功能障碍等。据统计，中国北方城市妇女的平均绝经年龄为 49.5 岁，农村妇女为 47.5 岁，中国南方妇女的平均绝经年龄为 48.99 岁，而美国妇女的中位绝经年龄为 51.3 岁。可见，绝经与地区、环境、营养、文化等心理社会因素有关。临床上约 1/3 的围绝经期妇女能通过神经、内分泌的自我调节达到新的平衡，故自觉症状不明显或无自觉症状，另外 2/3 的妇女则可出现一系列性激素减少所致的症状，表现为绝经综合征。

## 二、心理社会病因

围绝经期女性的下丘脑 - 垂体 - 卵巢轴功能变化，卵巢功能渐进性衰退，雌激素分泌减少。绝经综合征的一些症状与内分泌改变有关，如泌尿生殖道萎缩、骨质疏松症等，但是部分妇女所表现的严重的精神症状却与内分泌改变不成比例，因此，不能单纯用生理因素来解释。临床研究表明，绝经综合征是环境、体质、经济、社会地位、家庭、人际关系、个性特征等各种生物、心理、社会文化因素综合作用所致。主要表现在以下几个方面：

**1. 精神紧张** 与成年未绝经妇女和正常围绝经期妇女相比，绝经综合征的患者有着更高的精神紧张水平。1991 年全国绝经期妇女健康调查协作组的调查表明，绝经综合征患者存在着明显的心理问题，突出表现在躯体化、强迫、焦虑、抑郁、人际关系敏感等几个方面，这提示本病患者比正常围绝经期妇女以及成年未绝经妇女有着较高的精神紧张水平。躯体化因子分的显著增高，表明围绝经期妇女有较多的身体不适；焦虑、抑郁、人际关系敏感、强迫等因子分的显著增高，显示本病患者有较多的负性情绪。这些不适给患者的工作和日常生活带来诸多困难，又引发更多的心身问题。

**2. 心理应激** 一些生活事件和积累的环境压力加重了围绝经期妇女的心身负担。如子女已经长大并离开家庭独立生活的"空巢家庭"；年迈的父母需要特别的生活关照和精神抚慰；丈夫忙于工作和社会事务，与家庭变得疏远；个人预期的成就与现实相脱节；围绝经期的生理变化使女性的性征损毁并降低了性吸引力等，这些冲突和压抑的心理感受使许多妇女处于特殊的压力情景中，从而引起一些生理和心理的症状。据报道，86.1% 的绝经综合征患者经历 1 年内负性生活事件打击，其中人际关系问题、环境问题的刺激强度重于正常对照组的妇女。

**3. 人格因素** 围绝经期心身症状突出的妇女存在着一定的人格因素。有研究表明，围

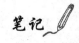

绝经期心身症状突出的妇女 EPQ 的 N 分明显高于对照组，提示本病患者有情绪不稳定的个性特征，其特点是对各种刺激的反应过于敏感、强烈，一旦激发又很难再平复下来。

**4. 社会地位**　围绝经期的紧张、焦虑、抑郁、潮热、盗汗、心悸等心身症状，与女性所处的社会阶层有关。Wenderlein 的研究中，处于高社会阶层或高智商的妇女没有或有不明显的症状。Van Keep 的研究也显示，那些处于社会水平低层次的妇女与处于社会水平高层次的妇女比较，围绝经期的主诉更多。也就是说，妇女所面临的家庭之外的社会环境，能影响到围绝经期出现的各种变化，适当的社会环境可以减轻一些围绝经期心身症状。

由此可见，绝经综合征虽然主要是由于生理上内分泌改变引起的，但在其发生、发展过程中心理社会因素起着重要的作用。

### 三、心理生物学机制

围绝经期最早的变化是卵巢功能渐进性衰退，继后下丘脑、垂体功能也退化。因此，卵巢功能衰退是引起绝经综合征临床症状的主要因素。同时，这一生理变化受到心理社会环境因素的直接影响。

**1. 精神因素**　女性内分泌生殖轴的功能活动受到脑中枢调节，在下丘脑、垂体和卵巢之间形成正反馈和负反馈作用，不良心理刺激可使这些功能活动失调，出现促性腺激素释放激素（GnRH）、促性腺激素以及性激素的分泌异常。有研究表明，血雌二醇（E2）、促卵泡生成素（FSH）、促黄体生成素（LH）水平在城市与农村围绝经期妇女中的差异没有显著性，但有围绝经期症状的差异，提示围绝经期症状的原因与心理、社会因素有关。

**2. 卵巢功能衰退**　主要表现为卵巢内卵泡数量明显减少，卵泡所分泌的雌、孕激素水平下降，同时对促性腺激素反应不敏感。当卵巢功能继续减退至终止，导致雌激素水平持续低落，因此出现月经不规则，自主神经系统功能紊乱，生殖器及泌尿器官进行性萎缩、骨质疏松等临床症状。

**3. 雄激素/雌激素比例失调**　雄激素主要有睾酮和雄烯二酮。绝经前，卵巢产生 25% 的睾酮和 50% 的雄烯二酮；绝经后，卵巢主要分泌睾酮，而且分泌的量比绝经前增多，至于雄烯二酮，则由卵巢外腺体和组织分泌，如肾上腺分泌 50%、卵巢间质细胞分泌 25% 的雄烯二酮。由于绝经后雌激素水平显著降低，致使循环中雄激素 / 雌激素比例升高，引发一些绝经后症状。

**4. 抑制素下降**　绝经后妇女血抑制素浓度下降，比雌二醇（E2）下降明显并且更早出现下降，成为反映卵巢功能衰退更敏感的指标。抑制素可以反馈性抑制垂体分泌促性腺激素，并且抑制促性腺激素释放激素（GnRH）对自身受体的调节，造成性激素分泌异常。

由上述心理生理机制可知，绝经综合征是在女性生理功能自然地进行性衰退的过程中，心理社会因素作用其中，有时甚至是主要因素，共同导致围绝经期症状的产生或加重。

### 四、心身反应特点

围绝经期女性出现精神症状和雌激素缺乏相关症状是普遍的。在绝经早期，主要是精神神经系统症状、血管舒缩症状和一些躯体症状；绝经多年后逐渐出现泌尿生殖道萎缩性变化、代谢改变、心血管病、骨质疏松症、认知功能下降等退行性变化或疾病。这些临床表现统称为绝经综合征（MPS），主要归纳为以下几类：

**（一）精神症状**

绝经综合征患者产生多种精神症状，主要包括情绪障碍、记忆和认知功能改变等。围绝经期女性往往出现激动易怒、焦虑、抑郁、情绪低落、多疑等不良情绪；出现记忆力下降、注意力不集中、思维能力下降等认知功能减退；出现自信心降低、自我控制能力不足等自我意识降低等。另外，睡眠障碍、性欲改变、性心理障碍等也是常见表现。

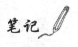
笔记

### （二）自主神经功能紊乱

主要是潮热、盗汗等血管舒缩功能不稳定状态，为绝经综合征最突出的特征性症状之一。潮热起自前胸，涌向头颈部，然后波及全身，患者因感觉潮红部位皮肤灼热，随后会有爆发性出汗，可伴有心悸感，但通常并无明显的心率加快。这种自主神经功能紊乱引起的不适感持续数秒至数分钟不等，发作频率由每日数次至 30～50 次不等。夜间或应激状态下易促发症状出现。

### （三）躯体症状

表现为多系统、多器官的功能及器质性变化。

**1. 泌尿生殖系统**　月经周期改变是围绝经期出现的最早临床症状，由雌激素水平波动引起。泌尿生殖道萎缩引起外阴瘙痒、阴道干燥疼痛、性交困难、性欲低下、尿频、尿急、尿失禁等症状。

**2. 心血管疾病**　一些绝经后女性血压升高或波动、心悸、心律不齐，严重者高血压、冠心病的发生率，脑血管病、心肌梗死的死亡率等上升。

**3. 代谢异常**　绝经后妇女常常有糖、脂肪等物质的代谢异常，导致肥胖症、高血糖症、高脂血症、糖尿病等营养代谢性疾病。

**4. 骨质疏松症**　妇女从围绝经期开始，骨质吸收速度大于骨质生成速度，促使骨质丢失出现骨质疏松症。骨质疏松症患者轻者腰背、四肢疼痛，重者驼背、骨折，骨折最常发生在椎体，手足骨肢体末端部位、股骨颈等处亦常发生骨折。骨质疏松症多出现在绝经后数年，大约 1/4 的绝经后妇女患有骨质疏松症。

**5. 其他症状**　绝经早期骨质丢失和骨关节的退行性病变可导致肌肉关节部位的疼痛，如腰背疼痛、四肢肌肉关节疼痛等。

## 五、心理诊断与干预

### （一）心理诊断

绝经综合征（MPS）根据临床表现可做出诊断。当围绝经期女性因雌激素缺乏出现相关的躯体症状，如泌尿生殖道萎缩性变化、代谢改变、心血管病、骨质疏松症等，伴有明显精神神经系统症状，如情绪障碍、认知功能下降、自主神经功能紊乱等，可以考虑为本症。

MPS 的心理诊断方面考虑以下心理特征：

**1. 情绪不稳定**　艾森克人格问卷测试 N 分较高，提示情绪不稳定。SDS、SAS 总分增高，提示焦虑、抑郁等情绪特点。

**2. 疑病、癔症倾向**　明尼苏达多项人格测查 Hs、D、Pt 分高，提示有疑病、焦虑、抑郁、癔症倾向。

**3. 精神紧张**　症状评定量表 SCL-90 显示 MPS 患者总分及各因子分均高，突出表现在躯体化、强迫、焦虑、抑郁、人际关系敏感几个方面，提示有较高的精神紧张水平。

### （二）干预策略

绝经综合征（MPS）的干预策略有一般性支持治疗、心理治疗、药物治疗等多种治疗方法。

**1. 一般性支持治疗**　社会心理因素在绝经综合征的发生、发展过程中起着重要作用，唤起整个社会对围绝经期女性的重视是非常必要的，要让全社会的人了解女性围绝经期的生理特点及社会心理因素对该病的作用，从而关心、同情、理解、支持围绝经期的妇女。同时，围绝经期妇女应该了解绝经是一种自然的生理过程，要以积极的心态去适应这一变化，调动自身积极性，加强自身调节意识。通过以上两方面的作用，减轻绝经综合征的心身反应。

**2. 饮食和生活习惯**　围绝经期妇女应该饮食营养均衡，摄入足量蛋白质和含钙食物，

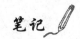

多摄取富含微量元素的食物,如豆制品、瘦肉、鱼虾类、海产品、谷类、玉米等。此外,应该鼓励围绝经期妇女作息规律并坚持体育锻炼,增加日照时间,既可以促进钙的吸收,又有调节情绪的作用。

**3. 心理治疗** 是围绝经期治疗的重要组成部分。可选认知疗法、心理疏导、暗示催眠疗法、生物反馈疗法等。

(1)心理疏导:MPS 患者因生理的剧烈变化、生活事件的刺激等,常常会产生负性情绪,这时,应加强心理疏导。要做到:真诚交流,帮助患者解除心理顾虑;为患者提供倾诉机会,以缓解负性情绪,防止心理障碍的发生;鼓励患者多参加户外活动,把注意力从过分关注自身健康转移到多方面去等。如此,使患者心情舒畅,以积极的姿态平稳度过围绝经期。

(2)气功疗法:气功疗法通过意念法使练习者全身放松、排除杂念,达到调整自身生理功能的目的,进而改善因生理心理失调造成的围绝经期症状。

(3)生物反馈治疗:此方法是在行为治疗的基础上发展起来的一种治疗,通过训练患者学习、利用反馈信息来调整或控制自身的心理活动,以达到治疗疾病的目的。MPS 患者经常的表现是自主神经功能紊乱引发的各系统症状,以及情绪不稳定的表现,生物反馈疗法能帮助患者用意念去控制一些生理变化,对消除紧张情绪、平衡自主神经功能是有益的。

(4)其他疗法:放松疗法、催眠暗示疗法、人本主义疗法等。

**4. 药物治疗** 在临床治疗方面,注意生理功能的调节和纠正,可适当选用抗焦虑药、抗抑郁药、镇静药、自主神经功能调节药等,以及激素治疗法和其他的专科药物治疗。

(1)情绪调节药:抑郁症状明显者可选用选择性 5- 羟色胺再摄取抑制剂如帕罗西汀、文法拉辛,三环类抗抑郁剂如氯丙米嗪等抗抑郁药;焦虑、恐惧、易怒的患者,则选用抗焦虑药如阿普唑仑。

(2)自主神经功能调节药:自主神经功能紊乱所致症状如潮热、盗汗、心悸等,可用谷维素。疲倦、失眠等影响生活质量者,可用艾司唑仑帮助睡眠。

(3)激素治疗:适用于泌尿生殖道萎缩、精神神经症状明显、骨质疏松症等围绝经期患者。尤其是骨质疏松症伴有潮热、盗汗、疲倦、情绪不稳、烦躁、抑郁等绝经相关症状,激素治疗是首选治疗。通常选用雌激素、孕激素治疗,或雌孕激素联合治疗。治疗过程中应注意监测激素水平的变化和药物副作用,防止激素依赖性疾病的产生。

(4)其他药物:雷诺昔芬是选择性雌激素受体调节剂,可以用来调节雌激素水平。钙剂、维生素 D 等用于骨质疏松症。

笔记

# 第十二章　皮肤科心身问题

皮肤不仅是生理器官，还是心理器官，具有感受和表达情绪的功能。早期的心身医学家就关注到心理因素与皮肤病的关系，以心理动力学的观点将神经性皮炎列为心身疾病。各种皮肤病不但影响皮肤的生理功能，导致皮肤损害，引发瘙痒及脱色等症状，还可引起机体一系列生理心理反应。另外，不少皮肤病具有复发性和进行性的特点，尚缺乏有效的治疗手段，从而加重患者的心理负担。因此，皮肤科疾病中存在明显的心身问题。本章将主要介绍银屑病、白癜风和神经性皮炎等。

## 第一节　银屑病

### 一、一般概述

银屑病（psoriasis）是常见的复发性、炎症性皮肤病，临床表现为皮肤出现特征性银白色或成层鳞屑的斑丘疹或丘疹。丘疹大小不等、境界清楚，丘疹上覆盖大量干燥的银白色鳞屑。银屑病可分为寻常型、脓疱型、红皮病型和关节型，病程长、难治愈、易复发。银屑病的群体发病率为 0.1%～3%，发病年龄为青壮年，36% 的患者亲属也患本病。

### 二、心理社会病因

银屑病的病因未明，可能与遗传、感染、代谢障碍和免疫紊乱相关。银屑病是多基因遗传病，已发现有 30 多个基因与银屑病相关。心理因素在银屑病的发生、发展过程中起一定的作用。心理创伤、情绪紧张和过度疲劳可诱发疾病或使病情加重。内向性人格和具有抑郁情绪者易患本病。

### 三、心理生物学机制

银屑病的发病机制不明，但公认与炎症和免疫改变导致的皮肤基底层角朊细胞生长加速和高度角化不全有关。对银屑病红斑丘疹的组织学研究发现，银屑病最早的病理变化是炎症，表现为真皮上部血管周围细胞浸润，皮损转变为有鳞屑的丘疹后，出现棘层肥厚和角化不全。炎症介质的过度表达在银屑病发病过程中起重要作用，免疫异常可能与感染、心理因素及遗传因素相关。

心理创伤诱发或加重银屑病的机制是，生活事件、不良情绪和人格特征等心理因素在机体发生心理应激时，主要通过神经 - 内分泌 - 免疫途径对疾病病程产生影响。有研究发现，银屑病患者表皮中 P 物质增多，进而引起角朊蛋白增生，而心理应激可使皮肤感觉神经释放 P 物质及其他神经肽增多。另有发现，银屑病皮损中神经肽增多，患者皮肤中神经生长因子的表达增加，而神经生长因子可诱发炎症反应。

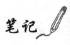

179

## 四、心理诊断与干预

### （一）心理诊断

银屑病患者的心理问题主要包括焦虑、恐惧、抑郁情绪和自杀观念。表现为患者的自尊感低，心理痛苦大于皮损程度。

心理量表测试表明：贝克抑郁量表测试显示患者存在抑郁情绪，SCL-90 各因子分及总分明显高于对照组，患者存在焦虑、抑郁、躯体化和恐怖。MMPI 测试发现，晚发型患者存在特定的神经症性人格倾向，即较高的抑郁、疑病和癔症分数。EPQ 测试发现患者组的精神质和情绪不稳定分明显高于对照组。银屑病患者的负性生活事件频数和强度与发病呈正相关，对 224 例银屑病患者生活事件调查发现，72% 的患者在病前 1 月内有应激性生活事件。Lena K 等的研究显示，82.4% 的患者存在明显应激，银屑病生活应激量表（psoriasis life stressinven tory，PLSI）得分高于常模水平，一般生活事件量表得分高于对照组。上述研究提示，患者有明显的心理 - 躯体反应和与躯体反应相关的负性情绪，且心理应激、抑郁情绪和不良人格特征与疾病复发和严重程度相关。

### （二）心理干预

对于患者出现的心理问题，可采用应激管理技术和放松训练，以提高患者应对应激的能力。对 1000 名患者进行心理治疗有效性的研究表明，放松训练可使复发时间延迟 3～6 个月。以心理动力学理论为指导的团体治疗发现，改变患者对受损皮肤的认知评价和社交技能的治疗可稳定患者的情绪。有学者指出，轻度银屑病患者仅通过心理治疗就可控制疾病。

# 第二节 白 癜 风

## 一、一般概述

白癜风（vitiligo）为原发性局限性或泛发的皮肤色素脱失症，是由于皮肤和毛囊的黑色素细胞内的酪氨酸酶系统的功能减退、丧失所致。皮损表现为大小不等、形状各异的白斑，边界清楚，边界色素较深和斑内毛囊变白。白癜风的皮损可发生在身体的任何部位。

白癜风的群体发病率为 0.3%～3.9%。人群发病率有地区、人种肤色的差异，肤色越深的人种发病率越高。在法国、美国等白种人中白癜风发病率不到 1%，而印度居民中白癜风发病率则不低于 4%，黄种人介于黑种与白种人之间，如日本发病率在 1.3%～1.9% 之间，我国人群中发病率为 0.17%～1%。白癜风发病与遗传有关，遗传率在我国占 3.9%～13.78%，平均为 9% 左右。白癜风患者有家族史者国外统计约 25%，国内统计为 3.9%～13.78%。中国汉族人白癜风的易感基因定位于 4 号染色体长臂。

## 二、心理社会病因

白癜风发病原因尚不清楚，研究认为与遗传、自身免疫、精神或心理、黑色素细胞破坏及微量元素缺乏相关。心理因素方面，大多患者在起病或皮损发展阶段有精神创伤、过度紧张、情绪低落或沮丧。白癜风患者心理健康状况整体较低，具有病耻感。超过半数的患者存在焦虑、抑郁或更多的负性情绪和心理症状。采用艾森克人格问卷（EPQ）和 16 种人格因素量表（16-PF）对白癜风患者测试表明，患者在精神质、内 - 外向、神经质、怀疑性、幻想性上的得分都高于常模，在稳定性、有恒性方面低于常模。在人格结构中表现为易焦虑、担忧、郁郁不乐、忧心忡忡，情绪起伏大、渴望刺激和冒险、敌意，难以适应环境、固执、倔强等。也有研究指出，精神创伤、心理压力在白癜风的发病中占重要地位。

### 三、心理生物学机制

白癜风发病的关键因素包括免疫功能紊乱、内分泌功能失衡，产生抗黑色素细胞抗体，造成黑色素细胞损伤、脱失而发病。其心理生物学致病机制是，社会心理因素中的人格、情绪和生活事件可导致应激，后者激活下丘脑-垂体-肾上腺轴使促肾上腺皮质激素释放激素过度分泌，一方面激活交感神经系统，促进儿茶酚胺分泌，导致皮肤脱色。另一方面，导致皮质醇分泌增多间接刺激胰岛素分泌，导致脑内 $L$-色氨酸增加而引起 5-羟色胺增多，进而使褪黑素增多，导致褪黑素受体活动过度，致黑色素细胞破坏。病理检查发现白斑处神经末梢有退行性改变，支持心理压力导致神经化学改变而致病的学说。

### 四、心理诊断与干预

白癜风患者存在社交焦虑和抑郁情绪，负性情绪和病耻感降低生活质量。社交焦虑量表、焦虑自评量表、抑郁自评量表、贝克抑郁量表可评估不良情绪。综合性心理干预对白癜风的治疗十分重要。由于心理放松可减少儿茶酚胺分泌，缓解病情发展，并促使损伤细胞向修复方向转化，因此，治疗首先应消除各种不良心理刺激因素。缓解患者焦虑、恐惧和悲观等情绪，改善其人格和不良生活习惯，保持良好的心理状态等均可增强自身免疫功能，促进疾病恢复。

## 第三节　神经性皮炎

### 一、一般概述

神经性皮炎（neurodermatitis）是常见的慢性神经功能障碍性皮肤病，约占皮肤科疾病的 2.1%～7.7%，主要以剧烈瘙痒及皮肤局限性苔藓样变为特征，多发生在颈后部和两侧、肘窝、腘窝、前臂、大腿、小腿及腰骶部等。常成片出现，呈三角形或多角形的平顶丘疹，皮肤增厚，皮嵴突起，皮沟加深，形似苔藓，常呈淡红或淡褐色，剧烈瘙痒是其主要的症状。如全身皮肤有较明显损害者称之为弥漫性神经性皮炎。其发病病因不清，目前认为精神因素是发生本病的主要诱因，情绪波动、精神过度紧张、焦虑不安和生活环境突然变化等均可使病情加重和反复。除心理精神因素外，诱发因素还有：①饮食因素（酒、辛辣、海鲜等）；②胃肠功能障碍；③内分泌紊乱；④其他如感染、某种慢性疾病、局部理化因素刺激、昆虫叮咬和衣服摩擦等。

瘙痒的继发性后果是睡眠不足，久之可致注意力不集中、疲劳、工作效率低下，引发愤怒、恐惧、抑郁，甚至自杀。有些患者因怕暴露病损部位回避着装（短袖、短裤）和运动（如游泳）等。

### 二、心理社会病因

神经性皮炎是心理社会因素起重要触发作用的多因性皮肤炎性反应。据调查，20% 的患者存在心理问题，发病的主要心理诱因为紧张、焦虑、抑郁、疲劳和睡眠不佳。患病后的瘙痒可影响患者睡眠，导致注意力不集中、工作效率下降。

### 三、心理生物学机制

神经性皮炎的发病被认为是免疫-自主神经功能失调，即由 IL-4 激活 B 淋巴细胞引

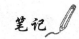

181

起 IgE 产生增加的结果。研究表明，神经肽在痒感和炎症发生中起基本作用，提示情绪与神经免疫之间存在可能的联系，而应激和不良情绪在神经免疫功能紊乱中起一定的作用。急性心理应激激活炎症反应系统，慢性应激加重某些自身免疫系统疾病的活动性，使血液 TNF-α、IL-6、IL-10 等细胞因子水平升高，形成应激—免疫因子增加—激活淋巴细胞产生 IgE 的致病机制。应激和不良情绪可导致神经肽增加，患病后的心理压力和情绪紊乱使这一过程形成恶性循环，导致病程反复和迁延。

### 四、心理诊断与干预

人格测验未发现患者存在人格异常，但聚类分析发现约 20% 的患者存在心理问题，表现为心理不适、心烦意乱。情绪量表检测可发现其具有轻度焦虑或抑郁。患者常因工作和学习压力较大而出现疾病加重的情况。

提供支持和疏导是心理干预的基本方法。首先，向患者讲解有关神经性皮炎的基本知识，及时疏导患者的不良情绪；其次，向患者传授管理心理压力的方法和技巧，以放松紧张的情绪；再次，要明确告知患者，本病的发生与心理因素有关，以提高患者的依从性；此外，乐观的态度、处理好生活中的压力事件对疾病的治疗亦有帮助。

**（潘　芳）**

# 第十三章　风湿病学的心身问题

风湿性疾病泛指影响骨、关节及周围软组织的一组疾病,以疼痛为主要症状。风湿性疾病的病因多样,涉及感染、免疫、代谢等因素,病理改变以结缔组织和器官的慢性炎症为特征,其发病机制与自身免疫相关。一般认为,心理社会因素通过神经-内分泌-免疫网络导致机体免疫功能改变参与疾病的发生。该病病因尚不明确,缺乏有效的治疗手段,且病程呈慢性活动性,需长期药物治疗,患者易受病痛和肢体功能障碍的困扰,可继发不良情绪和应激反应。因此,风湿病患者存在复杂的心身问题。本章主要介绍类风湿性关节炎、系统性红斑狼疮和强直性脊柱炎。

## 第一节　类风湿性关节炎

### 一、一般概述

类风湿性关节炎(rheumatoid arthritis,RA)是以累及周边关节为主的慢性、反复发作的多系统炎症性自身免疫疾病。其特点为周边多关节(尤其是手、足、腕部)对称性、慢性炎症性病变(滑膜炎累及软骨和骨组织,使骨节破坏)导致受累关节疼痛、肿胀和功能障碍。另外,RA 引起的病变不只局限于关节,还可表现为其他系统的病变,如有 10%～15% 的患者有可使血管腔变形的类风湿结节,这种炎性反应还可存在于心、肺、肌肉和眼部。此外还可伴有发热、疲倦和睡眠障碍等。60%～70% 的患者在活动期血清类风湿因子(rheumatoid factor,RF)阳性。RA 的典型病程为迁延性,以复发和缓解为特征。随着病情的进展,进行性关节破坏导致关节受限,关节废用和变形,加剧疼痛和功能障碍。

RA 病因不明,可能与感染或遗传有关。一般认为是由于外来抗原作用于滑膜,导致慢性、炎症性免疫反应,心理社会因素对发病及病情恶化有重大影响。

RA 人群患病率约为 0.8%,女性患病率 3 倍于男性。好发年龄为 20～50 岁,在此年龄段中年长者更多。1997 年 RA 流行病学调查发现,与 RA 发病危险增加有关的因素包括:父母患 RA、离异或配偶死亡和体力劳动。

### 二、心理社会病因

精神分析理论认为,RA 患者的个性具有攻击性,负性情感具有受压抑和自虐倾向,依赖性强、疑心重、抑郁和灵活性差。刘福源等研究发现,RA 患者的艾森克人格问卷测试显示精神质分和神经质分高于对照组,但内外向分明显低于对照组,提示患者具有精神质和神经质人格特点,且性格内向,但这些特征也可能继发于慢性疾病,是非特异性的。流行病学调查发现,患者的生活事件显著多于正常人,且病情的迁延和加重多与应激性生活事件和情绪波动相关。

笔记

### 三、心理生物学机制

众多研究提示，导致 RA 患者心理异常的因素有：①病患累及中枢神经系统造成的心理异常；②患病或相应治疗的继发性心理反应；③对慢性疾病的情绪反应；④共病原发性精神疾病。

**1. 病患累及中枢神经导致心理异常**  RA 的血管炎可累及脑血管，导致脑缺血或梗死，可出现急性或慢性脑综合征。急性脑综合征的症状包括各种思维和行为异常、情绪不稳、幻觉、意识混浊和定向力缺失。慢性脑综合征的症状包括记忆力下降、情绪不安、人格改变和构音障碍。

**2. 患病后的心理反应**  RA 异常心理表现多为患病后的情绪反应。患者体验到患病带来的躯体症状、行动不便和社会功能降低。Albers 等研究发现，89% 的 RA 患者至少存在一项社会经济功能领域（工作、收入、日间休息、休闲活动、交通活动、居住和社会依赖）受损（或丧失），58% 的患者在至少 3 个领域经历丧失。除此之外，自信心受挫、经济损失和身体形象破坏也导致一定程度的丧失感。丧失感导致抑郁，对预期丧失的担忧引发焦虑。

**3. 社会心理应激**  研究提示，社会心理应激似乎独立于 RA 的其他因素导致抑郁，且严重致残或存在严重症状的患者极有可能存在抑郁障碍。

在应激中介机制方面，RA 患者应对资源缺乏，较难获得社会支持。早发病例或长期患病可导致人格异常，表现为内向、不稳定和抑郁质。患者倾向于以紧张、焦虑对事件进行反应。在认知因素中，患者倾向于将自己的疾病看得更严重，对治愈感到无望。伴抑郁的患者更易出现关于 RA 的认知歪曲，对健康状况和生活状态具有更多的负性评价。患者的神经质特质与情绪困扰相关，在神经质因子上得分高的患者体验到更多不良情绪。

心理应激是否是诱发成年人类风湿性关节炎的因素尚无定论，但抑郁和心理应激导致免疫功能障碍在 RA 发病机制中起重要作用，抑郁通过炎症加剧疼痛，导致更严重的功能障碍。研究显示，抑郁能增强致炎因子的产生，抑郁症和并发抑郁都与血浆 IL-6 水平升高相关，药物治疗后 IL-6 水平的下降与抑郁症状的缓解程度呈正相关。抑郁者与健康者相比，植物血凝素、刀豆蛋白和分裂素增殖反应降低，自然杀伤细胞（NK）活动减少，白细胞数增加；NK 细胞、B 细胞、T 细胞、辅助 T 细胞等数量降低。但目前尚没有直接证据证明抑郁是类风湿性关节炎的直接病因。临床研究提示，抑郁可加剧疾病的活动性，而心理治疗则降低疾病的活动性。但由于临床评估来自患者本人，因此无法排除是否受到抑郁情绪和对疾病的负性评价等因素的干扰。

在应激与免疫关系的研究中发现，应激生活事件能改变免疫疾病的易感性。心理和生理应激能激发致炎因子的短暂升高，应激和注射肾上腺素可刺激 IL-6 生成，而 IL-6 是诱导 CRF 产生的强有力的刺激剂，从而使 HPA 轴激活，血浆 ACHT 和皮质醇增高，后者能引发多种不利的免疫变化。致炎因子的过度生成可抑制保护性的免疫反应，形成免疫失调和内分泌系统紊乱的恶性循环。

### 四、心身反应特点

标准化访谈研究提示，约 20% 的 RA 患者存在心理障碍。现状检查也发现 20% 的患者有心理障碍，其中 12.5% 的患者为抑郁，其余为焦虑。有研究提示，RA 患者在 SDS、SAS 和 HAMD 上的得分明显高于正常人，而活动期患者存在明显的焦虑情绪。可见，抑郁和焦虑是类风湿性关节炎患者的主要心理问题。

### 五、心理诊断与干预

由于 RA 患者存在情感障碍和人格问题，因此，HAMD、SDS、SAS、SCL-90 和人格量表均可作为患者情绪、心理健康水平和人格类型的评估工具。另有研究提示，不良认知与心理障碍、焦虑和抑郁相关，伴有抑郁的 RA 患者躯体症状的主诉更多，更难接受医生的安慰。提供社会支持和增加适应性应对策略可改善 RA 患者心理问题。另有研究以 RA 生物标记物如红细胞沉降率、C 反应蛋白或类风湿因子为指标，观察心理干预对上述指标的改善作用。结果显示，在标准化生物治疗上附加认知行为治疗，与单纯采用标准化治疗相比，C 反应蛋白在治疗后立即改善，但这一效果在 6 个月后消失，尚不清楚是认知治疗对炎性活性有直接作用还是行为中介的结果。可见，以认知和社会支持为主要干预单元的心理干预对提高患者的生活质量有帮助。

## 心理干预

### RA 疲劳的认知行为干预

RA 导致受累关节疼痛、肿胀和功能障碍。另外，RA 患者的疲劳症状导致心理困扰，影响工作和休息，降低生活质量。以往有研究提示，临床心理学家提供的认知行为干预可缓解患者的疲劳症状，但治疗的成本较高。一项多中心、随机对照研究发现，临床医生实施团体认知行为干预，也可有效减轻患者的疲劳程度和不良情绪、改善应对方式、提高生活质量，治疗的成本降低。

团体认知行为干预分为干预和巩固两部分：干预过程持续 6 周、每周 2 小时。巩固方案持续 14 周，每周 1 小时。

表 13-1 为干预阶段的干预主题和行为管理的内容（与疲劳有关的观念、情感和行为）。医生采用苏格拉底式的提问引导患者与自己的问题相联系。通过"问题解决，目标设定，活动 / 休息的自我监控和精力管理"帮助患者改变认知和行为。以下是认知行为治疗干预主题和支持材料，H：书面材料；T：工具；M：比喻。

表 13-1　RA 团体认知行为干预

| 周次 | 第一个干预点 | 支持材料 | 第二个干预点 |
|---|---|---|---|
| 1 | a）课程的目的和希望<br>——我为什么来这里？<br>b）建立小组规则<br>希望、信心、家庭作业<br>c）确认你的疲劳感——分享和讨论<br>疲劳的体验（与耗竭不同）<br>自我管理的策略和努力去改变 | H：英国风湿病研究手册<br>H：开始课程（小组的观点） | 精力的管理：<br>精力旺盛与减弱的行为<br>精力旺盛与减弱行为的奖赏与惩罚<br>排列事情的优先顺序，平衡，节奏，计划<br>对节奏和选择的限制 |
| 2 | a）什么是你想最优先改变的？<br>你的能力和过滤器是什么？<br>b）在干预过程中妨碍你的是什么？<br>你将如何克服？ | T：生活轮（优先领域）<br>H：处理"妨碍"的最佳方法 | T：精力管理日记：<br>小组设定 3-4 个目标<br>个体长期 / 短期的目标<br>可用于所有小组的观点<br>建立契约 |
| 3 | 睡眠和休息<br>我们的需要是什么？数量或质量<br>有关个体的睡眠卫生策略 | H：获得好的睡眠<br>T：睡眠日记 | 复习设定的目标，新的目标 |
| 4 | 压力和放松<br>应激源，应激的生理反应，正确的放松方法和技术 | H：压力的影响<br>H：放松指导<br>T：放松 CD | 复习设定的目标，新的目标 |

笔记

185

续表

| 周次 | 第一个干预点 | 支持材料 | 第二个干预点 |
|---|---|---|---|
| 5 | 过度自信<br>被动、可操作、过度自信——你是哪种类型？其他人对此的反应？与其他人交流你的需求 | M：卡通榜样<br>H：说"不" | 复习设定的目标，新的目标 |
| 6 | 查看你的自助工具箱，巩固课程你学到了什么？复习每个题目有无退步——你可能做什么？负性自我谈话，自动化反复思维 | M：岛屿：干旱的岛＝被动；大陆＝不现实的100%健康；可适应对的岛＝现实性（疾病时相对好的生活）<br>M：疲劳陷阱：掉进，挖出<br>H：陷阱和挖出自己的工具<br>H：应对退步 | 复习设定的目标，新的目标 |
| 7 | 复习过去的所有题目：你是如何做的？你如何处理自己的退步或挫折？未来的目标 | | 复习设定的目标，新的目标 |

# 第二节　系统性红斑狼疮

## 一、一般概述

系统性红斑狼疮（systemic lupus erythematosus，SLE）是一种以多系统损害和多种自身抗体存在为主要特点的慢性系统性自身免疫病，病情缓解和急性发作常交替出现。初发病时，SLE可以侵及一个或多个器官系统。常见的临床表现为一般症状（疲劳、体重下降和发热）、皮肤与黏膜损害（光过敏、盘状皮疹和口腔溃疡）、浆膜炎（心包炎或胸膜炎）、关节痛及关节炎、肾病、神经精神障碍及血液障碍（贫血、白细胞减少症）。多数病例可检测到自身抗体。

SLE的发病高峰为15～40岁，男女发病比例为1：9左右。全球的患病率约为30～50/10万人，跨性别和种族的发病率为2.4/10万人，亚洲人比白种人更易感。我国的患病率约为70/10万人，但据报道各地的患病率有明显差异。SLE的发病有一定的家族聚集倾向，患者近亲的发病率为5%～12%，同卵双生子的发病率为69%，而异卵双生子间发病率仅为3%。尽管SLE的发病受遗传因素的影响，但大多数为散发病例。

## 二、心理社会病因

SLE发病因素包括遗传、感染、激素紊乱、环境和药物等。心理应激因素与发病和病情加重相关。心理应激不仅加重SLE的病情活动，也可能是其病因之一。各种应激源在患者特有的人格特征和其他个体素质的基础上引起心理和生理反应，通过神经内分泌途径增加肾上腺皮质激素和其他激素的分泌，引起和加重内分泌和免疫功能失调，从而导致SLE的发病和复发。其中，性激素在SLE发病中的作用已被临床研究所证实，雄性激素可抑制疾病的发生。男性体内性激素的平衡紊乱，雌激素水平上升或活性增强是导致SLE的原因之一。

## 三、心理生物学机制

1. **神经精神狼疮**　中枢神经损伤包括神经元损伤和微血管病变。自身抗体可以直接损伤神经元，引起神经元死亡和功能障碍。抗体介导的血管损伤包括血管内皮损伤和凝血

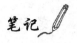

功能紊乱导致的缺血或梗死。中枢神经系统的微血管内皮损伤可增加血 - 脑屏障的通透性，导致自身抗体进入中枢引起中枢神经损伤。免疫复合物沉积也是神经系统损害的原因之一。中枢神经系统损伤可导致神经精神狼疮，表现为头痛、癫痫、性格改变、记忆力减退和认知障碍，严重者可发生脑血管意外，甚至昏迷。

2. **应激性反应**　研究提示，SLE 患者起病前经历的应激事件强度显著大于因其他严重疾病住院的对照组。回顾性研究也支持狼疮发作与此前的应激事件相关。应激导致 SLE 发作，但也可能是狼疮发作引起应激。有研究支持应激引起 SLE 的免疫失调，患者应激时的 B 和 T 抑制细胞增加缓慢，辅助 T 淋巴细胞减少延迟，提示患者的应激性免疫调整钝化。SLE 患者应激时具有特异性产生 IL-4 的淋巴细胞增殖现象，而 IL-4 引起活化的 B 细胞增殖，导致自身抗体产生增加。

### 四、心身反应特点

1. **情绪反应**　SLE 患者常见的应激性情绪反应，表现为悲伤、抑郁、焦虑和恐惧，主要是由于对残疾、疾病加重和死亡的恐惧引起的。患者中抑郁的发生率为 28%～50%（在心理障碍发病中排位第二），发生的原因是多方面的，包括患病前原发性抑郁，患病后的应激反应、皮质类固醇激素使用后的副作用和疾病直接累及中枢神经系统等继发性抑郁。焦虑在 SLE 患者中也很常见，有报道为 13%～24%，其原因多为对疾病的反应，但不排除其他因素。

2. **认知功能障碍**　认知功能障碍是 SLE 患者最常见的神经心理障碍，发生率高达 80%。有研究提示，没有明显神经心理症状的患者在神经心理测验中也存在认知缺陷，抗心磷脂抗体阳性的患者认知缺陷的风险更高。认知功能损害呈进展性，其原因可能与淋巴细胞毒性抗体、脑脊液抗神经元抗体、微小梗死和皮质萎缩等病理改变有关。若发生梗死性水肿或炎症，则可能是不可逆变化并最终发展为痴呆。

此外，社交退缩、交往障碍导致的自我评价降低，也可损害患者的自尊感。若病变累及额叶或颞叶可出现人格改变。

### 五、心理诊断与干预

抑郁和焦虑自评和他评量表可对患者的情绪状态做出诊断。EPQ 测试发现患者在内向性、气质稳定性、精神质和掩饰性 4 个方面与对照组有明显差异。患者存在躯体化、强迫性、人际关系敏感、焦虑、抑郁、敌对、精神病性和恐怖等心理生理症状。诊断性访谈可确定患者是否存在恐惧、躁狂等。神经心理测验有助于发现认知缺陷的类型和程度。通过实验室检查有助于了解心理障碍的原因，进而提供合理的治疗。

支持性心理治疗和认知心理治疗对缓解患者不良情绪、改善人格特征有帮助。倾听、启发、疏导和鼓励性支持治疗对患者树立信心，减轻负性情绪的影响至关重要。此外，应鼓励患者社会交往，多参加集体活动以获得更多的社会支持。

# 第三节　强直性脊柱炎

### 一、一般概述

强直性脊柱炎（ankylosing spondylitis, AS）是一种慢性炎性疾病，主要侵犯骶髂关节、脊柱骨突、脊柱旁软组织及外周关节，并可伴发关节外表现。临床主要表现为腰、背、颈、臀、髋部疼痛及关节肿痛，严重者可发生脊柱畸形和关节强直。发病年龄在 10～40 岁，平均发病年龄为 25 岁。男性较女性多见，男女发病率之比为 2～3∶1。有阳性 AS 家族史者

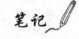

笔记

发病率更高。AS 的发病有明显家族聚集倾向,且与人类白细胞抗原 B27(human leukocyte antigen B27,HLA-B27)位点等位基因密切相关,我国 AS 患者的 HLA-B27 的阳性率为 90% 左右。另有资料显示,AS 的患病率在患者家系中为 4%,在 HLA-B27 阳性的 AS 患者一级亲属中高达 11%~25%,这提示 HLA-B27 阳性者或有 AS 家族史者患病的风险增加。但是,大约 80% 的 HLA-B27 阳性者并不发生 AS,以及大约 10% 的 AS 患者为 HLA-B27 阴性,提示还有其他因素参与发病。

## 二、社会心理病因

AS 病因尚未完全明确,但公认是一种自身免疫性疾病。研究显示,某些人群对环境条件、病毒、细菌、神经心理及内分泌因素的刺激具有较高的敏感性,受到刺激后可改变 HLA 的抗原决定簇,使具有 HLA 的有核细胞成为免疫抑制的靶子。由于 HLA 基因产生可携带 T 细胞抗原受体和免疫相关抗原的特性,当外界刺激因子被巨噬细胞识别时,激活 T 细胞释放免疫介质,产生免疫反应。

有研究提示,AS 患者常见的心理问题是悲观失望、敏感多疑和消极易怒。AS 患者在 EPQ 表现出精神质得分高,情绪稳定性差,内倾个性者多。大部分患者存在焦虑和抑郁情绪。患者主诉睡眠质量差、疼痛、疲乏、晨起僵硬等症状。病情反复、功能障碍和生活质量与躯体、社会和情绪功能密切相关。其中,疾病活动是影响无助和抑郁的主要因素。

## 三、心理诊断与干预

通过心理评估了解 AS 患者的人格、情绪和心理健康水平等,有助于对其进行有针对性的心理干预。

认知干预和身体锻炼对疾病的治疗和康复非常重要。认知干预的目的是对患者和家属进行疾病知识教育,使其更主动地配合治疗。减少或避免引起持续疼痛的体力活动可减缓功能障碍的发生,谨慎而不间断地进行体育锻炼,以取得和维持脊柱关节的最好位置,增强椎旁肌肉和增加肺活量,其重要性不亚于药物治疗。家庭运动疗法对改善患者关节活动和功能、缓解疼痛和抑郁方面的研究提示,连续 8 周,每天 20 分钟的运动可明显改善颈、肩、腰、膝关节的活动度和功能。运动治疗后的疼痛和抑郁评分也显著降低,提示给予家庭环境的运动疗法对强直性脊柱炎生理和心理功能的改善是有效的。

(潘　芳)

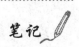

# 第十四章　耳鼻喉、眼、口腔科的心身问题

心理社会因素与耳鼻喉科、眼科及口腔科某些疾病密切相关，心理应激因素、人格因素和情绪因素影响此类疾病的发病、发展、治疗和转归。这类疾病如能及早发现、及时干预，大多可以取得较好的治疗效果。因此，专科医师在临床工作中也需要对此类患者的心身问题予以更多关注。

## 第一节　颞下颌关节病

### 一、一般概述

颞下颌关节（temporomandibular joint，TMJ）由颞骨的下颌关节凹、下颌骨的髁状突、二者之间的关节盘、关节四周的关节囊和关节韧带组成，是颌面部具有转动（rotation）和滑动运动（gliding movement）的左右联动关节，其解剖和运动都是人体最复杂的关节之一。TMJ的主要功能为参与咀嚼、言语、吞咽和表情等。咀嚼运动时，此关节需要承受压力，而在言语、歌唱、表情时，该关节运动又需要非常灵活，因此TMJ的解剖结构要既稳定又灵活。

颞下颌关节病（temporomandibular diseases）包括：颞下颌关节紊乱病（temporomandibular disorders，TMD）、颞下颌关节脱位（dislocation of condyle）和颞下颌关节强直（ankylosis of temporomandibular joint）。颞下颌关节脱位是指当髁突滑出关节窝以外，超越了关节运动的正常限度，以至无法自行复位。关节强直是指因疾病、损伤或外科手术所导致的关节固定，运动丧失。颞下颌关节强直在临床上分为两类：第一类是由于一侧或两侧关节内发生病变，最后造成关节内的纤维性或骨性粘连，称为关节内强直，亦称真性关节强直；第二类是发生在关节外上下颌皮肤、黏膜或深层组织的病变，称为关节外强直或颌间挛缩（intermaxillary contracture），亦称假性关节强直。上述疾病均可影响TMJ的正常功能，如颞下颌关节强直会影响颌面部正常发育，造成口腔颌面部畸形等。

TMD即颞下颌关节紊乱综合征是最为常见颞下颌关节病，20世纪30年代初由Costen首先描述的。TMD并非指单一疾病，它是一类病因尚未完全清楚而又有相同或相似临床症状的一组疾病的总称。其三大主要症状为颞下颌关节区及（或）咀嚼肌肌痛；下颌运动异常并伴有功能障碍以及关节弹响、破碎音及杂音，此外还常伴有许多其他症状，如各种耳症、眼症，包括吞咽困难、言语困难、慢性全身疲劳等。习惯性下颌脱位和持续性牙关紧闭是其两个典型表现。此病的发展一般可分为三个阶段，即功能紊乱（dysfunction）阶段、结构紊乱（structural disorder）阶段和关节器质性破坏（organic destroy）阶段。功能紊乱阶段主要是由于咀嚼肌痉挛或功能亢进导致关节功能不协调及肌肉酸痛。长时期功能紊乱就可以造成关节结构的退行性改变，表现为关节囊、关节盘变性，关节盘髁突相对移位，髁突及关节凹骨质硬化或磨损性破坏。一般来说，TMD按照这三个阶段发展逐渐加重，但也可停止于某个

阶段并停止病变演进，少数人可以自然好转或经过治疗好转。

TMD 包括多种疾病状态，不少学者对其分类进行过研究，至今尚无理想的分类方法。国外较有影响的分类有 Bell 分类、美国口颌面疼痛学会分类以及欧洲学者和日本关节病学会的分类等。我国学者于 1973、1985 及 1998 年分别以国内大量病例资料分析为依据，结合国外较有影响的分类方法，提出我国的诊断分类标准。目前我国应用最多的分类方法是根据临床特点、病变的部位和病理改变将 TMD 分为以下 4 类：①咀嚼肌紊乱疾病类，主要为咀嚼肌的功能不协调，功能亢进和痉挛以及肌筋膜痛，实际上是关节外疾患；②关节结构紊乱疾病类，是关节紊乱病中构成比最高的一类，为关节盘、髁突和关节窝之间的正常结构紊乱，尤其是关节盘髁突出现结构关系的异常改变；③炎性疾病类，不是指由细菌引起的感染性疾病，而是指由各种原因造成的过大开口或外伤，引起滑膜或关节囊的急性炎症，也可由牙合因素等引起滑膜或关节囊的慢性炎症；④骨关节病类，主要症状除了可同时出现关节骨、软骨和关节盘有退行性改变外，还可在关节运动时闻及连续的摩擦音或多声的破碎音。

TMD 的治疗方法很多，目前临床主要的治疗方法包括：𬌗垫治疗、心理治疗、物理治疗、药物治疗、外科治疗、手法操作治疗、免疫学治疗、组织工程学治疗、基因治疗等。归纳其防治原则有以下 3 点：①个体化原则；②保存和恢复关节功能至上原则；③程序治疗原则。特别强调首先应进行可逆性的非手术治疗，只有在所有可逆性非手术治疗失败后，才考虑进行不可逆治疗的各种方法。临床治疗方法的选择须考虑患者症状与体征，以及治疗方法可能对患者生活质量的影响，主要分为确定性治疗（或病因治疗）和支持性治疗（或对症治疗）两大类。确定性治疗须准确诊断，以控制和消除病因为主，而支持性治疗则以缓解症状为主。

## 二、心理社会病因

TMD 的发病原因目前尚未完全阐明。最早 Costen 认为是牙齿磨耗过度或后牙缺失使颌间距离过短，髁突后移所致机械性压迫造成，这种观点后来发展成为了𬌗因素病因学说。但学者们逐渐发现，临床上许多患者找不到明显的𬌗对应关系，主诉常与其客观体征不符，针对 TMD 病理变化和症状，采用合理治疗后并不能收到良好疗效。20 世纪 50 年代初，Schwartz 和 Moulton 研究发现，有相当一部分 TMD 患者存在心理问题，如焦虑、抑郁等，他们认为𬌗紊乱本身不能导致 TMD，而情绪紊乱和应激造成的咀嚼肌活动过度及痉挛比𬌗紊乱更重要。1969 年，伊利诺州大学的外科医生 Daniel M. Laskin 和正畸学家 Charles S. Green 认为，颞下颌关节病是由生理性的应力因素与心理性易患因素相互作用引发的。随着研究的进一步深入，Laskin 的学说逐渐发展成了心理 - 社会因素学说。可见，心理特点、𬌗因素及个体在内外环境综合影响下的应激反应，这三个方面共同作用导致 TMD，其中心理社会因素与 TMD 的发生、发展和治疗效果有着密切的关系。

国外学者随后对此病的心理社会因素进行了多方面研究，包括心理会谈，个性及生活应激心理测验，实验性应激，肌电图，痛阈研究及心理治疗效果的分析等。Kight 等通过对 277 例急、慢性 TMD 患者研究，证实了 TMD 病因中存在明显的心理因素。国内学者高速、张震康等将 78 名 TMD 患者、73 名颞下颌关节正常的健康人和 27 名确诊为神经症的患者分为 3 个组，应用明尼苏达多项人格问卷（MMPI）进行人格测定，3 组的文化程度、年龄、婚姻状况、种族是相匹配的，结果为 MMPI 异常的顺序为神经症组＞ TMD 组＞健康组。总的来说，TMD 患者为神经质性，其特点为敏感，对躯体情况过分关注，夸张各种病痛或不适，可有强烈的精神因素。TMD 患者如果单纯使用镇痛药物及关节封闭等治疗措施，其镇痛效果往往是暂时缓解且不理想，而且还可能掩盖了 TMD 患者的抑郁症状，使病情复杂化。蒋立坚等使用抗抑郁药治疗取得良好的疗效，对照组单纯使用消炎镇痛药物、微波局部理疗、

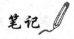

激素注射局部封闭等躯体止痛手段，疼痛的缓解率为 69.8%（30/43），而实验组因加用了多塞平，使疼痛的缓解率达 100%（38/38）。调查中还发现，TMD 患者就诊情况和近期是否发生生活事件密切相关。以上研究提示 TMD 的发病和心理社会因素有关，与个性偏移有关。

近年来越来越多的学者认为颞下颌关节紊乱病是一种心身疾病。生物躯体性因素是发病的基础，心理社会因素则是疾病的易患素质和诱发因素，对疾病的表现、病程长短和转归结果有重要影响。TMD 是一种由多因素互相作用、互相协同而形成的疾病，包括心理社会因素、殆因素、免疫因素、关节解剖因素及关节负荷过重等。其中心理社会因素与其关系非常密切，是重要病因之一。TMD 是现代社会多发性常见病，在治疗 TMD 过程中，患者往往关注颞下颌疼痛部位，医生根据患者需要，单纯矫正颞下颌疼痛部位，虽然缓解了疼痛，却不能根除疼痛，治标不治本。因此，对 TMD 患者诊治时，既要查明颞下颌关节自身出现的问题，还要进行心理评估，有针对性地开展心理治疗。

### 三、心理生物学机制

**1. 心理应激导致咀嚼肌张力增高**　情绪紧张引起咀嚼肌和颞肌张力增加，使咬合常处于紧张状态，诱发有害化学物质；咀嚼肌长期等张收缩，影响局部循环，阻止有氧氧化过程，使局部乳酸浓度增高；咀嚼肌在紧张刺激作用下持续收缩，提颌肌群强大的挤压力可对关节本身造成危害。关于 TMD 患者所承受的心理应激反应可以从患者尿中 17- 羟类固醇代谢产物升高等生理现象中证实。Nicholson 等研究发现，紧张、焦虑可以使患者的口颌肌肌电活动增加，导致神经肌肉兴奋性增强，引起咀嚼肌持续痉挛收缩，肌肉血液循环障碍和缺血，继发性地引起乳酸、组胺、5- 羟色胺、缓激肽等物质的局部堆积，这些物质导致局部出现血管扩张、炎症反应等现象，最终使细胞膜的兴奋性增强，伤害性感受器的感受值降低。Kafas 等对 22 个口颌肌疼痛患者使用了问卷调查、病史询问以及断层 X 线片检查等手段进行评价分析，结果显示颌骨肌以及颞下颌关节慢性疼痛与患者心理状态有很大的相关性。Glaros 等研究指出，由于应激和不良精神状态引发的咀嚼肌紧张在口颌肌疼痛中起重要作用。List 等研究患有口颌肌疼痛以及功能紊乱症状的成人患者时发现，心理因素如高水平应激、躯体不适、情绪障碍等导致了咬合紊乱问题。黄飞等对应激后大鼠咬肌和颞肌疼痛阈值研究，发现情绪应激可以导致咬肌和颞肌痛觉敏感，抗抑郁药物可以降低应激导致的疼痛敏感度。

**2. 心理应激导致疼痛**　近年来，国内研究报道在关节囊、关节盘附着和滑膜下层广泛分布有 P 物质神经纤维。在情绪及精神紧张情况下，可使关节囊和肌内释放神经肽，如 P 物质等。这些物质可导致血管扩张，炎症反应和释放自由基等，从而引起疼痛。临床研究也证实疼痛性 TMD 患者关节液内 P 物质含量明显高于无痛性 TMD 患者。目前，国外研究证明 COMT（儿茶酚 -O- 甲基转移酶）基因多态性与 TMD 发生之间存在关联，COMT 基因可能是 TMD 发生、发展过程中起重要作用的易感基因。COMT 已被证明在疼痛的发生与调控中起着至关重要的作用，主要通过调节肾上腺素和去甲肾上腺素水平产生效应。心理应激抑制了 COMT 产生，COMT 主要灭活儿茶酚胺类递质，儿茶酚胺代谢减少，致使肾上腺能受体增加，导致神经性疼痛、炎症性疼痛和肌肉骨骼疼痛。药物治疗阻止儿茶酚胺代谢，从而产生对 TMD 患者及相关疾病的镇痛效果。黄旭等研究心理应激状态下大鼠咬肌 COMT 表达情况，发现大鼠在应激状态下 COMT 基因表达水平降低，导致儿茶酚胺降解减少而局部堆积，引起肌肉血管收缩，局部血液供应障碍而引发能量代谢障碍和疼痛。

### 四、心身反应特点

心理社会因素对 TMD 的发生、发展、治疗和康复各环节都存在一定的影响。其中，心

笔记

理社会因素可引起的颞下颌关节病主要临床表现包括：

1. **疼痛**　TMD 疼痛从轻度到中度疼痛，多为钝痛或隐痛，有时存在敏感的触痛点（疼痛扳机点），多为持续性疼痛。患者常主诉咀嚼乏力，晨起面部肌肉有胀感，活动后减轻，部分患者常有全身乏力、焦虑、抑郁、生活事件、睡眠障碍等心理和社会问题。日常生活中，许多心理社会因素如工作压力大、考试应激、家庭不和睦、经济拮据、人际关系紧张等，都可提高患者的心理紧张度、不安全感及烦躁不安情绪，从而使原本患有颞下颌关节病的患者疼痛加重。这些习惯于用躯体来表达情绪和冲突的人群是心身疾病的高危人群，其中包括 TMD 患者。

TMD 的主要症状之一是疼痛。一项调查表明，约 94% 的 TMD 患者深受疼痛困扰，临床上疼痛常是促使患者就诊的主要原因。TMD 的疼痛可分为关节疼痛和肌肉疼痛，主要发生于开口和咀嚼运动时。一般认为，长期的焦虑心境可导致咀嚼肌过度紧张、收缩，引起紧咬牙、夜磨牙等，以致关节内压上升；咀嚼肌过度疲劳引起痉挛，从而出现咀嚼疼痛或压痛，关节盘亦因受压而变形、移位。肌肉疼痛的程度较重，其导致的精神压力和心理负担较大，故心理因素对这类患者的影响也较大，精神心理治疗对这类患者的效果较好。雷杰等研究表明，TMD 肌肉疼痛患者有中度以上的睡眠障碍、焦虑或抑郁的比例高达 15.6%、62.5%、31.3%。张玉玮等比较各型颞下颌关节紊乱病患者精神抑郁水平，发现 TMD 以肌筋膜疼痛组最多见，且该组患者抑郁症状指数最高，抑郁症状指数与疼痛强度成正相关。

2. **下颌运动异常**　下颌运动异常也是 TMD 的三大主要症状之一，包括开口度异常（过大或过小）、开口型异常（偏斜或歪曲）、开闭运动出现关节绞索等。正常成人自然开口度平均为 3.7cm，开口型无偏斜，呈"↓"。当患者受到心理社会因素的影响时，翼外肌紧张甚至痉挛可使开口中度受限，被动开口度大于自然开口度，同时开口时下颌偏向患侧；咀嚼肌群痉挛可使开口严重受限，开口度仅 0.5~1.5cm。翼外肌痉挛严重者，可出现急性𬌗紊乱。心理异常可能导致下颌运动及功能异常，是心理问题躯体化的具体表现。虽然心因性和躯体性的下颌运动异常表现形式大致相同，但二者最大的区别是躯体性的下颌运动异常通过口腔科医生矫正或药物治疗明显好转，而心因性的下颌运动异常见效不明显，会随情绪波动复发或加重。针对此症状，可通过生物反馈疗法、放松训练等解除肌痉挛使该症状消失。

3. **关节脱位**　下颌髁状突向前滑动过度，常见的如大张口、打哈欠、呕吐、后牙咬硬食物和一些造成开口过大、时间过长的医疗操作等是造成颞下颌关节脱位的重要原因。1998 年曾有报道，一例患者因强迫症造成自我反复的过度张口、长时间的自我强制性咬桃核，患者虽有强烈的求医动机和自知力，但自身却无法控制这种没有必要的动作，从而诱发颞下颌关节前脱位。心因性的颞下颌关节脱位往往和强迫症联系密切，强迫症（Obsessive compulsive disorder）是一组以强迫思维和强迫行为为主要临床表现的神经精神疾病，其特点为有意识的强迫和反强迫并存，一些毫无意义、甚至违背自己意愿的想法或冲动反反复复侵入患者的日常生活。在临床上，强迫性动作又以强迫计数、强迫性洗手、关门等动作多见。Fehmi 和 Fritz 的精神疾病模式认为夜磨牙属强迫症范畴。

此外，心理社会因素可导致患者出现夜磨牙等症状，进而引发 TMD。在治疗夜磨牙症方面，减轻压力的行为疗法（stress-reducing behavioural counseling）比夜间的生物反馈法更有效。

## 五、心理诊断与干预

### （一）心理诊断

20 世纪 90 年代初期，美国华盛顿大学 Dworkin 等在美国国立牙科研究院（National Institute for Dental Research，NIDR）的支持下，提出了颞下颌关节紊乱病研究诊断标准（research

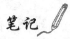

diagnostic criteria for temporomandibular disorders，RDC/TMD），受到学界的广泛关注。该诊断标准明确提出了双轴诊断的概念，反映了疾病诊断向病因学诊断努力的趋势。所谓双轴诊断，即从躯体轴和心理轴两个方面对颞下颌关节病患者进行全面的评估。躯体轴（轴Ⅰ）包括肌病类（含肌筋膜痛，肌筋膜痛伴开口受限），关节盘移位类（含可复性盘移位，不可复性盘移位伴开口受限，及不可复性盘移位无开口受限）和关节痛、关节炎、关节病类（含关节痛，骨关节炎，骨关节病），主要对于患者的躯体疾病进行诊断分类。心理轴（轴Ⅱ）主要对患者疼痛及精神心理状况进行评估，反映与疼痛相关的功能丧失和心理状况，包括对疼痛强度及功能丧失分级（0-Ⅳ级），抑郁及生活单调症状分级（正常、中度及重度）等。

2005年马绪臣、张震康教授参考该分类，并结合其课题组的研究结果、实践经验及我国TMD临床工作实际情况，率先提出了适合我国颞下颌关节病的双轴诊断标准。对于躯体疾病（轴Ⅰ）的诊断基本保留了1997年的分类，包括咀嚼肌紊乱疾病、结构紊乱疾病、关节炎性疾病及骨关节病或骨关节炎。对于与疼痛相关的功能丧失和心理状况的评估（轴Ⅱ），将疼痛与功能丧失分为0～Ⅳ级，将精神心理状况按症状自评量表调查结果分为正常、中度和重度异常三种情况。由于我国在颞下颌关节紊乱病领域对精神心理因素的研究还远远不够，广泛实行颞下颌关节紊乱病的双轴诊断尚需要时间。但是，在我国启动并逐渐推广应用双轴诊断标准，无疑将有利于我国在颞下颌关节紊乱病临床工作中由单纯的生物医学模式向生物-心理-社会医学模式的转变，从而进一步提高我国对颞下颌关节紊乱病的诊治水平。

### （二）心理干预

TMD是多病因综合作用的结果，应根据上述诊断结果从身体和心理两方面进行对症治疗和病因治疗。除了封闭、理疗、调𬌗、服药等常规治疗方法外，辅助进行针对性的心理治疗往往也会有良好疗效。医生应通过观察和谈话了解患者的社会背景，采用心理测验以获得患者个性及偏移情况，在良好医患关系的基础上，向患者分析关节疼痛可能是其回避应激和冲突的心理防御机制，并恰当地介绍TMD有关知识，指出患者目前存在的焦虑、抑郁等负性情绪对TMD治疗的不良影响，采用疏导、解释、支持、安慰、帮助、鼓励等措施，减轻并消除其负性情绪，同时耐心指导与纠正有关疾病的错误认识。

TMD疾病的治疗是一个漫长的过程，与慢性病患者的沟通，必须紧紧围绕着慢性疾病的病程长，见效慢，容易反复发作等特点。采用心理会谈方式鼓励患者重新合理安排生活，帮助其学会自我放松，调节紧张情绪，引导患者自我治疗。通过交谈了解患者的心理感受和问题，进行有效的心理疏通，减轻患者的不适。对那些病情严重的患者，如伴有开口异常、吞咽困难、语言困难、慢性全身疲劳等症状，应给予较多的心理支持，挖掘患者的健康潜力。此外，基于患者对医生的信赖，还可采用安慰性治疗，如安慰性𬌗垫、安慰性调𬌗和安慰性药物等使患者症状好转。

TMD治疗应采用多种方法综合干预。Gardea等证实，放松疗法是通过放松过度活动的咀嚼肌缓解疼痛，让患者的疼痛迅速减轻，能直接明显改善患者的躯体症状。认知-行为疗法（CBT）是一种旨在增加患者的适应性、改善患者的认知能力和行为方式的治疗方法，在控制疼痛以及提高患者的心理承受力和满意度方面有很好的作用，在短期治疗时，与单纯放松疗法区别不明显，但在长期治疗时，治疗效果持久稳定。Simon等对28例保守治疗无效的患者施行催眠疗法，对疼痛频率、疼痛持续时间、疼痛强度3方面的数据进行分析，结果表明催眠也可作为TMD一种有效的行为医学治疗形式。

综上所述，心理因素在TMD的发生、发展、转归和预后各个阶段都起到十分重要的作用。因此，有必要对非咬合因素引起的TMD进行心理学检查，明确患者的心理学发病因素、心理障碍的程度和类型，选择合适的心理行为疗法，从而改善患者的颞下颌关节症状和全身的躯体化症状，终止疾病的发展。

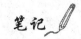

## 第二节 口腔颌面部功能障碍

### 一、一般概述

口腔颌面部功能障碍主要由心理应激导致，包括唾液性状的改变、局部微循环的改变、咀嚼肌张力的改变。

1. **流量和流速改变** 心理应激过程与生理反应有显著联系，当一个紧张而刺激的事件激活下丘脑时，下丘脑进一步激活交感神经系统，后者发出神经冲动直接影响内脏和腺体。唾液分泌受到交感和副交感神经活动双重控制，心理障碍患者唾液的流量和流速均有改变。

2. **电解质和唾液淀粉酶改变** 对一组接受牙髓治疗患者的研究表明，心理应激降低唾液 pH 值；还发现精神紧张组与正常对照组相比，$Na^+$ 含量明显降低，$K^+$ 含量明显升高，$Na^+/K^+$ 比值显著降低。唾液电解质含量改变和交感 - 肾上腺系统活动增强有一定关系。左昕等研究心理应激下唾液 α 淀粉酶的变化，发现唾液 α 淀粉酶（sAA）已确定作为 ANS 的反应的 1 个生物标志物，高心理弹性组在面对应激时能较快地激活 ANS，增加 sAA 分泌以利于有效应对；而低心理弹性组在应激时 ANS 激活较慢，首先消耗体内原有的 sAA，导致其浓度先降低后升高，不利于其应激时快速、有效应对。

3. **局部微循环改变** 口腔黏膜的血液供应与口腔黏膜病关系密切，对口腔扁平苔藓患者研究发现，焦虑（SAS）分与口腔黏膜微循环（OMC）综合积分相关，抑郁（SDS）分与 OMC 综合积分也相关。心理应激下，口腔炎性因子大量产生，作用于细胞和组织，引起局部刺激和损害，造成组织源性和血浆源性炎症介质的释放，导致血管通透性增加、血液中有形成分沉积增加、血液凝集亢进、微循环障碍等。大鼠咬肌及髁突超微结构在慢性心理应激情况下的变化实验中，发现应激后下丘脑 - 垂体 - 肾上腺皮质轴兴奋性增强，导致下丘脑促肾上腺激素释放激素、垂体促肾上腺激素、肾上腺糖皮质激素过度分泌，引起交感神经兴奋，耗氧增加造成局部缺血。

4. **咀嚼肌张力增高** 口腔周围咀嚼肌的张力水平随心理紧张的增加而升高，特别是颞肌、嚼肌、翼内肌和翼外肌等肌肉，由于肌肉长期收缩，局部循环受阻，血液供应不足，代谢产物堆积，形成有害刺激，引起肌筋膜痛及有关牵涉痛，也会进一步加重肌肉痉挛，最后引发疾病。Tsai 等学者研究结果也表明，心理应激后，咬肌、髁肌后束，舌骨上肌肌电活动增强且咬肌肌紧张性在反复心理应激试验后逐渐增高。长期心理应激后，咀嚼肌肌紧张性显著增强。

### 二、心理社会病因

1. **个性特征** 焦虑抑郁情绪的个体分泌唾液量比正常人少，他们晚上唾液分泌流速最大，而正常人唾液分泌早晨流速最大。"激动性"抑郁症患者唾液分泌量比"抑郁性"抑郁症患者还要少，"内源性"和"更年期"抑郁症患者唾液分泌速度尤其缓慢。抑郁症患者静息状态下唾液分泌与神经活动功能性失调有关，外界理化刺激可以改变功能失调。A 型行为者唾液中氢化可的松水平高于 B 型行为者；在应激状态下，两者差异增大；SCL-90 评分情况和唾液氢化可的松上升率之间有密切关系。心理因素引发的内分泌改变可导致口腔局部内环境改变，从而引发心身障碍。

2. **心理应激** 个体在应激下，活性氧簇抑制滑液中的透明质酸的合成和降解，降低关节表面活性磷脂成分对关节面的保护和润滑作用，同时脂质过氧化物如 MDA 等可修饰胶原纤维和血浆蛋白，改变成纤维细胞的功能，如黏附、增殖和活力等。脂质过氧化级联反应发生使颞下颌关节内组织细胞结构的损伤唾液中氧化应激对口腔颌面部关节损伤情况。长期受应激原的刺激，导致身体功能下降。IL-6 水平变化与慢性应激的关系，调查结果提示慢性应激可通过免疫反应增加牙周疾病的发生率。IL-6 由成纤维细胞和内皮细胞分泌，可促进破骨细胞生成，造成牙槽骨破坏。此外，考试应激会导致唾液 SIgA 免疫因子水平下降，抵抗细菌和病毒入侵的作用减弱。

### 三、心理生物学机制

心理因素引发的内分泌改变可导致口腔局部内环境改变，从而引发心身障碍。EPQ 中 N 维度和应激前后，唾液中氢化可的松上升率呈显著相关；在基础状态下，A 型行为者唾液中氢化可的松水平高于 B 型行为者；在应激状态下，两者差异增大；SCL-90 评分情况和唾液氢化可的松上升率之间有密切关系。

人体的免疫调节是一个复杂的系统，可以通过炎症因子评估免疫调节的功能。董晶等在研究慢性不可预见性心理应激对大鼠髁突软骨产生影响中，发现 TNF-α 阳性细胞弥散性地分布在髁突浅层至深部，提示心理应激使髁突产生了炎性改变，并且这种改变在应激初期最为明显。心理应激对大鼠颞下颌关节损伤可能与激活 TNF-α 炎症因子信号通路，上调凋亡相关蛋白 Caspase（半胱天冬氨酸蛋白酶）的表达，造成软骨细胞数目减少。Wang 等发现外源性 TNF-α 作为一种重要的炎症因子可能通过激活细胞凋亡通路对关节造成损伤，应激后大鼠髁突中 TNF-α 的表达水平升高。免疫系统可对应激水平作出相应的反应，应激水平越高，免疫系统保护机体、抵抗疾病和感染的能力越低。不同心理压力梯度人群，CD8+ CD28-T 细胞检测值不同，CD8+ CD28-T 细胞可分泌 IL-10、TGF-α 导致免疫功能降低，易造成口腔颌面部障碍。

### 四、心身反应特点

#### （一）口腔颌面部感染性疾病

由于应激导致的免疫功能下降，造成龋病、牙周病的发病增加。

1. **牙周疾病**　致病菌的存在是牙周病发生的必要条件，但不足以引起病损，牙周炎的易感性，一方面可以解释为基因因素，即基因的多形性或基因变异可能改变免疫功能；另一方面，由于环境因素使某些本来对牙周炎有抵抗力的人变为易感，这里包括特异性病原菌感染以及全身疾病影响和吸烟、心理紧张的影响。

心理因素增加牙周病易感性中，以急性坏死性溃疡性龈炎（acute necrotizing ulcerative gingivitis，ANUG）与精神压力的关系最为明确。心理紧张、精神障碍可促使牙周病的发生，病情的严重程度与个体体验焦虑程度有关。Boyapati 等和 Vettore 等临床研究表明，严重的慢性牙周炎患者经常处于忍耐压抑的生活状态或风险较高的工作环境状态中。随着焦虑的增加牙周炎病情也逐渐严重。牙龈炎、牙周炎、牙槽骨的丧失和人格异常及不良情绪状态紧密相关，A 型行为与牙周病患病有关联。流行病学研究发现，寻求精神帮助的学生中 ANUG 患病率是正常学生的 3 倍。应用 Edward 性格测验研究 82 名学生，发现两个性格特征：支配欲（dominance）和自卑感（abasement）与 ANUG 相关。早期研究报告，承受高心理应激的军人中 ANUG 发生率较高（2.2%）。De Marco（1976）曾报道 1 例在战争前后牙槽骨明显丧失的病例。学者们把这种状态下牙槽骨的丧失称为"牙周情绪应激征"（peridental emotional stress syndrome）。

牙周炎症严重程度与慢性心理应激相关，如工作压力、婚姻质量和经济状况等，患者因长期的工作压力，导致严重的牙周病，出现多颗牙齿松动、脱落。Croucher 对比 100 名牙周

笔记

炎患者与 100 名牙周健康者，发现牙周炎患者认为生活中消极事件对其影响大，排除吸烟因素后，牙周炎仍与生活经历有关。慢性应激对大鼠牙周炎的影响的实验研究中，有研究表明 MMPI 中的 Ma、Hy 等维度和牙周炎症严重程度相关，而更多研究认为其与慢性心理应激相关，如工作压力、婚姻质量和经济状况等。Croucher 发现牙周炎患者认为生活中消极事件对其影响大，排除吸烟因素后，牙周炎仍与生活经历有关。韩桐师等调查发现，患者因长期的工作压力，导致严重的牙周病，出现多颗牙齿松动、脱落。刘世森等对慢性应激对大鼠牙周炎的影响的研究中，发现慢性应激牙周炎组牙间乳头沟内上皮溃疡、坏死，牙周膜炎症明显，牙周膜纤维排列紊乱，牙骨质吸收明显，可见明显的破骨细胞和骨吸收陷窝。

2. **龋病**　心理应激作用于免疫、内分泌、神经系统，降低唾液流速、分泌量和唾液 SIgA、pH 水平，使唾液机械冲洗作用、缓冲作用减弱，同时降低机体对细菌抵抗力，从而导致龋病发生率的上升。心理社会因素也与龋病密切相关，处于不良情绪状态或具有不良个性特征的患者，他们对任何事情缺乏兴趣，更容易忽视口腔卫生，例如：焦虑性神经症患者很有可能无限期拖延就诊时间，导致自身口腔状况恶化；抑郁性神经症患者往往对自身口腔卫生采取漠视的态度；低收入阶层则无暇顾及自身的口腔健康状况。志村则夫应用焦虑量表研究发现，高度焦虑组学生龋患率高于低焦虑组学生，且邻接面龋发病率随着焦虑程度的升高而上升。应用 Spielberger 状态 - 特质焦虑问卷调查表明，龋失补牙面高的组别焦虑得分高，与对照组存在显著性差异。

### （二）口腔黏膜病

复发性阿弗他溃疡、口腔扁平苔藓、地图舌和灼口综合征是较为公认的口腔黏膜心身疾病或明显受心理因素影响的口腔黏膜病。

1. **复发性阿弗他溃疡和复发性疱疹性口炎**　复发性阿弗他溃疡（recurrent aphthous ulcer，RAU）是一种周期性口腔溃疡性疾病，可发生于唇、颊和舌等口腔黏膜，伴有明显口腔疼痛，常影响正常进食，一般 7～10 天可自愈，间隔数周或数月复发。复发性疱疹性口炎（recurrent herpetic stomatitis，RHL）在黏膜上有较大面积充血，有多个成簇的疱疹。目前在临床的研究中仍没有明确发病原因，病毒感染、细菌感染、微循环障碍、免疫功能失调、遗传因素等均有可能引发复发性口腔溃疡和复发性疱疹性口炎的发生。如患者伴有缺乏维生素 B、叶酸、铁、锌等微量元素、免疫功能降低、内分泌失调、失眠、情绪波动、精神紧张等症状，很容易导致疾病出现复发现象。

随着"生物 - 心理 - 社会"医学模式的转化，对 RAU 患者的心理环境、生活工作环境和社会环境等的研究引起重视。1960 年及 1961 年，Ship 对几千名大学生进行流调，发现 50% 个体有 RAU 史，38% 有 RHL 史，RAU 在学生考试等紧张时和女性月经期多发，而在放假期间复发率下降。对 120 名 RAU 患者中 55 名进行心理评价，发现 33% 被试者有明显的心理疾患，包括慢性癔症、强迫、疑病和偏执。人格问卷调查结果表明，RAU 患者的 A 型行为类型得分高于正常人，回顾发病 1 年内多数人有明显的重要生活事件存在，说明 RAU 与紧张刺激的生理反应密切相关。

2. **口腔扁平苔藓**　口腔扁平苔藓（oral lichen planus，OLP）主要表现为口腔黏膜对称性分布的珠光白色条纹，可呈网状损害或树枝状损害，经常见有糜烂充血，可发生于唇、颊、舌等口腔黏膜。

与 RAU 相比，OLP 的病因较为表浅而直观，可直接发生于考试应激、婚姻中性生活不协调等创伤后，常可以自我意识到。Slade 的 OHIP-14 量表，从口腔功能限制、生理性疼痛、生理障碍、残障、心理不适、心理障碍及社交障碍 7 个维度研究显示 OLP 和紧张的心理状态密切相关，心理社会应激是 OLP 发生发展的重要因素。研究表明，50% 左右的 OLP 患者有

笔记

精神创伤史（如亲属亡故、婚恋纠纷、下岗失业等），或生活压力过大，或精神生活空虚（经济状况较好，衣食无忧，但每日生活单调无新意，又不善于与人交流，无法倾诉心情）等导致心情不畅快、焦虑、抑郁等心理因素。用 MMPI 测定 30 例 OLP 患者，发现 F、D、Sc 量表得分高于 70，揭示患者倾向于偏执、抑郁和精神分裂样个性。郭雨思等采用 C 型行为量表对 OLP 患者进行研究，结果显示 OLP 患者 C 型行为特征明显，具有更高的焦虑、抑郁和愤怒水平，及更低的乐观水平，一方面 OLP 是一种潜在的口腔黏膜恶性病变，故患者患病后会出现一定的恐惧情绪，或伴有抑郁和焦虑情绪；另一方面是 OLP 的慢性过程及迁延不愈使患者产生了心理应激情绪，加重了焦虑和抑郁等负性的情绪；此外，OLP 伴随的糜烂等状况造成患者进食疼痛，严重影响患者的生活质量。

临床中常常见到因心理异常导致机体功能紊乱，促使 OLP 发病、病情加重，或反复发作、迁延不愈。有学者认为，心理免疫机制可以用于解释 OLP 的发病机制：在不良情绪状态下，5-HT 水平增高，促进 T 细胞和 NK 细胞的活化，而 OLP 的基底部细胞浸润是以淋巴细胞为主。对这类患者进行良好的沟通、心理辅导，鼓励其自我身心调节后，病情常可缓解，甚或痊愈。有报告 1 例对药物治疗无效的妇女给予心理治疗，仅用 3 周时间使患者摆脱生活事件应激，治愈了迁延半年的 OLP。周毅等研究心理干预对口腔扁平苔藓治疗效果的影响，发现心理治疗组明显优于对照组，心理治疗组近期疗效有效率 15%，远期疗效有效率 91%；对照组近期疗效有效率 12%，远期疗有效率 37% 。许多 OLP 患者均是由于社会、家庭、工作生活及个体心理异常等因素引发的疾病，这些因素还会导致病情加重或反复发作，长期不愈。心理治疗对 OLP 的治疗有重要作用，接受心理治疗的患者随着心理治疗的深入，心理状况逐渐改善。

**3. 地图舌** 地图舌（geographic glossitis）又称游走性舌炎（migratory glossitis），表现为在舌背黏膜上不规则、"游走性"的红色斑块样改变，患者一般无疼痛等不适感，伴发炎症时可自觉疼痛，2～10 天自愈，可间歇性发作。

1966 年，Redman 对 3668 名大学新生进行调查，发现有 42% 学生患有此病，进一步调查发现这些患者在考试期间患病率增加，其 MMPI 测验 Mf，Pt，Sc 量表得分增高，男性升高更加显著，这一结果支持情绪应激可导致地图舌的理论。有报道 20% 的地图舌患者有精神紧张的主诉，并且舌黏膜病损的变化与心理压力、情绪波动、失眠、劳累等情况有关，Gonzaga 等发现 72.2% 的地图舌患者有精神创伤史或焦虑伴应激事件等。

**4. 灼口综合征** 灼口综合征（burning mouth syndrome，BMS）是以舌部为主要发病部位，以烧灼样疼痛为主要表现的一组综合征，又称舌痛症（glossodynia）、舌感觉异常、口腔黏膜感觉异常等。常不伴有明显的临床病损，舌柔软度、活动度均正常。亦无特征性的组织病理变化，但常有明显的精神心理因素，在更年期或绝经期前后妇女中发病率高。此病的精神心理因素包括：①人格因素：采用明尼苏达多相人格测试（MMPI）、艾森克个性问卷（EPQ-RC）等，测试结果显示 BMS 患者多为焦虑型、抑郁型性格，情绪不稳定。②恐癌心理：报告指出，超过 75% 的 BMS 患者担心自己患癌，80% 患者辗转求医，陷入了"自检 - 恐慌 - 再自检 - 更恐慌 - 舌痛加重"的恶性循环。Saah B 等认为，精神压力和精神疾病能改变机体免疫功能，从而提高灼口综合征的发生率。精神药物如氯氮䓬、多塞平等都可用于治疗此病，近年黛安神治疗灼口综合征效果显著，黛安神虽具有抗焦虑抗抑郁作用，但副作用小，无抗精神病的作用，也不作为精神药物控制，使用方便。Gorsky（1991）回顾性研究表明氯氮䓬治疗效果优于其他方法；Berdahl（1995）及陶人川（1991）报道认知疗法对舌痛症有效；蔡涛发现药物联合心理疏导治疗灼口综合征的疗效显著；王玉珍等采用中西医药物联合心理干预的方法治疗灼口综合征有效率达 95.0%。

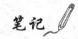
笔记

### （三）磨牙症

磨牙症（Bruxism）即在睡眠时有习惯性磨牙或清醒时有无意识磨牙习惯，是人在非生理功能状态下咀嚼肌产生不自主的收缩，上下牙彼此磨动或紧咬的现象。研究认为情绪紧张是磨牙症最常见的发病因素。惧怕、愤怒、敌对、抵触以及其他各种紧张情绪，若因种种原因使患者难以及时发泄表现时，这些情绪在潜意识中周期性地通过各种方式予以表现，磨牙就是表现方式之一。北京大学口腔医院曾对80位16～45岁的磨牙症患者和80位非磨牙症者作了对照研究，为他们做艾森克个性测定，结果表明：性格内向、压抑，特别是情绪不稳定、易紧张等个性是磨牙症发病的重要因素。心理学家戈伯氏认为，磨牙症是由于拒绝表示愤怒和憎恨，或无能力表示情欲所导致的一种现象。从精神角度分析，磨牙代表一种心理状况，特别是在生气、焦虑、愤恨、悲观和受虐待时，显得更为突出。这些人潜意识中所表现的心理状况，是一种受挫和不满。许多学者的调查和分析结果还表明，磨牙症患者较非磨牙症者的悲观情绪更严重。也有人认为，成人磨牙是心理疲劳的一种特征，应当注意休息和调整自己的心态。贾海鸥等研究显示磨牙症与心理压力之间存在密切关系，磨牙症患者的压力敏感性更高。当生活压力事件经过个体的评估被认为有威胁和伤害，且不认为自己的应对资源足以处理威胁和危害时，会增加磨牙症等身心疾病的发生风险。

### （四）非典型性面痛及非典型性牙痛

二者均属于心因性疼痛，女性多见。临床表现为颌骨内部、上颌窦、牙齿等非肌肉部位持续性钝痛或跳痛，有时患者的症状酷似三叉神经痛或牙髓炎、牙周炎痛。研究发现，此病患者多有明显的情绪和人格障碍，表现为抑郁、孤独感、被动或过度依赖性人格、早年经历心理创伤、缺少父母关爱等，即所谓的疼痛易感人格（Pain Prone Personality）。这种心因性疼痛是癔症性转换反应，疾病有象征意义，但患者无法察觉，也拒绝接受心因性疼痛的解释，坚持认为必须找到器质性病因。1992年有报道一女性患者，以全口牙齿间歇性肿痛3个月，自发性剧痛1小时伴短时晕厥为主诉就诊。患者呈惊恐面容，自诉疼痛难忍，临床检查仅见浅、中龋，未见穿髓点，叩诊阴性，无冷热刺激痛，牙周情况正常。由于患者临床检查与主诉明显不符，通过询问病史发现患者有明显心理障碍，近期内有人际关系紧张、社会支持低下，并有继发获益现象。在多次复诊治疗中，执意要求同伴陪同，甚至还指着给予安慰性充填材料说："这种药真好，他们都没有享受。"结合这些表现，予以非典型性牙痛诊断。

### 五、心理诊断与干预

1. **心理诊断**　口腔颌面部功能障碍通常属于器质性疾病，应该根据相应的疾病诊断标准对其进行诊断和治疗，同时充分考虑心理应激的影响，对其心理状态采用相应的心理评估方法进行评估。

2. **心理干预**　应对方式是影响应激严重程度的重要因素之一，也是近年来心理应激与TMD研究中的重要环节。注重意义的应对方式（Meaning-focused coping, MFC），可改变患者对情境的评估，使得的信念、目标和应激环境更加一致，可以减轻心理应激程度。

## 第三节　耳鼻喉、眼、口腔科躯体化障碍

耳鼻喉眼口腔科疾病不仅涉及个体的视、听、嗅和味觉感觉功能，还与个体的容貌密切相关。因此，心身障碍者常表现出躯体化障碍。

### 一、一般概述

**耳鼻喉、眼、口腔科躯体化障碍的表现**　如耳鸣、梅尼埃病（Meniere's disease）、功能性

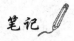

耳聋、咽部异物感、心因性发音障碍、癔症性失声、青光眼、中心性浆液性视网膜病变、眼睑痉挛、眼睛疲劳等都属于心身疾病范畴。以青光眼为例，青光眼是有病理性高眼压或正常眼压合并乳头、视网膜神经纤维层损害、青光眼性视野改变的致盲眼病。当房水生成率、房水排出率及眼内容积三者动态失衡时，可出现病理性高眼压。剧烈的情绪波动诱发青光眼是众所周知的。Miller 研究发现，有 59% 青光眼者存在明显焦虑情绪。Hibber 应用 MMPI 研究发现，60% 青光眼患者有人格偏差，青光眼者有神经质、好强、爆发性格和攻击性冲动等特征。

1. **中心性浆液性脉络视网膜病变**　由 Von Graefe 于 1886 年首先提出，也称复发性中心性视网膜炎。原发病灶在视网膜色素上皮和脉络膜毛细血管，常由精神紧张和过度疲劳等诱发。1987 年 Yanuzzi 提出 A 型性格是中心性浆液性视网膜病变危险因素之一，中心性浆液性视网膜病变的 A 型行为分布明显高于健康对照组。这种行为的人容易精神紧张、情绪波动、兴奋、紧迫意识强，再加之过度嗜烟酒，上网熬夜、过敏、内分泌障碍等因素，易使脉络膜毛细血管通透性改变，浆液便进入视网膜下间隙内，形成典型的中心性浆液性视网膜。

2. **功能性耳聋**　又称精神性耳聋或癔症性耳聋，属非器质性耳聋，常由精神心理受创伤引起。表现为单侧或双侧听力突然严重丧失，无耳鸣和眩晕。当听力突然下降或丧失时，患者会惊慌和害怕的情绪反应，严重者会出现心理应激反应。功能性耳聋严重者可导致微血管痉挛并使得内耳微循环受阻，进一步加重患者的病情。黄钻娣等研究认为精神心理因素与交感神经系统之间存在联系。不良精神心理因素会导致该神经系统失调，容易致患者的内耳供血不足，甚至出现内耳毛细胞损伤，从而进一步加重患者的听力下降症状。

3. **癔症性失声**　又称功能性失声，是一种以癔症为原因的暂时性发音障碍，喉部本身无器质性病变，一般均有情绪激动或精神刺激的病史，过度悲痛、恐惧、抑郁、紧张、激怒均可诱发本病。临床常表现为发病突然，时有突然恢复，可偶发，也可反复发作；患者在受到精神刺激后，立即失去正常发声功能，或只能发耳语声，但咳嗽、哭笑的声音仍正常，呼吸亦完全正常。心理暗示干预在癔症性失声治疗中，可减缓患者心理应激不良。癔症性失声患者往往自尊心很强，很敏感，渴望被尊重，害怕别人说"癔症""神经症"等。

4. **心因性口臭**　口臭对患者的心理负面影响显著，86% 的患者因为口臭与他人的正常交流产生障碍。口臭患者在人际关系敏感、抑郁、焦虑等方面存在不同程度的心理问题。心因性口臭是体臭恐惧症的一种表现形式，患者经常是因为别人议论而怀疑自己口臭，乃至避免社交活动。王晶研究发现假性口臭患者进行临床检查未发现口腔异味，即使接受过专业的诊治，这些患者还是坚持认为自己有口臭，对治疗的满意度差，而这类假性口臭患者心理检查发现异常，他们经三个月森田疗法结合 RET 疗法后症状好转。

## 二、心理社会病因

1. **人格因素**　患者有特定的神经质人格特征，如敏感多疑、易受暗示和性格内向等。有研究表明，在口腔颌面部美容整形手术患者中，25% 的患者有自恋型人格障碍，12.0% 的患者有依赖性人格障碍，9.2% 的患者有表演型人格障碍。研究发现：几乎所有口腔异常感觉者的艾森克人格问卷（EPQ）中神经质（N）分高于正常人。研究表明患者可以表现为疑病、敏感、消极、自怜等各种各样的个性。MMPI 测查男性患者疑病（Hs）、癔症（Hy）量表分显著升高，女性患者疑病（Hs）、抑郁（D）、癔症（Hy）量表分显著升高，个性偏移程度和类型与神经症患者显著不同。EPQ 测查发现患者 N 分升高，发现此类患者具有刻板、好斗、情绪易紧张等特征。与躯体化症状有关系的情绪状态中，焦虑、抑郁是多数学者公认且研究最多的情绪致病因素。患者存在严重的压抑和情绪紊乱，躯体化障碍与焦虑、抑郁

笔记

程度成正比。

**2. 生活事件** 生活事件是其发病的重要诱因，并可导致病程的迁延。一些创伤性经历的记忆不易被遗忘，并以各种面部躯体化症状的形式表现出来。例如，要求进行正畸治疗的患者是因为屡次恋爱受挫而提出治疗需求；全口牙齿脱落的老年人戴上义齿总是感到不适，是因为接受不了衰老的事实，对义齿有抵触情绪。Fetgngon 等发现躯体化患者倾向于报道较多的生活事件，有躯体化倾向患者对生活事件更敏感，或其在与环境的交互作用中更易产生负性生活事件。由 30 个国家 40 年病历资料研究发现，患者多为情绪不稳定的年轻女性，有较多的生活事件困扰，且多数人患有躯体化相关疾病，如偏头痛、胃溃疡等。

### 三、心理生物学机制

躯体化障碍是一种以持久的担心或相信各种躯体症状的优势观念为特征的一组神经症。患者因躯体症状反复就医，各种医学检查结果为阴性，医生的解释均不能打消其疑虑。即使患者有时确实存在某种躯体障碍，但其严重程度并不足以解释患者的痛苦与焦虑。耳鼻喉、眼、口腔科躯体化障碍可涉及耳鼻喉、眼、口腔及相关器官，常为慢性波动性病程，多伴有社会、人际或家庭行为方面的严重障碍。患者起病往往在成年早期，女性多于男性。

"癔症性"信息处理理论认为，患者大脑对信息的加工缺陷导致了许多临床症状，这种缺陷可能导致躯体化障碍的患者躯体不适、症状无明确定位以及社会、人际关系、职业功能受损。躯体化障碍是用躯体症状来替代被压抑的非本能性冲动，患者通过躯体症状表达情感冲突处理应激，缓解心理冲突。耳鼻喉、眼、口腔科躯体化障碍的患者存在脑干网状结构注意和唤醒机制的改变。网状结构联合边缘系统整合传入大脑的信息，过滤掉感受内脏器官活动的信息，保证个体注意力指向外界环境。当过滤功能失调，患者内激感增强，各种生理变化信息不断被感受，经过一段时间，这些生理变化被患者体会为躯体症状。神经心理学机制解释躯体化障碍患者多伴有大脑双侧额叶功能缺陷及非优势半球的功能减退，患者的注意、感觉以及情感的变化发生了转换障碍，躯体化障碍的脑研究指向第二感觉区。Rief 等躯体化综合征患者有免疫功能变化，单核细胞活化（IL-IRA 增加），T 淋巴细胞活动降低（CD8 和 IL-6 降低）。

### 四、心身反应特点

**1. 躯体化变形障碍** 口腔颌面部并不存在缺陷或仅有轻微缺陷，而个体想象出自己的缺陷，或将轻微的口腔颌面部缺陷放大，并由此产生心理痛苦。躯体化变形障碍常表现为：

（1）抱怨"缺陷"：经常抱怨、甚至过分夸大面部瑕疵，如鼻子太小、牙齿突出和眉毛稀少等。

（2）关注部位：患者在不同的时间内，或在不同刺激诱发下对口腔颌面部异常关注，并产生先占观念。

（3）表述模糊：对畸形的主诉常让人难以理解。如说："我的眼睛和鼻子间的皮肤连接很滑稽"等。患者常频繁观察自己，十分关注别人评价，有时还会想尽一切办法掩盖所谓缺陷。

躯体化伴焦虑障碍患者极度关注自身仪表，过分担心甚至放大口腔颌面部轻微缺陷，会出现惊恐发作，严重者会存在广泛性焦虑。躯体化伴疑病障碍患者过度关注症状本身及症状的个别影响，倾向进行检查以确定或证实潜在疾病，通过治疗消除症状，患者常有药物过度使用、长期不遵医嘱的情况，这类人群本身不存在器质性病变，但通过心理量表可以明确诊断。

**2. 口腔颌面部疼痛和不适** 可以表现为各部位的症状和不适：

笔记

（1）非典型面痛和非典型牙痛：详见前述。

（2）舌痛：表现为烧灼样疼痛，舌痛可因集中精力于某一工作而暂时消失，舌柔软度、活动度均正常。

（3）口腔黏膜蚁走感、烧灼感、异物感、口腔异味（口臭）等。

（4）义齿佩戴不适感：表现为无法接受制作的义齿，义齿佩戴后感觉不适，口腔黏膜疼痛而反复要求医生对义齿进行调磨。

（5）咽部异物感：表现为咽喉部有堵塞感、颈部发紧，或有痰粘着感，或呈小球状在咽部上下活动，既不能咽下，也不能吐出，在吞咽唾液时更加明显，但无进食障碍。

**3. 分离性感觉麻木症状** 可以表现为失声、失明和耳聋等。这种分离性感觉麻木症状甚至可以在医师语言诱导或催眠状态下恢复正常。

## 五、心理诊断与干预

### （一）心理诊断

耳鼻喉眼口腔科躯体化障碍是躯体化障碍在口腔颌面部的表现，按照中国精神障碍诊断与分类标准（CCDM-3），是一种以持久的担心或相信各种躯体症状的优势观念为特征的神经症。患者因这些症状反复就医，各种医学检查阴性和医生的解释均不能打消其顾虑。即使有时存在某种躯体障碍，也不能解释所诉症状性质、程度，或其痛苦与优势观念。经常伴有焦虑或抑郁情绪。尽管症状发生和持续与不愉快生活事件、困难或冲突密切相关，但患者常否认心理因素存在，本障碍男女均有，为慢性波动性病程，严重者社会功能受损，一般以下症状持续3个月可以诊断。

症状标准如下：

1. 符合神经症诊断标准。

2. 以口腔颞颌面部症状为主，至少有下列一项：①对口腔颞颌面部症状过分担心（严重性与实际情况不相称）；②对身体健康过分关心，如对通常出现生活现象和异常感觉过分关心；③反复就医或要求医学检查，但检查结果阴性和医生的合理解释，均不能打消其疑虑。

鉴别诊断主要包括以下几点。

**1. 躯体化障碍** 医生必须在实施各种客观检查充分排除口腔颌面部器质性疾病的情况下，才可以考虑躯体化障碍的诊断。同时，医生必须注意：①躯体化障碍的患者和同龄人一样，有同等机会在治疗期间发生独立的躯体障碍，如患者主诉重点和稳定性发生转化，可提示有躯体障碍，应考虑进一步检查；②大多数口腔颞颌面部躯体化障碍患者可能兼有程度不一的躯体疾病。

**2. 精神分裂症** 精神分裂症也可以出现多种躯体变形障碍症状，如感觉自己变形、变丑等，但均是在缺乏自知力情况下的妄想表现。可以通过对精神分裂症其他症状的问诊后加以鉴别。

**3. 抑郁症** 隐匿性抑郁可以躯体症状为主诉。抑郁症状常被掩盖而难以鉴别。可以通过进行抑郁量表评定加以鉴别。一般情况下，口腔颞颌面部躯体化障碍的抑郁程度较轻，如果同时符合躯体化障碍和抑郁症诊断，也可同时做两个诊断。

**4. 焦虑症** 焦虑是指一种假设的心理状况，包括：担心、反感、不愿意去经历、难以忘记、易联想某一特殊事件。

解释焦虑的3个要素为：①心理和身体的感觉，如呼吸急促、心跳加速、出汗、心神不定等；②认知特征（即在思维过程中改变是如何发生的），如注意力不能集中、注意力过于集中、不能记起一些相关的事情、总想到可能会发生的最坏的情况；③行为的反应，如逃避复诊、逃离可能引起焦虑的处境。

惊恐发作时可能会伴发失明、失声和耳聋等分离性感觉障碍,如果在非发作期发现这些症状持续,则不可能是焦虑症。

通过各种特定和通用型的心理测量工具相结合的办法可以对疾病进行有效诊断。

**1. 美容手术前心理自评量表** 属特定型症状评定工具,由端午(1994)编制,用于评价受术者对身体缺陷和美容整形手术是否存在偏差看法。量表共有 60 道题,每道题有 1～5 评价等级,受试者可根据实际情况做出选择(表 14-1)。

**表 14-1 美容手术前的心理自评量表**

| 项目 | 评分 |
|---|---|
| 1. 我非常希望做美容手术 | 1□ 2□ 3□ 4□ 5□ |
| 2. 照镜子时喜欢盯住自己有缺陷的部位看很长时间 | 1□ 2□ 3□ 4□ 5□ |
| 3. 周围的人都在评论我的缺陷 | 1□ 2□ 3□ 4□ 5□ |
| 4. 我的不幸都是由于我的缺陷造成的 | 1□ 2□ 3□ 4□ 5□ |
| 5. 我为我的缺陷感到自卑 | 1□ 2□ 3□ 4□ 5□ |
| 6. 因为我的缺陷我想结束我的生命 | 1□ 2□ 3□ 4□ 5□ |
| 7. 我希望美容整形手术后同某明星一样 | 1□ 2□ 3□ 4□ 5□ |
| 8. 美容整形手术不会痛苦 | 1□ 2□ 3□ 4□ 5□ |
| 9. 我做美容整形手术是为了变得更美 | 1□ 2□ 3□ 4□ 5□ |
| 10. 我很容易为我的容貌缺陷而烦恼、激动 | 1□ 2□ 3□ 4□ 5□ |
| 11. 我觉得漂亮的人都不可靠 | 1□ 2□ 3□ 4□ 5□ |
| 12. 美容手术后我一定会很愉快 | 1□ 2□ 3□ 4□ 5□ |
| 13. 我对与我外貌无关的事情不关心 | 1□ 2□ 3□ 4□ 5□ |
| 14. 我做美容手术是为了恢复我原有的面容 | 1□ 2□ 3□ 4□ 5□ |
| 15. 我对自己的衣装整齐和仪态端庄没有信心 | 1□ 2□ 3□ 4□ 5□ |
| 16. 周围的人对我很苛刻 | 1□ 2□ 3□ 4□ 5□ |
| 17. 我在我的面孔中找不到美丽的部分 | 1□ 2□ 3□ 4□ 5□ |
| 18. 我希望整形手术不仅仅是恢复失去的生理功能 | 1□ 2□ 3□ 4□ 5□ |
| 19. 我的缺陷显而易见,大家一定非常注意 | 1□ 2□ 3□ 4□ 5□ |
| 20. 美容整形术后的我一定非常美丽 | 1□ 2□ 3□ 4□ 5□ |
| 21. 我对与我的缺陷有关的宣传内容非常注意 | 1□ 2□ 3□ 4□ 5□ |
| 22. 曾有专科医师认为我没有明显缺陷,但我没法确认 | 1□ 2□ 3□ 4□ 5□ |
| 23. 我觉得一个人成功与否取决于他的外貌 | 1□ 2□ 3□ 4□ 5□ |
| 24. 别人拿我的缺陷取笑我,还起外号讽刺我 | 1□ 2□ 3□ 4□ 5□ |
| 25. 我的朋友和家人不喜欢我的形象 | 1□ 2□ 3□ 4□ 5□ |
| 26. 只要把我的缺陷矫正,我的一切就会好起来 | 1□ 2□ 3□ 4□ 5□ |
| 27. 我为我的不足感到焦虑 | 1□ 2□ 3□ 4□ 5□ |
| 28. 我的感情容易受到伤害 | 1□ 2□ 3□ 4□ 5□ |
| 29. 当别人看着我谈话时,我感到不自在 | 1□ 2□ 3□ 4□ 5□ |
| 30. 在商店或电影院等人多的地方感到不自在 | 1□ 2□ 3□ 4□ 5□ |
| 31. 我觉得脑子有病 | 1□ 2□ 3□ 4□ 5□ |

笔记

续表

| 项目 | 评分 |
|---|---|
| 32. 我感到除缺陷外我的身体也有严重问题 | 1□ 2□ 3□ 4□ 5□ |
| 33. 我和他人很亲近 | 1□ 2□ 3□ 4□ 5□ |
| 34. 我为我的缺陷感到痛苦 | 1□ 2□ 3□ 4□ 5□ |
| 35. 我很嫉妒那些长得漂亮的人 | 1□ 2□ 3□ 4□ 5□ |
| 36. 如果我长得漂亮，我会比现在幸运得多 | 1□ 2□ 3□ 4□ 5□ |
| 37. 我这样丑陋是上天对我的惩罚 | 1□ 2□ 3□ 4□ 5□ |
| 38. 我无法在漂亮的异性面前坦然自若 | 1□ 2□ 3□ 4□ 5□ |
| 39. 我在公众面前感到很不自在 | 1□ 2□ 3□ 4□ 5□ |
| 40. 我不认为周围的人说我没有缺陷我就不该做手术 | 1□ 2□ 3□ 4□ 5□ |
| 41. 我不能容忍别人嘲笑我外貌上的缺陷 | 1□ 2□ 3□ 4□ 5□ |
| 42. 虽然周围的人认为我的外貌正常，可我认为我的某个部位有明显缺陷 | 1□ 2□ 3□ 4□ 5□ |
| 43. 像我这样有缺陷的人活在世上真没意思 | 1□ 2□ 3□ 4□ 5□ |
| 44. 我宁愿把我美容整形术后伤疤说成受伤造成的 | 1□ 2□ 3□ 4□ 5□ |
| 45. 我不愿把我做美容手术的真正原因告诉医师 | 1□ 2□ 3□ 4□ 5□ |
| 46. 我不愿把我的真实姓名和地址告诉医师 | 1□ 2□ 3□ 4□ 5□ |
| 47. 我愿换一张崭新的面孔去当演员 | 1□ 2□ 3□ 4□ 5□ |
| 48. 我不知道为何做手术 | 1□ 2□ 3□ 4□ 5□ |
| 49. 美容整形医师应该使我更美丽 | 1□ 2□ 3□ 4□ 5□ |
| 50. 我做美容整形手术是为了使朋友和家人高兴 | 1□ 2□ 3□ 4□ 5□ |
| 51. 最近突发的一件事使我觉得我应该做美容手术 | 1□ 2□ 3□ 4□ 5□ |
| 52. 我对以前几次美容手术不满意，所以才再次手术 | 1□ 2□ 3□ 4□ 5□ |
| 53. 我怀疑我的缺陷使我变成精神病患者 | 1□ 2□ 3□ 4□ 5□ |
| 54. 美容整形医师应该按照我的要求去做手术 | 1□ 2□ 3□ 4□ 5□ |
| 55. 我头脑中常常浮现出自己有缺陷的那个部位 | 1□ 2□ 3□ 4□ 5□ |
| 56. 我觉得我的这点缺陷影响了我整个的面容 | 1□ 2□ 3□ 4□ 5□ |
| 57. 曾有专科医师建议我去做心理咨询 | 1□ 2□ 3□ 4□ 5□ |
| 58. 美容整形手术和化妆一样简单 | 1□ 2□ 3□ 4□ 5□ |
| 59. 我有过精神病史 | 1□ 2□ 3□ 4□ 5□ |
| 60. 我将在美容整形术后感到后悔 | 1□ 2□ 3□ 4□ 5□ |

评分标准：①没有题中所述的感觉或症状；②很少发生题中所述的感觉或症状；③有时发生题中所述的感觉或症状；④存在题中所述的感觉或症状，但不严重；⑤题中所述的感觉或症状，发生率高且严重。

（1）总计评分法：统计出得分在 2 分及 2 分以上题目的总分和平均得分。若总分大于 40 分或平均得分大于 3 分，则说明：①受试者受美容整形的影响较深，已经改变了对一些事物应有的看法；②由于上述原因，受试者心理失去平衡，感到心情不愉快；③已有一定心理障碍，各种障碍来源于对身体缺陷和美容手术的偏激看法。在这种情况下，应对美容手术持慎重态度，受术者应先行接受必要的心理治疗。

（2）分类评分法：可以将题目分成 5 类，分别计算平均分，每一类反映不同的问题。

笔记

A 类题：包括 1、2、3、13、17、23、26、28、55、56 等题。若 A 类题平均分高于其他几类，说明受试者对自己有缺陷的部位看得过重，或许认为身体缺陷很有特色，不一定要改变；或许不在乎手术效果，只要动了手术，心中就会感到平静。这类人若执意要求美容手术，可以考虑进行。

B 类题：包括 4、5、6、10、14、33、34、37、38、39、41、43、44 等题。若 B 类题平均分高，说明受试者存在明显缺陷，且已造成明显心理障碍。对这类人可以进行美容手术，但仍有必要进行心理治疗，否则手术后容貌改变了，心理状态仍不会改变。

C 类题：包括 7、8、9、12、18、20、23、35、36、45、46、54、58 等题。若 C 类题平均分高，说明受试者自身条件也许不错，但把美容手术看得过于简单，想通过手术达到尽善尽美。对这类人应该劝其对美容手术做进一步了解，并对自己的容貌客观情况做进一步分析后，再决定是否手术。

D 类题：包括 11、15、16、19、22、24、25、27、29、30、40、42 等题。若 D 类题平均分高，说明受试者自我感觉强烈，虽不一定有明显的容貌缺陷，甚至容貌完全正常，但对缺陷畸形过于恐怖、敏感。这类人不适宜立即进行美容手术，应先做心理治疗，过一段时间再决定是否手术。

E 类题：包括 31、32、53、57、59 等题。若 E 类题平均分高，说明受试者已完全不适合做美容手术，而应该进行心理治疗。

**2. 全口义齿满意度评价**　属特定型症状评定工具，有自陈量表和医生评定量表两种，涉及的量表也较为丰富，国外的 Maller、Vervoorn 等编制的量表可以选择，北京大学口腔医学院曾剑玉编制的量表包括与义齿有关的 5 个内容：外观、语言、咀嚼能力、义齿稳固性和舒适。每项内容从"不满意～满意"分 5 级记录，具有较高信度和效度。目前应用较为广泛的口腔健康影响程度量表（OHIP）按等级表示功能紊乱和社会影响，且可表明存在的问题是否完全是自身的内在感觉或者是否影响到人际社交。OHIP 着重强调口腔疾病对生活质量的影响，但由于社会经济和文化背景的差异使人们对健康相关生活质量的评价不相一致，OHIP-14 量表可以客观评价全口义齿修复效果及患者对全口义齿的满意度，可以作为临床修复效果的评估提供参考。

**3. 正畸治疗需要指数**　属特定型症状评定工具，由美观部分与牙齿健康部分组成，美观部分是一系列照片标示的十分制量表，它由一组非专业人士根据其外表吸引程度进行判断评分，并将等级跨度等距划分。牙齿健康部分，从没有治疗需要到非常需要分 5 级评定。评定由临床检查和模型研究中获得。评价正畸治疗需要指数是目前发展和应用最广泛的𬌗指数，常用的𬌗指数有牙齿美学指数（DAI）、评价正畸疗结果的治疗标准指（PAR）、评价正畸需要的正畸治疗需要指数（IOTN）以及正畸治疗难度、结果、需要指数（ICON），在这些指数中，ICON 作为客观评价治疗需要的方法已经获得了国际认可。

**4. 其他通用型心理状态评价量表**　重点应用的包括具有疾病和生物性特征的人格评定量表（MMPI、EPQ）、生活事件量表、90 项症状自评量表等。一般情况下，该类患者人格及心理健康状态都存在明显偏差。

通用型心理状态检查和特定症状评定量表相结合，可以在短时间内对患者心理情况有明晰了解，对诊断起到促进作用。

**（二）心理干预**

以提高内省力为目的的心理治疗可以帮助患者克服疾病引起的冲突。在采用心理治疗时技术的运用非常重要。

**1. 暗示性治疗**　采用安慰剂进行暗示性治疗的效果是确切的，如认为鼻子太小的患者，可以给他注射生理盐水告诉他进行了整形；有口腔异常感觉的患者，也可以注射生理盐

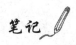

水但是告知为特效药等方法加以解决。

2. **承认和重视患者所诉症状** 不要一味否认患者症状存在,因为他们并非说谎。在治疗过程中也要有针对性地对症状进行治疗,这样可以建立起良好的医患关系,为进一步心理治疗打下良好基础。

3. **放松训练** 鼓励患者参加体育锻炼,通过练气功、瑜伽、打太极拳和倒退步行等方法分散患者注意力,提高其对症状的耐受和生存能力。

4. **整合性心理治疗** 根据医生掌握的知识,可采用精神分析、认知治疗和森田治疗等对患者进行干预,但对患者症状的心理原因揭示应慎重,同时强调整合性应用各种心理治疗法。

5. **药物治疗** 包括抗抑郁药、抗焦虑药和少量抗精神病药物。主要使用的药物有阿米替林、多塞平、马普替林、氯丙米嗪、氟西汀和奋乃静等。

(田旭升)

# 第十五章 肿瘤心身问题

肿瘤是机体在各种致肿瘤因素作用下,局部组织的细胞异常增生而形成的新生物,常表现为局部肿块。肿瘤的病因目前尚未完全清楚,多年的流行病学调查研究及实验与临床观察发现,环境与行为因素对人类恶性肿瘤的发生有重要的影响。据估计,约80%以上的恶性肿瘤与环境因素有关。另外,个体的情绪、人格,以及社会因素在肿瘤的发生、发展中也起着重要作用。本章将重点介绍与肿瘤发病密切相关的心理社会因素,肿瘤发病的心理生物学机制,肿瘤患者的心身反应特点,以及对肿瘤患者的心理诊断和干预。

## 第一节 一般概述

### 一、肿瘤的概念

肿瘤是机体在各种致癌因素作用下,局部组织的某一个细胞在基因水平上失去对其生长的正常调控,导致其克隆性异常增生而形成的异常病变。现代医学的观点认为肿瘤在本质上是一种基因病。各种环境的和遗传的致癌因素以协同或序贯的方式引起DNA损害,从而激活原癌基因和(或)灭活肿瘤抑制基因,加上凋亡调节基因和(或)DNA修复基因的改变,继而引起基因在表达水平方面的异常,使靶细胞发生转化。被转化的细胞首先呈现出克隆性的增生,经过一个漫长的多阶段的演进过程,其中一个克隆相对无限制的扩增,通过附加突变,选择性地形成具有不同特点的亚克隆(异质化),从而获得浸润和转移的能力(恶性转化),最终形成恶性肿瘤。

### 二、肿瘤的危害

随着疾病谱和死亡谱的改变,肿瘤,尤其是恶性肿瘤对人类健康的威胁日益突出,已成为目前死亡常见原因之一。据世界卫生组织报道,2012年全球新发癌症病例1410万,死亡病例820万。中国最新数据显示,2010年新发恶性肿瘤病例约309万,死亡病例达195万。世界范围内因癌症死亡的人数,比艾滋病、疟疾和结核病加起来还要多。如果不采取有效措施,预计到2030年,每年将出现2600万新增癌症病例,癌症死亡人数将达到1700万,中低收入国家将成为癌症肆虐的"重灾区"。原卫生部部长陈竺在2010年8月第21届世界抗癌大会开幕式发言中说,癌症已成为中国城市和农村居民的第一位死因。我国癌症发生率正处于快速上升期,每年癌症发患者数约260万,死亡180万人。

### 三、肿瘤的病因

引起肿瘤发生的原因非常复杂,既涉及外界因素如化学致癌物质、电离辐射、病毒等多种多样的环境致癌因素,又与机体细胞的DNA改变、遗传特性、免疫功能、激素水平的变化

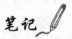

等内在因素密切相关。恶性肿瘤是体内外两方面各种因素之间相互作用的最终结果,是多因素、多阶段与多次突变所引起的一大类疾病。引发肿瘤的因素主要包括:

（一）外界因素

1. **化学因素**　包括①烷化剂,如有机农药、硫芥、杂醇等,其生物学作用类似 X 射线,可致肺癌及造血器官肿瘤等;②多环芳香烃类化合物,如煤烟垢、煤焦油、沥青等,与该类物质经常接触的工人易患皮肤癌与肺癌。近年来认为内源性胆蒽类物,如胆酸及类固醇激素的化学结构与之很相似,经细菌作用后的脱氧胆酸钠有可能转变为致癌物甲基胆蒽;③氨基偶氮类化合物,易诱发膀胱癌、肝癌。其致癌性是由于其体内代谢产物;④亚硝胺类,与食管癌、胃癌和肝癌的发生有关;⑤真菌毒素和植物毒素,如黄曲霉素易污染粮食,可致肝癌、肾癌、胃与结肠的腺癌。苏铁素、黄樟素及蕨类毒素也可致肝癌;⑥其他,如金属(镍、铬等)可致肺癌等,氯乙烯能诱发人肝血管肉瘤,二氯二苯基、三氮乙烷和苯可致肝癌。

2. **物理因素**　包括①电离辐射,如由于 X 线防护不当所致的皮肤癌、白血病等,一度成为放射工作者的职业病。此外,吸入放射污染粉尘可致骨肉瘤和甲状腺肿瘤等,也属医源性致癌的原因之一;②紫外线,可引起皮肤癌,尤对易感性个体(如着色性干皮病患者)作用明显;③其他,如烧伤深瘢痕长期存在易癌变,皮肤慢性溃疡可能致皮肤鳞癌,石棉纤维与肺癌有关,这些可能是局部物理刺激作用所致。

3. **生物因素**　包括病毒、细菌和寄生虫。如 EB 病毒与鼻咽癌、伯基特淋巴瘤相关,单纯疱疹病毒反复感染与宫颈癌有关,乙型肝炎病毒与肝癌有关,C 型 RNA 病毒则与白血病、霍奇金病有关。此外,幽门螺杆菌感染与胃癌的发生有关;埃及血吸虫可致膀胱癌,华支睾吸虫与肝癌有关,日本血吸虫病可引起大肠癌。

（二）内在因素

1. **遗传因素**　遗传与人类肿瘤的关系虽无直接证据,但肿瘤具有遗传倾向性,即遗传易感性,如结肠息肉病、乳腺癌、胃癌等。BRCA1 基因突变者易患乳腺癌;APC 基因突变者易患肠道息肉病。相当数量的食管癌、肝癌、鼻咽癌患者也有家族史,故遗传易感性不可忽视。

2. **内分泌因素**　与肿瘤发生有关的激素,较明确的有雌激素和催乳素,与乳腺癌、子宫内膜癌等有关。生长激素可以刺激某些癌症的发展,如结直肠癌、霍奇金病等。

3. **免疫因素**　先天或后天免疫缺陷者易发生恶性肿瘤,如丙种球蛋白缺乏症患者易患白血病和淋巴造血系统肿瘤,获得性免疫缺陷综合征(艾滋病)患者易患恶性肿瘤,肾移植后长期使用免疫抑制剂者肿瘤发生率较高。

随着医学模式从单一的生物医学模式向生物 - 心理 - 社会医学模式的转换,社会经济、生活习惯、个性、情绪等心理社会因素对躯体疾病的影响受到重视。现代医学认为肿瘤是一种心身疾病,不良情绪,生活事件、个性特征等心理社会因素在肿瘤的发生、发展和预后中的作用不容忽视。

## 四、肿瘤的治疗

目前用于肿瘤治疗的主要手段有手术、放疗、化疗和生物治疗,其他有效手段还包括内分泌治疗、中医中药治疗、热疗和射频消融治疗等。由于现有的治疗手段各有其适应证,也各有其不足,所以,为了提高治愈率,应将各种有效手段综合运用和有序进行。

（一）手术治疗

手术治疗是肿瘤治疗中最古老的方法之一,是许多早、中期实体肿瘤最主要的有效治疗方法,给许多肿瘤患者带来长期生存的希望,约 60% 的实体瘤以手术作为主要治疗手段。

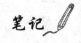
笔记

如早期的食管癌、宫颈癌、乳腺癌患者的 5 年治愈率已超过 90%。即使中晚期肿瘤患者经过手术也能大大提高治愈率，或者达到延长生存时间的目的。因此，每个肿瘤患者一经确诊，皆应首先考虑手术治疗的可能性。凡能手术治疗者，应及时采取手术治疗，莫失良机。但对已有扩散的肿瘤，手术治疗往往只能作为姑息治疗的手段。

### （二）化学治疗

肿瘤化学治疗是应用一种或数种化学药物，通过口服或注射达到治疗肿瘤的方法，简称为化疗。广义的化疗包括疾病的化学治疗，狭义的化疗仅指治疗的化学药物治疗，其定义为应用抗肿瘤化学药物，采用某些措施和方案治疗肿瘤的方法。目前常用的化学治疗有四种方式：

1. **全身化疗**　因对某类肿瘤患者缺乏其他有效的治疗方法，常常一开始就采用化学治疗，短期目标是取得症状缓解。通常人们将这种化疗称为诱导化疗。如开始采用的化疗方案失败，改用其他方案化疗时，称为解救治疗。

2. **特殊途径的化疗**　指将药物通过一定的途径直接送达病灶部位。主要包括：

（1）腔内治疗：包括癌性胸腔内、腹腔内及心包腔内积液。通常将化疗药物用适量的流体溶解或稀释后，经引流的导管注入各种病变的体腔内，从而达到控制恶性体腔积液的目的。

（2）椎管内化疗：白血病及许多实体瘤可侵犯中枢神经系统，尤其是脑膜最容易受侵。因此，通常采用胸椎穿刺鞘内给药，从而使脑脊液内有较高的药物浓度，从而达到治疗的目的。椎管内常用的药物有甲氨蝶呤及阿糖胞苷。

（3）动脉插管化疗：如颈外动脉分支插管治疗头颈癌，肝动脉插管治疗原发性肝癌或肝转移癌。

3. **辅助化疗**　是指在采用有效的局部治疗（如手术）后，针对患者可能存在的微小转移灶，为防止局部复发和远处转移而进行的静脉化疗。

4. **新辅助化疗**　指对临床表现较为局限或病灶相对稳定的肿瘤，可考虑用局部治疗手段（手术或放疗），在手术或放疗前首先使用化疗。其目的是希望化疗后局部病灶缩小，减轻手术难度和清除或压制可能存在的微小转移。新辅助化疗是各种恶性肿瘤治疗的新进展。近年来，随着前瞻性随机对照研究方法的介入，新辅助化疗显示出良好的应用前景，越来越受到重视，已成为各种恶性肿瘤多学科综合治疗中的重要组成部分。新辅助化疗被看作是肿瘤细胞减量治疗，即通过术前化疗减小肿瘤负荷，从而提高肿瘤的手术完全切除率，延长患者生存期。

### （三）放射治疗

有些恶性肿瘤对放射线非常敏感，用于治疗恶性肿瘤的放射线主要有 X 射线和 γ 射线。放射线能够使肿瘤细胞停止分裂直至死亡，从而使肿瘤缩小或消失。放疗的目的是尽最大的努力杀死肿瘤细胞，同时保护正常组织。有的肿瘤经过放疗甚至可以治愈或代替手术治疗，如鼻咽癌、食管癌、淋巴瘤等。目前的统计表明，约 70% 的恶性肿瘤患者在疾病发展的不同阶段需要放疗控制，但对于一个具体的患者来讲，是否采用放疗则应按照肿瘤的规范化治疗原则、肿瘤的发展期以及患者的身体状况而定。根据肿瘤的性质和治疗目的，放疗分为根治性放疗、术前放疗、术后放疗、姑息性放疗。

1. **根治性放疗**　单独用放疗手段控制甚至治愈肿瘤。部分肿瘤，如鼻咽癌、喉癌、扁桃体癌、舌癌、恶性淋巴瘤等单独放疗即可治愈。另外肿瘤生长的部位无法手术、或患者不愿手术者也可单独给予根治性放疗。根治性放疗时剂量一定要用足量，否则会留下复发的隐患。一般需要 6~7 周时间完成。

2. **术前放疗**　因肿瘤较大或与周围脏器粘连无法手术，术前先进行放疗，缩小肿瘤利于手术。一般需要 3～4 周时间完成，放疗后休息 3～6 周再手术。放疗后休息是为了正常组织修复放疗反应，同时使肿瘤进一步退缩利于手术切除。在放疗和休息期间癌细胞在逐渐死亡，不要担忧因手术推迟癌细胞是否会生长。

**3. 术后放疗**　因肿瘤生长在特殊部位，或与周围脏器粘连无法完全切除，这些残留肿瘤术后会复发和转移，所以术后应该放疗消灭残存癌细胞。放疗时间根据残存肿瘤多少而定。如果残存肿瘤较多，肉眼就能看到有肿瘤残留，几乎需要与根治性放疗同样的时间和剂量。如果残存肿瘤较少，只有在显微镜下才能看到有癌细胞残留，一般需要根治性放疗剂量的 2/3 剂量即可，即 4～5 周时间。

**4. 姑息性放疗**　因肿瘤生长引起患者痛苦，如骨转移疼痛、肿瘤堵塞或压迫气管引起呼吸困难、压迫静脉引起血液回流障碍导致水肿、脑内转移引起头疼、肿瘤侵犯压迫脊髓引起瘫痪等，采用放疗可缓解症状减轻痛苦。放疗剂量根据肿瘤部位和目的而异，放疗次数由数次到一月不等。

### （四）生物治疗

肿瘤生物治疗是一种新兴的、具有显著疗效的肿瘤治疗模式，是一种自身免疫抗癌的新型治疗方法。它是运用生物技术和生物制剂对从患者体内采集的免疫细胞进行体外培养和扩增后回输到患者体内的方法，来激发，增强机体自身免疫功能，从而达到治疗肿瘤的目的。肿瘤生物治疗是继手术、放疗和化疗之后的第四大肿瘤治疗技术。

由于传统的手术、放化疗的发展已进入平台期，人们把越来越多的目光投到肿瘤的生物治疗上。近年来，肿瘤的生物治疗得到长足的发展，在改善患者生存质量，降低复发率方面的重要作用已得到越来越多的认可和重视。

癌症生物治疗，其作用不是杀死全部癌症细胞，而是由于当癌症细胞负荷明显降低时，机体的免疫功能恢复后，通过清除微小的残留病灶或明显抑制了残留癌症细胞增殖的方式来达到治疗癌症的目的。癌症免疫治疗正是通过人为的干预，来调动机体自身的免疫系统对癌细胞进行杀灭和抑制其增殖。

### （五）内分泌治疗

早在 19 世纪末人们就发现，改变体内内分泌环境的平衡，能导致某些肿瘤的消退，但内分泌治疗必须与其他治疗手段综合使用，否则不能达到根治的目的。目前，内分泌治疗已经成为肿瘤治疗的重要手段。除妇科肿瘤如卵巢癌可用黄体酮治疗外，乳腺癌、前列腺癌等也常用内分泌药物治疗。在内分泌治疗的进展中，主要的进展是激素受体的发现，它揭示了激素通过受体发挥作用而产生生物学效应的原理，为内分泌治疗奠定了理论基础。内分泌治疗具有给药方便，不良反应少，疗效持久等优点。

## 第二节　心理社会病因

肿瘤作为心身疾病，其发生、发展、治疗和转归均与心理社会因素密切相关。早在两千年以前，中医经典著作《素问·通评虚实论》就明确指出："膈塞闭绝，上下不通，则暴忧之病也"。说明了噎膈，也就是食管癌的发病与暴忧有关，表明古代医学家已注意到精神心理因素对食管癌发病的影响。明代《外科正宗·乳痈乳岩论三十三》认为乳岩，即乳腺癌的病因，是"忧郁伤肝，思虑伤脾，积想在心，所愿不得，致经络痞涩，聚结成核"。清代医学著作《金匮·积聚统论·气积篇》记载："气滞成积也，凡忧思郁怒，久不得解者，多成此疾"。指出了情志因素可以导致机体脏腑功能失调，气滞血瘀，日久则形成积聚之类的恶性肿瘤。

随着医学模式逐渐从传统的生物医学模式转变为生物 - 心理 - 社会医学模式，人们越来越多地认识到不良情绪、个性和生活事件等心理社会因素对恶性肿瘤的发生、发展及转归

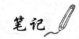

有着深刻的影响,在肿瘤的发病和治疗过程中具有重要的临床意义和研究价值。

## 一、负性情绪与肿瘤

情绪是人和动物受到情景刺激时,经过是否符合自己需要的判断后,而产生的行为变化、生理变化和对事物态度的主观体验。如客观事物满足了人的需要,就会产生满意、高兴等正性情绪,反之就会产生气愤、抑郁和悲伤等负性的情绪。几乎所有肿瘤患者的发病都涉及情绪因素,不良情绪可能贯穿肿瘤诊断、治疗的全过程,并与预后显著相关。

国外早在公元二世纪,希腊医生盖伦就观察到抑郁的妇女更易患乳腺癌,提出心理因素与癌症可能相关。1759 年 Richard Guy 指出"面对生活中的不幸事件时显得较为痛苦悲伤、性格内向、精神抑郁或神经质的妇女容易患癌"。Leshan 在 20 世纪 50 年代末综合了1902 至 1957 年间有关恶性肿瘤病因及发病学的文献 7 篇,认为忧郁,失望和难以解脱的悲哀是癌症的先兆。美国宾夕法尼亚大学克劳斯认为:癌症患者发病前曾有较长时间情绪压抑。Faller 对 103 例肺癌患者进行了为期 10 年的随访。结果发现,性情抑郁的患者较具有竞争性的患者存活时间短。Shekelle 等 1981 年对 2018 名男性职工进行了一项历时 17 年的前瞻性研究发现,排除烟、酒、体重、血脂、家族史等因素后,明尼苏达多项人格量表的高抑郁得分者死于癌症的人数是低抑郁得分者的 2.3 倍,表明抑郁情绪与癌症有关。1987 年Persky 对上述职工观察 20 年后再进行分析时,发现在随访的前 10 年期间心情抑郁与癌症发病率相关。在整个 20 年期间,心情忧郁与癌症死亡率的相关关系较为明显,认为心情抑郁可能是促癌阶段中的重要因素。国内鹿德智等对 32 例造血系统住院患者应用焦虑自评量表(SAS)和抑郁自评量表(SDS)与同期健康人进行对照研究发现,SAS 和 SDS 标准分均大于 50 分者,恶性肿瘤组有 22 例(69%),对照组标准分均小于 50 分,两组有显著性差异。Kerr 等在中老年抑郁症患者的前瞻性观察中发现他们的癌症死亡率明显高于非抑郁症患者。Fras 对需要作腹部手术探查的 125 人进行心理测验,发现 46 例胰腺癌患者中,症状出现之前已有抑郁、焦虑等负性情绪者多达 36 人,比例明显超过其他患者。Schmale 对 51 名将进行阴道涂片检查的妇女作了心理测验,发现在确诊子宫癌的妇女中有抑郁、灰心等负性情绪的患者明显多于非癌症患者。高北陵等对 245 例癌症患者进行了心理调查,发现恶性肿瘤组患者病前有负性情绪的比例(66.9%)明显高于对照组(15.5%)。

尽管上述大量研究表明肿瘤尤其是恶性肿瘤与不良情绪密切相关,但也有一些相反的研究结果。如 Greer 对 160 名将进行乳腺手术的妇女进行心理测验后发现,在 69 名乳腺癌患者与 91 名良性肿瘤患者中,心情抑郁者占 35% 左右,并无明显统计学差异。另外,Kaplan 报告,1965 年起对阿拉梅选地区 6848 名接受过各种心理测验的健康成年人进行长期随访观察,结果在 17 年中有 446 人患各种癌症,257 人死于癌症。将年龄、性别等因素调整后发现,虽然心情抑郁者癌症以外的死亡率较高,但他们的癌症发病率、癌症死亡率与其他受试者并无明显差别。还有,Zonderman 曾用两种心理量表分别对 6913 名癌症患者与2586 名健康成年人进行抑郁水平的测验,并随访近 15 年。在排除年龄、性别、烟、酒、家族史的影响因素后,并未发现心情抑郁与癌症发病率和死亡率之间的相关关系,但作者也承认观察期限可能尚不够长。

## 二、个性与肿瘤

个性特征对癌症的发生有一定的影响。但个人性格特征究竟是否与癌症易感性有关,至今仍是一个颇有争议的课题。

盖伦早在公元 2 世纪就已提出个人气质与肿瘤发病有关,认为抑郁质妇女较多血质妇女更易患肿瘤,而气质是个性的组成部分。在前南斯拉夫曾对 1535 名居民作过一项前瞻

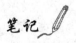
笔记

性研究,发现易患癌症者人际交往模式具有服从、无攻击性、自我贬低、对压抑敏感等特征。Hagnel1938 年对 2550 名瑞典人进行为期 10 年的人格前瞻性研究,他将肿瘤患者在发病前出现的典型性格称为癌前期性格,其特点是丧失稳定性。当情绪抑郁时因无法表达自己的情感常常转为退缩,这是人格内向的一种表现。Temoshok 等对 150 例患有恶性黑色素瘤患者进行了详细的医学访谈。结果发现癌症患者有特殊的个性特点,即所谓的 C 型人格,表现为:和蔼、被动、过于服从、无主见、过分耐心、回避冲突、压抑情感、不让任何负性情绪表现出来、屈从于权威。国内李跃川等采用 C 型行为问卷等量表调查食管癌病例和对照组共 100 对,结果显示均为 C 型行为有 8 对,均为非 C 型行为有 47 对,食管癌病例为 C 型行为、对照为非 C 型行为有 34 对,食管癌病例为非 C 型行为、对照为 C 型行为有 11 对,提示 C 型行为可能是食管癌发病的危险因素。1990 年以来,许多学者都利用修订的 C 型行为量表对癌症与心理的关系进行了系统的研究。对乳腺癌和胃癌的研究发现个性在癌症的发生、发展中起着重要的作用。大部分研究表明:①癌症患者比一般人更抑郁,抑郁可使人易患癌症和加速其发展;②患癌组和健康组在愤怒体验上无明显差异,但在愤怒表达上有极其显著的差异,患癌组趋向于不表现愤怒,把愤怒藏在心里,并控制住。癌症与愤怒的压抑有关,这种对愤怒的表达方式其本人是意识不到的,即不承认自己存在愤怒情绪,也就不存在对外表达的问题了。但这种否定了的情绪还是存在的,有可能通过躯体化的形式表达出来。张素馨(1995)研究表明,某些个性特征如世故性及心理健康和新环境中成长等双重个性因素与恶性肿瘤的发病有关。病例组在 90 项症状自评量表中的总分、平均分、阳性症状均分及 8 项因子分(恐怖除外)均高于对照组,并且指出恶性肿瘤患者符合 C 型行为特点。

除了肿瘤发生与 C 型行为之间关系的研究外,国内外学者还应用其他人格量表对人格和肿瘤的关系进行了大量研究。Kissen 长期观察患者性格与肺部疾患之间的关系,诊断前曾用 EPQ 等量表对 300 多名患者进行个性评估,发现与多数肺结核患者遇事过分敏感、较为神经质的性格相反,多数肺癌患者遇事反应较为迟钝、不易宣泄内心感情。因此认为肺癌的发病与遗传、吸烟、性格三个因素之间的复杂关系有关。国内顾伯文(1984)用 EPQ 对 100 例男性癌症患者与同期 100 名健康男性进行测验,结果显示,其中情绪稳定性差异明显,说明患者多具紧张压抑、焦虑易怒、多疑善感及不稳定等个性特征。Dattore 曾用 MMPI 对 200 名成年男性进行测验并观察 10 年后,发现癌症患者多有抑制内心感情的倾向。Thomas 等曾对 1948—1964 年约翰霍普金斯医学院毕业生进行一项前瞻性疾病研究,应用家庭态度问卷等量表评估 1337 名毕业生对家庭成员的态度,在随访第 15～30 年期间先后有 55 人身患各种癌症。在排除烟、酒、辐射等影响因素后,发现多数癌症患者年轻时性情孤僻,与双亲关系疏远,态度较为冷漠。另外,Graves 等曾用洛夏人际交往量表对其中 1154 名毕业生的人际关系进行评估并分组,在随访 30 年期间有 45 人患各种癌症。在排除吸烟、血脂、血压、体重等因素后,发现除肺癌以外,各种癌症发病率最高的两组是:①人际感情十分冷淡者;②情绪不稳定、对周围或深怀敌意或亲密过分、感情矛盾者。研究者认为可以年轻时人际感情尤其是对家庭成员感情是否淡漠作为癌症易感性的一种先兆性标志,然而也有一些人对以上研究结果持怀疑甚至否定态度。

### 三、生活事件与肿瘤

负性生活事件能够使个体处于紧张状态,从而抑制人的免疫系统,导致恶性肿瘤的发生。20 世纪 20 年代初,Evans 对 100 例癌症患者进行了心理分析研究,发现这些患者在癌症发生前都曾经历过生活事件,例如最亲近的人死亡、离别。这种经历所带来的负性情绪又未能得到及时有效的发泄。至 20 世纪 50 年代美国心理学家 Leshan 等对 250 例癌症患者作了调查,与非癌症住院患者的生活史相比较,结果表明癌症患者的生活经历有一致性的

笔记

趋势：①可以回忆起他们悲凉的童年，感到孤独，孤立，与父或母、或双亲关系紧张，甚至敌对；②青年时代性格内向，在工作和生活中情绪不易流露；③发生的社会生活事件使自己焦虑，痛失爱子、配偶死亡等打击后无法补偿，由丧失变为无望的抑郁。自从 1957 年 Marsh和 Bill 发现应激刺激可提高小鼠对单纯疱疹病毒的易感性以来，大量的动物实验均已证实，应激性刺激对机体的免疫系统具有抑制作用，而免疫失调则是恶性肿瘤发生、发展的重要基础。紧张的生活事件对恶性肿瘤的发生起激发作用。重大紧张性生活事件作为心理应激源，易引起消极负性情绪体验和某些生理反应，使机体某些器官处于易感状态。Green 等对 450 例各种癌症患者经历的分析结果表明：癌症患者组中从 8 岁到发病前 6 个月有过丧失亲人等重大不幸事件者达 70%，而对照组中仅有 10%。英国精神病研究所对 53 例疑为宫颈癌的患者进行了心理评定和病理检查，结果发现病理确诊为癌症的患者在发病前 6 个月都有过遭遇重大生活变故的经历，并有过绝望心理。1969 年 Greene 和 Swisher 在对 3 组单卵双生子的白血病患者进行了为期 10 年的研究，发现每一组双生子白血病的发生都建立在心理刺激的基础上。美国 Holmes 及 Rahe 进行回顾性及前瞻性调查表明，生活事件的增多与心源性猝死、心肌梗死、白血病、结核病、糖尿病、多发性硬化症等多种疾病的发病有明显相关性。Jacob 在对 50 名 3～17 岁少儿癌症患者的研究中发现：2 年内家庭中发生重大变故者在癌症组占 72%，而在对照组中仅占 24%。Funch 在对 352 例乳腺癌患者的研究中发现，83% 的年轻症患者在确诊前曾有过丧失亲人、重病、失业等不幸遭遇。

国内顾伯文（1980）年对 50 例肿瘤患者和同时住在内科的 50 例对照组患者做回顾性调查，统计其自 8 岁后所遭遇的重大精神创伤。结果显示肿瘤组有创伤史的有 37 人，而内科组仅 15 人，所占比例分别为 72% 与 30%，有统计学差异，提示精神创伤与恶性肿瘤发病关系密切。姜乾金等对 86 例癌症患者病史调查后也发现癌症患者经历的负性心理社会应激因素，诸如家庭不幸（包括失去亲人、丧偶、离婚、家庭不和等）、劳累过度、人际关系不协调、工作变化等因素，明显多于普通患者。王兴泰等人的研究也表明，乳腺癌组患者经历的负性生活事件高于对照组。性生活障碍、睡眠重大改变、离婚、家属亡故、重病外伤、夫妻严重争执等均与乳腺癌发病有关联，相对危险度（OR）值在 0.77～1.18 之间，应激负性生活事件单位（LCU）分值越大，OR 越大。另外，81.2% 的恶性肿瘤患者在病前遭遇过负性生活事件的打击，与对照组（69%）相比有显著性差异。陈远玲等对 95 例恶性肿瘤患者采用生活事件量表（LES）测量，以 92 例肝炎患者作为对照组，结果发现恶性肿瘤患者 82.1% 病前有负性生活事件，对照组为 67.3%，具有显著性差异。张素馨（1995）等对 118 例恶性肿瘤患者及对照者的心理社会因素进行了调查，结果表明：一定强度的负性生活事件与恶性肿瘤的发病有明显联系，恶性肿瘤患者的环境问题计分和年心理紧张总值均高于对照组。余展飞采用汉密尔顿抑郁量表（Hamilton Depression Scale, HAMD）、汉密尔顿焦虑量表（Hamilton Anxiety Scale, HAMA），抑郁自我评定量表、焦虑自评量表、症状自评量表，艾森克成人个性问卷、生活事件量表和临床精神检查等对 50 例造血系统恶性肿瘤住院患者，与同期住院内科患者和健康人各 50 名作配对研究，结果显示造血系统恶性肿瘤起病前不良心理社会因素负荷很高，情绪不稳定，心理障碍发生率高达 70%。邹继源、王丽敏等对 102 例白血病患儿进行智力调查。结果表明，患儿组平均智商明显高于对照组平均智商，有显著性差异。研究者认为智商高的儿童想象力丰富，思维敏捷，善于掩饰自己的内心活动，故当他们遇到亲人的死亡、家庭矛盾、父母离异、骤然惊吓、以及某一长期恶性刺激等心理社会紧张刺激存在时，受到的损害比普通儿童严重。由此推论，心理紧张刺激可能是白血病发病的一个危险因素。肖计划在论述心身疾病中指出：癌症患者在发病前都遇到过程度不同的生活事件。而且，所遭遇生活事件的数量和严重程度均超过健康人在同期遇到的生活事件。美国国家应激研究所所长 Rosch 在"紧张与癌症"一文中指出：他在对双胞胎白血病的研究中发现,患病的一方大多有过心理紊乱,动荡的事件或经历。后来,他在研究淋巴瘤和白血病时进一步发现,患病的一方大多倾向于因焦虑、愤怒、悲痛或绝望而引起的感情困惑或孤独。

总之,负性生活事件通过下丘脑-垂体-肾上腺轴引起血液中糖皮质激素的升高、交感神经系统以及各种肽类物质和细胞因子活性改变和降低动物的自然杀伤细胞等使抵抗癌症的自身免疫系统功能低下,并增加一切致癌因素对某种遗传素质的人产生作用的可能性,导致某些细胞发生癌变连续反应,最终有可能在某一局部器官发生癌肿。

### 四、其他相关因素

其他因素包括经济水平、文化种族、职业、运动等对癌症的发生都有影响,尤其是不良行为习惯和生活方式是主要诱因。

#### (一)吸烟

吸烟是诱发肿瘤的重要原因。据统计,30%的肿瘤发病率都与长期吸烟有关,肺癌与吸烟的关系更为密切,约有15%的吸烟者有可能患肺癌。每日吸烟量越多,吸入的越深,开始吸烟的年龄越小,吸烟史越长,所吸香烟内焦油含量越高,诱发肿瘤的危险性也就越大。据专家研究成果显示,发病率一直处于第一位的肺癌1996年后进入平台期,主要原因是近年来吸烟状况的改变。对历年居民卷烟消耗量统计数据的分析显示,城市家庭平均每人全年卷烟消耗量在1986—1987年达到峰值后,开始呈逐年下降的趋势。此外,呼吸系统、消化系统和泌尿系统的其他某些肿瘤也和吸烟有一定关系,因为致癌物质可以经肺吸收,造成全身危害,诱发喉癌、食管癌、口腔癌、膀胱癌、肾癌、胰腺癌等。

#### (二)饮食

随着对肿瘤病因学研究的不断深入,人们发现很多肿瘤的发生与饮食习惯有很大的关系。国际联合调查发现,脂肪的消费量和乳腺癌的发生有联系。因为进食高脂肪食物,能提高体内雌激素水平,从而促进乳腺癌发生。脂肪和肉类食用量与大肠癌也有关,高动物蛋白、高脂肪和低纤维饮食是结肠癌高发的因素。原因是进食高脂肪高蛋白,胆汁分泌增多,有致癌作用的胆汁降解物增多,同时肠道内部分细菌产生的致癌物质也增加,加上纤维物质少,食物在肠道内停留时间延长,这些物质吸收充分,久而久之,就会引起结肠癌的发生。过量进食熏制食物、腌菜、霉变食物及一些食品添加剂,与食管癌、胃癌、肝癌的发生有关。熏制食物中含有较多的亚硝酸物质,这种物质与胃癌、食管癌的发生有很大的关系。霉变食物中含有"黄曲霉毒",不仅能导致胃癌发生,而且能导致癌中之王肝癌的发生。潮汕地区是广东食管癌高发地区,经流行病学调查研究发现,这与他们长期饮用功夫茶有一定的关系。功夫茶又热又浓,快速饮用,对食管形成物理刺激与损伤,久而久之,演变成食管癌。广东还是鼻咽癌高发地区,在某种程度上,又与当地居民长期喜食腌鱼有关。

#### (三)经济发展水平

经济发展对于肿瘤的发生发展也是一把"双刃剑"。随着人们生活条件的改善,健康意识也随之提高。随着冰箱的使用,摄入烟熏、腌制品的数量减少,健康的食品加工制作方式和饮食习惯,是近年来胃癌和食管癌发病率降低的直接原因。卫生条件的改善和个人卫生习惯的良性转变,以及定期的妇科体检是女性宫颈癌下降的主要原因,乙肝疫苗接种也为降低肝癌发病率创造了条件。

随着居民营养状况的较大改善,膳食模式成为导致一些肿瘤发病率迅速上升的原因。近年来,我国膳食模式特点日益西化。如谷物和蔬菜摄入量下降,动物类食品增加。人们的能量摄入过多,而体力劳动、体育活动又明显减少,导致肥胖人口明显上升,而肥胖又是肾癌、乳腺癌和胰腺癌发病的危险因素。

而经济水平低下同样会对肿瘤具有影响。例如,李林等对在江苏省海安县居住15年以

笔记

上的原发性食管癌和胃癌患者调查时发现，该县农民的生活还不富裕，农村家庭矛盾时有发生，尤其老年人承受各种生活压力，他们逐渐丧失了劳动力、无可靠经济来源、疾病困扰、社会地位低下，更易形成心理障碍，该人群是上消化道恶性肿瘤的高危人群。

### （四）文化冲突

文化也对癌症的发生有一定的影响，有研究表明，美国加州第一代华裔移民肺癌的发病率高于当地居民，而出生在当地的第二代华裔发病率与当地原始居民无明显差异。国外还有学者研究报道，非裔美国妇女与美国白人妇女相比，其乳腺癌发病率低，但死亡率高，原因是非裔美国妇女就诊时疾病已处于晚期，而造成这种病期上种族差异的原因，是社会经济因素和随种族而变化的文化因素（如信仰、态度和关于恶性肿瘤的知识）的协同作用。

### （五）职业因素

对癌症的发生也有一定的影响，全世界公认长期接触有毒有害物质会导致癌症的发生。国内李晓凤等对包头等地 891 例恶性肿瘤患者调查研究表明职业因素与癌症的发生有关。与对照组相比，从事矿山职业的工人肺癌发生危险度为 3.12，从事放射线工作的人员患有肺癌的危险度为 1.63，与对照组相比均有显著性差异。国内也有文献表明放射线能够诱发甲状腺乳头状肿瘤。

## 第三节　心理生物学机制

### 一、一般概述

随着科学技术的发展，医学科学的进步使关于不良心理因素与肿瘤发病的关系有了进一步的明确认识，即心理社会因素是癌症形成的重要影响因素之一。同样，癌症患者的不良心理行为反应，也会严重影响病情的发展和患者的生存期。目前，心理社会因素与癌症之间的关系大致包括以下几方面：具有某些情绪或个性行为特征的人其癌症发病率较高；对癌症发展和转归有直接影响的内分泌和免疫功能受患者情绪和行为反应的影响；具备某些心理行为特征的患者生存期较长；情绪支持和行为干预等心理治疗可使癌症患者的平均生存期延长。

### 二、理论假说

个体的不良情绪、人格特点与行为方式等心理社会因素与恶性肿瘤的发生密切相关。Hurny（1977）总结了肿瘤病因中心理、社会因素直接和间接作用的模式：间接的心理社会因素是指人类行为使个体增加暴露于致癌物质中的几率，如吸烟对肺癌、阳光直射与黑色素瘤、酗酒与肝癌、特定病毒与癌症等，其机制较为复杂。直接心理社会因素主要指心理应激如丧亲的悲痛通过心理中介过程引起内分泌、免疫系统的改变导致癌症发生。如英国学者斯诺对 250 例乳腺癌及子宫癌的病例进行分析后发现，其中 156 例在发病前有明显的精神创伤。

目前，揭示癌症的社会心理原因主要有两种假说：其一是丧失假说，即严重的个人丧失通过心理生理作用导致躯体功能障碍。其二是癌倾向人格，认为某些人格特质易患癌症。其研究结论多来源于回顾性调查。

丧失引起癌症的假说主要以临床观察为基础，Lesen 及 Gassman（1958，1963 年）在对不同部位原发癌症患者的精神分析治疗中，发现他们都有童年期严重的丧失并伴有极度的无望。在进一步研究的基础上，Lesen（1966 年）描述了癌症患者的发展形式：开始是童年早期父母一方死亡或离去，导致受惩罚和孤独的情感。部分儿童将这种状态体验为自己的过错，

214

产生受排斥感和丧失感，导致情感不稳定。上述状态随着生活的积累不断保持和深化至成年。除此之外，老年人无望的情感和负性情感的积累也是一种重要的丧失，使其最终出现癌的体征。

人格特质易患癌症的假说由 Temoshok（1977）首先提出，当时称 C 型人格特征。"C"系取癌（cancer）的第一个字母，所以 C 型行为模式即癌症行为模式。Temoshok 归纳出癌症患者共有的基本心理特征为不善于表达和宣泄焦虑情绪、抑郁，尤其是竭力压制本该发泄的愤怒情绪。行为上的表现则是过分屈从、过分自我克制、回避矛盾、姑息迁就、忍耐、依顺、合作性强。因怕得罪人而放弃自己的需要，因无力应付生活的压力而感到绝望，其癌症的发生率可高出正常人的 3 倍以上。

丧失和人格特质导致癌症的机制，Hurny（1977）将其总结为：社会心理危险因素 - 中枢神经系统 - 下丘脑所导致的内分泌和免疫系统的变化，进而导致细胞损伤不能及时修复的致病过程。Bartrop 等（1977）对设有严格对照组的 26 位丧偶男女在丧偶 6 星期后的研究发现，其细胞免疫反应减退，这种减退与皮质类固醇、催乳素、生长激素、甲状腺素有关。Bartron 发现因遭受抛弃而情绪极度压抑的人，血液中 T 淋巴细胞明显减少；动物实验也表明小鼠在紧张环境下糖皮质激素水平增高，T 淋巴细胞减少，胸腺退化，脾脏萎缩，皮下接种肿瘤的成功率及肿瘤生长的速度增加。从而支持了 Hurny 的观点，后来的诸多研究验证了这些结果，证实了心理社会因素应激与免疫功能之间的相互关系。Sehliefer 报告，15 名晚期乳腺癌患者的配偶在丧偶后出现 B 和 T 淋巴细胞功能抑制。经历婚变后的妇女有严重的情感障碍，其淋巴细胞的反应性、Th 细胞和 NK 细胞的百分率显著降低而 EB 病毒抗体滴度增高，反映离异者细胞免疫受损。LechinFuad 等曾对 50 例未经治疗的晚期肿瘤患者的神经 - 内分泌 - 免疫系统及临床症状间的关系进行研究，他们测定了这些患者血浆中的去甲肾上腺素、肾上腺素、多巴胺、结合 5- 羟色胺、游离 5- 羟色胺、可的松、生长激素、外周血淋巴细胞总数、淋巴细胞分类计数、CD4/CD8 细胞比例。结果发现长期无症状的患者，除结合 5- 羟色胺升高外，其他所有测定项目都正常；短期无症状的患者的去甲肾上腺素、肾上腺素和可的松升高，结合 5- 羟色胺降低；临终患者除多巴胺和游离 5- 羟色胺升高外，其他所有测定项目都降低到最低水平。该实验表明肿瘤患者的儿茶酚胺、皮质类固醇、生长激素等与免疫功能及肿瘤的发展存在一定的关系。免疫系统中的 T 淋巴细胞、B 淋巴细胞、巨噬细胞、粒细胞上都具有儿茶酚胺的受体，通过这些受体，儿茶酚胺可以抑制 T 淋巴细胞和 B 淋巴细胞的活性，同时还抑制免疫系统的肿瘤防御功能。这种抑制作用既可通过第二信使来完成，也有的仅表现出与儿茶酚胺有关，而与第二信使无关。通过这些途径儿茶酚胺可以促进肿瘤的生长。现已普遍认为机体皮质类固醇水平长期升高会引起有害的免疫抑制作用，抑制胸腺依赖性免疫应答，其中包括抑制 Th1 细胞因子、IL-2、干扰素的分泌及 B 细胞产生抗体。而且在应激状态下，内源性皮质激素还调节胸腺细胞的凋亡。因此，在持续应激状态下体内皮质类固醇水平升高，促进肿瘤的生长。

### 三、肿瘤心理 - 神经 - 免疫学

肿瘤心理 - 神经 - 免疫学是肿瘤学研究中的一个新的分支。大量的研究表明，心理社会因素和心理治疗对癌症患者的影响主要是通过神经 - 内分泌 - 免疫网络来实现的。20 世纪初 Ehrich 就预言，机体的免疫反应具有抗肿瘤作用。1959 年 Thomas 进一步提出细胞免疫可能代表了机体防御肿瘤的机制，其后 Bumet 提出了肿瘤免疫监视学说，认为机体针对癌变的细胞可以产生与同种皮肤移植排斥一样的反应。免疫监视的作用在于识别和破坏那些临床不能识别的原位癌，当肿瘤生长超过了机体免疫监视的控制时，肿瘤细胞才可以快速生长而形成临床肿瘤。某些肿瘤经主动免疫或过继免疫治疗后病情可以得到一定程度的

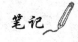

缓解，说明机体内存在着抗肿瘤免疫现象，免疫系统可以控制或至少是影响肿瘤的生长、复发和转移等生物学行为。机体对肿瘤的免疫应答包括特异性免疫和非特异性免疫两类。肿瘤相关的免疫效应因素包括细胞毒性 T 淋巴细胞、CD8 和 CD4T 细胞亚群以及抗体依赖细胞介导的细胞毒作用等特异性因素，巨噬细胞、NK 细胞、LAK 细胞补体和多种细胞因子等非特异性因素，其中 NK 细胞是目前有关肿瘤免疫心理学研究中一个最主要的免疫检测指标。

（一）肿瘤与 NK 细胞

抗肿瘤免疫一般以细胞免疫为主，NK 细胞是肿瘤心理领域中研究最多的免疫细胞，它不需抗原刺激，也不需抗体参与就能杀伤靶细胞，是一类特异性、多功能性的细胞群体，具有较广泛抗瘤谱，在机体的免疫监视功能中处于第一道防线。NK 细胞容易出现在肿瘤的早期，具有防止肿瘤扩散的能力，并且临床和实验室检测方便，成为目前心理免疫学中的主要监测对象。Anderson 等对 116 名乳腺癌术后的患者在辅助化疗前进行应激状态问卷评估，并测定血中 NK 细胞和 T 细胞之水平。结果发现，应激水平与 NK 细胞数量成反比，应激还降低了 NK 产生 INF-γ 的能力，并且使外周淋巴因子刺激产生的凝血素和结合 T 细胞受体的单克隆抗体水平均降低。Vander 研究了轻度应激对乳腺癌患者的影响，他们以腋窝淋巴结活检确诊，并且将 23 名乳腺癌患者作为实验组，对照组为年龄相匹配的 15 名健康妇女，两组同时接受轻度的急性应激反应和晤谈。结果发现，两组均有 NK 细胞、B 细胞、CD3、CD4、CD8 的变化，且 NK 和 CD8 细胞变化显著，CD4 和 B 细胞次之，两组的免疫成分没有本质区别，但是癌症组的变化比正常组迟缓，NK 细胞活性延迟。Ishihara 给予雄性小鼠应激刺激（旋转 7 天），分别于旋转 7 天的前、中、后接种 Lewis 肺癌细胞，结果发现，在接种前和接种时受到应激的小鼠肿瘤直径大。普通老鼠和接种肿瘤细胞的老鼠应激后 NK 细胞活性均降低，但 NK 细胞活性最低是在接种前和接种时受到刺激。Kanno 等对不同年龄的肺部转移性 B16 黑色素瘤细胞的老鼠给予应激（整夜限制活动）后发现，脾脏中 T 细胞数目和增生活性在老年鼠中明显降低，在青年鼠中则暂时降低，并且很快恢复。应激前青、老年鼠脾脏中的 NK 细胞没有数量差别，在应激后的老年鼠脾内数量显著降低，NK 细胞活性在整个实验中比青年鼠低。Eliyahu 通过对 Fischer 344 小鼠接种一种只向肺内转移，转移病灶对 NK 细胞活性高度敏感的 MADB106 乳腺瘤系后，给予游泳应激，结果发现，应激能增加肺转移（3 周后），而神经节阻滞剂松达氯铵、β 受体阻滞剂，以及 S1、p2 受体拮抗剂，能够减弱或完全消除肺转移；应激降低 NK 细胞活性，肾上腺去髓质也能阻止这种抑制，即应激通过肾上腺释放儿茶酚胺及激活 β1、β2 受体，抑制 NK 细胞活性，使 NK 细胞的肿瘤转移作用下降。

（二）肿瘤与细胞因子

心理社会因素能影响体内细胞因子的浓度。Allen 研究发现，结肠癌肝转移患者体内的 IL-6 可溶性因子受体、可溶性白介素 2 受体在抑郁症患者体内明显升高，两者呈正相关，并且 IL-2 可以独立反映患者的抑郁评分情况。Dekeyser 发现，可疑乳腺癌患者的心理困惑与肿瘤坏死因子 -α（TNF-α）有一定的关系。Holden 等则发现，肿瘤患者在应激状态下 IL-1β、TNF-α、IL-2、INF-γ 和 MHC- Ⅰ类分子及 NK 细胞活性低，而抑郁者则 IL-1β 及 TNF-α 升高，IL-2 和 ArK 细胞活性降低。大多数器官肿瘤内有高水平的 TNF-α 因子，TNF-α 可以抑制蛋白酪氨酸磷酸酶的活性，后者与 MHC- Ⅰ类分子通路有关，TNF-α 的升高，导致蛋白酪氨酸磷酸酶活性降低，细胞表面 MHC- Ⅰ类抗原表达减少，肿瘤细胞逃离免疫监视，因此，应激和抑郁能促进肿瘤的进展。反之，Capuron 发现，对肾癌和黑色素瘤患者进行 IL-2 生物治疗时，可以导致患者早期的抑郁症状。这就提示心理因素可以导致免疫的变化，免疫治疗也能引起心理变化。

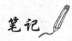
笔记

## 第四节　心身反应特点

### 一、一般概述

恶性肿瘤的诊断对当事人而言是严重的应激事件,意味着健康、生命的丧失,加之公众对肿瘤的理解基本是负面的。因此,诊断为肿瘤会导致患者产生严重的应激性反应,引发各种心理和躯体问题。如调查表明,肿瘤患者中约有 66% 患抑郁症,10% 患神经衰弱症,8% 患强迫症。80% 的肿瘤患者不是死于治疗期,而是死于康复期。肿瘤患者常出现抑郁、焦虑、精神错乱、厌食症、疼痛、恶心、呕吐等心理问题,其中抑郁症和焦虑症具有较高的发病率。精神崩溃导致四分之一的癌症患者治疗后存在复发转移。Derogatis 曾对 3 种癌症中的 215 例住院和门诊患者进行临床检查,结果显示:所有患者中 47% 有明显的精神障碍,其中 68% 为反应性焦虑与抑郁,13% 为严重抑郁,7% 为人格障碍,4% 为恐惧症。另外一项临床调查报告表明在住院的癌症患者中严重抑郁者占 24%,多为晚期患者;中度抑郁者占 8%;有抑郁症状的占 14%。并且抑郁严重程度与疾病的严重程度、躯体障碍密切相关。

### 二、一般性应激反应

癌症诊断是强大的心理应激事件,会对个体的心理、生理和行为产生巨大的影响,从而引发机体功能的进一步紊乱。

#### (一)认知反应

指强烈的心理应激破坏了个体的认知功能,导致感知觉过敏或歪曲、思维或语言迟钝或混乱、自知力下降、自我评价降低等现象。

#### (二)不良情绪反应

表现为焦虑、恐惧、愤怒和抑郁等多种不良情绪。其中,最常见的情绪反应是焦虑。在获得诊断的初期阶段,患者会处在极度焦虑状态,过度的焦虑又可破坏认知能力,使人难以做出符合理性的判断和决定。

#### (三)行为反应

个体的行为主要表现为"战"或"逃"两种类型。"战"在人表现为接近应激源,分析现实,研究问题,寻找解决问题的途径。"逃"则是远离应激源的防御行为。此外,还有一种既不"战"也不"逃"的行为,称为退缩性反应,表现为顺从、依附和讨好。

#### (四)自我防御反应

表现为患者运用各种自我防御机制以减轻应激所引起的紧张和内心痛苦,但多数自我防御只能暂时减轻焦虑和痛苦。

应激对个体生理功能的影响主要表现为:应激刺激作用于人体时,中枢神经系统对应激信息接受、整合,传递至下丘脑,下丘脑一方面通过交感 - 肾上腺髓质系统,释放大量儿茶酚胺,增加心、脑、骨骼肌的血流供应,引起心率加快、血压升高、呼吸急促等外周反应。肾上腺和交感神经的活动对免疫功能有广泛的影响,淋巴组织接受交感和副交感神经的支配,自主神经活动的变化会影响这些淋巴组织的功能,改变淋巴细胞群的生成与活性。另一方面,下丘脑分泌的神经激素可兴奋垂体 - 肾上腺皮质系统,广泛影响体内各系统的功能。由于应激导致的消极情绪反应可伴随着高水平的皮质醇,因此,应激导致免疫系统、神经内分泌系统功能紊乱。严重而持续的应激可引起机体生理功能的紊乱和失衡,引发病理性改变。

另外,个体调动资源对应激刺激和反应进行应对,应对方式对癌症治疗和病程产生影

笔记

响。应对方式是指个体应对应激事件时所采取的心理和行为策略。心理学家根据应对活动的内容将应对分为以下几种：再评价（对生活事件如患癌做出重新评价和认知）；问题解决（通过思想上或行动上的活动去解决问题）；回避（避免与之接触）；顺从（使自己接受或适应事件）；幻想（通过幻想消除痛苦或满足愿望）；求助（寻求社会支持和帮助）。应对方式有积极和消极之分，积极的应对方式有利于患者应付应激事件，消极的应对方式不利于问题的解决。

### 三、患癌后不同疾病阶段的心理问题

#### （一）诊断初期患者常见的心理变化

1. **恐惧**　通常是指害怕、紧张不安的一种心理状态。随着医学科学技术的进步，目前有些癌症的病死率已有一定程度的下降，但癌症毕竟是难治之症，因而对癌症的恐惧心理是广泛存在的。这种恐惧心理可以发生在正常人群，例如在医院门诊经常会遇到怀疑自己得了某种肿瘤的就诊者。他们因为自己身体某些部位的不适（如肝区疼痛）就怀疑自己患上了某种癌症（如肝癌）而要求做相关检查，当检查结果都正常时，症状也就随之消失。然而，对癌症的恐惧心理更多的是发生于癌症患者。癌症患者大都有恐惧心理，在得知诊断为癌症的初期，一些患者会因此而感到恐慌和惧怕，似乎死亡就要来临，惶惶不可终日。癌症患者在治疗过程中，由于症状加重或病情恶化，或道听途说所患的癌症如何可怕，这也会产生或者增加恐惧心理。恐惧心理主要源于患者认为癌症是不可治愈的"绝症"，得了癌症就等于宣判了死刑这样的错误认知。

2. **焦虑**　一旦确诊患癌，焦虑是患者最早也最常见的心理反应。焦虑表现为对象不明确的恐惧，也即患者主观上体验到的是担心、害怕和恐惧，但又不能明确恐惧的对象是什么。焦虑除情绪上的表现外，还伴有交感神经功能亢进的躯体症状，表现为心慌、失眠、出汗、胃肠功能紊乱及烦躁不安、坐卧不宁。进入治疗阶段后，由于对治疗的效果、副作用、手术可能给自己带来的痛苦和残疾，以及放疗和化疗的损伤等不确定事件担忧，会加重这种焦虑情绪。康复期的患者，病灶虽已被清除或控制，但"患癌"的标签作用依然困扰着他们，加之需要重新考虑工作、人际关系和可能的复发，患者会时时处在焦虑的情绪状态中。

适度的焦虑有利于患者对自身疾病的重视程度，增加治疗的责任心和遵从医嘱的程度。但过分的、长期的焦虑会破坏患者的免疫功能，对治疗和康复有害。

3. **抑郁**　抑郁是一种心境低落的状态。抑郁心理是肿瘤患者较常见的一种心理表现，有研究表明，58.3% 的癌症患者会表现出消极悲观的情绪。具有抑郁情绪的患者得知自己患癌又认为癌症可怕，会夺走自己的生命而无能为力。悲观失望，对前途失去信心，情绪低落、心境悲观、自我评价降低、自我感觉不良、对日常生活的兴趣缺乏、消极厌世。抑郁时常伴有失眠、食欲减低、无精打采、唉声叹气，严重者会出现自杀的愿望和企图。抑郁还可导致食欲降低，睡眠障碍。

引起癌症患者抑郁的原因很多，患癌症后的巨大精神压力可造成患者的心情抑郁；患者自身具有的内向个性往往是形成抑郁心理的基础；患病后与配偶、亲友、同事的疏远，以及家庭中和睦关系的变化等社会因素易造成或加重抑郁心理；患病后因治疗费用的增加而造成的经济负担更容易增加心情抑郁的程度。此外，引起癌症患者抑郁心理的医学原因也是不容忽视的，例如低血钾、高血钙等代谢障碍，内分泌调节的紊乱，脑肿瘤、脑转移瘤等颅内器质性病变，以及营养不良和放疗、化疗的毒副作用等，都可能产生抑郁心理。

4. **否认**　在一项对 100 例癌症患者的调查中发现，有 34% 的人不相信自己会得癌症。心理学家认为这可能是患者使用"否认"的心理防御机制的结果。其目的是缓解内心的焦虑和不安。在否认阶段，患者可表现为对诊断结果无所谓，治疗的积极性也不高，幻想着诊

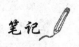

断上的奇迹出现。不同的患者这一阶段的持续时间也不相同,对治疗的影响程度各异。但一旦否认失败,患者会立即陷入严重的不良情绪之中。对处于否认期的患者,应该允许其在一段时间内运用否认,合理化等防御机制来过渡,但长时间的否认就会延误治疗,应该使用心理干预的方法加以引导。

**5. 愤怒**　有些患者在得知自己患癌症后,怨天尤人,烦躁不安。甚至为一些微不足道的小事大发雷霆。这是愤怒情绪的表现。引起愤怒的原因是患者不甘心、但不得不接受"患癌"的事实,回想自己为人正直善良、工作兢兢业业,而灾难却偏偏降临到自己身上,内心的不公油然而生。

**6. 孤独**　患者一旦进入患者角色,会暂时脱离家庭、脱离原先的工作岗位和亲朋好友,产生孤独感。有些癌症患者的家属不想让患者知道病情,甚至也不让医生告知患者的诊断和治疗情况,无形中孤立了患者,也使之产生孤独感。

**7. 多疑**　多疑是癌症患者较为普遍的心理现象,表现为患者过分关心自己的身体变化。多疑主要表现在两个方面:其一是对诊断、治疗手段、病灶是否被清除等表现出疑虑;其二是由于患者处在焦虑、抑郁的不良情绪状态下,心理上和生理上都较为敏感,对自己的身体和心理变化有较多的关注而导致疑虑。疑虑使患者忽略外界环境和自己的生活质量,陷入恐惧、焦虑的恶性循环。另外,一些肿瘤患者对与自己有关的外界事物反应十分敏感,他们无论是看到医院里医生、护士的交谈,还是观察到家中亲友的窃窃私语,或邻居街坊的交头接耳,都会认为是在背后谈论与自己所患癌症病情有关的事情,往往会迫不急待地打听询问或追根问底。这种多疑敏感心理在女性癌症患者中,或具有一定知识程度的患者中较为多见。

**8. 适应障碍**　研究证明,有近1/3的男性患癌后表现出程度不同的社交障碍,表现为不愿和别人交往,觉着自己的前途没有希望甚至将自己和社会隔离起来。在疾病的治疗过程中,所有患者都会出现程度不同的角色适应问题,表现为在患病的初期,不能尽快进入患者角色,出现不遵医嘱、不配合治疗的现象;而在疾病的康复期,又拒绝恢复到正常人的角色中,不愿出院、不愿见人、不愿承担家庭和工作义务。

当患者得知癌症的诊断消息后,会出现显著的心理变化,其心理反应大致分四期:①休克-恐惧期,当患者初次得知自己身患癌症的消息时,反应剧烈,表现为震惊和恐惧,同时会出现一些躯体反应;②否认-怀疑期,当患者从剧烈的情绪震荡中冷静下来时,常借助于否认机制来应对由癌症诊断所带来的紧张和痛苦;③愤怒-沮丧期,当患者的努力并不能改变癌症的诊断时,情绪变得易激惹、愤怒,有时还会有攻击行为;同时,悲哀和沮丧的情绪油然而生;④接受-适应期,患病的事实无法改变,患者最终会接受和适应患癌的事实,但多数患者很难恢复到患病前的心境,常进入到慢性的抑郁和痛苦中。

**(二)癌症手术治疗常见的心理问题**

临床上,癌症手术多为中、大型手术,手术对机体的损伤和破坏较大,危险性也较高。因此,面临癌症手术的患者有较多的心理问题。

癌症手术患者的突出心理问题主要表现在手术前和手术后。手术前患者由于对手术的安全性、能否成功担忧、害怕而产生强烈的焦虑情绪。某些手术不可避免会引起疼痛或功能障碍甚至残疾,也导致患者害怕、焦虑。手术前患者焦虑的原因有:

**1. 认知因素**　医疗环境具有威胁性和不可预知性、手术和器械检查会带来痛苦和损伤等不可控因素可引起恐惧和焦虑。患者的不可预见性和不可控制感越强,焦虑和恐惧就越严重。

**2. 学习因素**　以往有医源性痛苦的患者,如经历过手术并引起痛苦,则会因条件学习对目前的手术产生焦虑反应。没有医疗焦虑的人,如果目睹别人接受医疗操作如拔牙或分

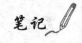

娩等引起痛苦,可由于示范作用(观察学习)产生恐惧和焦虑。

3. **失助**　某些手术或操作需要限制或固定患者,使之处在"被人控制"的情境中,患者因失助(缺乏控制的感觉)而焦虑。

### (三)手术后患者常见的心理问题

1. **抑郁**　手术造成较大的心理压力或心理上的丧失感均会引发抑郁情绪。临床调查显示,乳腺癌根治手术、盆腔手术和直肠手术等由于易于造成器官损伤和功能障碍而引发抑郁情绪。

2. **焦虑**　手术后疼痛和对预后的担忧会导致患者出现焦虑情绪。患者会出现烦躁、失眠、感觉过敏等症状。同时,还会出现心率加快、出汗、呼吸不畅等自主神经紊乱的症状。

3. **适应能力降低**　因患病后需要进行各种检查和手术治疗,绝大多数患者依赖感增强,表现为虚弱、需要人照顾和陪伴。这种现象如果延续到手术后的康复期,会影响患者的社会适应能力,使患者长期处在患者角色之中。

4. **康复动机降低**　表现为患者对康复治疗和今后的社会功能恢复缺乏信心。

### (四)癌症放化疗常见的心理问题

手术、放射治疗和化疗是癌症的三大治疗手段,从癌症的治疗发展历史看,癌症生存率的提高离不开综合治疗。手术和放射治疗是局部治疗的手段,而化疗则是全身性治疗。大约 70% 的癌症患者在治疗过程中需要接受放射治疗。放射治疗的优点是一定的放射剂量在杀死癌细胞的同时,对正常细胞的损伤较轻微。

20 世纪 70 年代之后,癌症生存率的提高主要归功于化学治疗的进步,作为全身性的治疗手段,化疗对预防复发、转移有极其重要的作用。因此,绝大多数癌症患者在经历了手术治疗以后,还要进行化疗。

放射治疗和化疗都有一定的副作用和并发症。放疗的并发症常见的有放射性颈部和面部水肿,放射性肺炎、心肌炎和心包炎等。化疗的毒副作用主要表现为两种:近期的毒性反应和远期的毒性反应。近期的毒性反应包括骨髓抑制、消化道毒性、肝功损害、肾毒性、神经毒性、心毒性等。远期的毒性主要是指抗癌药物的致癌作用和致畸作用。化疗常见的并发症有感染、出血、穿孔等。

放化疗患者的心理问题包括:

1. **由心理冲突导致的情绪与行为问题**　放疗和化疗既是癌症治疗的有效措施,同时也引起和加重患者的痛苦。其中,常见的毒性反应是骨髓抑制和消化道毒性,患者会出现恶心、呕吐、消化道(口腔)溃疡、白细胞降低等一系列反应,极大地影响患者的生活质量。放化疗意味着痛苦,患者不愿接受(回避),放化疗又是治疗必须采取的措施,要生存就必须接受它。这时,强烈的心理冲突会导致患者出现怨恨、不满、抑郁等不良情绪,患者也可能出现攻击、防御等行为反应。

2. **对毒副作用的担心导致的恐惧与焦虑情绪**　研究证实,放化疗患者普遍存在对放化疗毒副作用的恐惧。具有特质焦虑的患者与一般患者相比,恐惧和焦虑情绪更为严重,化疗引起的恶心与呕吐也更重、更频繁。

3. **由挫折导致的心理和行为反应**　癌症的放化疗是一个相对长期的治疗过程,患者不仅会经历放化疗的毒副作用,还会经历治疗效果不明显或因毒副作用太强须终止治疗的种种不良事件。这些不良事件与治疗和康复的目标是相反的,背道而驰。这时,患者将会体验到挫折,从而引发挫折后的心理和行为反应,如攻击、倒退、失望、失助等。

### (五)癌症康复过程中常见的心理问题

经过系统或姑息治疗后,大多数癌症患者的生理状况恢复良好,如果康复治疗顺利,绝大多数患者可达到躯体功能的基本康复。在康复过程中,患者会出现各种心理问题,这些

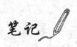

问题包括：

**1. 恐惧** 心理患癌及其治疗的不良感受和体验不会马上消失和淡忘，它会时时浮现在患者的脑海里，引起恐惧和其他不良情绪反应。另外，对转移、复发和治疗不够彻底的担忧也是导致恐惧的主要原因。

**2. 自卑** 心理癌症的治疗可能破坏了个体形体的完整或美观，如乳腺癌根治术、直肠癌切除后造瘘术等。由于形体美遭到了破坏，导致个体产生自卑心理。

**3. 抑郁** 患病使个体丧失健康、美丽甚至经济和社会地位。这些丧失带给患者的直接感受就是不愉快和抑郁。加之癌症的康复期较为漫长，某些丧失和功能障碍是永久性的，患者会产生因自己患病而拖累家人的想法，使抑郁情绪加重。

**4. 躯体主诉** 患病使个体经历痛苦的体验并得到了家人的照顾，长期的患者角色使患者安于现状，不敢或不想再承担正常人的责任。因此，患者的躯体主诉较多并与康复程度不相符合。加之患者处在这样或那样的不良情绪之中，导致自主神经功能紊乱，躯体不适感随之增加。

上述消极心理对康复的影响表现在以下几个方面：①肿瘤患者的消极情绪可以使患者不积极采取必要的治疗措施，从而延迟或耽误有效的抗肿瘤综合治疗，失去确诊后的早、中期有利治疗时机，导致肿瘤的迅速发展扩散；②肿瘤患者的消极情绪可以使患者不主动配合医院医护人员的治疗，医生难以采取有效的治疗措施，勉强接受的治疗手段不能有效地发挥作用。此外，消极情绪还可能使患者饮食锐减，因营养不良而迅速消瘦，甚至导致恶病质的提前发生；③肿瘤患者的消极情绪可以使患者错误地认为癌症是不治之症，听天由命，任其自然，无所作为。患者不注意生活的合理安排，失去了宝贵的综合系统治疗机会，加速了病情的发展；④肿瘤患者的消极情绪可以使患者机体早已存在的神经内分泌的失调进一步加剧，促进病情的恶化。消极情绪直接影响下丘脑对机体的神经内分泌调节，促使肿瘤的快速长生；⑤肿瘤患者的不良心理状态和紧张情绪，可以通过中枢神经系统使机体的免疫功能降低，表现为巨噬细胞吞噬能力下降，胸腺功能失调，抑制抗体产生，自身稳定与免疫监视功能进一步障碍，从而使机体的抗肿瘤能力降低，促进肿瘤的复发和恶化。

# 第五节　心理诊断与干预

## 一、心理行为问题的评估与诊断

采用心理评估与诊断的技术可以对癌症患者是否存在不良情绪和行为及其严重程度进行评估和诊断，为临床干预提供依据。癌症患者心理行为问题的评估与诊断包括以下几个方面：

### （一）诊断性会谈

诊断性会谈是临床心理工作者通过与患者或来访者的有目的的会谈，来收集资料的一项重要技术。通过与来访者的会谈，了解其心理信息，同时观察其在晤谈时的行为反应，以补充和验证所获得的资料，进行描述或者等级记录以供分析研究。诊断性会谈可以对患者的情绪状态、人格特征、以往遭遇的社会心理事件和对患者的影响进行初步的了解。

### （二）心理测验和评定量表的应用

心理测验是一种测量的技术，是测量、评估人们的某种行为、作为判断个体心理差异的一种工具。评定量表是对个体某种情绪或行为发生的频率进行评估的工具，有自评量表和他评量表两种类型。借助心理测验可了解患者是否为 C 型行为并评估人格因素对治疗的可能影响；使用评定量表可确定患者是否存在不良情绪、不良情绪的程度、患病前是否经历过

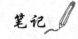
笔记

负性生活事件和患癌对患者的影响程度。

### （三）对患者的精神状态进行诊断

采用精神障碍的诊断程序对患者是否存在明显的情绪、思维或精神紊乱进行评估和诊断。

## 二、心理治疗

### （一）一般概述

大量资料显示，不良的心理、社会因素不仅是促癌剂，而且严重影响着恶性肿瘤患者的治疗和预后，降低患者的生活质量，并能促进肿瘤的复发、恶化、转移等。认识到心理社会因素对肿瘤发生发展的作用，人们便开始把心理干预应用于肿瘤的治疗中。临床研究提示心理治疗对肿瘤的症状缓解和癌症转归有很大影响。赵燕等观察了 83 例肿瘤患者，研究组在常规放疗、化疗及生物治疗的基础上合并应用一般性心理支持治疗、家庭和社会支持治疗，音乐结合肌肉放松训练及内心意念引导等常用的综合心理治疗方法。对照组仅用常规肿瘤治疗，观察治疗前后焦虑、抑郁情绪变化。结果显示研究组较对照组患者焦虑、抑郁的情绪有明显改善，提示肿瘤患者在常规治疗的同时配合综合性心理治疗，有助于提高治疗效果及生存质量。唐丽丽等在临床肿瘤治疗中合并应用集体心理治疗和想象疗法。发现与对照组相比，心理干预组的患者更能良好的接受现实并较乐观的配合治疗。国外 Fawzy 等曾进行了一项为期 6 周的心理干预研究，既评价了干预后的即时效果，又评定了干预后的长期效应。干预内容包括：健康教育、应激处理技术、提高自我护理的能力等。干预对象是临床分期为 I 和 II 期的 68 例黑色瘤患者，全部患者在手术后没有接受过任何治疗。研究结果显示，干预组与对照组比较，心理应激失调明显降低，NK 细胞的数量和活性明显增加。干预后的 6 年中，对照组患者的复发率和病死率明显高于干预组。

心理治疗对于肿瘤治疗的作用有可能是通过机体的免疫系统实现的。王建平等通过心理干预前后免疫参数的变化，对 120 例癌症患者进行比较研究。结果显示：化疗期间经心理干预后，患者的各项免疫参数均有不同程度的提高；NK 细胞活性对心理行为的变化比较敏感，干预后明显提高；实验组免疫球蛋白三项指标化疗前后比较稳定，但对照组化疗后明显下降。癌症患者的愤怒表达和掩饰性性格特点与 NK 细胞活性显著相关；影响免疫功能的因素随免疫参数的不同而异；各种影响因素以综合作用为主，部分因素间交互作用明显。研究提示心理干预对提高癌症患者的免疫功能，尤其是 NK 细胞的活性，可以起到一定作用。马博等进行了消化系统癌症患者抑郁情绪和细胞免疫的研究。发现消化系统癌症患者存在较为严重的抑郁情绪，中重度抑郁情绪患者的 CD4、CD4/CD8 值比无抑郁情绪患者明显降低，说明严重抑郁可使癌症患者的细胞免疫系统功能降低。Lekander 对化疗中的 22 例卵巢癌患者进行对照研究，发现接受放松训练实验组外周血中淋巴细胞及白细胞计数显著高于对照组，这些变化甚至可以发生在骨髓抑制期间；但有丝分裂原、NK 细胞活性没有显著变化。

### （二）癌症患者知情权

在开展心理干预之前，一个比较重要的问题是"肿瘤患者的病情知情权"。一旦患者癌症诊断明确，医师和家属即面临的是能否将诊断结果告诉患者以及如何告诉患者的困扰。尽管国内外许多临床医生对此问题做法不一致，但大多数学者都主张在恰当的时机给癌症患者提供诊断和治疗计划真实的信息。这些学者认为这样既有利于患者了解自己的病情，接受诊断事实，及时进入角色适应，建立良好的医患关系和治愈疾病的信心，又有利于使患者配合治疗，对治疗中各种副作用，并发症，预后有心理准备，主动参与到治疗中来。然而国内医生一般倾向于根据家属的要求向肿瘤患者隐瞒病情。有学者曾对肿瘤者知情与不知

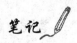

情对治疗效果的影响进行研究,结果是知情组患者曾有过悲观厌世情绪 17 例(85%),心理干预后好转 13 例(76%),对死亡恐惧 5 例(25%);不知情组患者曾有过悲观厌世情绪 12 例(60%),心理干预后好转 4 例(33%),对死亡恐惧 13 例(65%),两组比较有显著性差异。当然,是否告知患者应根据患者的人格特征、应对方式、病情以及对癌症的认识,灵活慎重地选择时机和方式。对于肿瘤病情告知这个问题不能一概而论。对于晚期癌症患者若心理承受能力差,生存时间短,一旦患者得知自己得了"绝症",生存期可能反而会缩短,并会产生焦虑和厌世情绪。对于这些患者要视具体情况对待,避免患者受恶性刺激,使其尽可能地减少痛苦,有尊严地走完人生的最后阶段。

### (三)癌症患者一般心理治疗

根据心理治疗的难易程度,可将心理治疗分为两个层次,即一般心理治疗和特殊心理治疗。一般心理治疗是指医务人员在与患者交往过程中,通过举止、表情、态度、姿势等影响患者的感受、认知、情绪和行为的过程。一般性心理治疗的基础是每个就诊的患者对医务人员都怀着一种尊敬、期望和求助的心理,医务人员的言行时刻影响着患者的心理。若医务人员的态度耐心、热情、和蔼可亲,具有暖人的言语和权威性的对疾病的解释,对患者将起到积极的暗示作用。当患者处在患病状态,具有强大的心理压力时,给予一般性心理治疗能增强患者战胜疾病的信心。一般性心理治疗常用的方法如下:

1. **解释** 患者患癌症后,对自己所患疾病缺乏认识和了解,容易产生焦虑、紧张的情绪,对治疗过程所产生的副作用和预后也存在担心和恐惧心理。医务人员及时向患者进行解释,对治疗过程和预后做科学性的说明,树立癌症是可治性疾病的信念,可帮助患者消除顾虑,树立信心,加强配合,为治疗创造良好的条件。

2. **鼓励和安慰** 患者由于疾病的折磨和对未来的担心,情感非常脆弱。医护人员如将治疗方案的科学性、有效性和先进性告诉患者,可以消除顾虑,坚定治疗的决心和信心。如对治疗中出现的副作用及时给予指导和处理,可使患者得到心理上的安慰。

3. **保证** 患者在诊断之初,会因否认的心理防御机制而迟迟不进入患者角色。治疗阶段,患者往往担心治疗方案是否合理,医生是否有经验等。这时,医生如以科学的态度、充分的临床经验和科学研究为依据,向患者做解释和保证,可解除患者的疑虑。

### (四)支持性心理治疗

支持性心理治疗注意充分调动患者心理上的积极因素加以支持和发扬,对患者心理上消极的一面积极给予疏导和宣泄,对灾难性情景有良好的指导作用。具体包括:

1. **针对应激源的应对** 个体一旦被诊断患了"癌症",患者就处在察觉到面临死亡的威胁之中。要经受手术、放、化疗等一系列治疗过程,甚至要承受治疗无效的后果。这一重大的应激事件会对个体的心理产生强烈的冲击。另外,治疗过程中所遭遇的诸多事件也是不少患者过去未曾经历过的,患者对治疗过程充满不确定感。这时,医生要及时向患者提供疾病的性质、程度、可能的治疗方案的优缺点、治疗过程中的注意事项等信息,增加患者对疾病的控制感。

2. **减轻不良情绪** "患癌"对个体而言是重大的心理应激源,会产生强烈的应激反应,导致焦虑、抑郁、愤怒、无助等不良情绪,引发或加重原有的不良行为。倾听、疏导、支持、放松等方法均可减轻不良情绪。对具有严重不良情绪的患者,必要时应给予抗焦虑、抗抑郁药物。

3. **提高应对技巧** 不同的人对待应激事件的反应、处理方式不同,与个体的人格特征有关。有些人喜欢直接面对应激事件,及时解决问题;另一些人则习惯采用"否认"的心理防御机制;还有的人则希望找他人倾诉以宣泄自己的紧张情绪。不同的应对技巧在不同患者可取得不同的应对效果。研究表明,对癌症及其治疗较恰当的应对技巧是接受、面对和

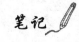

笔记

积极生活。

**4. 恢复社会支持系统** 研究表明，在得知诊断后数周到数月之内，患者的配偶也出现应激反应并表现出情绪症状。Ey 等（1988）对 58 名癌症患者及其配偶进行的调查结果表明：配偶的焦虑与抑郁与患者的症状呈正相关；男性患者的回避与妻子的焦虑与抑郁呈正相关；患者回避可预期较为明显的忧虑；男患者的回避，可预期其妻有较大的忧虑。这一结果提示，癌症诊断不但引起患者的心理反应，也引起家庭成员的心理反应，严重者可破坏原有的社会支持系统，而广泛的社会支持是减轻不良情绪、提高机体免疫力的重要环节，如 Levy（1990）对 61 名 Ⅰ、Ⅱ 期乳腺癌患者在诊断 6 周内体内 NK 细胞的活性检测发现，NK 细胞的活性增高至少 1/3 是得益于亲人的社会支持。另外，Lekander 对 38 位辅助化疗的乳腺癌患者进行了社会支持与免疫状态的研究，发现化疗结束后 3 个月，社会接触感增加与白细胞水平升高有关，高社会接触的患者有较高的粒细胞数目和比例，以及较低的淋巴细胞与单核细胞比例。上述研究提示社会支持可增强患者的免疫系统功能，可能是对抗肿瘤生长的保护因子。

### （五）认知行为治疗

在癌症的诊断和治疗过程中，患者会出现各种不良的认知，如"癌症意味着死亡，是"不治之症""癌症治不好，治好不是癌""家庭因我陷入了困境"等。上述不良认知可降低患者治疗的依从性，并产生负性情绪及悲观绝望。虽然不良的认知与早年的生活经验、重大的挫折有关，但通过认知治疗可达到改变认知结构、消除不良情绪的目的。

认知疗法的步骤包括：对患者的心理、行为进行诊断；寻找认知偏差或不合理信念；进行选择式干预。具体步骤如下：

**1. 教育** 即向患者介绍有关疾病的科学知识，纠正错误观点（信念），指出公众对癌症普遍存在一些错误观念，如癌症不能治、患癌等于死亡、化疗难于耐受等。上述种种不合理的关于患癌的信念会使患者丧失治疗的信心。事实上，近几十年来，癌症的临床诊断和治疗的水平有了很大的进展，如 1981 年世界卫生组织癌症顾问委员会明确指出，1/3 的癌症可以预防；1/3 的癌症如能早期诊断可以治愈；1/3 的中晚期癌症经适当治疗可以减轻痛苦，延长生命。在治疗手段上，除传统的手术、放、化疗以外，生物免疫治疗、中医中药、热疗、电疗等治疗方法也不断应用，并取得了良好的疗效。癌症总的 5 年治愈率，30 年代为 30%，70 年代为 40%，80 年代为 60%～70%。针对癌症患者中普遍存在的恐惧心理，通过各种宣传媒介大力开展抗癌教育，使癌症患者充分认识到，医学科学在不断发展，肿瘤防治领域已取得突破性进展，许多癌症只要做到早期诊断和综合治疗是完全可以治愈或缓解的，使癌症患者树立起"癌症≠死亡"的观念。同时要在癌患者中大力宣传抗癌斗士们热爱人生、豁达乐观、自强不息，与癌魔奋力拼搏的事迹和勇敢精神，使他们从中得到启迪，增强抗癌的信心和勇气。可见，在科学技术较为发达的今天，患癌并不能和死亡划等号。可通过宣传教育、认知疗法等方法矫正患者的不良认知。

**2. 认知重建** 包括帮助患者改变不正确的认知和态度，特别是帮助患者矫正自我失败的消极思维。其主要目标是帮助患者找出他头脑中不现实的、不合理的错误、扭曲的观点，并帮助他建立较为现实的认识问题的思维方法，减少扭曲的认知所造成的情绪及行为的不良后果。对于多数肿瘤患者来说，他们认为"得了肿瘤就等于宣判了死刑"，这是一种极为错误的认知观点，殊不知很多肿瘤是可以通过各种治疗方法获得治愈或是延长生存期的。

**3. 语言重构** 以积极的语言代替具有消极作用的语言，但并不改变说话的内容。如有的肿瘤患者认为"我得了癌症，就要不久于人世了"，可以通过语言重构的方法进行改变，"我得了癌症，就要不久于人世了，但是人终有一死，我要勇敢地面对疾病，尽一切可能，去延长我的生命"。通过语言重建，可以增强患者的信心和勇气，以一种积极的心态去面对疾病。

**4. 角色转换**　引导患者进行换位思维，多从与自己相关的人的角度考虑问题。对每一导致自己困扰的问题进行换位思考，寻求多种解决途径。

### （六）团体心理治疗

团体心理治疗是将问题相似的患者（如同是癌症康复期的患者）组成小组（以 6～12 人为宜），治疗师一般待在隐蔽的地方，使小组成员彼此交流经验，评论自己和他人的行为，讨论自己和他人的问题。在逐渐暴露自己的弱点和相应的防御机制以后，患者对自己的行为逐渐表现得更为客观。在小组治疗过程中，患者习得了与他人共情的能力，当自己帮助别人时，也获得了自尊。

美国亚拉巴马州早在 1976 年就成立了以 TOUCH 命名的癌症病员自助组，病员在一起讨论与癌症有关的各种心身问题，并请专家讲授如何对付癌症的有关难题。调查表明：这种治疗形式使患者加深了对癌症的了解，改善了人际关系。提高了癌症患者对付疾病的能力。使他们克服了孤独感，调动起了乐观的情绪，极大地改善了癌症患者的生存质量。我国北京、上海、天津、杭州等地近年来也相继建立起各种形式癌症患者俱乐部或癌症康复协会，他们的宗旨是：弘扬热爱生命，热爱生活，提倡人道主义精神，为癌友延长生存期和提高生活质量服务。大量事实表明：这类癌症康复组织使癌症患者感受到友爱、理解和温暖。许多癌症患者在这些组织中克服了恐惧心理，重新燃起了康复的希望，并增强了战胜疾病的信心。

### 三、癌症患者的护理

癌症患者的护理包括心理护理和生理护理。心理护理是指针对肿瘤患者的心理特征采取的心理护理措施，包括提供鼓励和支持、争取信任、鼓励宣泄等；生理护理主要是针对不同治疗方法、不同病期患者的躯体护理措施，包括手术后皮肤护理、引流管护理、长期化疗患者的静脉护理、放疗患者的皮肤护理、药物毒副作用护理、饮食护理等。另外，在患者的患病不同时期，护理也是不同的。

### （一）确定癌症诊断时的心理护理

目前癌症仍是一个预后欠佳的令人恐惧痛苦的世界性顽疾。患者在接受诊断的过程中心理常常是矛盾的，既害怕是癌症而过分焦虑，但又抱着最好不是癌症的希望。医生在没有确切把握之前，绝对不能向患者及其亲属透露"可能是癌症"的言词或泄露出暗示性的表情。在诊断已经明确，但患者的精神准备还不足时，医生应该给患者心理上的缓冲机会以避免出现过于强烈的心理刺激。要让患者在知道患癌症的同时，也建立起治愈疾病的希望和信心。对患者隐瞒癌症诊断或告诉其假诊断都是不妥当的。前者会引起的患者猜疑，后者患者早晚会知道真相，一旦患者发现自己被蒙在鼓里，顿时就会受到一个突如其来的精神打击，并因此对医生和家属产生不信任感，这对进一步治疗措施的实施很不利。护士要以自己对癌症的专业知识和乐观态度去影响患者，使其对即将开始的治疗抱有信心和对未来的生活充满希望。

### （二）癌症治疗阶段的心理护理

一个完善的治疗计划将使患者在确定诊断时遭受的心理创伤得以较快地平复，并带来恢复健康的希望，有助于改善情绪。不论是化学治疗、放射治疗，还是手术切除，癌症患者总要在相当长的时间里忍受比较大的精神和躯体损伤，因此医生必须在治疗中得到患者的高度信任和密切配合，必须把整个计划及其利害关系以及治疗措施向患者交代清楚，使患者有更充分的心理准备。患者对治疗计划有了一定的思想准备则比较容易接受治疗过程中的副作用。若一旦出现严重的治疗反应，并且超过患者事先想象的严重程度时，患者还需

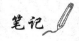
笔记

要得到心理的和对症治疗的双重支持,对于恶心、厌食、虚弱、失眠等一系列治疗反应,除给予一些对症及保护性药物外,医生和护士一定要在精神上经常地给予其安慰和鼓励,耐心解释治疗的安全性和有效性,以解除患者的焦虑和不安。这种心理上的支持,会使患者情绪稳定、乐观,有助于减轻治疗反应,使治疗方案顺利完成。

### (三)弥留患者心理护理

晚期癌症患者在死亡前有相当一段时间的弥留期,身体严重衰竭而神志尚清醒,除忍受躯体的痛苦,还要忍受即将与亲人永别的心理痛苦。由于每一个人的人格特征、生活经历、文化素质和信仰不同,对待死亡的态度亦不一样。其中信仰是关键因素,故医护人员应当尊重患者的信仰,不应该对信仰不同的人表示任何轻蔑态度。对弥留患者尽职尽责,这不仅是对患者人格的尊重,也是对其家属的最大精神安慰。

人与人之间是应当相互尊重的,在各种疾病中,很少有如恶性肿瘤给人以巨大的精神压力。癌症患者希望得到医护人员的热情接待、重视和理解,希望能相互沟通思想。还希望能得到病友及家人的安慰和亲近,使其不感到孤独、寂寞。因此,应给予患者亲切的关怀,帮助他们建立积极的情绪。意志坚强和对生活充满希望,是战胜癌症的重要精神支柱。

(刘德祥)

## 综述

### 正念减压疗法与癌症患者的生命质量研究

正念最早的文献出处源自于佛教的《四念住经》,是佛教的八正道之一,它强调有意识、不带评判地觉察当下,是佛教禅修的主要方法之一。正念在20世纪70~80年代被介绍到西方,为心理学界所注意。美国麻省理工学院分子生物学博士卡巴金在1979创立了正念减压疗法,现已成为当代心理治疗中最重要的概念和技术之一。正念在后来的发展过程中,逐渐形成了辩证行为疗法、接受实现疗法、正念认知疗法等当代著名心理疗法。正念减压疗法是一套严格、标准的团体训练课程。训练团体一般由15~40个参与者组成,训练共8周,每周1次,每次持续2.5~3.5小时。在练习的第6周,进行1个全天的静修(7.5小时)。训练技术包括正式方法(如:躯体扫描、正念瑜伽、静坐冥想、正念行走等)和非正式方法(如:察觉愉悦事件及非愉悦事件、察觉呼吸、察觉吃饭、行走、人际交往等日常活动)。除了团体训练外,参与者在日常生活中尚需完成日常家庭作业,包括:结合音频资料,每周6天,每天至少45分钟的正式练习和5~15分钟的非正式练习。

正念减压疗法作为一种典型的心理疗法,已广泛应用于癌症患者相关症状方面的研究,其目的是通过练习及培育正念,帮助个人应对疾病产生的身体及情绪方面的问题。

肿瘤患者普遍存在焦虑、抑郁、恐惧等不良情绪,且远高于正常人及其他良性疾病患者,而正念减压疗法有助于缓解这种焦虑或抑郁情绪,改善生活质量。张宗城等将264例癌症患者随机分为正念减压组和对照组,每组132例。对照组采用常规的护理方法进行护理,正念减压组在常规护理的基础上接受正念减压训练。分别在干预前、干预后4周采用焦虑自评量表、抑郁自评量表评估,结果发现正念减压训练可以显著降低患者的焦虑、抑郁情绪。张佳媛等对64例乳腺癌患者进行随机对照研究,6周的正念减压训练有效降低了乳腺癌患者的知觉压力水平,改善其焦虑、抑郁情况。Matousek等对59名接受正念减压疗法的乳腺癌妇女进行干预后对比。结果显示研究对象在干预后的流调中心用抑郁量表、压力知觉量表及症状自评量表的得分别降低6.04、3.88、7.81,差异均有统计学意义。Wurtzen等采用传统正念减压疗法对336例Ⅰ~Ⅲ期乳腺癌患者进行了随机对照研究,干预后正念减压疗法组患者焦虑、抑郁情绪缓解,追踪12个月发现,效果依然明显。Zainal等对9篇关于正念干预对女性乳腺癌患者心理困扰进行了Meta分析,对与心理困扰相关的症状进行了系统性评价。研究结果表明,正念减压疗法明显缓解了患者的压力症状、焦虑、抑郁等不良情

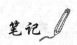

绪。Lengacher 对 84 例处于关键过渡时期的乳腺癌幸存者做了随机对照研究。研究在干预前后对正念减压组和常规治疗组都运用担心复发量表、抑郁量表、生活定位测试、社会支持调查等 8 个量表或调查来评估受试者的各项指标。研究发现，在干预前，两组的基线值无显著差异。6 周正念减压疗法干预后，在对复发的恐惧、对复发的担忧、状态焦虑、特质焦虑和抑郁症状上正念减压组有更好的表现，并且正念减压组的幸存者在干预之后也报告了更好的生活质量。Lengacher 的补充研究注意了受试完成家庭练习的情况，并调整正念减压干预方法为 8 周，用前后对照试验的方式验证了正念减压疗法对乳腺癌幸存者的作用。研究证明干预后，幸存者们的心理状态明显改善，抑郁焦虑症状减少，生活质量得到大幅提升。Lerman 等对 68 名癌症患者进行随机对照试验，研究正念减压疗法对癌症患者相关症状和生命质量的影响。结果显示，实验组的癌症治疗相关生命质量问卷得分在干预后显著提高了 4.85，压力症状自评量表中的 6 个分量表（抑郁、愤怒、肌紧张、心脏症状、交感神经兴奋、神经性症状）得分在干预后均有显著性降低（分别降低了 2.75、2.56、3.00、1.50、2.19、0.71），而对照组并没有发生相应改变。经过正念减压疗法干预后，癌症患者在生命质量和压力症状方面都获得了显著的改善。

此外，研究还表明，正念减压疗法可改善癌症患者的睡眠和疲乏问题。Garland 等对 111 例不同类型癌症患者进行随机对照研究，两组患者分别接受正念减压疗法和认知行为疗法。结果显示，正念减压疗法对患者睡眠紊乱改善优于认知行为疗法，3 个月追踪发现，两种干预方法均有临床意义，但认知行为疗法长期作用优于正念减压疗法。林琦等采用正念训练对 199 例中青年乳腺癌患者进行随机对照研究，发现干预后实验组患者主观睡眠质量、入睡时间、睡眠时间、睡眠效率、日间功能障碍和睡眠质量总分低于对照组，正念训练干预可改善中青年乳腺癌患者睡眠质量，有助于提高其生活质量。

正念减压疗法对于癌症患者的治疗效果已被得到广泛验证，不仅使患者焦虑、压力和抑郁得到减轻，同时也通过对疼痛、呼吸困难、睡眠障碍等生理症状的控制以及对内分泌系统的调节、免疫功能的恢复，在诱因层面上降低了癌症患者发生心理痛苦的风险。在今后的研究中，应注重将正念减压疗法引入更大范围的医学领域，并使用更科学的随机对照试验，以评判正念减压疗法对临床人群及非临床人群实施的可行性和效果。此外，还需要从正念减压疗法的神经生理学机制入手，探索其深层次作用机制。

（刘德祥）

# 第十六章　　心理因素相关生理障碍

　　心理因素相关生理障碍（physiological disorders related to psychological factors）简称心理生理障碍，是指一组与心理社会因素有关的以进食、睡眠及性行为异常为主的心理障碍。在心理因素相关生理障碍的发病中，包括情绪、性格、生活事件、个体易感性等心理因素通过自主神经系统、内分泌系统和免疫系统等中介机制来影响着人们的生理功能。心理因素相关生理障碍包括进食障碍（神经性厌食、神经性贪食、神经性呕吐）、睡眠障碍（失眠症、嗜睡症和发作性睡眠障碍）、性功能障碍（性欲减退、阳痿、早泄、性高潮缺乏、阴道痉挛、性交疼痛）。

## 第一节　失眠障碍

　　睡眠是维持机体健康必不可少的生理过程。五亿年前生物体内就已形成稳态机制，进行睡眠和觉醒的交替。人的一生有大约三分之一的时间是在睡眠中度过，不同个体所需的睡眠时间有一定差异。

　　失眠（insomnia）是最常见的睡眠 - 觉醒障碍，以频繁而持续的入睡困难或睡眠维持困难并导致睡眠满意度不足为主要特征。失眠不仅影响个体的生活质量，降低学习和工作效率，还会导致机体免疫力下降，常常与躯体疾病和其他精神疾病共病，并呈现慢性化病程，严重损害人们的心身健康。失眠已成为突出的医疗及公共卫生问题。

　　2013 年美国精神病协会出版的《精神疾病诊断与统计手册》第五版（DSM- Ⅴ）中睡眠 - 觉醒障碍包括十类障碍或障碍群：失眠障碍、嗜睡障碍、发作性睡病、与呼吸相关的睡眠障碍、昼夜节律睡眠 - 觉醒障碍、非快速眼动睡眠唤醒障碍、梦魇障碍、快速眼动睡眠行为障碍、不安腿综合征，以及物质 / 药物所致的睡眠障碍。由于缺乏病理生理学和临床的证据，美国精神疾病诊断手册第 4 版修订版（DSM- Ⅳ -TR）中定义的失眠亚型在第五版（DSM- Ⅴ）中被取缔和合并。国际睡眠障碍分类第二版（ICSD-2）中的失眠亚型（如生理心理性失眠、特发性失眠、矛盾性失眠、睡眠卫生不良、儿童行为性失眠）在国际睡眠障碍分类第三版（ICSD-3）中也被取消。ICSD-3 指出，失眠既可以是症状也可以是独立的疾病，常常与其他躯体疾病或精神障碍共病。DSM- Ⅴ中提到，失眠障碍经常伴随焦虑、抑郁和认知改变，必须纳入到治疗计划中，持续的睡眠紊乱（包括失眠和过度困倦）是已经确立的后续发生精神疾病和物质使用障碍的风险因素。它们也代表了精神疾病发作的前驱期表现，早期干预很可能会预防或减弱完全的发作。无论是否合并其他精神或躯体疾病，失眠障碍都被认为是一种独立的疾病，需要系统的个体化治疗措施。

### 一、一般概述

　　睡眠是维持机体健康必不可少的基本生理活动。远在 5 亿年前，生物体内就已形成稳

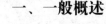

态机制,进行睡眠和觉醒的交替。良好的睡眠是机体复原和整合过程,其生理重要性仅次于呼吸和心跳。除了可以消除疲劳,恢复活力,保证生活质量,完成各种社会功能之外,还与提高免疫力、抵抗疾病的能力有着密切关系。

人的一生中有大约三分之一的时间是在睡眠中度过,睡眠的需要量在不同年龄和不同个体有一定差异。婴儿每天平均睡眠时间超过 16 小时,儿童需要睡足 10 小时,少年约需9 小时,青年约需 8 小时,成人每天应有 7～8 小时的睡眠,老年人的睡眠为 5～7 小时。每个成年人都有自己特有的睡眠习惯,有些人每晚睡 5 个小时就感觉很好,有些人睡了 8 小时仍感困倦,因此判断失眠不仅看睡眠时间,还要看睡眠的质量以及醒后体力和精力的恢复情况。

失眠是最常见的睡眠 - 觉醒障碍之一。随着工作和生活压力日益加剧,各种睡眠障碍的发病率不断升高。据报道西方国家几乎三分之一的人口会出现失眠症状,2007 年中国睡眠研究会公布的睡眠调查结果,中国成年人失眠发生率为 38.2%,高于发达国家。失眠不仅发病率高,而且呈现出慢性化病程,对个体的心身健康危害性大,降低机体免疫力,影响生长发育,降低学习和工作效率,增加意外和损伤的几率、同时增加其他躯体疾病和精神疾病的患病风险和医疗资源的消耗。因此,失眠已经成为全球日益关注的公共卫生问题。

### (一)失眠的概念

失眠是一种常见的睡眠障碍形式,通常指患者对睡眠时间、睡眠效率和(或)睡眠质量不满意并影响日间社会功能的一种主观体验。表现为入睡困难(入睡时间超过 30 分钟)、夜间易醒(整夜觉醒次数 ≥ 2 次)并且再次入睡困难、总睡眠时间减少(通常少于 6 小时)、次日早醒、醒后疲惫、日间警觉性降低、精力不足、认知和情绪行为等方面出现功能障碍。Rosekind(1992)认为,失眠有两个基本要素:①正常睡眠被扰乱;②睡眠扰乱对患者日间活动具有明显的不良影响。将主观的失眠感受同失眠所致的不良后果(疲劳、注意力下降、打盹等)及客观检测(多导睡眠监测等)相结合,有助于更准确地评估和诊断失眠。

### (二)睡眠 - 觉醒周期

睡眠 - 觉醒周期是生理节律之一。根据脑电图、眼动电图和肌张力的变化特征,将睡眠分为非快速眼动睡眠(non-rapid eye movement sleep,NREM)和快速眼动睡眠(rapid eye movement sleep,REM)。非快速眼动睡眠也叫慢波睡眠,可分为四期:入睡期(S1 期)、浅睡期(S2 期)、中睡期(S3 期)和深睡期(S4 期),这是从有睡意逐步到深度睡眠的过程。在慢波睡眠中被唤醒后,只有 10%～15% 左右的个体报告有梦,其思维多于景象。快速眼动睡眠也叫快波睡眠,在快波睡眠中被唤醒后,80% 以上的人报告正在做梦,并且梦境生动鲜明、知觉性强,尤其视知觉突出。

正常成年人在睡眠开始先进入非快速眼动睡眠,由浅入深,大脑皮层的神经元活跃程度下降并趋向同步,随着睡眠深入大脑进入真正的睡眠阶段,经过 60～90 分钟之后,大脑会再度活跃,转成快速眼动睡眠,快速眼动睡眠持续 10～15 分钟左右,算是一个睡眠周期结束,而后继续启动下一个睡眠周期,又转入非快速眼动睡眠。典型睡眠节律为:觉醒 → S1 → S2 → S3 → S4 → S3 → S2 →快速眼动睡眠→ S2 → S3 → S4 → S3 → S2 →快速眼动睡眠……。每晚睡眠大约由 4～6 个非快速眼动睡眠和快速眼动睡眠周期交替变换组成,直到清醒为止。整个睡眠过程中每个睡眠周期的非快速眼动睡眠和快速眼动睡眠都不是前一个周期的简单重复,成年人典型的夜晚睡眠时间分配:快速眼动睡眠占全部睡眠时间的 25%,非快速眼动睡眠 S1 期占 5%,S2 期占 50%,S3、S4 期占 20%。研究表明,入睡期、浅睡期、中睡期对解除疲劳作用甚微,而只有深睡期及快速眼动睡眠期时大脑皮层细胞处于充分休息状态,才对消除疲劳、恢复精力、免疫抗病等有重要作用。因此对睡眠好坏的评价,不能只关注睡眠总时长,更重要的是睡眠质量。研究发现,高质量睡眠者与

笔记

低质量睡眠者结束睡眠时的时相不同，高质量睡眠者多在最后一次快速眼动睡眠后约半小时醒，低质量睡眠者常在快速眼动睡眠结束时立即清醒。影响睡眠 - 觉醒生物节律的因素包括年龄、体质（按中医临床体质分类，阳盛型、阴虚型睡眠时间短；痰湿型、血瘀型睡眠时间长），环境与季节的变化，职业特点与生活方式等。

### （三）睡眠的功能

睡眠是生物机体的本能行为之一，与饮食行为、性行为和防御攻击行为相比，对维持种族延续和个体生存具有同等重要意义。非快速眼动睡眠S1~S4期过渡中，全身肌张力逐渐降低，心率和呼吸逐渐变慢，体温和脑温降低，血压下降但脑血流量较清醒安静时为多，胃肠蠕动增加、胃液分泌量增多，闭眼、缩瞳、发汗功能有所增加。脑垂体分泌的生长激素、促肾上腺皮质激素，以及肾上腺分泌的肾上腺皮质激素，在夜晚睡眠时均比白天清醒时增多，特别是生长激素的分泌量在非快速眼动睡眠S4期达到高峰，说明非快速眼动睡眠与生长发育和体力恢复有关。

快速眼动睡眠中人体会出现显著的生理变化，全身肌肉放松，尤其是维持姿态的肌群张力减退，脑血流量、脑耗氧量迅速增加，心率加快，呼吸快而不规则，血压上升，体温升高。快速眼动睡眠是个体的生物学需要，如果阻断快速眼动睡眠后，人体会有一种补偿机制，会自动延长快速眼动睡眠时间，以补充不足。长期阻断快速眼动睡眠，会引起个体的认知功能障碍。快速眼动睡眠有时会突然中断，往往是某些疾病发作的信号，例如心绞痛、哮喘、脑血管病等。

睡眠的功能概括起来有以下几个方面：①消除身体疲劳，恢复体力；②保存能量，保护大脑，提高记忆力；③促进身体生长发育和脑的发育；④增强机体免疫力和抗病能力；⑤加快皮肤的再生，预防皮肤衰老。

## 二、心理社会病因

引起失眠的原因很多，包括生理、心理、精神、环境等各种因素。

### （一）心理因素

心理因素约占失眠原因的35%~44%。归纳起来可分为以下几种：

1. **怕失眠心理**　许多失眠患者对于失眠都有预期性焦虑，因为某种不良应激而出现一过性失眠，此后对失眠过分担忧，晚上一上床就努力让自己尽快入睡，结果适得其反。

2. **梦有害心理**　不少自称失眠的人，不能正确看待梦，认为梦是睡眠质量不佳的表现，对人体有害，甚至有人误认为多梦就是失眠。这些错误观念使人焦虑，担心入睡后会再做梦，这种"警戒"心理往往影响睡眠质量。

3. **自责心理**　有些人因为白天遇到一些不愉快的事情，为此感到内疚自责，晚上躺在床上，脑子里反复回想白天发生的事情，懊悔自责，久久难眠。

4. **期待心理**　是指有些个体因为期待某人或做某事而担心睡过头误事，因而出现早醒；也有人在遇到晋升、职称评定、分房等重大事件时，处于期待和兴奋状态，难以入睡。

5. **童年创伤心理的再现**　有的人由于童年时遭遇丧亲、被恐吓、被重罚等创伤事件而感到害怕，出现了怕黑夜不能入睡的现象，随着年龄增长逐渐好转，但成年期后，由于再次遇到某种类似儿童时期的创伤性刺激，使被压抑在潜意识中的童年创伤性体验重新被激活，出现失眠。

6. **易感人格特征**　个性特征与失眠有着密不可分的联系。失眠患者往往表现出神经质、缺乏自信、思虑过多，优柔寡断，应对技巧缺乏，或对健康过度关心、躯体化症状较多的疑病特质，大脑易兴奋又易疲劳等。研究发现，高质量睡眠者表现出良好的适应性和心理健康，低质量睡眠者在睡眠和觉醒期自主性唤醒水平都较高，其夜间觉醒干扰大的个体快波睡眠时间延长,间接反映出快波睡眠时间的长短与心理困扰相关。

7. **情绪问题** 有研究显示,70% 的失眠是与以焦虑、抑郁为主的情绪问题有关,而焦虑障碍、抑郁障碍的患者大多数都有睡眠问题。可见,情绪问题与失眠关系密切。

8. **失眠的慢性化** 几乎任何疾病都有其易感素质、诱发因素和维持因素。慢性失眠患者大多数会过度关注和担忧自己的睡眠,对自身睡眠不满意,并对睡眠质量自我评估的负性认知坚信不疑,对失眠有预期性的焦虑和灾难化的认知,担心失眠而造成的恶性循环,如怕睡不着,怕做噩梦,怕睡眠中发病,怕一睡不醒等,这些恐惧心理均可引起或加重失眠。

### （二）环境因素

乘坐车、船、飞机时睡眠环境的变化,生活习惯的改变,更换住所,睡眠环境嘈杂,光线过强,湿度过大,卧室温度过低、过高,床铺过软、过硬,蚊虫叮咬等不能适应均有可能引起失眠。

### （三）生活节律因素

人的生活习惯如"动力定型",对规律性睡眠和觉醒交替很重要。养成定时入睡、定时起床的人,生活规律便会形成条件反射性入睡,即形成"动力定型",一旦打破"动力定型"便会失眠。睡眠 - 觉醒节律紊乱如乘飞机作洲际旅行时的时差反应,工作中的倒夜班,流动性质强的工作等,都可能会诱发失眠。其他如白天睡眠过多、不良睡眠习惯(作息无规律、躺在床上胡思乱想)等因素也会诱发失眠。

### （四）应激及生活事件

应激源是指产生应激的外部事件或坏境刺激。应激生活事件不仅是新发失眠的危险因素,也是失眠得以慢性化的维持因素,应激事件的数目和持续时间两者之间可产生协同效应。

## 三、心理生物学机制

睡眠是一个非常复杂的高级生理活动,涉及的中枢部位很多,从大脑皮质到脑干的各级中枢均参与调节;各种神经递质和神经激素相互作用,内源性多肽和免疫物质对睡眠的影响已受到关注;边缘系统对睡眠 - 觉醒的影响不容忽视。慢性失眠患者不仅心理水平上有异常,在神经内分泌、神经免疫学、神经电生理学以及大脑的结构和功能都有改变。目前关于失眠的生物学机制主要包括以下几个方面:

### （一）遗传因素

家系研究显示失眠具有显著的家族聚集性。有家族史的普通人群失眠的新发病率是无家族史人群的 3 倍,进一步的家系研究和双生子研究显示失眠的发生大约有 30%～60% 可归因于遗传因素。尽管如此,目前尚未发现与普通失眠发病明确相关的致病基因。全基因组扫描研究的结果提示神经可塑性相关基因、应激相关基因、神经元兴奋性相关基因等可能与失眠的发生有关。一部分个体中存在基因的易感性而具有较为兴奋的交感神经活动,从而更容易出现失眠。

### （二）过度觉醒假说

目前许多实验都证明失眠与生理的过度觉醒活动相关,尤其长期处于高度紧张状态的慢性原发性失眠患者,更易产生来自于生理水平、情绪水平、认知水平及大脑皮层水平的过度觉醒状态。这种过度觉醒不仅是夜间睡眠的缺失,并且是横跨 24 小时的高觉醒状态,可导致睡眠结构紊乱,表现出睡眠及清醒时的脑电波频率增快,24 小时代谢率增加,自主神经功能紊乱,下丘脑 - 垂体 - 肾上腺轴过度活跃及炎性因子释放增加等。过度觉醒的形成机制较为复杂,现有的研究表明,中枢神经系统的去甲肾上腺素通路是调节觉醒的关键通路,工作压力过大导致的慢性睡眠剥夺或慢性失眠与去甲肾上腺素的促觉醒作用密切相关。神经

笔记

影像学的研究也支持过度觉醒的理论，比如在清醒向非快速眼动睡眠转换时，失眠患者在促觉醒脑区（如上行网状激活系统、下丘脑和丘脑）表现出更低的葡萄糖代谢率。到底是过度觉醒导致了失眠？还是失眠引起过度觉醒？抑或是二者相互影响？目前尚不清楚。

### （三）下丘脑 - 垂体 - 肾上腺轴的功能失调

目前的研究显示，失眠状态下动物和人类均会出现下丘脑 - 垂体 - 肾上腺轴（hypothalamic-pituitary-adrenal axis，HPA 轴）的功能失调，具体表现为促肾上腺皮质激素释放激素（corticotropin releasing hormone，CRH）和皮质醇的分泌明显增加。正常情况下，身体能很好地控制血液中 CRH、促肾上腺皮质激素（adrenocorticotropic hormone，ACTH）及皮质醇的含量，ACTH 和皮质醇均对 CRH 的分泌具有负反馈作用。长期工作生活压力大、处于慢性应激状态或者慢性失眠的个体，杏仁核会被激活，进而激活 HPA 轴，CRH 和皮质醇的分泌增加。同时，应激状态还会引起精氨酸加压素（arginine vasopressin，AVP）的过度活化，进一步激活 HPA 轴，促进 ACTH 和皮质醇的分泌，导致皮质醇长期处于高浓度状态，激活了糖皮质激素受体（glucocorticoid receptor，GR）而对 CRH 的分泌起正反馈的兴奋作用，这种恶性循环导致失眠的慢性化。

### （四）中枢神经递质的紊乱

失眠与脑内神经递质的异常有密切联系，多种神经递质参与了睡眠 - 觉醒周期的调控，而脑神经递质的异常又受患者心理因素、生理因素、外在环境的影响。γ - 氨基丁酸（γ-aminobutyric acid，GABA）广泛分布于中枢和外周神经系统，对中枢神经系统具有普遍的抑制作用，其活动异常会引起失眠。乙酰胆碱（acetylcholine，Ach）可能与觉醒状态的维持有关，动物在强烈兴奋时，皮质 Ach 释放增加，睡眠时释放显著减少，说明 Ach 在维持动物觉醒方面起一定作用。5- 羟色胺（5-hydroxytryptamine，5-HT）参与多种行为、情绪活动和睡眠的调节，与失眠的关系密切，既能促进睡眠，帮助维持慢波睡眠，促进疲劳的恢复，另一方面，也能引起唤醒。

去甲肾上腺素（noradrenaline，NE）系统与觉醒的脑电维持相关，脑内去甲肾上腺素水平减少，快速眼动睡眠相应增加。疼痛、锻炼、缺氧等导致去甲肾上腺素水平增加，造成入睡困难、睡眠维持困难，而注意力分散会使去甲肾上腺素水平下降，促进睡眠。脑内多巴胺（dopamine，DA）主要分布在大脑黑质和下丘脑处，与睡眠觉醒、躯体运动及内分泌相关，多巴胺神经元兴奋会导致睡眠觉醒。帕金森病患者的黑质中多巴胺不足，故出现白天嗜睡、快速眼动睡眠行为异常。

### （五）边缘 - 皮质系统环路异常

研究显示，慢性失眠患者的前额叶、前扣带回、杏仁核、海马、丘脑等广泛的脑区，在清醒时代谢功能活动相对减弱，而在睡眠期则相对增强，这与失眠的高觉醒神经认知模型和神经生物学模型的研究结论一致。这些脑区组成边缘 - 皮质系统的环路，与认知功能和不良情绪密切相关，因此推测不良情绪的认知机制可能与慢性失眠相关。研究分析，长期处于觉醒状态或入睡困难的患者，可能存在边缘 - 皮质系统环路的认知负荷调节失调，具体表现为相应脑区在睡前过多的处理不良信息，从而对睡眠产生影响。

慢性失眠患者长期积累的不良经历的相关记忆，包括失眠本身的经历，这类记忆反复刺激，与其他不良情绪相互作用，加上相关的边缘 - 皮质系统环路的功能或结构异常，构成了失眠的心理神经生物学机制。

## 四、心身反应特点

人类很早就意识到睡眠与身心健康之间的重要联系。19 世纪末期，临床心理学家弗洛伊德对"梦"进行过系统解释，认为梦是有意义的、可以嵌入觉醒活动的链锁之中，这是探讨

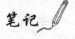

睡眠与心理和行为关系的开端。现代的研究显示,失眠与个体的躯体状况、精神状况之间有着复杂的、双相的相互影响的关系。

**（一）失眠对躯体状况的影响**

大多数失眠最初的发生是心理应激所导致。一过性失眠对个体的心身健康影响不大,但长期慢性失眠不仅存在睡眠障碍还包括日间功能损害,常伴有疲乏、头昏、头痛、记忆力减退、心慌、出汗、焦虑、抑郁等一系列躯体不适,日久甚至会诱发躯体疾病。目前越来越多的研究关注慢性失眠带来的心身疾病的风险及其机制。多项研究显示失眠是许多慢性躯体疾病的独立危险因素之一,可增加高血压、糖尿病、心血管疾病、消化道溃疡、紧张性头痛、内分泌功能异常、认知障碍、甚至肿瘤发生的风险。慢性失眠与睡眠剥夺后的免疫炎性反应在睡眠缺失引起的多种心身疾病的发生发展中起重要作用,引起血管内皮功能障碍,从而导致心血管疾病的发生发展。

**（二）躯体状况对失眠的影响**

失眠障碍常常与躯体疾病共病。许多躯体疾病的背后都有焦虑、抑郁情绪,可引起或加重失眠。各种躯体疾病包括神经系统疾病(脑卒中、老年痴呆、帕金森病、癫痫、血管性头痛、脑外伤、慢性疼痛、神经肌肉疾病);内分泌疾病(甲状腺功能减退、甲状腺功能亢进、糖尿病);心血管疾病(冠心病、心功能不全、心律失常);呼吸系统疾病(慢性阻塞性肺病、肺气肿、哮喘、喉痉挛);消化系统疾病(胃食管反流、消化性溃疡、胆囊炎、结肠炎、肠易激综合征);泌尿生殖系统疾病(尿失禁、前列腺增生、遗尿、间质性膀胱炎);肌肉骨骼系统疾病(类风湿关节炎、关节炎、纤维肌痛、干燥综合征、脊柱后凸);生殖系统疾病(更年期综合征、月经周期紊乱、痛经)等疾病都可能会引起或加重失眠。随着合并躯体疾病数目的增加,睡眠潜伏期延长,睡眠效率下降,失眠的患病风险增加。

**（三）精神障碍与失眠**

研究显示,约50%失眠的发生有明显的心理因素。睡眠与精神心理疾病关系密切。长期失眠的患者常常会伴有焦虑情绪,有报道称慢性失眠患者的精神活性物质使用率和自杀率显著高于正常人群。各种精神障碍如精神分裂症、抑郁症、躁狂症、神经症以及其他各种精神疾病等,都常伴随失眠症状。大约有70%～80%的精神障碍患者均报告失眠症状,而大约50%的失眠患者同时患有一种精神障碍。既往的观点认为失眠是精神障碍的一个症状,但是目前越来越多的研究显示,失眠是精神障碍特别是心境障碍和焦虑障碍发生的危险因素;精神障碍的存在也是失眠新发病以及慢性化的危险因素,彼此之间存在着复杂、双相性的关系,容易形成恶性循环。

综上所述,许多精神与躯体疾病同时合并失眠障碍,常见与睡眠障碍共患的疾病几乎涉及全身各个系统,共患疾病可能会促使失眠障碍的发生、慢性化甚至加重,而睡眠障碍也可能是共患疾病发作或者加重的信号。因此对于失眠的评估、诊断与治疗,需要全面考虑心身因素的影响,早发现、早干预、早治疗。在治疗躯体疾病过程中也要关注患者的个性特征、情绪状况、睡眠和心理健康水平等因素在疾病发生发展中的作用,做到心身同治。精神检查应作为失眠患者的基本检查内容,非精神科医师完成系统精神检查存在困难时,或既往有精神疾病史等其他证据提示失眠很可能由某种精神障碍所致,应及时转诊精神科进一步评估诊断。

## 五、失眠的分类、诊断与干预

### （一）失眠的分类

**1. 根据病因分类** 失眠按照病因分为原发性和继发性两类。原发性失眠通常缺少明确病因,或在排除可能引起失眠的病因后仍存在失眠症状,其诊断缺乏特异性指标,主要是

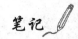

一种排除性诊断。继发性失眠包括由于躯体疾病、精神障碍、药物滥用等引起的失眠，以及与睡眠呼吸紊乱、睡眠运动障碍等相关的失眠。在临床实践中，失眠常与其他疾病同时发生，有时很难确定这些疾病与失眠之间的因果关系，故近年来提出共病性失眠的概念，用以描述那些同时伴随其他疾病的失眠。

2. **根据临床表现形式分类**

(1) 入睡困难型失眠(sleep onset insomnia)：表现为上床后久久不能入睡，入睡时间大于半小时。这类失眠者害怕夜幕降临，害怕上床休息，就寝前后表现烦躁、焦虑、辗转反侧难以入睡，并反复琢磨如何能睡好觉，过度关注个人健康状况以及失眠引起的不良后果。

(2) 保持睡眠障碍性失眠(sleep maintenance insomnia)：这类失眠表现为睡不安稳，夜间易觉醒，或觉醒后不能再入睡。从睡眠实验室研究中发现，这类失眠者在一夜中的觉醒时间达 15%~25%，是睡眠正常者 3~5 倍(睡眠正常者夜间觉醒时间约 5%)，且非快速眼动睡眠的 3、4 期明显减少，故醒后多感体力恢复不佳。

(3) 早醒型失眠(terminal insomnia)：表现为清晨觉醒过早，比正常睡眠时早醒 2~3 小时，醒后不能再入睡。

3. **根据严重程度分类**

(1) 轻度失眠：偶尔发生，对生活质量影响少。

(2) 中度失眠：每晚发生，中度影响生活质量，伴有一定的症状(易激惹、焦虑、疲乏等)。

(3) 重度失眠：每晚发生，严重影响生活质量，伴有明显的症状(易激惹、焦虑、疲乏等)。

4. **国际睡眠障碍分类第三版(ICSD-3)的分类标准** 失眠障碍根据病程可分为慢性失眠障碍(chronic insomnia disorder)(≥ 3 个月)、短期失眠障碍(short-term insomnia disorder)(< 3 个月)及其他失眠障碍(other insomnia disorder)。短期失眠障碍诊断标准与慢性失眠障碍类似，但病程少于 3 个月且没有频率的要求。换言之，短期失眠障碍的诊断相对宽松。其他失眠障碍的诊断，仅在患者不能满足慢性失眠障碍和(或)短期失眠障碍的情况下给出，该诊断的使用需要慎重。

**(二)失眠的临床评估**

医生需对患者睡眠情况进行全面评估。评估方法包括：主观性评估(临床症状、量表评估和问卷调查)与客观性评估(主要包括神经电生理监测等检查)。

1. **临床晤谈** 着重了解以下情况：早期睡眠史、可能的病因(诱发因素、近期不良生活事件)、临床症状(包括失眠表现、睡前状况、睡醒节律、夜间症状、日间功能障碍情况和伴随的情绪改变)、病程、病情波动情况、其他病史(包括躯体疾病、精神障碍、应激因素、妊娠、月经期、围绝经期等)、既往治疗情况。

一些常见躯体疾病如高血压、甲状腺功能亢进或减低、脑血管病等脑器质性疾病、心血管病、严重肝肾功能损害等，可能是失眠的诱发因素，也可能长期与失眠共病，相互影响，因此体格检查和相关的实验室检查是必要的。精神障碍与失眠的关系更为密切，精神检查应作为失眠患者的基本检查内容，尤其需要重视情绪状态的评估。

2. **主观测评工具** 失眠更多是一种主观感觉，因此对失眠的主观成分的评定非常重要。

(1) 睡眠日记：睡眠日记可以说是一种主观睡眠感的"客观"评估方法。基本模式是以每天 24 小时为单元，记录每个小时的活动和睡眠情况，至少要连续记录一周。睡眠日记能获得患者睡眠状况和昼夜节律的相对准确和客观的信息，是评估和分析患者睡眠质量和睡眠 - 觉醒节律的相对简便而可靠度较高的依据。

(2) 量表测验：目前对失眠评定较常使用的问卷有：匹兹堡睡眠质量指数量表、阿森斯氏失眠量表、睡眠损害量表、里兹睡眠评估问卷、睡眠个人信念和态度量表、睡眠行为量表等。这些量表主要用于评估睡眠质量、失眠症状的严重程度、睡眠特征和行为、以及与睡眠

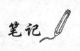

相关的症状和态度。

3. **客观性评估** 包括以下方法。

（1）多导睡眠监测（polysomnography，PSG）：多导睡眠监测是进行睡眠医学研究和睡眠障碍诊断的基本技术，是评价睡眠相关病理生理和睡眠结构的标准方法，是判断清醒或睡眠的客观检查。可以在整夜睡眠过程中，连续并同步地描记脑电、呼吸等10余项指标，由仪器自动分析后再经人工逐项核实，可以客观地、科学地、量化地对睡眠进行记录和分析，了解入睡潜伏期、觉醒次数和时间、两种睡眠时相和各期睡眠比例、醒起时间和睡眠总时间等，还会报告睡眠期间发生的呼吸事件、氧减事件、觉醒事件、心脏事件和运动事件等指标，能够客观地反映睡眠的完整性，区分失眠与睡眠感知错误。多导睡眠监测被认为是诊断多种睡眠障碍的金标准，也能为选择治疗方法和评估疗效提供依据。

（2）微动敏感床垫式睡眠监测系统：该睡眠监测系统无需安放电极或传感器，即可对睡眠结构、呼吸波、心电图和体动等进行长时间连续检测，从而为无干扰地检测睡眠提供依据。已有研究证实，在判断呼吸时间和睡眠结构等方面，该系统与传统的多导睡眠监测相比，有良好的相关性。

### （三）失眠的诊断

失眠的分类标准很多，常用的包括：中国精神疾病诊断分类第3版（CCMD-3）、美国精神疾病分类与诊断标准第5版（DSM-Ⅴ）、国际疾病分类第10版（ICD-10）和国际睡眠障碍分类（ICSD-3）。确定失眠诊断的过程中需要综合进行系统的病史询问、体格检查、失眠相关检查等，以明确诊断。

根据ICSD-3，慢性失眠障碍的诊断标准如下：

1. 患者、患者父母、照顾者观察到患者出现以下一种或者多种症状：入睡困难；睡眠维持困难；比期望的起床时间更早醒来；在适当的时间不肯上床睡觉；难以在没有父母或者照顾者的干预下入睡。

2. 患者、患者父母、照顾者观察到患者因为夜间睡眠困难而出现以下一种或者多种症状：疲劳或缺乏精力；注意力、专注力或者记忆力下降；在社交、家庭、职业或学业等功能损害；情绪易烦躁或易激动；白天嗜睡；行为问题（多动、冲动或攻击性等）；驱动力、精力或动力缺乏；易犯错或易出事故；对自己的睡眠质量感到忧虑。

3. 这些睡眠和觉醒的异常不能完全被不合适的睡眠机会（比如：充足的睡眠时间）或者不合适的睡眠环境（比如：黑暗、安静、安全、舒适的环境）所解释。

4. 这些睡眠困难和白天相关症状至少每周出现二次。

5. 这些睡眠困难和白天相关症状持续至少三个月。

6. 这些睡眠和觉醒困难不能被其他的睡眠障碍更好地解释。

短期失眠障碍的诊断标准与慢性失眠障碍类似，但病程少于3个月且没有频率的要求。

其他类型失眠障碍的诊断适用于那些入睡困难或者睡眠维持困难，但是不符合慢性失眠障碍和短期失眠障碍诊断标准的患者。这个诊断是暂时的，只是因为缺乏更多的信息来将他们归类为慢性失眠障碍或短期失眠障碍。

### （四）失眠障碍的鉴别诊断

失眠可以作为独立疾病存在（失眠障碍），也可以与其他疾病共同存在（共病性失眠障碍）或是其他疾病的症状之一。在诊断失眠时需要区别是单纯的失眠障碍、共病性失眠障碍或失眠症状。

失眠的鉴别需要比较系统的诊断思路，首先根据年龄、性别、病程、睡眠卫生习惯，失眠主诉的特征、已知或潜在的未知疾病对失眠症状的影响、伴随的症状演变等，来确定是失眠障碍、还是继发于其他疾病的失眠症状。这包括系统性疾病导致的失眠或由各种睡眠障

笔记

碍导致的失眠，在失眠患者可能同时伴发其他疾病，还要区别其他疾病是失眠的病因还是共病。

1. **睡眠相关呼吸障碍**（sleep related breathing disorder, SRBD） 多见于肥胖男性，在睡眠过程中出现打鼾、反复出现呼吸暂停、憋气等现象，由于反复出现夜间憋气而导致夜间睡眠片段化，无法进入有效深睡眠，醒后常感疲劳或无恢复感，白天易出现困倦、头晕、头痛、嗜睡或记忆力减退等。这类患者也常伴发高血压病、冠心病、心律失常等，伴发高血压者给予降压治疗效果不佳。多导睡眠监测能记录到典型的睡眠呼吸暂停低通气事件，伴有呼吸相关的觉醒事件、片段化睡眠可以帮助鉴别。

2. **不安腿综合征**（restless legs syndrome, RLS） 是一种内源性睡眠紊乱，主要表现为夜间睡眠时或处于安静状态下，肢体尤其下肢出现感觉异常，被患者描述为深部疼痛、虫咬、烧灼和爬行感觉，这种不适感使患者有想活动肢体的冲动，按摩、伸展及踢腿等动作后可缓解症状，因此严重干扰睡眠，导致入睡困难、睡眠中觉醒次数增多等，长期腿部不适可导致睡眠时相延迟或慢性睡眠剥夺。多导睡眠监测发现患者入睡潜伏期延长、睡眠觉醒次数增多、伴周期性肢体运动指数明显增高（＞5次/小时）可鉴别。

3. **周期性肢体运动障碍**（periodic limb movement disorder, PLMD） 是指在睡眠中出现周期性的、反复发作的、高度刻板的肢体异常运动，由脚趾和脚踝的重复性背屈组成，有时会扩展到膝关节和髋部。这种周期性运动可伴有自主神经系统觉醒、皮质觉醒或唤醒。患者常感睡眠不足或醒后无恢复感，有日间嗜睡现象。在PSG监测中可发现绝大多数患者的周期性腿动指数（PLMS index, PLMI）≥15次/小时，对该病有诊断价值。

4. **昼夜节律失调性睡眠障碍**（circadian rhythm sleep disorder） 是指个体由于内源性睡眠时钟结构或功能调节紊乱引起的昼夜节律失调引起的持续的、反复的睡眠-觉醒紊乱，可表现为睡眠觉醒周期提前或延迟，但总睡眠时间不少于6小时。昼夜节律失调性睡眠障碍具体分为睡眠时相延迟障碍、睡眠时相提前障碍、非24小时睡眠-觉醒综合征、不规律睡眠-觉醒节律。通过睡眠日记、检测昼夜褪黑素分泌及核心体温变化规律及24小时体动记录检查连续记录患者睡眠-觉醒周期变化可帮助诊断。

5. **精神障碍** 许多精神疾病都可能会出现失眠症状或者同时合并失眠障碍，需要鉴别。失眠障碍共病抑郁障碍的患者可表现情绪低落、兴趣减退，精神活动迟滞等核心症状；失眠障碍共病双相情感障碍可出现抑郁和躁狂症状；失眠共病焦虑谱系障碍的患者有典型的焦虑、恐惧症状，并伴有心慌、呼吸加快等自主神经功能紊乱症状；失眠共病强迫症患者具有典型的强迫思维和（或）强迫行为。精神分裂症、分裂情感性障碍、急性应激障碍、创伤后应激障碍等疾病也是失眠的常见原因，需要进行系统的精神检查、相关量表评估进行鉴别。

6. **精神活性物质或药物** 抗抑郁药物、中枢兴奋类药物（咖啡因、哌甲酯、安非他命及衍生物、麻黄碱及衍生物、可卡因），减充血剂（伪麻黄碱、去氧肾上腺素、苯丙醇胺），心血管药物（β受体阻滞剂、α受体激动剂和拮抗剂、利尿剂、降脂药），麻醉性镇痛药（羟考酮、可待因、右丙氧芬），平喘药（茶碱、沙丁胺醇），长期大量饮酒、物质依赖等均可诱发失眠。了解失眠患者的生活方式、药物应用史有助于鉴别。

**（五）失眠的治疗**

无论是否合并其他精神或躯体疾病，失眠障碍都被认为是一种独立的疾病，需要系统的个体化治疗。

1. **失眠治疗的适应证** 包括以下两种类型。

（1）短期失眠障碍：需要积极治疗，识别和去除相关的诱发因素，来改善睡眠，但部分患者仍会转为慢性失眠障碍。

笔记

（2）慢性失眠障碍：需要进行系统规范治疗。

**2. 失眠的治疗原则与目标**

（1）治疗原则：①确定可能的失眠原因或共病情况；②建立良好的睡眠习惯；③修正失眠相关的负性认知和适应不良性行为；④选择合适的治疗方法。

（2）总体目标：①增加有效睡眠时间和（或）改善睡眠质量；②改善失眠相关的日间损害；③减少或避免短期失眠障碍向慢性失眠障碍转化；④减少与失眠相关的躯体疾病或与精神障碍共病的风险。

**3. 失眠的治疗方法**　失眠的治疗方式主要有药物治疗和非药物治疗，目前药物治疗仍占据失眠治疗的主导地位，非药物治疗主要有心理和行为治疗、中医治疗、物理治疗和综合治疗等。

（1）心理和行为治疗：失眠障碍的心理和行为治疗的目标是改变失眠患者的不良心理以及行为因素，增强患者自我控制失眠的信心。失眠障碍的心理和行为治疗包括一系列不同特定的形式。目前证实单独实施有效的包括：睡眠限制疗法、刺激控制疗法、放松治疗、失眠的认知行为治疗（cognitive behavioral therapy for insomnia，CBT-I）。

1）睡眠卫生教育：不良的生活、睡眠习惯以及睡眠环境欠佳往往是失眠发生与发展的潜在危险因素。睡眠卫生教育主要目的是帮助失眠患者找出患者的不良生活与睡眠习惯，使其认识到这些因素在失眠发生与发展中的重要作用，帮助患者逐步养成良好的睡眠卫生习惯，创造适宜的睡眠环境，卧室温度适宜，光线柔和，环境安静，日间适当锻炼，饮食适量，避免咖啡因、尼古丁、酒及精神活性物质的使用等。该治疗需要与其他心理行为治疗方法同时运用。

2）睡眠限制疗法：失眠患者往往试图通过延长卧床时间来增加睡眠机会，改善睡眠质量，缓解日间疲乏与精力不足，而这种模式反而使患者睡眠质量进一步下降。睡眠限制疗法主要用于慢性原发性失眠，通过睡眠限制缩短夜间睡眠的卧床时间，增加睡眠的连续性，并通过禁止白日的小睡，增加睡眠驱动力。因为有了固定的睡眠觉醒时间，睡眠的生理周期得到调整与巩固，睡眠效率自然会提高。当睡眠质量逐步改善后，睡眠时间限制被适当放松，以便患者能够通过睡眠得到充分休息，同时为新出现的睡眠持续做准备。

3）刺激控制疗法：刺激控制疗法是失眠治疗中研究最多、也是最有效的方法之一。失眠患者在睡眠紊乱之后往往会产生焦虑、过分担忧等不良情绪，并通过赖床等方式试图继续入睡、缓解疲乏，但如果卧床时有过多的觉醒状态，使大脑强化了卧床与觉醒之间的消极联系。该疗法的基本目标是恢复床作为诱导睡眠信号的功能，并减弱床和睡眠不相容活动的联系，减少对睡眠内源性唤醒的刺激，使患者易于入睡。刺激控制疗法可作为独立的干预措施应用。

4）放松治疗：失眠患者因为对睡眠过度担忧而在睡眠时表现出焦虑、过度警觉、紧张，这些情绪又会导致患者入睡困难或者夜间频繁觉醒。放松治疗是行为治疗的重要策略，可以通过放松训练，降低失眠患者睡眠时的紧张与过度警觉，从而促进患者入睡，减少夜间觉醒，提高睡眠质量。

5）失眠的认知行为治疗：失眠患者常对失眠本身感到恐惧，过分关注失眠的不良后果，存在对睡眠的错误认知和不良态度，这些负性认知会导致负性情绪，而负性情绪使睡眠进一步恶化，失眠的加重又反过来影响患者的情绪，两者形成恶性循环。认知行为治疗的目的是修正患者对失眠的认知偏差，帮助患者建立健康的认知行为模式。认知策略常与刺激控制疗法和睡眠限制疗法联合使用，组成失眠的认知行为治疗。CBT-I 是针对失眠的有效治疗方法，与药物治疗相比，CBT-I 虽起效较慢，但是远期获益更好，被推荐为失眠障碍治疗指南中的一线治疗方法。

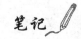

6）催眠疗法：催眠疗法可以增加患者放松的深度，并通过放松和想象的方法减少与焦虑的先占观念相关的过度担忧及交感神经兴奋。催眠过程包括通过专注于躯体的想象以减少生理觉醒、想象愉悦的场景引起精神放松、想象中性物体来分散注意力等各种类型。经过专业人士训练的患者可以独立实施该疗法。

（2）光照疗法：光线对人类的睡眠-觉醒周期有重要的调节作用，主要机制是影响位于下丘脑控制昼夜节律的视交叉上核以及光刺激抑制松果体褪黑素的分泌。光照疗法通过帮助建立和巩固规律的睡眠-觉醒周期来改善睡眠质量、提高睡眠效率和延长睡眠时间。对治疗睡眠-觉醒节律障碍，比如睡眠时相延迟或提前综合征等特别有效，可以促进夜班工作者的白天睡眠，提高其工作时的警觉水平，也可治疗飞行旅行造成的失眠和睡眠时相延迟等。由于光照疗法自然、简单、低成本，而且不会导致残余效应和耐受性，目前推荐与药物或其他治疗方法联合治疗失眠障碍。

（3）重复经颅磁刺激：经颅磁刺激（transcranial magnetic stimulation，TMS）是一种无痛、无创、安全的神经生理技术，利用时变磁场使大脑皮层产生感应电流，通过改变大脑皮层神经元的动作电位而影响脑内代谢和神经组织的电活动，进而对刺激区域及相关区域产生影响，而且所产生的生物学效应可以持续到刺激停止后的一段时间。重复经颅磁刺激（repetitive transcranial magnetic stimulation，rTMS）是以固定频率和强度连续作用某一脑区的经颅磁刺激，其作用特征就是改变大脑局部皮层的兴奋性水平。研究发现 rTMS 可增加总的睡眠时长，提高睡眠效率，缩短入睡潜伏期，减少觉醒时间，降低失眠复发率。

（4）失眠的药物治疗：美国食品和药物监督管理局和欧洲药品管理局批准的治疗失眠的药物有两大类：苯二氮䓬类药物（benzodiazepine drugs，BZDs）和非苯二氮䓬类药物（non-BZDs，NBZDs），这两类药物统称为苯二氮䓬类受体激动剂（benzodiazepine receptor agonists，BzRAs）。

1）苯二氮䓬类药物：是 20 世纪 60 年代问世的一类具有镇静、催眠、抗焦虑、肌松和抗惊厥作用的药物，是 γ-氨基丁酸（GABA）受体的激动剂，通过与 GABA-A 配体-门控氯离子通道复合体的苯二氮䓬类受体结合，增加 GABA 介导的氯离子通道的开放频率，促进氯离子内流进入神经元细胞，增强 GABA 的抑制作用，抑制睡眠中枢而产生镇静催眠作用。大部分苯二氮䓬类药物均会对睡眠结构造成如下改变：缩短睡眠潜伏期；减少非快速眼动睡眠 S1 时间；增加非快速眼动睡眠 S2 时间；显著减少非快速眼动睡眠 S3、S4 时间；增加从入睡到第一次快速眼动期睡眠的时间；减少快速眼动期睡眠；减少觉醒次数；延长总睡眠时间。这类药物主要包括艾司唑仑、替马西泮、三唑仑、氟西泮、夸西泮、劳拉西泮、奥沙西泮等。其不良反应及并发症较明确，包括：日间困倦、头昏、肌张力减退、跌倒、认知功能减退、反跳性失眠。长期大量使用会产生耐受性和依赖性，停药时可能会出现戒断症状。苯二氮䓬类药物禁用于妊娠或哺乳期的妇女、肝肾功能损害者、阻塞性睡眠呼吸暂停综合征患者以及重度通气功能缺损者。老年人应慎用，以防发生共济失调、意识模糊、反常运动、幻觉、呼吸抑制以及肌肉无力，导致摔伤或其他意外。

2）非苯二氮䓬类催眠药物：这类药物通过结合 γ-氨基丁酸（GABA）A 受体，作用于 GABA 调节通道，从而抑制睡眠中枢产生镇静催眠作用。主要包括佐匹克隆、右佐匹克隆、唑吡坦、扎来普隆等。该类药物不仅催眠效应类似苯二氮䓬类药物，但是不影响健康者的正常睡眠结构，半衰期短，清除快，治疗剂量内唑吡坦和佐匹克隆一般不会产生失眠反弹和戒断综合征，比苯二氮䓬类药物相对更安全。另外具有较少的白天镇静和其他副作用，相对更适合老年失眠患者。

3）有催眠作用的抗抑郁药物：部分抗抑郁药具有催眠镇静作用，在失眠伴随抑郁、焦虑心境时应用较为有效。小剂量的多塞平因有选择性组胺 $H_1$ 受体拮抗作用机制可以

笔记

改善成年和老年慢性失眠患者的睡眠状况，具有临床耐受性良好，无戒断效应的特点，近年来国外已作为失眠治疗的推荐药物之一。选择性 5- 羟色胺再摄取抑制剂（selective serotonin reuptake inhibitor，SSRI）包括氟西汀、帕罗西汀、舍曲林、氟伏沙明、西酞普兰、艾斯西酞普兰。选择性 5- 羟色胺和去甲肾上腺素再摄取抑制剂（serotonin-norepinephrine reuptake inhibitor，SNRIs）包括文拉法辛和度洛西汀，这两类抗抑郁药物虽无明确催眠作用，但可以通过缓解焦虑抑郁而改善失眠。去甲肾上腺素及特异性 5- 羟色胺能抗抑郁药（noradrenergic and specific serotonergic antidepressant，NaSSA）的代表药物米氮平和特异性 5- 羟色胺的再摄取抑制剂曲唑酮均具有一定的镇静作用，尤其适用于伴有焦虑 / 抑郁情绪的失眠患者。

4）褪黑素和褪黑素受体激动剂：老年人由于大脑中掌管睡眠"生物钟"的松果体老化、分泌减少，致使睡眠能力减弱，表现为入睡困难、深睡眠期减少、夜间觉醒次数增多、早醒、睡眠感缺乏。褪黑素参与调节睡眠 - 觉醒周期，可以改善时差变化引起的症状、睡眠时相延迟综合征和昼夜节律失调性睡眠障碍，但由于临床应用尚无一致性结论，故不建议将褪黑素作为催眠药物来使用。褪黑素受体激动剂包括雷美尔通、特斯美尔通、阿戈美拉汀等，可以作为不能耐受前述催眠药物患者以及已经发生药物依赖患者的替代治疗。

失眠治疗的注意事项：①睡眠习惯的改善（不借助催眠药）是治疗失眠的最好方法；②药物治疗时要了解过去用药史，严格掌握药物的适应证和禁忌证，用药剂量个体化，及时评估疗效，调整药物剂量；③几乎所有的催眠药长期连续使用都可产生耐受性和依赖性，应在医师的指导下按需服用，尽可能短期用药，逐步减量与停药；④催眠药物有肌肉松弛作用，易导致步态不稳，故应在睡前服用，服用后即上床，不宜再活动做事；⑤长半衰期催眠药可引起白天困倦、头晕、精神不振、嗜睡等；⑥其他中枢抑制药物（如抗组胺药、镇痛药以及乙醇等）与本类药物合用时，对中枢神经系统有协同抑制作用，可出现严重后果，应严格避免；⑦除偶尔用于治疗儿童睡惊症、睡行症和癫痫，其他儿童不宜使用催眠药物；⑧哺乳期妇女及孕妇应忌用，尤其是妊娠开始 3 个月及分娩前 3 个月；⑨抗癫痫药、抗焦虑抑郁药物、抗精神病药不作为首选药物使用，仅适用于某些特殊情况和人群。

（5）中医治疗：中医学认为人的睡眠过程是五脏六腑功能协调、气血畅达的结果，其中尤与心、肝、脾、肾关系密切。失眠被称为"不寐""不得眠""不得卧""目不瞑"，指机体以七情内伤、外感六淫、饮食不节、年迈病后或者禀赋不足等多种因素为病因，导致营卫失和，阴阳失调为之本，或阴虚不得纳阳，或阳盛不得入阴，出现经常性睡眠时间、睡眠深度的不足，不能消除疲劳、恢复体力与精力。

1）治疗原则：①着重调治所病脏腑及其气血阴阳。"补其不足，泻其有余，调其虚实"，使气血调和，阴阳平衡，脏腑的功能得以恢复正常；②强调在辨证论治的基础上施以安神镇静。不寐的关键在于心神不安，安神镇静是治疗不寐的基本法则，但必须在平衡脏阴阳气血，也就是辨证论治的基础上进行；③注重精神治疗的作用。消除顾虑及紧张情绪，保持精神舒畅。

2）分型论治：①心脾两虚：临床上比较多见。治法：补益心脾，养血安神。方药：归脾汤加减。②阴虚火旺：治法：滋阴降火，清心安神。方药：黄连阿胶汤加减。③心肾不交，治法：交通心肾。方药：交泰丸加减（适用于心火偏旺者）。④肝郁血虚，治法：疏肝解郁、养血安神。⑤心虚胆怯：治法：益气镇惊，安神定志。方药：可选用安神定志丸加炒枣仁、夜交藤、牡蛎。⑥痰热内扰，治法：化痰清热，养心安神；方药：清火涤痰汤加减。⑦胃气不和，治法：和胃化滞；方药：轻证可用保和丸或越鞠丸加山楂、麦芽、莱菔子。重证者宜用调胃承气汤，胃气和，腑气通即止，不可久服。

3）治疗方法：方法较多，既有药物治疗，也可在辨证论治的基础上采用综合治疗，包括

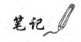

心理治疗、按摩治疗、针刺治疗、点穴治疗、足疗、耳穴治疗、外敷治疗、电针治疗、灸法及砭石枕等。

## 心理干预

### 失眠的认知行为治疗

失眠的认知行为治疗（cognitive behavioral therapy for insomnia，CBT-I）是失眠心理行为治疗的核心，其主导的治疗理念和原则是行为治疗。在治疗指南中被 I 级推荐。这种非药物治疗方法需要大约 5～8 周来完成。其优势在于循证研究的证据支持，其疗效与睡眠药物相当，而且疗效持久，远期效果好。弊端是起效较慢，治疗 2～4 周之后才能起效。

#### （一）CBT-I 的理论模型

认知行为治疗的基本理论是素质 - 应激理论，并将认知、行为因素考虑在内。3P 假说，又称 Spielman 假说，是用来解释失眠的发生、发展和维持的被广泛接受的理论假说，也是 CBT-I 的治疗理论模型。3P 指的是易感因素（predisposing factor）、促发因素（precipitating factor）、维持因素（perpetuating factor）。

一般来说易感因素包括了所有的生物、心理和社会因素。生物学因素包括过度觉醒 / 过度反应和（或）先天性睡眠生成系统功能低下。心理因素包括忧思过度的倾向。社会因素包括由于社会 / 工作压力导致的不良睡眠时间表。年龄、性别、遗传及性格特征等因素都可能使个体对失眠易感。

促发因素包括生活事件及应激等因素，可引起失眠症状的急性发生。生物学因素包括躯体疾病和损伤。心理因素包括急性应激反应和（或）精神疾病。社会因素是指患者社会环境的改变，使其原来的睡眠节律突然被改变或者中断。

维持因素是指使失眠得以持续的态度、信念和行为，包括应对短期失眠所导致的不良睡眠行为（如延长在床时间）及由短期失眠所导致的焦虑和抑郁症状等。

三因素的素质 - 应激模式假定急性失眠的发生与易感因素、诱发因素和使疾病转变为慢性的非适应性应对模式（维持因素）相关。即某些个性特征的人具有失眠易患性，他们在诱发因素的作用下出现急性失眠，并由于某些认知和行为因素使疾病转变成慢性。失眠的发生和维持是由这三个因素累积超过了发病所需要的阈值所导致。CBT-I 是建立在该假说基础之上，着力于消除失眠的维持因素，如对失眠的非理性信念和态度、不良的睡眠行为、条件反射的建立及过度觉醒等。

#### （二）CBT-I 的适应证与禁忌证

1. CBT-I 的适应证

（1）入睡困难或睡眠维持困难。

（2）具有以下一项或多项：①规律的增加睡眠机会以弥补失去的睡眠；②在清醒时延长卧床的时间；③在卧室中从事除睡觉和性之外的活动。

（3）条件性觉醒的证据。例如在家之外的地方时，会在入睡时突然惊醒或睡得更好；

（4）睡眠卫生知识不足的证据：有降低睡眠倾向的行为，例如使用酒精作为安眠药、在夜间使用兴奋剂。

2. CBT-I 的禁忌证

（1）患有躯体疾病或精神障碍，且疾病诊断不明确、病情不稳定或是疾病本身可能会干扰失眠的认知行为治疗。

（2）对于患有癫痫、双相情感障碍、异态睡眠、阻塞性呼吸睡眠暂停综合征或以过多的日间瞌睡为特点的其他疾病的患者来说，治疗会明确导致疾病的恶化。

### （三）CBT-I 的治疗目标

1. 识别促使失眠持续的负性认知和适应不良性行为模式。

2. 通过心理教育让患者了解自己对失眠的错误认知，并进行修正和重塑。

3. 使用特定的行为方法来消除努力入睡和增长的觉醒次数之间的关系。尽量减少觉醒后赖床的时间，同时加强床、放松及睡眠之间的积极联系。

4. 形成一种规律的睡眠 - 觉醒时间表，健康睡眠习惯和良好的睡眠环境有利于重塑睡眠生理周期，增加白天的睡眠驱动力。

5. 使用其他心理学干预和行为学方法来消除常见的心理生理性觉醒和对睡眠的焦虑。

### （四）CBT-I 的治疗方法

1. **睡眠卫生教育**　科学的睡眠卫生包括：①认识到建立良好睡眠卫生习惯的重要性，觉醒 - 睡眠是人体自然规律的行为，需要建立良好的行为模式来维护，按时上床休息，按时起床；②床铺应该舒适、干净、柔软度适中，卧室安静、光线柔和，温度适中；③要明确"床"是为睡眠而准备的，形成躺在床上就是睡眠的意识，而不要躺在床上做除了睡眠及性爱的其他事，避免在床上读书、看电视、收听收音机、玩手机等；④每天规律的运动有助于睡眠，但不要在晚上尤其睡前两小时运动；⑤尽量避免喝酒、咖啡、茶及抽烟；⑥不要在睡前进食过饱，但可以喝一杯热牛奶助眠；⑦如果上床 20 分钟后仍然睡不着，可起来活动，做些单调无味的事情，等有睡意时再上床睡觉；⑧睡眠是人体的生理需求，是机体的一种本能反应，但它又受心理因素的明显影响。睡不着时不要经常看时钟，也不要懊恼或有挫折感，应放松心情，顺其自然，保持平和的心态；⑨如果存在失眠，尽量不要午睡，如果实在想睡，时间不要超过 30 分钟；⑩尽量不要长期使用安眠药，如有需要，应间断服用，原则上每星期不要超过 4 次。

2. **睡眠限制疗法**　这一疗法的目的并不是为了提高睡眠总时间，而是为了达到改善睡眠持续性以及提高睡眠质量的目的。该疗法和刺激控制疗法的目的一致，都是通过最小限度地缩短在床上的觉醒时间，来达到重建床和睡眠之间联系的目的。通过缩短卧床时间（但不少于 5 小时），使患者对睡眠的渴望增加，白天不能小睡或午睡，使其在晚上容易入睡，减少失眠者花在床上的非睡眠时间，提高睡眠效率（睡眠效率＝实际总睡眠时间 ÷ 睡在床上的时间 ×100%，正常人的睡眠效率在 95% 左右）。当睡眠效率提高至 90% 以上，则允许每天增加 15 分钟卧床时间，当睡眠效率低于 80%，应减少 15 分钟卧床时间，睡眠效率在 80%～90% 之间则保持卧床时间不变。

3. **刺激控制疗法**　刺激控制疗法通过减少卧床时的觉醒时间来消除患者存在的床和觉醒、沮丧、担忧等这些不良后果之间的消极联系，尽量使患者在卧床时大部分时间处于睡眠状态，从而重建一种睡眠与床之间积极明确的联系以使得患者迅速入睡，严格执行规定的睡眠作息以促使稳定睡眠 - 觉醒时间表的形成。

这一方案的主要步骤包括：睡眠教育、自我监测、睡眠卫生和特殊指导。例如有些人睡前会烦恼当天的事情及次日将要面对的挑战，为了减少这种刺激引起失眠，可让患者在吃完晚餐后，自己在一个相对清净的空间独处，花费半小时的时间，将当天的烦恼、不愉快及次日的计划全写在一张空白纸上，避免在睡觉时又为这些事情忧思过度，大脑兴奋不得眠。刺激控制疗法的具体内容有：①只在出现睡意时才能上床；②除了睡眠和性活动之外，不要在床上进行其他活动，比如阅读、看电视、吃东西或想烦心的事情；③如果在床上清醒的时间超过 20 分钟仍不能入睡，就起床离开卧室去做些平静的活动；④再次产生睡意时再回到卧室睡觉；第③条和④条可按需重复进行。另外，不论睡眠量多少，都要保持固定的起床时间。白天不要打瞌睡或午睡，逐步确立稳定的自然睡眠节律。在做该项治疗之前，应让患者有心理准备，实施之后的第 1 周，睡眠可能会变得更糟，但只要坚持，最终能够逐步建立正常睡眠觉醒节律。以上两条原则的目的在于加强床与迅速入睡之间的联系。

4. 放松治疗　该疗法适合夜间频繁觉醒的失眠患者。患者初期应在专业人士指导下进行放松训练，并坚持每天练习 2～3 次，练习环境要求整洁、安静。放松治疗可作为独立的干预措施用于失眠治疗，也可与 CBT-I 联用。

几种常用的放松方法：①冥想放松；②腹式呼吸放松；③渐进性肌肉放松法；④自我暗示法；⑤生物反馈治疗。

5. 认知治疗　失眠患者往往对于失眠的发生会有过分担忧和预期性焦虑，这些不良情绪会使睡眠进一步恶化，而失眠的加重又反过来影响患者的焦虑情绪，二者形成恶性循环。认知疗法着力于识别和矫正失眠者对睡眠的不合理信念态度，失眠者对睡眠的不合理信念和态度，重新建立对于睡眠和失眠的理性客观的认知，从而缓解焦虑情绪，打破使失眠症状持续存在和心理痛苦的重要环节，达到改善失眠的目的。

治疗步骤：第一步指出失眠不合理信念与他们的情绪障碍之间的关系；第二步说明他们的情绪困扰延续至今不是过去的生活影响，而是现在自身的不合理信念导致，自己应负责；第三步通过认知重构技术，如再归因训练、现实检验、认知重评、注意转移等技术，引导患者修正与失眠相关的不合理信念，产生新的认知；第四步学会以合理的思维方式代替不合理的思维方式，重新形成他们的更具适应性的态度。

（刘　竞）

## 第二节　进食障碍

### 一、一般概述

进食障碍（eating disorder）是以进食行为异常为显著特征的一组综合征。主要包括神经性厌食症（anorexia nervosa）、神经性贪食症（bulimia nervosa）和神经性呕吐（bulimia nervosa）。

1. **神经性厌食症**　是患者自己造成并维持的减少饮食，导致体重明显低于正常标准的一种进食障碍。最常见于青少年女性，男性患病者很少。1968 年英国医生 William Gull 首先命名此病。本病在发达国家发病率较高，据报道美国女性的终生患病率大约为 0.5%～1%。我国发病率不详，但随着"以瘦为美"的审美标准的流行，发病率可能有增高的趋势。

2. **神经性贪食症**　是指患者反复出现不可抗拒的摄食欲望和多食行为，进食后又因担心发胖而导致患者采用极端措施来削弱所吃食物的"发胖"效应，患者的体重通常正常。该病首先由 Russell 在 1972 年报道。发患者群多为女性，患病率在西方社会 16～40 岁的女性中大约为 2%，男性发病率低得多，黑人女性比白人女性更常见。我国目前还缺乏流行病学调查资料。

3. **神经性呕吐**　又称心因性呕吐，是一种慢性的，发作性的呕吐，没有器质性因素，常出现在进食后，不影响下次进食的食欲，患者体重无明显减轻。本病女性多见。发病机制尚未明了。

进食是维持生命健康和个体生存的重要部分，因此进食障碍是一种心身疾病，也是最难治疗的综合征之一。

诱发肥胖的现实环境和越来越难达到的完美身材标准是进食障碍的诱因之一。进食障碍患者往往对肥胖有强烈的甚至是病态的恐惧，极度追求苗条，而这种追求有时甚至是致死的。进食障碍患者有明显的性别差异，男：女为 1：7～20。患病年龄多为 14～20 岁的女性，平均发病年龄 17 岁。患者最初投入极大的精力去降低体重，结果造成饮食失调，最终患上了进食障碍，约 38%～80% 的患者出现抑郁症状，患者 5 年内发展为情感障碍的高

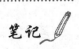

达 50%。进食障碍的患病率和病死率都很高，国外的随访研究发现：每 10 年大约有 5%～8% 的厌食症患者死亡，常见死因为肺炎或者其他感染、心率失常、心力衰竭、肾衰竭以及自杀。贪食症的病死率虽然低于厌食症，但其发病率远高于厌食症，且病情反复持续，而且贪食症的自我引吐和滥用泻药等行为可以诱发很多躯体和口腔疾病，并且多伴有精神障碍（如情感障碍、强迫症、焦虑障碍、人格障碍等）。进食障碍患者为了追求完美身材投入了大量的时间和精力，导致人际交往、职业功能和娱乐活动的下降甚至丧失，然而患者却固执地认为这一切都是体重没有控制好引起的，因而陷入这种恶性循环之中。

## 二、心理社会病因

进食障碍病因还不是很明确。许多专家认为，一系列生活、心理、家庭和社会文化因素的交互作用和联合作用，导致进食障碍的发生。

**1. 生物因素**　包括以下内容。

（1）遗传因素：进食障碍的发生有家族趋势。对双生子的研究发现，神经性厌食症和神经性贪食症的遗传度分别为 0～70%，0～83%。进食障碍在同卵双生子的患病率为 50%，而异卵双生子为 10%。Strober 等报告在神经性厌食症患者的母亲和姐妹中，该病的发病率为 4%，终身患病率是普通群体的 8 倍。

（2）下丘脑功能障碍因素：下丘脑在进食调节中起重要作用。下丘脑接受关于机体食物消耗及营养水平的信号，当营养需求满足时就发送停止进食的信号。这些信号是由一系列神经递质传递的，包括 5- 羟色胺（5-HT）、去甲肾上腺素和多巴胺（DA）等中枢神经递质。该系统的任何一种神经化学物质的失衡及调节障碍，或下丘脑的结构及功能的异常，都可能导致进食障碍的发生。研究发现，5-HT 可以使人产生饱腹感，因此，神经厌食症患者 5-HT 含量增高，而神经性贪食症患者 DA 含量降低。下丘脑功能紊乱可导致进食行为异常和体温调节障碍，而下丘脑 - 垂体 - 性腺轴的异常可导致女性的月经紊乱。

（3）营养障碍因素：饥饿导致的胃肠功能改变，胃排空延迟、饥饿感减少和神经内分泌异常等，在神经性厌食症中是比较常见的。这些神经内分泌的异常导致抑郁和焦虑等心理改变，使进食障碍得以持续和存在。早期实验研究显示，正常人的自我饥饿数周后表现出抑郁、焦虑、苛刻、强迫、易怒以及社会退化等。

**2. 心理因素**　包括以下内容。

（1）人格因素：患者的人格主要表现为神经质倾向和过度完美主义，在青春期即容易表现出自主性和依赖性的强烈冲突，引发进食的问题。患者用过度完美的标准追求体重，要求自己苗条达到了神经质的程度。

（2）情绪因素：在进食障碍人群中，常见情感"饥渴"现象，主要表现为自信心低下，自卑、频繁发作的抑郁感和焦虑感。

（3）认知因素：患者存在认知缺陷，其认知扭曲的典型例子是：①全或无的极端相反，如"不是被我完全控制，便是什么都没有控制"；②片面的看法，即选择事物的次要方面并得出结论，如"只要能变瘦，我就会更有魅力"；③过度泛化，即从一种情况泛化到所有可能的情况，如"昨晚我多吃了一块饼干，因此我总会吃得太多"；④扩大化，即夸大事件的重要性，如"昨晚我多吃了几块饼干，所以把整个减肥计划搞砸了"；⑤归己化，即将别人的不好的感觉归咎于自己，如"因为我很胖，所以别人都不想看到我"；⑥情绪化推论，即将感觉代替事实，如"我觉得我很胖，我确实很胖"。

**3. 社会因素**　包括以下因素。

（1）媒体宣传因素：在过去的 45 年中，欧美国家女性理想体型越来越瘦。时尚杂志的模特、亚洲小姐、世界小姐以及作为美丽象征的芭比娃娃，都变得越来越苗条。调查显示，体重轻的女人被认为更有女人味，更具有吸引力。这些观念使自我意识还不成熟的青少年分不清时尚美与健康美，过度地追求时尚美，崇尚"骨感美"。由于生理卫生知识的欠缺，青少年误认为控制体重和体形只是简单的控制食欲，通过控制体重可以变美和获得社会成就感，维持被挫伤的自尊心，掩盖内心的自卑感。研究发现，女性对社会文化认可程度越高，患进食障碍的可能性越大。

（2）家庭因素：父母过分关心孩子的体重问题，对孩子形体完美的期待值过高，容易误导孩子对体重的认识。父母过分注意孩子的饮食，反复诱导进食或强迫进食，容易降低孩子大脑摄食中枢的兴奋性最终导致厌食。父母对孩子过分保护、溺爱，可能使孩子适应能力差，出现偏食、厌食。家长对孩子要求过高，孩子压力大，以及一些负性生活事件，如考试失利、恋爱失败、父母离异、遭受性侵害等均可引发进食障碍。有学者提出患者以进食行为代表了对父母过度控制、过度保护的反抗或以节食为手段达到对父母的反控制，以此作为解决家庭内冲突的一种方法。也有学者认为患者的依赖性强，多与母亲的关系过于密切、依赖，而以自我控制进食作为自己独立的象征。儿童还可以用神经性呕吐作为反对父母的手段，例如害怕上学或上幼儿园的儿童，呕吐往往发生早晨，而周末或假日不发生呕吐；又如母亲强迫孩子进食或喂食过度，小儿亦可以呕吐来进行反抗。

（3）父母的个性缺陷因素：父母带有神经质色彩，照顾孩子精品化、琐碎化；父母的人格问题，对孩子施暴或情感冷漠；单亲家庭中，父母对孩子精神上的依赖性使孩子在精神上长期处于独立意识与家庭依恋的心理冲突中；父母有抑郁性精神障碍或酒依赖等心理障碍。

（4）特殊职业要求因素：运动员作为特殊人群，其饮食习惯多半不太健康，罹患进食障碍的风险较高，尤其是一些被定义为"美感的""体重决定"的项目，例如芭蕾舞、体操、花样滑冰、国标舞、赛马、摔跤等。有报告在加拿大芭蕾舞学校女生中患进食障碍者占7.8%。

### 三、心理生物学机制

**1. 神经内分泌因素**　心理社会因素会引起下丘脑功能紊乱，使脑中摄食中枢受到抑制并引发内分泌失调、雌二醇降低、机体胃肠功能出现障碍等，进一步发展会导致摄食障碍。而严重的摄食障碍患者内分泌和神经递质功能会发生改变，甚至会引发恶病质直至死亡。

调节体重和月经周期的中枢位于下丘脑-垂体-性腺轴。下丘脑功能在青春期阶段的调节过程非常复杂，而女性的下丘脑功能波动较大，男性下丘脑功能相对稳定。这也是进食障碍好发于女性的原因之一。当患者限制了进食量，体重减轻的同时会出现下丘脑-垂体-性腺轴的功能紊乱，导致女性在体重下降的同时伴发月经紊乱、闭经等，长时间持续则会使卵巢变小，子宫和乳房也可以因为激素刺激不足而变小。卵巢轻微受损的患者体重恢复后，月经还可来潮，而卵巢严重受损的患者则难以恢复。

**2. 中枢神经递质的变化**　下丘脑5-HT在进食行为中起重要作用，5-HT水平降低，使贪食症患者餐后饱足的满意感丧失，而对厌食症患者饥饿感的影响不大。所以应用5-HT再摄取抑制剂可取得一定疗效。许多神经肽类物质也参与摄食行为的调节，如鸦片类肽、血管紧张素均对食欲有抑制作用。在下丘脑的许多区域神经肽Y与5-HT有神经元共存现象。动物及人的摄食要求与摄食行为受到中枢5-HT和神经肽Y的相互作用。

进食障碍的患者还有其他神经递质的功能改变，如中枢去甲肾上腺素功能降低，其中神经性厌食比神经性贪食减低更为明显，而且减低的程度与患者所伴随的抑郁症状呈正相关。神经性厌食的患者还存在突触前和突触后β-肾上腺素能受体的功能异常。

**3. 心理因素**　有学者认为患者对食物的回避反应，其根源在青春期体型变化和社会影响使患者焦虑紧张，对进食和肥胖逐渐产生了厌恶心理，拒食是因其认为节制饮食可以保持体形美观。

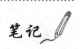

## 四、心身反应特点

进食障碍最重要的特点就是过分关注体型。

**1. 神经性厌食症**　神经性厌食症常与其他精神障碍相伴发,如强迫症、抑郁症和焦虑症等。患者有完美主义倾向,做事比较刻板。临床上发现 30%~40% 的患者符合抑郁诊断。Cantweel 等提出异常摄食行为是一种情感障碍。常伴有月经异常、下肢水肿、便秘、心动过缓、低血压和腹痛等,而非消瘦。

**2. 神经性贪食症**　患者在暴食之前往往有抑郁情绪,感到悲伤、孤独、空虚和孤立等,或者处于极大的压力之下。贪食时往往躲开家人或同学、同事,独自进行,不可抗拒的强迫自己大量进食,否则会有明显的焦虑情绪。大量进食后抑郁情绪可以减轻。但在进食后又立即后悔,自罪自责,为了避免体重增加和找回崩溃的自制力,开始人为的设法呕吐、绝食、过度运动,甚至滥用泻药以达到避免发胖的目的。患者对自己的行为有认识,为此感到痛苦,有求治需求,常伴有情绪障碍。部分患者有厌食病史、冲动行为、攻击行为。患者常有自知力,他们感觉到痛苦的同时还伴有深深的羞耻感,所以极力隐瞒进食行为。

**3. 神经性呕吐**　患者呕吐前多有不愉快的环境或心理紧张。常具有癔症性人格特征。

## 五、心理诊断与干预

### (一)心理诊断

焦虑自评量表与抑郁自评量表评估患者的焦虑和抑郁情绪;MMPI 可评估人格特征;生活事件调查和父母养育方式评估负性生活事件和父母养育方式;诊断性访谈了解患者是否存在体象障碍。

### (二)心理干预

患者的进食障碍和消瘦,其核心问题在于体象障碍和负性情绪。心理干预的治疗目标是纠正不良的进食行为,纠正体象障碍和情绪障碍。

**1. 一般性心理疗法**　建立良好的医患关系是治疗成功与否的关键。通过建立良好的治疗关系,了解其发病诱因。采用疏导、解释、支持和暗示等手段,改变患者的错误观念,消除"以瘦为美"的社会文化习俗的影响,消除"怕胖"的想法,提高患者的自我评价能力,与患者共同制定目标体重。

**2. 行为疗法**　目前阳性强化法等行为疗法已被证明对进食障碍有效。当患者体重有增加的时候,应该给予适当奖励。患者住院期间,可以给予适当的特权,例如让其看电视、走出医院和接受亲人探访等作为奖励。在患者感觉焦虑时,治疗师可以教他们一些放松技术。研究证明,大部分患者可以从行为治疗中获得益处。但是,单纯使用行为治疗的复发率是很高的,患者结束治疗或出院后往往很快回到原先的进食模式。因此治疗中要引导患者积极参与,为患者提供体重和热量摄取量数据,消除患者对心理治疗的误解和顾虑。在患者治疗过程中,体重不宜增加过快,每周 1~1.5kg 为宜,体重每周测试两次。

**3. 认知行为疗法**　在某种程度上,厌食症和贪食症有一些共同的特征。因此,认知 - 行为疗法既可用于治疗厌食症,也可用于治疗贪食症。治疗时间通常是 1~2 年。通过纠正进食障碍患者关于进食与体重的固执观念,帮助他们发展健康的行为和认知。该疗法的主要目的一方面是发现并改变认知和态度紊乱,如低自尊、对体重和体形的过度强调和扭曲,另一方面是进食和体重调节,如控制饮食和暴食行为。

**4. 人际关系疗法**　本疗法更关注患者的人际关系,而不是进食障碍患者特定的行为或观念紊乱。在这种疗法中,患者与治疗师讨论进食行为有关的人际关系问题,治疗师通过帮助患者重新评估及改善人际关系,降低其心理压力、提高其自信心,增强其自我评价。有

笔记

学者研究证明本方法与认知行为治疗同样有效。

**5. 家庭治疗**　在家庭治疗中,患者及家属被看作一个小组。家庭疗法强调个体的障碍是全家人所共同面对的问题。治疗方案包括了患者及其家庭成员。治疗中,首先患者住院并进行医疗评价,医护人员通过举行一些非正式的午餐来帮助评价进食障碍的程度与愿意合作的程度,采用综合治疗的方式来增加体重。治疗见效后,午餐就可以同患者的家人一起进行,以便使患者体重快速增加。同时家庭成员在患者出院后会将这些午餐训练法坚持下去,使患者体重保持增加。当患者可以正常吃饭即可放出医院,同时开展门诊家庭治疗,将治疗的重点转向消除引起进食障碍发作的家庭因素。

**6. 精神分析疗法**　此疗法对神经性厌食症也有一定的效果,但是疗程比较长。精神分析疗法可以帮助患者解决低自尊、抑郁、焦虑以及家庭问题等。

**7. 支持疗法**　通过静脉输液纠正电解质紊乱,给予营养的补充,改善贫血,增强免疫能力,消除感染,注意口腔护理等。必要时强制支持疗法。由于患者对变胖非常恐惧,自主性食疗有困难,病情严重者应住院治疗。Gull W 最早提出的治疗原则是:在规定的时间内给患者进食,护理人员要严格管理,家庭成员和亲友不能在患者旁边侍候。

**8. 药物治疗**　患者若同时存在情感障碍,常使用一些药物进行治疗。

(1)抗抑郁药:氟西汀、舍曲林等 5-HT 再摄取抑制剂,这类药物能够减少患者暴食发作的频率,也能改善患者情绪以及对于体形及体重的观念。

(2)抗精神病药:主要使用舒必利,有助于减轻进食焦虑、降低代谢水平和增加体重。

(3)助消化药、胃动力药及各种维生素:主要用于恢复胃肠功能,补充营养物质。

对于具体的患者,往往需要尝试多种药物联合以达到预期疗效。仅有 15%～20% 患者只需要一种药物治疗。

# 第三节　性功能障碍

## 一、一般概述

性功能障碍(sexual dysfunction)是指不能进行正常的性行为或在正常性行为中不能得到性满足的一类障碍。美国学者通过问卷调查了部分人群性功能状况,勃起障碍的患者在 40～70 岁男性人群中占 52%,估计世界上有 1 亿以上男性受此困扰。需要指出的是这个数据把性生活偶尔不满意者,轻症患者也计算在内,实际上性功能因情绪、精神及身体状况有波动者不能算做病态。性功能障碍的成因有器质性因素,也有社会因素。现在医学界普遍认为多数性功能障碍是由心理社会因素造成的,即使有器质性因素的原因,性功能障碍也很少是单纯器质性的。

男性常见的性功能障碍有:阳痿、早泄。女性常见的性功能障碍有:阴道痉挛、性欲低下和性高潮缺乏。

## 二、心理社会病因

### (一)生物因素

**1. 躯体疾病因素**　包括以下内容。

(1)内分泌疾病:性腺功能减退症可以引发勃起障碍;糖尿病、甲状腺功能亢进或减退等内分泌疾病对男性可以引发勃起障碍,对女性可以引发性高潮障碍;下丘脑-垂体-性腺轴的任一部位发生疾病或功能失调均可以引起女性性高潮障碍。

(2)神经系统疾病或损伤:勃起反射弧受损可以引发勃起障碍;交感神经器质性损伤

可以引发早泄；女性的脊髓中枢或周围神经系统疾病如帕金森综合征、脊髓损伤、癫痫等会引发性高潮障碍。

（3）盆腔及生殖系统疾病、手术和外伤等：直肠癌或前列腺癌根治术后可以引发勃起障碍；慢性前列腺炎或慢性泌尿系统感染可以引发早泄；阴道炎、阴道和会阴手术可以引发阴道痉挛。

（4）心血管疾病：动脉粥样硬化可以引发勃起障碍；髂内动脉及其分支受损可以引发女性性高潮障碍。

2. **药物因素**　目前发现多种药物都可能导致性功能障碍。如降压类药物；治疗心脏病的药物如地高辛、二甲苯氧庚酸等；催眠类药物如硫乙拉嗪；三环类抗抑郁药；治疗消化性溃疡的药物如西咪替丁、雷尼替丁等；抗癌类药物如环磷酰胺；激素类药物如雌激素、皮质激素等。这些药物长期大量服用会导致勃起功能障碍、射精减少，引起性功能改变，及时停药后性功能可恢复，因此使用这些药物需慎重，要在医师的指导下进行。

3. **过度肥胖**　男性高度肥胖者，性功能减退可表现在性欲、勃起、性交、射精及高潮等性活动环节上。肥胖者由于体内脂肪积存过多，使雄激素较多的转化为雌激素，而血中较高的雌激素浓度可抑制垂体性激素的分泌，使睾丸的睾酮分泌量减少，进而导致男性性欲减退或勃起功能障碍等性功能障碍。肥胖对女性的性功能影响较为复杂。肥胖可使卵泡发育异常、排卵障碍、性发育不良等，这些改变会影响月经周期与生育。有资料表明，女性肥胖者中闭经占16.4%，月经不规则占5.5%，月经稀少占28.7%，月经过多、过频占5.5%。研究认为，肥胖女性性功能障碍的主要原因是性腺激素分泌减少。另外，过度肥胖者由于在性交时动作不便，加上超重引起关节面加速退化，臀部、大腿及腹壁脂肪增多等因素，使其在选择合适性交体位时发生困难，影响性生活的质量。肥胖者容易出现自卑、抑郁等不良情绪进而导致性功能障碍。

4. **酒精因素**　男性慢性酒精中毒患者勃起障碍的发病率约为40%，射精障碍的发病率为5%～10%。女性酒精中毒患者30%～40%存在性兴奋困难，约15%表现为性高潮丧失，或性高潮的次数、强度下降。酒精抑制生理性性唤起，随着酒精浓度的增高，性唤起生理反应不断减弱。酗酒造成维生素缺乏和肝脏损伤，进而引起性激素代谢异常，从而出现月经稀少，阴道润滑差。酗酒所致营养不良或神经毒理作用可造成大脑器质性损伤，性兴趣降低。酒精对大脑皮层细胞有兴奋作用，但过量后会出现抑制作用。若兴奋时进行性活动，会过于鲁莽，而抑制时进行性活动又容易出现勃起障碍，二者均可以降低性生活的质量。酒精还可以通过作用于血管系统，使性器官供血下降从而降低性生活的质量。酒精降低了睾酮的生成速度，并增加了与蛋白质结合的循环睾酮的百分比，使游离的、具有生物活性的睾酮不能被组织利用。另外长期饮酒可以引起肝脏5β-睾酮还原酶活性增加，使睾酮降解加速。酒精中毒的患者还可能因饮酒引发的夫妻不和、缺乏自尊、内疚、抑郁等心理社会问题产生性功能障碍。

5. **吸烟**　吸烟可以抑制血液睾酮的水平，使性欲降低，甚至引发性功能障碍。长期吸烟的患者由于心血管系统的病理生理变化还可间接引发勃起功能障碍。吸烟对精子生成、成熟以及畸变均有明显的影响。吸烟使阴部内动脉和阴茎海绵体动脉发生硬化和狭窄，显著减少对阴茎的血供应量。烟中的有害物质还刺激交感神经，使其产生过多肾上腺素和去甲肾上腺素，造成勃起障碍。另外，吸烟会降低阴茎海绵体内一氧化氮的含量，而一氧化氮是重要的促进阴茎勃起的神经递质。

**（二）心理因素**

1. **焦虑抑郁**　现在社会生活节奏快，工作压力大，人们的精神活动相对紧张容易疲劳，需要注意力集中在需要处理和解决的问题上。在性生活时没有放松和全身心地投入，而影

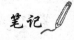
笔记

响了夫妻性生活的和谐。家庭居住环境拥挤，怕性生活影响家人所以不敢放松，长期处于焦虑紧张状态造成了对性生活的厌恶心理，女性出现性高潮缺乏，男性出现阳痿、早泄。失败的性生活会加重焦虑抑郁情绪，形成恶性循环。各种原因造成的焦虑抑郁都会对性功能起抑制作用，重度抑郁患者可能完全丧失性功能。健康的性生活可以给夫妻双方带来愉快和放松，所以善于生活的人可以通过性生活缓解焦虑、解除疲劳。

**2. 恐惧**　对于性生活经常失败的人来说，下次性生活经常受到"是否再次失败"的困扰，常对其伴有恐惧情绪。他们集中注意力观察自己勃起的状况，一旦对自己的状况不满意立即会产生强烈的恐惧心理，而恐惧心理直接导致勃起障碍，形成恶性循环，导致继发性的持续阳痿。

**（三）社会因素**

**1. 文化教育**　包括以下内容。

（1）早期的社会教育：人类的性活动是自然现象，是人的本能反应，性行为就像饮食一样是人的本能需要，不可抗拒。而早期的社会教育认为性是不洁的、肮脏的，是洪水猛兽。将性与罪恶联系起来，使人们在进行性生活，追求性快感的同时，又伴有恐惧和罪恶感，形成了追求性享乐和抑制性快感的心理冲突，在这种心理冲突下性功能容易出现障碍，而且是在不知不觉中发生的。不道德与性本质的冲突在东西方国家都根深蒂固。

（2）对女性的束缚与性冲突：女性自幼受到的教育是安静、被动、服从，在婴儿阶段，对于男女婴的抚养是有区别的，男婴可以自由地暴露自己的身体包括阴茎，父母不感到羞耻也不会责罚他们，而女婴一般衣着整齐、严实，否则就会遭到大人的训责。在女婴的成长过程中，她的行为如果超出了一定范围就会受到父母或老师的制裁，成年后在性活动中，女性不敢放松或自由地享受性快感，不敢主动要求，害怕被丈夫看作轻浮而被遗弃。传教士的性交体位只允许女下男上位面对面式，否则就认为女人放荡、轻浮。女人的这种恐惧与人的性本质之间产生了强烈的冲突而把性冲动压抑下去，导致性冷淡和性欲缺乏。

（3）教养过程中对性的压抑：人在成长过程中性快感自出生后就存在。婴儿的生殖器在受到刺激时，会表现出特别的喜悦，身体的姿势也会出现一些变化，大一些后他们会用手刺激、玩弄生殖器，父母发现后往往会很生气，斥责他们。年龄再大，男孩女孩就有互相窥看生殖器的冲动和行为，做一些性游戏。在幼儿园里学着电视上或父母的样子，亲吻异性小朋友，甚至压在小朋友的身上。有的将异物塞进外生殖器，这个时期他们的这些行为并没有真正的性意识，只是在好奇心的驱使下做的一种游戏，儿童在此期受到性侵犯，父母如果未能正确处理，对儿童今后的心身发育会造成影响，严重的会影响成年后性生活的质量，出现性功能障碍。长期的说教压抑使孩子对性产生了恐惧、罪恶的念头，婚后不能适应性生活继而出现性功能障碍。

**2. 性无知**　有些夫妇对如何进行性生活不甚了解，对于男女性欲唤起的时间、影响男女性欲的因素、性敏感区及男女性高潮表现的差异等知之甚少。对成功的性生活所需的完整过程不了解，个别夫妻对性器官的部位都不清楚，夫妇双方可能不知道阴蒂的位置和阴蒂对性快感的作用，他们的性生活模式没有爱抚性前戏，丈夫刚勃起就性交，妻子还没有体验到性快感，丈夫已经射精，性交后丈夫转身睡去，不给妻子事后的温存。妻子长期忍受着心理和生理的不平衡，性高潮缺乏是难免的。

**3. 旁观者的身份参与性活动**　性生活时就像旁观者观察自己的性行为，而不是把注意力集中在性快感体验上。往往带着疑虑进行性生活，如："我能成功吗？我能坚挺吗？我能令她满足吗？"这些想法会加重自己的心理负担而导致勃起失败。

**4. 夫妻缺乏有效的性交流**　由于男女双方在性唤起、性欲、性敏感区、性高潮出现的快慢各有不同，对性生活环境的需求也存在很大的差异，如丈夫可能喜欢开灯增加视觉刺激，

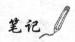

而妻子可能喜欢黑暗，认为有安全感，如果不交流双方可能会在心里埋怨对方不体贴，时间久了，可能会造成双方性兴趣下降，有的女性可能一生都无性高潮的体验。

**5. 强迫性行为**　丈夫或妻子因身体不适或情绪不佳不想进行性生活而又被迫进行，往往会造成很大的心身刺激。妻子被丈夫强迫过性生活相对常见，妻子往往有被强暴的感觉，由于很难在被迫的性生活中体验快感，妻子慢慢对性失去兴趣，这是女性产生性心理障碍的重要诱因。而丈夫在妻子的强求下进行性生活，就会产生厌恶、愤怒等不良情绪，这些情绪影响性生活的质量，在以后的性生活中容易产生焦虑恐惧心理而导致阳痿。

**6. 夫妻感情不协调**　在婚姻生活中，夫妻感情不和或一方对配偶的感情不深，丈夫或妻子不能引起对方的兴趣，在性生活过程中就无法体验到两性结合的快感。如果妻子不爱丈夫，她讨厌丈夫对她的爱抚，妻子不允许丈夫亲吻、触摸她，性欲唤起困难，即使勉强进行性生活也体验不到性高潮的快感，出现性冷淡，性高潮缺乏。丈夫由于受到拒绝而怀疑或记恨，在以后的性生活中可能不敢再提出要求，或出现强行性交，这样更加重了女性的厌恶情绪，导致持续的性欲低下。妻子吸引力下降，丈夫对妻子失去激情，或丈夫事业有成，妻子担心丈夫而多次要求性生活，导致丈夫产生反感或愤怒，出现勃起不坚或阳痿。妻子由于自己的社会地位、家庭出身、收入高于丈夫而瞧不起丈夫，丈夫就会感到压抑、自卑，在性生活中容易出现不能勃起。

## 三、心理生物学机制

### （一）勃起功能障碍

勃起功能障碍（erectile dysfunction，ED）是指阴茎持续（至少 6 个月）不能达到和维持充分的勃起以获得满意的性生活。

**1. 心理因素**　情绪障碍和认知歪曲均可对脊髓勃起反射中枢直接抑制导致 ED。另外，交感神经发出过多冲动，外周儿茶酚胺水平过高，阴茎海绵体平滑肌的松弛等也可以导致 ED。

**2. 血管因素**　阴茎勃起要求进入海绵体的动脉血流量大大增加，因此主动脉末端、髂内动脉、阴部动脉和海绵体动脉等血管的病变均可导致阴茎勃起失败。影响上述血管血流灌注的因素很多，但大多数动脉原因引起的 ED 是由动脉粥样硬化引起的。动脉血流减少导致 ED 的机制较为复杂，缺血可影响螺旋动脉使动脉血流减少，内皮细胞功能和海绵体平滑肌细胞功能的损害，阴茎勃起组织缺血，阴茎纤维化、白膜变薄退化等，进而影响静脉闭合而导致 ED。静脉闭合机制障碍引起 ED 的原因有：先天性异常静脉通道，如阴茎海绵体 - 尿道海绵体瘘；或继发于外伤或手术的静脉漏、白膜功能受损等。静脉和白膜的病变最终会导致海绵体内皮细胞和平滑肌细胞损害，产生海绵体纤维化，出现动脉灌注不足。研究表明心血管疾病会引发 ED，心血管病的危险因素如年龄、高血脂、吸烟等也是 ED 的危险因子。

**3. 神经系统因素**　中枢神经系统疾病如脑血管意外、帕金森病、阿尔兹海默病等都会引起 ED。脊髓疾病如外伤后发生 ED 的可能性取决于损伤的位置，如胸椎脊髓完全损伤，仅少数患者可以勃起，而胸椎脊髓部分损伤，大多数患者仍可勃起，这说明骶髓副交感勃起中枢的重要性。周围神经如阴部神经及其末梢的病变也可以引起 ED，如糖尿病。

**4. 内分泌因素**　原发性或继发性性腺功能减退、甲状腺功能异常、皮质醇增多症等患者均可出现 ED。雄激素对勃起功能的作用至今仍未阐明，但性腺功能低下者性欲减退、性兴奋感下降、夜间勃起减少且勃起时间和硬度均下降。

**5. 外伤性和医源性原因**　与勃起有关的神经或血管受到损伤，也可出现 ED。此类损伤除盆腔、骨盆、会阴、阴茎和尿道的外伤，还包括手术、放疗等医源性损伤。此外，某些抗

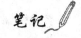

精神病药、抗抑郁药、降压药、激素和酒精、毒品等也可导致 ED。

### （二）早泄

早泄（premature ejaculation）对于早泄的定义目前尚未取得一致，在美国精神病协会颁布的《精神疾病诊断和统计手册》第四版中，把早泄定义为"持续的或反复的在很小的性刺激下，在插入前、插入时或插入后不久即射精，比本人的愿望提前（医生判断时应考虑影响性兴奋持续时间的各种因素，如年龄、性伴侣、性交环境和性交频率），早泄明显引起本人痛苦和人际关系（伴侣之间）的紧张，而且这种情况不是由于某种精神活性物质的戒断所引起的"。目前研究发现早泄患者的阴茎感觉阈值降低，神经兴奋性增高。有些患者血中睾酮含量高，使射精中枢兴奋性增高而过早射精。一些引起交感神经器质性损伤的疾病如盆腔骨折、前列腺肿大、动脉硬化、糖尿病等，可使射精中枢控制能力下降而产生过早射精。

### （三）阴道痉挛

阴道痉挛（vaginismus）是指在想象、预感或事实上试图向阴道内插入阴茎或一个类似物时，围绕阴道外 1/3 的肌肉发生不随意的剧烈的持续收缩，以致性交困难或根本不能进行。精神分析理论认为阴道痉挛是女性对自身角色的反抗，是想挫败男性性欲的肉体表达及对男性性特权的持续反抗，是女性对抗其父亲在实际上或幻想中乱伦威胁的自卫，或避开她自己被阉割的想象。认知行为理论认为阴道痉挛是一种特殊的学习恐惧症。

心身医学研究表明雌激素水平降低，导致女性外生殖器一氧化氮合酶表达减少，非肾上腺素能／非胆碱能神经递质 NO 释放减少，引起会阴部血管舒张功能降低，会阴部血流减少，阴道壁血管充盈不足，阴道渗出液减少；此外，NO 的减少，使阴道壁纤维化增加，阴道黏膜损伤，阴道黏膜及前庭大腺的分泌减少，阴道干涩，润滑不够，引起女性性交疼痛，进而反射性引起阴道痉挛。另外，阴道延展性及顺应性降低，阴茎插入困难，导致阴道痉挛。

阴道痉挛实质上是一种疼痛的保护性肌痉挛，疼痛经局部痛觉感受器或痛觉神经末梢传递至大脑中枢神经系统，经神经反射引起会阴和盆腔乃至臀部、大腿肌肉反射性强制收缩，导致阴道痉挛的发生。

## 四、心身反应特点

1. **勃起功能障碍** 勃起功能障碍多引发许多情绪和行为异常，表现为失望、沮丧、情绪低落、自信心下降、食欲下降、失眠、精力不集中、健忘、缺乏热情，工作学习效率低下；有时表现焦虑、急躁，易动怒或抑郁，腰腹部及会阴不适感；严重者影响夫妻感情，家庭破裂，失去生活勇气，甚至自杀。

2. **早泄** 患者易产生沮丧，情绪低落等不良情绪；配偶会觉得焦虑、抑郁。

3. **阴道痉挛** 阴道痉挛时常伴有不同程度的外阴阴道或下腹部疼痛，疼痛持续时间数十分钟至一天，疼痛可为表浅性，也可为深部痛，可局限于局部，也可呈弥漫性不等。患者常有会阴或大腿内侧肌肉收缩，肌张力高，害怕甚至拒绝妇科检查。

## 五、心理诊断与干预

### （一）勃起功能障碍

1. **心理诊断** 可评估患者的性生活总体满意度和患者对勃起和维持勃起的信心，可采用情绪评定量评估患者是否存在不良情绪。

2. **心理干预** 勃起功能障碍心理治疗的目标是创造和恢复夫妻间的性乐趣和性满足，而非性表现能力上。治疗方案可分为两个阶段进行。

第一阶段：纠正性认识与松弛训练。在这个阶段中，由心理治疗师与夫妻一起探讨所面临的勃起功能障碍，了解病情的过程，给予指导，纠正错误的性观念，改善夫妻关系，重建

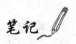
笔记

夫妻间的性交流。在性生活中，由于害怕失败而产生的焦虑紧张情绪，压抑了性功能的自然性，性功能的压抑又使性交失败。"焦虑-失败-焦虑"，这种恶性循环形成了一种错误的性行为模式，即出现勃起功能障碍。因此，在这个阶段，夫妻之间要禁止性交，进行一些简易的松弛训练，其目的是为了消除对性活动的焦虑状态。同时，应使夫妻双方明白：①性行为是一种本能的生理过程，性是每个人情感表达的最高形式，性行为是多样化的；②性行为是一种脆弱的行为，很容易受到外界因素、消极心理和保守观念等因素的影响；③在治疗过程中，应关心的是夫妻双方的共同利益，而不仅仅是自己的利益。夫妻双方要努力合作，相互交流，共同体验性行为所带来的乐趣；④不要为对方和自己设置既定目标，否则期望值越高越容易失败。在治疗过程中的失败并不可怕，它往往是治疗进展中遇到的正常现象，同时也能反映出问题的所在，所以不必感到内疚或相互指责，要有信心重新勃起。

第二阶段：行为治疗，主要介绍性感集中训练方法。

性感集中训练法的治疗目的是将配偶性活动的目标由完成性反应转移到彼此给予和接受性快感和性愉悦上来。让他们的注意力不再放在阴茎勃起和性高潮上，而是集中在性感受的体验上。

性感集中训练法原则：认清性功能障碍是双方的事，不仅仅是配偶中某一方的事。双方在行动中要深信彼此有意愿来面对和解决这一问题。治疗期间不得发生婚外性关系。要安排好工作和生活，摆脱工作和家务的烦恼。由于性功能障碍患者很容易产生焦虑和思想压力，或因性交失败产生对性的畏惧心理，所以在治疗过程中应该禁忌性交，使患者在轻松愉快的气氛下接受治疗。训练应在双方都适宜的时间和良好环境条件下进行，避免他人干扰，房间温暖、舒适，光线柔和暗淡，或者伴有轻松愉快的音乐。配偶双方最好裸体，如果全裸让患者感到不安、紧张或局促，则在开始时少裸或者半裸，待适应后再全裸。体位一般采用被动一方仰卧或俯卧，主动抚摸一方侧卧在配偶身边或坐在配偶身边，双方取面对面位置。训练时间一般每天一小时为宜，双方轮流充当主动或被动角色。总共安排治疗次数15～30次，视治疗进展而定。

性感集中训练的基本方案：非生殖器性感集中训练、生殖器性感集中训练、阴道容纳、阴道容纳并抽动。遵循医德，为患者保守秘密。治疗安排还要征求夫妻双方的意见，例如治疗进行多长时间和多少次，什么时间安排患者复诊等。患者的配偶参与讨论制订治疗计划是成功的关键，在治疗过程中，配偶要对自己和患者抱有治愈的信心，把治疗性功能障碍当做生活中的一件大事，并保证在治疗过程中配偶双方都有充裕的时间。夫妻在治疗过程中，应当预料治疗中可能遇到困难。其实治疗中的失败和困难不是病情的复发，而是医生帮助与理解他们性生活困难的一个良好机会。

性感集中训练的方法，主要是使配偶双方通过视、触、闻、静养等多方面表达相互间的情爱而不是简单的性交。对于在性感集中训练引起的性欲，可采取放松和休息来消除。

性感集中训练可分为以下四个步骤，但各步骤之间不需被绝对划分开，应有机地衔接为一个完整的过程，每一步骤一般要持续2～3周。需要注意的是在训练中如果出现焦虑等难以继续治疗情况，应及时停下来进行交流，并返回上一步骤。训练中出现这种情况往往反映出患者对训练的阻抗，医生应针对这种情况加以分析，找出其内心或人际的冲突，帮助解决。

（1）非生殖器性感集中训练：夫妻双方赤裸地躺在一起，互相接吻、拥抱和抚摸全身，但注意不要抚摸乳房和生殖器官。在进行这些活动时，可以用一些亲昵的言语进行交流，并体会由此带来的皮肤快感和情感享受，唤起自然的性反应，使阴茎可以自然勃起。需要注意的是，这些活动是为了提高身体各部分的感受能力，而不是为了使性唤起或满足性交需要。虽然这个阶段往往出现性兴奋，但一定不要性交，应该把注意力集中到体会整个身

笔记

体的快感上。

（2）生殖器性感集中训练：当双方在前一阶段的训练取得理想效果后，则进入生殖器性感集中训练。此阶段的重点是刺激生殖器，每次训练从非生殖器部位开始，循序渐进。夫妻双方相互爱抚对方可以引起性兴奋的躯体性刺激点及生殖器，如男性的乳头、大腿内侧和阴茎等，女性的耳垂、腋窝、乳房、大腿内侧、嘴唇、阴蒂和阴唇等，使性兴奋逐渐增强，阴茎可以持续勃起或多次勃起，消除焦虑和恐惧感，增强自信心。这个阶段仍然不要性交，而在操作过程中尽量体会心身的欣快感，并逐渐把性快感集中到生殖器官上。

（3）阴道容纳阶段：一般采用女上位，待男方阴茎勃起后，女方将阴茎纳入阴道，但双方均不运动，仔细体验这种容纳过程的感受，消除以往担心女方在性行为过程中不能获得满足的焦虑，增强能完成性交的自信心。如果阴茎勃起开始消退，女方可稍加抽动或退出阴茎后以手刺激重新勃起后再插入，反复操作以强化体验。

（4）阴道容纳并抽动训练：当双方能适应阴道容纳后，训练便可以向纵深发展，即模拟性行为的阴道容纳并抽动训练。在此阶段，仍然是体验阴道容纳加抽动的感受，享受性快感，而不是以正式的性高潮为目标。抽动应采取"动-停-动"的原则，尽量延长性交的时间，同时变换抽动的频率、力度、深浅，加强对各种感受的体验。

**（二）早泄**

**1. 心理诊断**　通过诊断性会谈了解发病原因及患者的心理状况。

**2. 心理干预**　主要有以下几种方法

（1）停-动疗法：停-动技术是由 Kaplan 在 20 世纪 70 年代最先提出的，通过对阴茎的不断刺激降低其敏感性，达到提高射精阈值的目的。具体方法：男方仰卧，把注意力完全集中到体验由女方刺激阴茎而出现的感觉上，女方坐在男方旁边或两腿之间，用手慢慢地抚摸阴茎使其勃起，男方表示即将达到射精高潮时，即停止抚摸阴茎，让情欲消退。几分钟后，女方再继续抚摸阴茎，使男方再次兴奋。如此反复进行，使患者逐渐能耐受大量刺激但不射精。间歇的次数逐渐减少，最后不需要中途休息，也能经受长时间的连续刺激而不过早射精。这种训练也可以由患者通过手淫来进行，体验刺激的强弱和方式，也可以在性交时进行类似的训练，如降低阴茎抽动的幅度、速度或暂停抽动，降低性兴奋，阴茎将要疲软时再抽动。如此反复进行，即可延长性交时间，待女方达到性高潮再射精。

（2）阴茎挤捏疗法：早泄的主要表现在于阴茎头的高敏感性。阴茎捏挤法是指通过以手捏挤阴茎头或阴茎根部，提高刺激阈，达到延迟射精、治疗早泄的目的。具体操作方法如下：丈夫裸体仰卧，双腿分开，妻子面对丈夫坐在其两腿之间。然后，妻子以手对阴茎不断地施加刺激，待男方出现射精紧迫感时，女方把拇指放在阴茎的包皮系带部位，食指和中指放在阴茎头的背侧冠状缘上下方，紧捏几秒钟后松开，阴茎将会逐渐疲弱。阴茎疲软后再进行性刺激，如此反复。需要注意女方应指腹用力，前后挤捏阴茎，捏挤时应注意掌握力度，以男性不感觉疼痛为宜；勃起坚者用力可稍重，勃起不坚或松软者，用力宜轻。这种技术可以提高男子射精的刺激阈，坚持操作 15～30 次，能明显抑制射精的能力，延长射精时间，需要指出的是男方的注意力应集中在阴茎受刺激所产生的感觉上，而不要注意什么时候会射精。而且，一旦射精也不应有任何不安和内疚。操作时必须由女方进行才能取得很好效果。

经过几天捏挤训练后，男性信心增强，症状有所改善，则应把此方法移用到女上位性交中，因为对男性来说，阴茎在阴道内摩擦或置于阴道内的感觉与未性交的性活动是不同的，在准备将阴茎插入阴道前，告诉女方在女上位时使用挤捏技术 3～8 次。在插入前即应捏挤，进入阴道后，静置不动，双方都把注意力集中到身体感觉上，告诉男方此时绝不要主动摩擦。阴茎在阴道内短时搁置后，女方应把阴茎拔出再次捏挤，后再插入，此时开始做缓缓

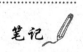

地摩擦。如男方感到快要射精时，给女方以提示，女方下来后再进行捏挤，如果阴道内搁置持续达 4～5 分钟，则摩擦速度可以加快，并让其射精。当上述方法有效时，就可改用在阴茎根部的挤捏术，这样就无需上上下下为进行捏挤而中断性交。

（3）非需求性性感集中训练 7 日疗法：第一天，开始进行非生殖器性感集中训练，夫妻双方用"非需求性姿势"，可先由丈夫抚摸妻子，10～20 分钟后交换位置，由妻子抚摸丈夫，再经过 10～20 分钟，双方可放松地入睡。第二天，夫妻用 30 分钟的时间谈论以往和目前在性生活方面的体会。第三天，先由妻子抚摸，10～20 分钟后改由丈夫抚摸，每次 10～20 分钟。第四天，首先由丈夫抚摸，此时应注意欣赏身体其他部位。第五天，先由妻子抚摸丈夫，10～20 分钟后夫妻更换位置，由丈夫抚摸妻子。第六天，双方不触摸，进行第二次交流。第七天，可以用任何一种方式相互抚摸，但不允许性交。如果通过一周的训练治疗，双方确实都有欣快感，说明性感集中训练的目的已达到。若无进展，则需要重复训练一周。

（4）性感集中训练法：治疗目的是将配偶性活动的目标由是否出现早泄转移到彼此给予和接受性快感和性愉悦上来。让他们的注意力不再放在是否发生早泄，而是集中在性感受的体验上。本方法的原则及步骤在勃起功能障碍治疗中已经阐述。这里需要指出的是早泄患者常对阴茎纳入阴道引起焦虑并感到困难，因为阴茎纳入阴道后往往自己不能控制而发生射精，导致性活动过早结束。对此应反复训练，直至能自我控制为止。阴茎纳入阴道也是治疗女性阴道痉挛的一个重要阶段。

### （三）阴道痉挛

1. **心理诊断** 通过访谈了解阴道痉挛发生的心理因素和患者的恐怖程度。

2. **心理干预** 治疗阴道痉挛应首先进行系统检查，并结合其性生活史、恋爱、婚姻、家庭、社会背景等情况，辨明发生阴道痉挛的原因，在明确原因的基础上，有针对性地进行综合治疗。对于因心理因素造成的阴道痉挛则要经过心理治疗消除精神压力，改善阴道和骨盆肌肉功能状态和自我控制能力。

（1）一般性心理治疗：应对夫妇双方进行科学的性知识及性技术教育，使他们熟悉男女性器官的解剖及生理反应特点和差异，告诉她们阴道具有很强的延展性，不必担心或害怕阴茎过大及可能对女性阴道造成损伤；弄清夫妻感情在性活动中的重要意义，充分认识到性和谐和性相容的重要性，夫妻感情不和者，首先消除两者的隔阂，取得思想上的统一，切不可强求，性交时夫妻双方应密切配合，相互交流，互相鼓励，解除焦虑及恐惧心理；建立正确的性理念，懂得性生活对人类的真正价值和意义，充分享受性和追求性快乐是正常的生理及心理需求。在性生活时，尽量延长诱导时间，使女性充分兴奋起来，等阴道充分润滑、快达到性高潮时再进行性交。

（2）脱敏疗法：即消除患者的恐惧心理和对阴茎插入的回避性行为。让阴道痉挛患者在非常放松的情况下反复想象曾经引起她恐惧的情境，如想象丈夫靠近她的场面，随后是在一起爱抚，最后是发生真正的性交插入动作。要缓解患者的恐惧心理，必须让患者在幻想中或事实上反复地暴露于曾经造成恐惧的情境，一旦患者能够平静地对待曾带来恐惧的情境，就能面对实际的性交了，并不需要更复杂的技术来克服她们的恐惧心理。通过治疗激励患者的信心，同时让患者懂得通过训练，她可以自己解决和克服阴道痉挛。如果患者不能自愿的、主动地向阴道内插入某种阴茎类似物的话，她就不能被治愈。

（李　齐）

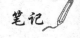

# 第十七章　应激相关障碍

当个体遭遇应激性事件时，常常引起一系列生理、心理和行为反应。这些反应中有正常反应，如悲恸（grief）是对亲友离世的正常反应，仅有少数人可能出现过于严重或者过分延续的反应。对于车祸这样的危险或创伤性事件也有一些正常的反应，如许多人当时会感到非常焦虑，在随后几个小时里可能会显得茫然与不安，但不久便平复如常。但有些人的反应过于严重，症状持续时间太长，这时就是异常的反应。由应激性事件引起的一系列的异常的生理、心理和行为的反应，统称为应激相关障碍。CCMD-3、ICD-10 和 DSM-5 三种疾病分类系统都将应激相关障碍分为三种类型：急性应激障碍、创伤后应激障碍和适应障碍（表 17-1）。

表 17-1　应激相关障碍的三种分类系统比较

| CCMD-3 | ICD-10 | DSM-5 |
| --- | --- | --- |
| 急性应激性障碍 | 急性应激反应 | 急性应激障碍 |
| 创伤后应激障碍 | 创伤后应激障碍 | 创伤后应激障碍 |
| 适应障碍 | 适应障碍 | 适应障碍 |
| 短期抑郁反应 | 单纯抑郁反应型 | 伴抑郁心境 |
| 中期抑郁反应 | 焦虑与抑郁混合型 | 伴焦虑 |
| 长期抑郁反应 | 以其他情绪障碍为主型 | 伴混合性焦虑和抑郁心境 |
| 混合性焦虑抑郁反应 | 品行障碍为主型 | 伴行为紊乱 |
| 品行障碍为主的适应障碍 | 情绪与品行障碍混合型 | 伴混合性情绪和行为紊乱 |
| | 其他特定症状 | 未特定的 |

## 第一节　急性应激障碍

### 一、一般概述

急性应激障碍（acute stress disorders，ASD）又称急性应激反应，是由于突然发生异乎寻常的强烈应激性生活事件所引起的一过性精神障碍。对急性应激障碍的了解，不仅要观察其临床表现和疾病过程，还要分析发病的主要因素，以便采取有效的防治措施。本病可发生于任何年龄，但多见于青年人。多数报道指出，男女患者接近，两性患病率在统计学上无明显差异。国外有报告称在机动车交通事故的幸存者中急性应激障碍的发生率为 13%（Harvey and Bryant 1998），在暴力犯罪的受害者中为 19%，在大规模屠杀事件的目睹者中为 33%（Classen et al. 1998）；国内张本等人对唐山大地震孤儿的调查发现急性应激障碍的发病

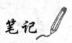

254

率为47%。本病发作急骤,经及时治疗,预后良好,精神状态可完全恢复正常。

## 二、心理社会病因

突如其来且超乎寻常的威胁性生活事件和灾难是发病的直接因素,应激源对个体来讲是难以承受的创伤性体验或对生命安全具有严重的威胁性。应激源为多种多样,大体上可分为下列几项:

**1. 严重的生活事件** 如严重的交通事故;亲人突然死亡,尤其是配偶或子女;遭受歹徒袭击;被奸污或家庭财产被抢劫等创伤性体验。

**2. 重大的自然灾害** 如特大山洪暴发;大面积火灾或强烈地震等威胁生命安全的伤害。

**3. 战争场面** 据第二次世界大战有关报道,当交战双方进行短兵相接的激烈战斗中,由于遭受炮击,轰炸,甚至白刃战的恐惧体验,战斗中的士兵有的可发病。

上述各种应激源,无疑是发病的关键所在。可事实上并非所有遭受异乎寻常应激的人都会出现精神障碍,而只是其中少数人发病。这就表明个体易感性和对应激应付能力方面有一定的差异。因此,在分析具体病例时,要把应激源的性质、严重程度、当时处境和个性特点等进行综合性分析及考虑。此外,机体的健康状况也是需要考虑的因素之一,若同时存在躯体重病或器质性脑病,急性应激障碍发生的危险性可能随之提高。

## 三、心理生物学机制

Kaplan将应激的后果归纳为三期:第一期为冲击期,当个体遭遇应激后,处于一种"茫然"休克状态,表现出某种程度的定向力障碍和注意力分散,一般持续数分钟到几小时;这就是本病急性期临床主要症状的发生机制。第二期以明显的混乱,模棱两可及变化不定为特点,并伴有情绪障碍,如焦虑、抑郁或暴怒等表现。第三期为长期的重建和再度平衡,可能有两种结果:一方面为功能的增强及心理状况的改善,另一方面为心理的、躯体的或人际关系的障碍,并可能趋向慢性化。

按照巴甫洛夫学派的论点,急剧、超强的应激源作用于高级神经活动过程,可以导致兴奋、抑制和灵活性的过度紧张及相互冲突,中枢神经系统为了避免进一步的损伤,往往产生超限抑制。超限抑制属于保护性抑制,在抑制过程的扩散中,中枢神经系统低级部位的功能,包括一些非条件反射就会脱抑制而释放出来,这就产生了皮层与皮层下活动相互作用的异常形式。在临床上可表现为一定程度的意识障碍、精神运动性兴奋或精神运动性抑制状态、无目的的零乱动作和不受意识控制的情绪障碍等。

## 四、心身反应特点

**1. 时间特点** 急性应激障碍心身反应的发生急剧,一般在遭受超强应激性生活事件的影响后几分钟出现反应。持续时间短,一般在几小时至一周内症状消失。恢复后对病情可有部分或大部分遗忘,难以全面回忆。

**2. 症状特点** 包括以下几点:

(1)意识障碍:多数患者初发症状表现为:"茫然"状态或"麻木",并伴有一定程度的意识障碍。意识障碍可见意识范围的缩小,注意力狭窄,不能领会外在刺激,并有定向力障碍,因此难以进行接触。偶有自发只言片语,词句零乱不连贯,令人难以理解。

(2)木僵状态:病情继续发展,可见对周围环境的进一步退缩,有的患者可呈现木僵状态。此时,患者自发活动明显减少,可在长时间内毫无动作,保持呆坐或卧床不起。虽有时静眼,眼部运动协调,但缄默不语。

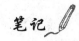

（3）激越性活动过多：如兴奋、失眠、无目的的漫游活动,愤怒和表演性行为也可能是反应的一部分。偶尔还会出现所谓的"逃跑"反应,如司机驾车离开交通事故地。

（4）自主神经系统症状：如心动过速、震颤,出汗,面部潮红等,提示交感神经活动占优势。

（5）焦虑和抑郁：焦虑是对威胁性体验的反应,而抑郁是对丧失的反应。焦虑与抑郁常常同时发生,因为应激性事件通常与危险和丧失连在一起;典型的例子如在交通事故中同伴身亡。

（6）回避：是最常被使用的应对策略,当事者常对与应激事件有关的话题避而不谈,也不愿去想有关的事,回避那些能勾起回忆的物品。

（7）否认：是最常使用的心理防卫机制,觉得事件并未真的发生,或者已想不起当时经过。一般情形下,随着焦虑情绪的减轻回避与否认也逐渐消失,有关事件又被回忆起来,当事人能够不太痛苦地谈论它们。藉此过程当事人得以度过应激经历并达成妥协,尽管对极度应激事件细节的回忆仍可能存在困难。

3. **症状变异**　急性应激障碍的心身反应症状有较大的变异性。

并非所有对急性应激的反应都遵循以上的顺序,即通过持续一定的时间应对策略与防卫机制而使患者能够继续维持正常的功能,直至抑郁和焦虑逐渐减轻消失以度过该阶段。应付策略也可能是非适应性的,例如过量饮酒和服药以减轻痛苦。患者采用的防卫机制也可能是退行、置换以及投射等适应性较差的方式。此外有时防卫机制持续时间过长,如过长地否认可能延误"度过"应激阶段。还有的时候,应激性事件可能以鲜明的回忆闯入意识领域成为表象和闪回或噩梦,如果这一状态持续便被称为创伤后应激障碍。

## 五、心理诊断

### （一）CCMD-3急性应激障碍的诊断

诊断标准如下：

以急剧、严重的精神打击作为直接原因。在受刺激后立刻（1小时之内）发病。表现有强烈恐惧体验的精神运动性兴奋,行为有一定的盲目性;或者为精神运动性抑制,甚至木僵。如果应激源被消除,症状往往历时短暂,预后良好,缓解完全。

1. **症状诊断**　以异乎寻常的和严重的精神刺激为原因,并至少有下列1项：①有强烈恐惧体验的精神运动性兴奋,行为有一定盲目性;②有情感迟钝的精神运动性抑制（如反应性木僵）,可有轻度意识模糊。

2. **严重程度诊断**　社会功能严重受损。

3. **病程诊断**　在受刺激后若干分钟至若干小时发病,病程短暂,一般持续数小时至1周,通常在1月内缓解。

4. **排除标准**　排除癔症、器质性精神障碍、非成瘾物质所致精神障碍,及抑郁症。

### （二）ICD-10急性应激障碍的诊断

诊断标准如下：

急性应激反应（acute stress reaction）是对严重应激事件的反应,见于事件发生后1小时之内,在应激源消失的情况下持续不超过8小时,如应激源持续存在应激反应也不超过48小时就开始减弱。

在ICD-10中,诊断轻度并不需要分离性或其他症状表现（F43.00）,但如要诊断中度或重度则需要以下7项表现中的2项或4项：

1. 社会交往中的退缩。

2. 注意范围缩窄。

3. 明显的定向障碍。

4. 愤怒和言语攻击。

5. 绝望与无助。

6. 不适宜或无目的行为。

7. 失去控制与过度悲伤。

### （三）DSM-5 急性应激障碍的诊断

急性应激障碍（acute stress disorder）是在痛苦或创伤事件当时或之后产生的反应，持续至少 3 天至 1 个月。

DSM-5 诊断急性应激障碍要求在属于侵入性、负性心境、分离、回避和唤起 5 个类别共 14 个症状中，有 9 个或更多症状在创伤事件发生后开始或加重。

**侵入性症状**

1. 创伤事件的反复的、非自愿的和侵入性的痛苦记忆。

2. 反复做内容和（或）情感与创伤事件相关的痛苦的梦。

3. 分离性反应（例如闪回），个体的感觉或举动好像创伤事件重复出现。

4. 对象征或类似创伤事件或某些方面的内在或外在线索，产生强烈或长期的心理痛苦或显著的生理反应。

**负性心境**

5. 持续地不能体验到正性的情绪。

**分离症状**

6. 个体的环境或自身的真实感的改变。

7. 不能想起创伤事件的某个重要方面。

**回避症状**

8. 尽量回避关于创伤事件或与其高度相关的痛苦记忆、思维与感觉。

9. 尽量回避能够唤起关于创伤事件或与其高度相关的痛苦记忆、思维与感觉的外部提示。

**唤起症状**

10. 睡眠障碍。

11. 激惹的行为和愤怒的爆发，典型表现为对人或物体的言语的或身体的攻击。

12. 过度警觉。

13. 注意力有问题。

14. 过分的惊跳反应。

这种障碍引起临床上明显的痛苦，或导致社交、职业或其他重要功能的损害。这种障碍不能归因于某种物质的生理效应或其他躯体疾病，且不能用"短暂精神病性障碍"来解释。

此外只有在应激性事件之前患者没有以上的症状才可使用急性应激障碍和急性应激反应这两个术语。否则患者的反应就只能是先前存在精神障碍的恶化。

## 六、心理干预与治疗

急性应激障碍的治疗有两个部分已得到公认：减轻情绪反应以及帮助患者更有效地应付遗留的问题。第三部分对创伤性事件的回忆（事件报告），则是有争议的。按照定义急性应激反应多持续短暂，因此大多数患者由全科医生、给予治疗的内外科医生（如交通事故后）或医疗小组的护士或咨询员处理。精神科医生则很少遇到这些急性短暂的应激反应，只是有时上述人员会要求会诊。

事件报告：在一个重大事件之后，往往通过我们称之为事件报告（debriefing）的形式为

笔记

个人或团体提供咨询。在进行事件报告时，咨询师首先介绍过程，然后受害者经过以下几个阶段。

1. 事实——让受害者讲述发生了什么。
2. 想法——描述他们在事件发生后当时的想法。
3. 感受——回忆事件发生时伴有的情绪体验。
4. 评估——他们评价自己的反应。
5. 教育——咨询者提供应激反应的相关信息以及如何处理。

事件报告虽然被广泛运用，但没有证据显示其有效性。对为数不多的随机对照研究的综述发现虽然很多参与者认为有帮助，但心理症状并不比对照组有所减少（Rose 和 Bisson，1998）。其中的两个研究和后来的两个研究发现事件报告既不会恶化亦不会改善症状（Hobbs 等，1996；Bisson 等，1997；Carlier 等，1998；Rose 等，1999；Mayou 等，2000；Raphael 和 Wilson 2000）。

由于急性应激反应和障碍是一种短暂的处境，支持性治疗往往适用。在经历创伤性事件后，许多人会与富有同情心的亲友或朋友倾诉，或是与处理躯体损伤的医务人员交谈。

如果没有这样的知己或专业人员可以帮助，或是应激性处境不便与亲友谈及（如被强奸），或反应时间很长或十分强烈，则可能需要更专业的咨询。可以对受害者予以宽慰。也可能需要现实性的建议以应对创伤事件的影响。如有严重的焦虑，可服用抗焦虑药物一两天，如有严重的睡眠障碍，则可服催眠药物。

尽管全面的事件报告并不一定会缓解对创伤性事件的反应，但当创伤事件影响的是整个群体，以致无人幸免也没有人可以充当他人的支持性听众时，咨询中的某些部分还是有用的。重点似乎应该是提高应对策略而不是消除创伤性事件。在某些环境中，受害者需要帮助来对付愤怒感。有证据表明认知行为治疗比支持性咨询更为有效（Bryant 等，1998）。

尽管符合 DSM-Ⅳ急性应激障碍诊断标准的患者中有 78% 发展至 PTSD，但有 60% 达不到标准的人同样也出现 PTSD（Harvey 和 Bryant，1998），所以诊断对于判断究竟谁需要更多的帮助并无意义。

## 第二节　创伤后应激障碍

### 一、一般概述

创伤后应激障碍（post traumatic stress disorder，PTSD）是对异乎寻常的威胁性、灾难性事件的延迟和（或）持久的反应。创伤性事件是 PTSD 诊断的必要条件，但不是 PTSD 发生的充分条件，虽然大多数人在经历创伤性事件后都会出现程度不等的症状，研究表明只有部分人最终成为 PTSD 患者。许多变量影响到 PTSD 的发生，有关危险因素有：存在精神障碍的家族史与既往史、童年时代的心理创伤（如遭受性虐待、10 岁前父母离异）、性格内向及有神经质倾向、创伤事件前后有其他负性生活事件、家境不好、躯体健康状态欠佳等。

创伤后应激障碍仅仅发生在异乎寻常的应激性事件之后，但并非所有对此类事件的反应都是属于创伤后的应激障碍。有过战斗经历的老兵，除了创伤后应激障碍的发生率高外，抑郁、躯体化障碍以及酒精和药物滥用的比例也很高（见 Rundell，et al，1989）。在交通事故发生后，焦虑障碍实际上比创伤后应激障碍更为普遍（Mayou，1992）。集中营的幸存者可以有创伤后应激障碍，但同样有持久的易激惹和记忆减退（Eitinger，1960），灾难性事件的幸存者则会出现婚姻方面的问题（Raphael，1986）。这些情况可以单独地也可以伴随创伤后应激障碍出现。比如 90% 的越战老兵符合创伤后应激障碍的诊断标准，43% 的人至少同时符合

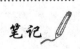

另一诊断标准。最常见的有非典型性抑郁、酒精依赖、焦虑障碍、物质滥用以及躯体化障碍。

创伤后应激障碍患者中有一半可以在第一年中恢复，而其他人会持续更长（见 Ehlers 2000）。起始症状越严重，恢复就越困难。

## 二、生物心理社会病因

### （一）应激源

诊断 PTSD 的必要条件是存在异乎寻常的应激性事件，然而事件中患者并不一定直接遭受躯体伤害或人身威胁，在其他方面卷入者也可能发展成 PTSD，如目睹卧轨自杀的火车司机和重大事故的旁观者。DSM- Ⅳ 的作者将此类事件描述为卷入实际或威胁性的死亡或者严重的伤害，或者对自身或他人的躯体完整性构成威胁。在一个对火山爆发幸存者的研究中，作者发现那些经受应激事件最强烈的人群出现 PTSD 的比例最高，但即便如此也不是所有人都形成 PTSD，这说明某些个体易感性起着一定作用。这类易感性既可能来自遗传也可能是后天获得的。

### （二）遗传因素

双生子研究表明易感性的差异部分是来自遗传。True 等（1993）对越战期间在美国军队服役的 2224 对单卵和 1818 对双卵男性双生子进行了研究，在均衡了战争暴露程度后，遗传差异可解释 1/3 的自我报告 PTSD 易感性上的变异，而自述的儿童及青少年期生活环境则对这类变异没有明显影响。

### （三）其他素质因素

创伤后应激障碍的易感性似乎还与气质类型，尤其是神经质有关。其他有关的因素还包括年龄（儿童与老人更易患病）、性别（女性易感）和精神疾患史、以前的创伤性经历，包括与父母的分离、儿童期的虐待以及缺乏自尊等。其他可能的素质因素还有威胁性事件在记忆中的不同评估或印象。

### （四）神经内分泌因素

PTSD 患者有神经内分泌的异常（Charney, et al, 1993）。研究发现去甲肾上腺素系统敏感性增强，而关于肾上腺素受体 2 的下调以及 5- 羟色胺系统敏感性增强的证据较少（见 Southwick, et al, 1997）。皮质醇水平在应激反应时上升，而在 PTSD 患者则下降（Yehuda, et al, 1990）。这种变化不属正常下降反应，因为研究发现在紧接交通事故发生后出现皮质醇下降的人更容易出现创伤后应激障碍。在交通事故后皮质醇高于平均水平的人以后更容易出现抑郁（Yehuda, et al, 1998）。

## 三、心理生物学机制

### （一）对恐惧的条件反射

某些创伤后应激障碍的患者在闻到与创伤性环境有关气味或听到声音时出现对创伤事件的生动回忆。该现象可能与经典的条件反射理论有关。

### （二）认知理论

认知理论认为创伤后应激障碍是由于正常的情绪加工工程超负荷，致使记忆以未经加工的形式持续存在，并闯入意识领域。支持这一观点的证据是 PTSD 的患者多有对创伤事件不完整的凌乱回忆（Van Kolk and Fisler, 1995）。对同样创伤事件的反应有着个体差异则是因为每个人对该创伤及其效应的评估不同。同理，对早期症状的不同评估也可以解释为什么在某些人症状长期存在。交通事故后对闯入思维的负性解释（如我将要疯掉了）预示着创伤后应激障碍将持续一年以上（Ehlers, et al, 1998）。

笔记

**（三）心理动力学理论**

该理论强调以前的经历决定了对严重应激事件反应的个体差异（Horowitz, 1986）。

**（四）维持因素**

如上所述，对早期症状的负面评估可成为 PTSD 症状持续的部分原因。还有学者认为维持因素包括对创伤情境提示物的回避（这妨碍了条件反射的解除和认知的重新评估），以及对焦虑想法的压抑等。

## 四、心身反应特点

### （一）时间特点

PTSD 可能在应激性事件后不久即开始，或在经过一段时间间隔（常常数天，偶尔数月，但很少超过六个月）后。如果再经受一次新的创伤事件，即使不如前一次严重，也可能使症状复发。绝大部分患者在约三个月内缓解，但部分可持续数年。

### （二）症状特点

创伤后应激障碍表现为在重大创伤性事件后出现一系列特征性症状。主要为四大核心症状群。

**1. 重新体验症状群** PTSD 最具特征性的表现是在重大创伤性事件发生后，患者有各种形式的反复发生的闯入性创伤性体验重现（病理性重现）。患者常常以非常清晰的、极端痛苦的方式进行着这种"重复体验"，包括反复出现以错觉、幻觉（幻想）构成的创伤性事件的重新体验（症状闪回，闯入性症状）。此时，患者仿佛又完全身临创伤性事件发生时的情景，重新表现出事件发生时所伴发的各种情感。例如，曾有过直接经历四川"5·12"大地震的一位幸存者，某天当感觉到住房似乎有些震动时，他立刻匍匐在地，认为地震又出现了，惊恐万状地寻找掩身之处。

患者在创伤性事件后，频频出现内容非常清晰的、与创伤性事件明确关联的梦境（梦魇）。在梦境中，患者也会反复出现与创伤性事件密切相关的场景，并产生与当时相似的情感体验。患者常常从梦境中惊醒，并在醒后继续主动"延续"被"中断"的场景，并产生强烈的情感体验。

患者面临、接触与创伤事件相关联或类似的事件、情景或其他线索时，通常出现强烈的心理痛苦和生理反应。事件发生的周年纪念日、相近的天气及各种场景因素都可能促发患者的心理与生理反应。

**2. 持续性回避症状群** 在创伤性事件后，患者对与创伤有关的事物采取持续回避的态度。回避的内容不仅包括具体的时间、地点、对话、活动、物体、情景，还包括有关的想法、感受和话题。多数患者往往不愿提及有关事件，避免相关交谈，甚至出现相关的"选择性失忆"。例如，一位直接参与青海玉树"4·14"大地震救援的特警，在确诊为 PTSD 患者后，在心理医生访谈时，对救援的细节无法清楚地表达。

在创伤性事件后的媒体访谈及涉及法律程序的取证过程往往给当事人带来极大的痛苦。曾有在四川"5·12"大地震中的伤员，对媒体的多次采访表现出极度地厌烦。

对创伤性事件的某些重要方面失去记忆也被视为回避的表现之一。患者似乎希望把这些"创伤性事件"从自己的记忆中"抹去"。

**3. 认知和心境方面的消极改变症状群** 在遭遇创伤性事件后，许多患者出现与创伤事件有关的认知和心境方面的消极改变，存在着"情感麻痹"的现象。从外观上看，患者给人以木然、淡漠的感觉，与人疏远、不亲切、害怕、罪恶感或不愿意和别人有情感的交流。患者自己也感觉到似乎难以对任何事物产生兴趣，过去热衷的活动也无法激起患者的情绪，患者感到与外界疏远、隔离，甚至格格不入，难以接受或者表达细腻的情感，对未来感到心灰

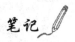
笔记

意冷,听天由命,甚至觉得万念俱灰,生不如死,严重的则采取自杀行为。

**4. 警觉性增高(易激惹)或反应性明显改变症状群**　不少患者则出现睡眠障碍(难以入睡、易惊醒)、易激惹或易发怒、容易受惊吓,难以集中注意力等警觉性增高的症状。并常有自主神经症状,如心慌、气短等。一些患者甚至出现莽撞、对他人或物体的言语或身体攻击、或自我伤害行为。

## 五、心理诊断

### (一)CCMD-3创伤后应激障碍的诊断

诊断标准如下:

**1. 症状诊断**

(1)遭受对每个人来说都是异乎寻常的创伤性事件或处境(如天灾人祸)。

(2)反复重现创伤性体验(病理性重现),并至少有下列1项:①不由自主地回想受打击的经历;②反复出现有创伤性内容的噩梦;③反复发生错觉、幻觉;④反复发生触景生情的精神痛苦,如目睹死者遗物、旧地重游,或周年日等情况下会感到异常痛苦和产生明显的生理反应,如心悸、出汗、面色苍白等。

(3)持续的警觉性增高,至少有下列1项:①入睡困难或睡眠不深;②易激惹;③集中注意困难;④过分地担惊受怕。

(4)对与刺激相似或有关的情境的回避,至少有下列2项:①极力不想有关创伤性经历的人与事;②避免参加能引起痛苦回忆的活动,或避免到会引起痛苦回忆的地方;③不愿与人交往,对亲人变得冷淡;④兴趣爱好范围变窄,但对与创伤经历无关的某些活动仍有兴趣;⑤选择性遗忘;⑥对未来失去希望和信心。

**2. 严重程度诊断**　社会功能受损。

**3. 病程诊断**　精神障碍延迟发生(即在遭受创伤后数日至数月后,罕见延迟半年以上才发生),符合症状标准至少已3个月。

**4. 排除标准**　排除情感性精神障碍、其他应激障碍、神经症、躯体形式障碍等。

### (二)ICD-10与DSM-5的诊断

ICD-10与DSM-5对创伤后应激障碍的诊断标准相似,以下列举DSM-5的诊断标准。(注:以下诊断标准适用于成人、青少年和6岁以上的儿童。对于6岁及以下的儿童,需参阅"6岁及以下儿童创伤后应激障碍")。

A. 患者以下列一种(或多种)方式接触于真正的或者被威胁的死亡,严重创伤,或性暴力等创伤事件:a. 直接经历创伤事件;b. 亲眼目睹发生在他人身上的创伤事件;c. 获悉关系密切的家庭成员或关系密切的朋友接触于创伤事件;d. 反复经历或极端接触于创伤事件中的恶性细节中(如,急救人员收集尸体残骸、警察反复接触虐待儿童的细节)。注:诊断标准Ad不适用于通过电子媒体、电视、电影或图片的接触,除非这种接触与工作相关。

B. 在创伤事件发生后,存在以下1种(或多种)与创伤事件有关的重新体验症状:a. 反复地、不自主地、和侵入性痛苦地回忆起这些创伤事件;b. 反复做内容和(或)情景与创伤事件相关的痛苦的梦;c. 出现分离反应(如闪回),似乎创伤事件正在重现个体的感受或动作(这种反应可以连续出现,最极端的表现是对目前的环境完全丧失意识。d. 暴露于象征或类似创伤事件某方面的内在或外界迹象时,出现强烈而持久的心理痛苦;e. 暴露于作为此创伤事件的象征或很相像的内心或外界迹象之时,出现显著的生理反应。

C. 创伤事件后开始持续地回避与创伤事件有关的刺激,出现以下一种或两种情况:a. 回避或努力回避有关创伤事件或与其高度相关的痛苦记忆、思想、或感受;b. 回避或努力回避能够唤起有关创伤事件或与其高度相关的痛苦记忆、思想、或感觉的外部提示(人、

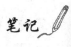

261

地点、对话、活动、物体、情景)。

D. 与创伤性事件有关的认知和心境方面的消极改变,在创伤事件发生后开始出现或加重,具有以下两种(或更多)情况:a. 患者不能记起创伤性事件的某个重要方面(通常是由于分离性遗忘症,而不是诸如脑损伤、酒精、毒品等其他因素所致);b. 对自己、他人或世界的持续性夸大的消极信念与预期(如"我很坏""没有人可以信任""世界是绝对危险的""我的整个神经系统永久地损坏了");c. 由于对创伤事件的起因或结果抱有持续性的认知歪曲,导致患者责怪自己或他人;d. 持续的消极情绪状态(如,害怕、恐惧、愤怒、内疚、或羞愧);e. 明显地很少参加有意义活动或没有兴趣参加;f. 有脱离他人或觉得他人很陌生的感受;g. 持续性地难以体验到积极情感(如,不能体验幸福、满足或爱的感受)。

E. 与创伤事件有关的警觉性或反应性有显著的改变,在创伤事件发生后开始或加重,表现为下列 2 项(或更多)情况:a. 激惹行为或易发怒(在很少或没有挑衅的情况下),典型表现为对他人或物体的言语或身体攻击;b. 莽撞或自我伤害行为;c. 高度警觉;d. 过分的惊吓反应;e. 难以集中注意;f. 睡眠障碍(如,难以入睡,或睡得不深,睡眠不安)。

F. 病期(诊断标准 B、C、D、E)超过 1 个月。

G. 此障碍产生了临床上明显的痛苦,或导致社交、职业、或其他重要功能方面的缺损。

H. 此障碍并非由于某种物质(如,药物、酒精)所致的生理效应或者其他躯体情况。

伴分离症状:个体的症状符合创伤后应激障碍的诊断标准。此外,作为对应激源的反应,个体经历了持续性或反复性的下列症状之一:①人格解体:持续地或反复地体验到自己的精神过程或躯体脱离感,似乎自己就是一个旁观者(如,感觉自己在梦中,感觉自我或身体的非现实感,或感觉时间过得非常慢)。②现实解体:持续地或反复地体验到环境的不真实感(如,个体感觉周围的世界是虚幻的、梦幻般的、遥远的或扭曲的)。

鉴别诊断包括:

1. 应激引起先前的焦虑或情绪障碍恶化。

2. 急性应激障碍(按不同病程区分)。

3. 适应障碍(按不同症状类型区分)。

## 六、心理干预与治疗

### (一)灾难预案

为了保证对重大灾难的心理影响能作出尽快而又适切的反应,预先的应对准备是有必要的。可以招募和训练救助人员以帮助受害者,这些救助人员应能在短时间内集合,并有迅速与之取得联系的方式。在灾难现场要决定是优先考虑受害人,或者其亲友(包括孩子)还是深受既往经历影响的急救人员。

### (二)即刻干预

PTSD 的最初干预与前述急性应激反应一样,即尽可能以同情的支持和帮助解决实际问题。焦虑情绪严重时可给予苯二氮䓬类药物,或给予催眠药物数晚暂时帮助其睡眠。这些简单的早期干预措施通常由那些处理创伤所致躯体损伤的人员或者其他救急人员来完成。如前所述,对创伤经历的事件报告对灾难的受害者及相关的救援和看护人员都是极为有用的。但对大部分未经此途径便迅速恢复的受害者来说,讲述创伤经历的做法便没有什么作用。对事件的回忆是认知治疗的一部分,但该治疗不是简单地回想,同时也加以处理和整合。

### (三)后续治疗

1. **提供心理支持** 咨询确诊的创伤后应激障碍治疗起来比较困难。一般的措施是提供情绪上的支持,鼓励复述受创经历,并结合其既往的经历,以加速度过有关的情绪反应。

此外治疗还可能要处理患者自责（患者觉得自己在事件中有过错），对其他人死亡的悲伤和对自己幸免于难的内疚以及有关生与死的目的意义等人生观的问题。那些遭受人身攻击或强奸的受害人还有其他问题需要处理。

2. **认知行为治疗**　该治疗有以下几个部分：①了解对严重应激的正常反应，以及直面与创伤事件有关的情境和回忆的重要性；②对症状的自我监控；③暴露于回避情境；④对创伤事件的映象回忆，将之与患者的其他经历整合为一体。这种回想一开始多是片段性的，不能及时地与其他记忆内容清楚的联系起来；⑤通过讨论支持或不支持评估和假设的证据来进行认知重构（cognitive reconstructuring）；⑥愤怒处理，针对仍对创伤事件及其诱因感到愤怒的人。

荟萃分析认知行为治疗的有效值为：观察者的评估 1.89，患者自己的评估 1.27，而用安慰剂观察者的评估 0.77，患者自己的评估 0.51（Van Etten and Taylor，1998），有效值 1 相当于相关治疗中一个标准差的改善。

3. **眼动和重复脱敏**（eye movement and desensitization reprocessing，EMDR）　也被用于治疗创伤后应激障碍。与对照者相比，该方法明显更为有效（Rothbaum 1997）。对 23 名创伤后应激障碍患者的研究发现，该方法也比暴露加应激免疫更为有效（Devilly and Spence 1999）。评估该疗法尚需进一步的研究。

4. **精神动力学心理治疗**　重在修正无意识的冲突，这些冲突被认为是由创伤性事件重新激活。上述荟萃分析发现单一使用心理动力学治疗对自评症状的有效值为 0.90。

**（四）药物治疗**

抗焦虑药物因易致依赖，故不主张用于确诊的创伤后应激障碍患者。选择性 5- 羟色胺再摄取抑制剂在上述的荟萃分析中有效值为 1.38。MAOIs 被推荐使用，但荟萃分析显示其有效值并不比安慰剂大多少。临床试验显示三环类抗抑郁药物即使在大剂量下效果也十分有限。总的看来，临床试验没能提供明确的用药指南，如果临床医生觉得有必要采用药物治疗，可试用帕罗西汀这类 SSRIs 药物，或有镇静作用的抗抑郁药物。

# 第三节　适 应 障 碍

## 一、一般概述

适应障碍（adjustment disorder）是一种短期的和轻度的烦恼状态及情绪失调，常影响到社会功能，但不出现精神病性症状。本病的发生是对于某一明显的处境变化或应激性生活事件所表现的不适反应，诸如更换新的工作，考入大学，移居国外，离退休后或患严重躯体疾病引起的生活适应障碍。临床经验表明绝大多数患者持续数月，少部分则可持续若干年。这方面的系统随访资料很少，尽管 Andreasen 和 Hoenck（1982）报告成人的预后较好，但某些青少年适应障碍者到成年后可出现精神病性障碍。

给予适当治疗，临床实践显示预后良好。当应激源消失后，一般几个月，最长不超过 6 个月即可恢复正常。有报道指出，青少年比成年患者病程要稍长些，并且伴有自杀行为。还要注意这些青少年来门诊时有无物质滥用或依赖问题。对那些数年不愈的患者，应考虑应激源是否未完全消除，并仔细深入接触，观察有无其他精神障碍未被发现的可能。

患病情况：国外认为本病较常见，尤其在会诊联络精神病学中，但无精确的统计数据。美国 Lowa 的一篇报道，在收入精神病机构的 2699 例患者中，有 5% 以适应性反应（adjustment reaction）作为工作诊断（working diagnosis）。有的学者将适应障碍视为暂时性诊断。

笔记

患者中男女两性无明显差异；也有报道在成年人中以女性多见，女男之比约为2：1（Gelder M，1996）。

任何年龄皆可发病，但多见于成年人。

## 二、心理社会病因

### （一）应激源

引起适应障碍的应激源可以是一个，如丧偶；也可以是多个，如事业上的失败和亲人伤亡接踵而来。应激源可以是突然而来，如自然灾难；也可以是较慢的，如家庭成员之间关系的不融洽。某些应激源还带有特定的时期，如新婚期，毕业生寻求职业，离、退休后适应新的生活规律等。应激源的严重程度不能预测适应障碍的严重程度，还要看应激源的性质、持续时间的长短、可逆性、处境和个体性格特征等方面的情况（Gelder M，1996）。例如面对明显作用的重大应激源，像被扣作人质，遭受恶劣的非人道待遇，此时情绪或行为方面的障碍则难以避免。还有青少年的脆弱性，对应激源的体验较深，也是危险因素之一。适应障碍也可发生于一个集体，如学校、自然灾害人群等。

### （二）个性心理特点

在同样的应激源作用下，有的人适应良好，有的则适应不良，并不是所有的人都表现适应障碍。这就有理由推断患者病前个性心理特征（即人格）起着不可忽视的作用。例如个体的脆弱性特点，应激源的强度并不很大，便有可能引起适应障碍。这种个体不同的脆弱性部分可能与既往生活经验有关。所以，适应障碍发生与否，要同时权衡应激源强度和个性心理特征两方面的因素。

## 三、心身反应特点

1. **时间特点** 大多数患者在生活环境或生活状态改变后一月内开始发病，症状至少会持续一个月以上。但如果应激因素消除后，病情会在六个月内缓解。

2. **症状特点** 患者的临床症状变化较大，而以情绪和行为异常为主。

（1）情绪反应：常见焦虑不安、烦恼、抑郁心境、胆小害怕、注意力难以集中、惶惑不知所措和易激惹等。

（2）行为反应：如行为退缩、精神不振；形单影只、独处寡居；不修边幅、不通世故；甚至酗酒或药物滥用、自杀及暴力倾向等适应不良行为。

（3）躯体反应：如紧张性头痛、腰痛、颈痛、四肢痛；心悸、气促、脉搏加快；入睡困难、自觉多梦、梦呓、梦魇、夜惊、易醒、早醒；食欲下降、腹泻或便秘；以及性功能障碍等。

（4）其他反应：其他较为严重的症状，如兴趣索然、无动力、快感缺失和食欲缺乏等则罕见。有报道指出，症状与年龄之间有某些联系：在老年人可伴有躯体症状；成年人多见抑郁或焦虑症状；在青少年以品行障碍（即攻击或敌视社会行为）常见；在儿童可表现退化现象，如尿床、幼稚言语或吮拇指等形式。

患者的临床表现可有占优势的症状群，也可以混合症状群出现。下列诸类型可供临床工作中参考（American Psychiatric Association，1994）：

1）焦虑性适应障碍（adjustment disorder with anxiety）：以神经过敏、心烦、心悸、紧张不安、激越等为主要症状。有关焦虑性适应障碍的病例报道不多，是否因其与一般神经症难以鉴别有关，有待观察。

2）抑郁心境的适应障碍（adjustment disorder with depressed mood）：这是在成年人较常见的适应障碍。临床表现以明显的抑郁心境为主，可见眼泪汪汪、无望感、沮丧等症状。但比重度抑郁为轻。

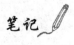

3）品行异常的适应障碍（adjustment disorder with conduct disturbance）：品行异常的表现有对他人权利的侵犯，不履行法律责任，违反社会公德；常见的例子如逃学、毁坏公物、乱开汽车、打架和饮酒过量等。这类病例多见于青少年。

4）情绪和品行混合的适应障碍（adjustment disorder with mixed disturbance of emotion and conduct）：情绪和品行混合的适应性障碍的临床表现既有情绪异常，也有上述品行障碍的表现。有时可见到这类患者，但诊断时要谨慎。

5）混合型情绪表现的适应障碍（adjustment disorder with mixed emotional features）：表现为抑郁和焦虑心境及其他情绪异常的综合症状，从症状的严重程度来看，比重度抑郁和焦虑症为轻。如某青年从家中离开父母后，出现抑郁、矛盾、发怒和明显依赖表现。对这类患者必须除外过去已有的焦虑或抑郁发作。

6）未分型的适应障碍（adjustment disorder unspecified）：这是不典型的适应障碍；如表现为社会退缩而不伴有焦虑或抑郁心境；又如有躯体主诉，包括头痛、疲乏、胃肠道不适等症状，既不找医生诊断也不顺从治疗；还有的表现为突然难以进行日常工作，甚至不能学习或阅读资料，而患者并无焦虑或抑郁情绪，亦无恐惧症状。

## 四、心理诊断

**（一）CCMD-3 适应障碍的诊断标准如下：**

**1. 症状诊断**　包括以下症状。

（1）有明显的生活事件为诱因，尤其是生活环境或社会地位的改变（如移民、出国、入伍、退休等）。

（2）有理由推断生活事件和人格基础对导致精神障碍均起着重要的作用。

（3）以抑郁、焦虑、害怕等情感症状为主，并至少有下列 1 项：①适应不良的行为障碍，如退缩、不注意卫生、生活无规律等；②生理功能障碍，如睡眠不好、食欲缺乏等。

（4）存在见于情感性精神障碍（不包括妄想和幻觉）、神经症、应激障碍、躯体形式障碍，或品行障碍的各种症状，但不符合上述障碍的诊断标准。

**2. 严重程度诊断**　社会功能受损。

**3. 病程诊断**　精神障碍开始于心理社会刺激（但不是灾难性的或异乎寻常的）发生后 1 个月内，符合症状标准至少已 1 个月。应激因素消除后，症状持续一般不超过 6 个月。

**4. 排除标准**　排除情感性精神障碍、应激障碍、神经症、躯体形式障碍，以及品行障碍等。

**5. 临床类型**　短期抑郁反应、中期抑郁反应、长期抑郁反应、混合性焦虑抑郁反应、品行障碍为主的适应障碍、心境和品行混合性障碍为主的适应障碍等。

不少精神障碍都可能有应激诱因，所以不能视应激的存在为诊断依据，主要看临床表现：①情绪和行为异常多在应激源发生后 1 个月内出现；②有明显的苦恼；③影响社会功能；④应激源消失后，症状不应持续存在超过 6 个月；⑤除外失恋或居丧引起的情绪异常，这属于正常心理反应。

应该注意的是，对青少年确诊时，要多加考虑和分析。

**（二）鉴别诊断**

**1. 急性应激障碍**　适应障碍与急性应激障碍同属心理创伤后应激障碍，两者在病因方面难以说明孰轻孰重。主要鉴别在于临床表现和疾病过程；急性应激障碍发病迅速，症状多在数分钟到数小时之内充分发展。临床相虽然变化较大，但以精神运动性兴奋或精神运动性抑制为突出表现，而不是以情绪和行为异常为主。此外，可伴有一定程度的意识障碍，不能完全回忆。整个病程缓解亦快，一般为几小时至一周之内。

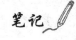

**2. 创伤后应激障碍**　本病与适应障碍虽都不是急性发病，但在临床症状上有可鉴别之点。创伤后应激障碍表现为创伤性体验反复重现，并伴有错觉或幻觉。同时可有睡眠障碍，易激惹或惊跳反应等持续性警觉性增高症状。还可有持续的回避，极力避免回想或参加引起痛苦的经验或回忆，甚至不愿与人接触。

**3. 重度抑郁症**　适应障碍与抑郁症的鉴别在情绪上有时难以分清，这需要有临床的实践经验，并无绝对的鉴别标准。一般讲，抑郁症的情绪异常较重，并常出现消极念头，甚至有自杀的企图和行为。整个临床相有早晚变化。若长期观察可从病程方面予以鉴别，不少还有躁狂相的循环发作。

**4. 焦虑症**　主要是与广泛性焦虑症的鉴别，本病不仅病程较长，且常伴有明显的自主神经系统失调症状，睡眠障碍也很突出。病前无何值得重视的应激源可寻。

**5. 人格障碍**　人格障碍虽然在适应障碍发病上不可忽视，但不是临床相的显著表现。实践中可见人格障碍能被应激源加剧，但人格障碍早在幼年时期即已明显，应激源不是人格障碍形成的主导因素。患者并不为人格异常所苦恼，而基本上持续到成年甚至终生。在此也要指出，人格障碍患者出现新的症状符合适应障碍诊断标准时，两个诊断应同时并列，如偏执性人格障碍和抑郁心境的适应障碍。

**6. 躯体疾病引起的情绪障碍**　如心血管病、脑血管病等，都可能出现焦虑抑郁状态，要同适应性障碍鉴别。

应激性生活事件可能会诱发抑郁症、焦虑症、精神分裂症及其他精神障碍，如果达到了其他精神障碍的诊断标准，就不再诊断为适应障碍。因此在实际工作中作出这一诊断前通常应排除抑郁症和焦虑症。诊断的另一要求是适应障碍发生在环境改变后不久，DSM-5 与 ICD-10 均要求在三个月内，后者还指出大多是在一个月内开始。诊断的要点是如果考虑到患者病前的人格和经历，其反应与应激性体验应是相称的，也是可以理解的。

## 五、心理干预与治疗

### （一）心理治疗

当应激源消失后，而情绪异常仍无明显好转，则需要进行心理治疗。心理治疗除与患者交谈外，更应帮助他们如何解决应激性问题，也可让他们发泄一下情绪，这对改善社会功能有积极作用。对青少年的行为问题，除个别指导外，还要进行家庭治疗，定期进行心理咨询是必要的，给予鼓励，再保证建议和环境重新安排等具有支持治疗的作用。

### （二）药物治疗

对情绪异常较明显的患者，为加快症状的缓解，可根据具体病情选用抗焦虑剂或抗抑郁剂。以低剂量、短疗程为宜。在药物治疗的同时，心理治疗应继续进行，特别是对那些恢复较慢的患者，更为有益。

**综述**

### 快速眼动疗法干预创伤后应激障碍

眼动脱敏和再加工（eye movement desensitization and re-processing，简称 EMDR）又称"快速眼动疗法"，由 Shapiro 于 1987 年创立，是一种治疗创伤后应激障碍（简称 PTSD）的有效方法。疗法融合眼动、暴露和认知加工的过程，先通过眼动脱敏，降低创伤焦虑，减少创伤伤害，再通过认知重建，给患者植入积极正性的认知和信念，从而使患者摆脱 PTSD 症状，恢复到常人状态。EMDR 治疗一般分为病史检验、准备期、评估、敏感递减、植入、观照、结束、反馈和再评估 8 个阶段。实施该疗法的治疗师必须是经过专门培训的医师，且要接受足够的督导。EMDR 的适用范围很广，一般主要适用于 PTSD、恐惧症、焦虑症、躯体障碍

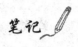

等的治疗,但现在主要用来治疗 PTSD。

**（一）EMDR 的治疗过程**

EMDR 技术是非常专业的治疗方法,治疗的过程是:患者被要求在脑中回想自己所遭遇到的创伤画面、影像、痛苦记忆以及不适的身心反应(包括负面的情绪)。然后,根据治疗师的指示,患者的眼球及目光随着治疗师手指,平行来回移动约 15～20 秒钟。之后,患者说明实时脑中的影像及身心感觉。同样的程序重复数次,直到创伤画面被粉碎,不适的生理反应.如心跳过快、肌肉紧绷、呼吸急促;消失殆尽。在治疗过程中,治疗师还会主动引导,将正面的想法和愉快的心境画面植入患者心中。在实施此项技术的同时要结合"安全岛"技术和放松技术。

EMDR 技术的机制尚未完全明确,目前的研究认为,创伤记忆和负面资讯常被储存,凝滞在大脑右半球的身体知觉区,使大脑本身的调适功能和健康的神经传导受到阻碍,因此造成知觉、情绪上的不适。在这样的情形下,让双眼的眼球有规律地移动,可以加速脑内神经传导活动认知处理的速度,使阻滞的不幸记忆动摇,让正常的神经活动畅通。

**（二）EMDR 的治疗效果**

在进行 PTSD 治疗时,EMDR 治疗效果主要集中在治疗的有效性和效果的持久性上。EMDR 是一种治疗 PTSD 的容易操作的、快速的、有效的方法。它的治疗效果主要表现在:现实生活中与创伤记忆有关的反应,如噩梦、闪回和疼痛,以及与创伤有关的焦虑,能够有效地减轻或消除;患者对创伤事件的正性认识增多,逐步的接受创伤事件。

EMDR 的治疗效果已经得到很多研究者的证实。Steven 在 9·11 恐怖袭击之后,采用 EMDR 疗法.对当地患有 PTSD 的一些居民进行治疗,治疗后,患者在 PTSD 症状评定量表,事件影响问卷(IES-R)和贝克抑郁量表(BDI)上的得分显著降低,已经达不到 PTSD 的诊断标准,各个量表的得分与正常组被试无明显差异。Sprang 等的研究认为.EMDR 治疗与创伤有关的忧伤也是很有效的。对 EMDR 有效性的元分析更进一步证实了 EMDR 在治疗 PTSD 方面的有效性。

一般 EMDR 疗效的研究对患者进行几个星期或者几个月的短期追踪研究,而 Wilson 等人对 PTSD 患者进行了长达 15 个月的追踪研究,发现 EMDR 的治疗效果仍然能够持续。Goran 和 Hogberg 等人采用 EMDR 对铁路部门的 PTSD 职员进行治疗,分别在治疗后,治疗后的 8 个月,以及治疗后的 35 个月 3 个时期对效果进行了追踪。结果表明:无论是治疗后的 8 个月,还是治疗后的 35 个月,EMDR 的治疗效果保持得很好,治疗 3 年后,83%的治疗师都能正常的参加工作。因此,可以说 EMDR 是一种治疗效果比较持久的治疗方法。

目前为止,在治疗 PTSD 方面,EMDR 已经得到了很多组织的认同。国际创伤压力研究学会已经指定 EMDR 为 PTSD 的有效治疗方法;北爱尔兰和以色列的卫生部门表示,EMDR 是用以治疗创伤者的首选之一;美国精神病学协会的临床指南也将 EMDR 列为一种治疗 PTSD 的有效方法。

**（三）与其他心理疗法的比较**

美国防御部门联合联邦退伍军人管理部门通过对 PTSD 治疗方法的评估,评选出了最有效的 4 种方法:EMDR、认知加工疗法、放松疗法和暴露疗法。对这 4 种疗法得比较也成为研究者关注的方面。

1. 与暴露疗法的比较 在治疗效果上,暴露疗法和 EMDR 都是一种比较有效的治疗方法,有研究认为,经 25 小时的暴露治疗后,有 55% 的 PTSD 患者不再符合诊断。Maxfich 等人应用 Foa 操作规程,为患者制定一定的暴露等级,59% 的患者症状明显减轻。而 EMDR 在 3～10 个小时的治疗后,有 77%～90% 的患者不再符合 PTSD 诊断,且在 3～15 个月内无复发。Davidson 等人的研究认为 EMDR 和暴露疗法同样有效,而 Ironson 等人则认

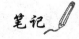

为 EMDR 疗法比暴露疗法治疗效果更好。

从患者角度来说，暴露疗法的挑战性较强，冲击力较大，是一种相对痛苦的治疗方法。例如：该疗法需要患者再现创伤经历，可能带给患者很大的冲击力；需要的治疗时间较长，很多患者难以完成所有的治疗；要求患者完成每次治疗后的作业，致使患者心理负荷很大。EMDR 疗法治疗时间相对较短（3~5 次）；患者不用描述他们的思维，只需报告情绪唤起和躯体感觉的变化，这对伴有罪恶和害羞感的创伤性记忆特别有帮助，在患者难以用言语描述所发生的事情时，EMDR 仍然可以使治疗继续进行；EMDR 疗法不需要患者做家庭作业，是治疗师比较能接受的一种治疗方法。

2. 与认知加工疗法（CPT）的比较　CPT 疗法对个体创伤的早期治疗效果较好，对于大范围的 PTSD，则更适于创伤后的后期治疗。CPT 疗法重在解决治疗师的认知冲突，对于具有高度焦虑，严重丧失，持续压力和高自杀率这些症状的患者则不太适合。而一般认为，EMDR 疗法较适合于大范围的早期 PTSD 治疗，以及个体 PTSD 治疗，Goran Hogberg 等人的研究认为，无论是在创伤事件的早期治疗，还是创伤事件的后期的治疗，EMDR 都是一种有效地治疗方法。

3. 与放松疗法的比较　相对于认知加工疗法和暴露疗法，放松疗法和 EMDR 都是患者较容易接受的方法。放松状态可以有效降低 PTSD 的高唤醒程度，唤醒程度的降低有利于减少创伤刺激引起的焦虑。因此，放松疗法能够在一定程度上减少 PTSD 的各种症状。相对于放松疗法而言，EMDR 借鉴了该疗法，并在减少创伤事件影响的基础上，进行认知重建，促使患者更快的建立正性认知，重新认识创伤事件。

除了将治疗 PTSD 的主要疗法暴露疗法和认知疗法与 EMDR 进行比较外，一些研究还将 EMDR 与其他心理治疗方法进行比较，如音乐放松疗法、支持性心理咨询、生物反馈放松疗法等，但研究均显示 EMDR 是一种更为有效的治疗方法。

**（四）EMDR 的不足之处**

EMDR 本身还存在一些需要发展的地方：治疗前后诊断的客观性，SUD 实施的标准化问题以及 VOC 的可靠性和有效性问题。SUD 是一个主观的、易受环境影响的测验，而在治疗前后和治疗中都要进行该测验，比较研究的结果可能就不准确。因此需要编制出更客观的诊断工具使测量客观化。另一方面，EMDR 要求患者的焦虑水平降低到一定的程度，能完成一定程度的认知重建后才能停止，所以对于一些防御性很强．或者是渴望尽快结束治疗的患者来说，极有可能发生治疗师的期望效应，而非真实的治疗效果。这也对 VOC 的编制提出了更高的要求。

目前对于心理治疗方法如何影响神经生理学的研究，还处于较低的水平。有研究证明，PTSD 患者的海马、杏仁核，前扣带回等脑组织发生了改变，大脑不能发挥正常功能，从而使人们出现了情感、记忆、注意等其他心理功能障碍。经过 EMDR 治疗后，受损的脑组织已经得到相应恢复。但对于 EMDR 是如何是脑组织得以恢复的仍然不清楚，所以，进一步改进治疗方法，进行巧妙的设计，采用先进的研究工具（FMRI）。确定 EMDR 在治疗过程中是如何影响脑神经组织的，揭示 EMDR 的作用机制，将是未来研究的方向。

（吉　峰）

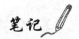

# 第十八章 其他临床常见的心身问题

## 第一节 产后抑郁症

### 一、一般概述

产后抑郁症是女性精神障碍中最为常见的一种类型，是女性生产之后，由于性激素、社会角色及心理变化所带来的身体、情绪、心理等一系列变化。主要表现为情绪改变、自我评价降低、创造性思维受损、对生活缺乏信心等，严重者甚至绝望，出现自杀或杀婴倾向。产后抑郁症的发病率在 15%～30%。产后抑郁症通常在产后 2 周内发病，可在 3～6 个月自行恢复，但严重的也可持续 1～2 年，再次妊娠则有 20%～30% 的复发率。产后抑郁症不仅影响产妇的身心健康，还对婴幼儿智力发育、情绪思维及行为发展等方面产生消极影响。

### 二、心理社会病因

1. **人格特征** 人格特征是产后抑郁症的基础，产后抑郁症患者有情绪不稳定、对外界反应敏感、追求完美和性格内向等人格方面的缺陷。有些临床观察提示，强迫性格和易于焦虑者与产后抑郁症有关。

2. **生活事件** 研究表明，怀孕期间以及分娩前后的负性生活事件越多，患产后抑郁症的可能性越大。临床观察发现，不良生活事件如失业、夫妻分离、亲人病丧、家庭不和、经济拮据，以及死胎、畸胎、生女婴被冷落、婴儿体重过轻或有遗传疾病等都会使孕产妇产生应激性压力与负性情绪，是促发产后抑郁的重要诱因。

3. **社会支持** 有关家庭和社会支持的缺乏与产后抑郁症的相关关系已被许多研究所证实。家庭的支持和帮助，尤其是丈夫的支持能增加产妇耐受、应付和脱离紧张处境的能力。而夫妻关系不和、分娩后独立生活、无人帮助、产后父母、亲属或朋友关心较少均可增加产后抑郁症发病的风险。

### 三、心理生物学机制

在妊娠、分娩的过程中，体内内分泌环境发生了很大变化，尤其是产后 24 小时内，体内激素如雌激素、孕激素和催乳素等水平的急剧变化是产后抑郁症发生的生物学基础。研究表明，中枢神经系统内 5-HT 浓度降低也是产后抑郁的重要原因。

### 四、心理诊断与干预

1. **心理诊断** 产后抑郁症至今尚无统一的判断标准，目前应用较多的是根据美国《精神疾病诊断与统计手册》中制定的有关抑郁症的诊断标准进行评判。

2. **心理干预** 包括以下方法。

笔记

（1）一般性支持性治疗：在患者孕期和分娩产后，医护人员劝导、鼓励、同情、安慰、支持以及理解和保证等方法，减少恐惧，增加信心，维持良好稳定的情绪，促进疾病早日康复。

（2）认知行为疗法：这是治疗抑郁症标准有效的治疗方法。通过纠正患者错误不合理的认知，减少不良情绪的产生。同时，通过行为矫正的技术，消除不良行为，建立健康的行为，从而治疗抑郁。

（3）其他心理疗法：包括音乐疗法、运动疗法、生物反馈疗法和放松训练等。

**3. 药物治疗**　可选用选择性 5- 羟色胺再摄取抑制剂，代表药物有氟西汀、帕罗西汀、舍曲林、氟伏沙明、西酞普兰。这些药物具有安全性高，毒副作用小，服用简便等特点。

## 第二节　辅助生殖者常见的心理问题

### 一、一般概述

辅助生殖技术是人类辅助生殖技术的简称，指采用医疗辅助手段使不育夫妇妊娠的技术，包括人工授精和体外受精 - 胚胎移植及其衍生技术两大类。近年来随着社会的发展和我国计划生育政策的改变，不孕不育症患者日益增多。不孕不育对大多数育龄夫妇来说是一种心理创伤，一旦被诊断为不孕症，就会受到来自自身家庭及社会的各种压力。辅助生殖技术一方面为这些患者带来了福音，另一方面由于辅助生殖技术本身及结局具有不确定性，不孕夫妇在治疗过程中也承受着巨大的心理压力。另外，近年来的研究也发现接受辅助生殖技术治疗的患者容易发生心理障碍，心理障碍将会进一步影响辅助生殖技术的结局。

### 二、心理社会病因

**1. 人格特征**　研究表明，不孕症患者与对照组相比具有高精神质、高神经质、性格内向的人格特征，即不孕症患者的人格特征倾向于孤僻内向、不近人情、难以适应环境、与他人不友好、焦虑、担忧、情绪不稳定的特征。

**2. 心理应激**　患者长时间就诊，他们不但承受巨大的经济压力，还要承受来自就诊时间的局限、工作调整的压力。在治疗过程中经历的等待、检查、药物注射、侵入性操作，以及结果的不确定性和失败等都会成为应激源，加重患者的应激反应。

**3. 社会文化因素**　文化方面，尤其是受到我国传统观念如"不孝有三，无后为大"的影响。社会方面，我国老有所养、老有所依的社会保障体制不健全。"养儿防老"的观念尤其在农村地区根深蒂固，难以在短时间消除。这些社会文化方面的因素使不育症患者本身及其所在的家庭承受着巨大的压力。

### 三、心理生物学机制

无论是不孕症本身，还是治疗性的辅助生殖技术均可引起压力。压力通过室旁核、交感神经系统或下丘脑 - 垂体 - 肾上腺轴影响心血管系统，导致代谢紊乱及行为改变，或是通过内啡肽抑制下丘脑 - 垂体 - 性腺轴，影响生殖系统，导致生殖系统的异常。

### 四、心身反应特点

**1. 焦虑**　目前尚没有统一的观点。Wichman 等对 162 对治疗的夫妻进行焦虑调查的结果显示，女性在治疗前状态焦虑明显高于男性。而 Fekkes 等对 447 例患者的研究发现，治疗前的焦虑状态与健康人群的差异无统计学意义，但抱怨更多。

**2. 抑郁**　大多数研究显示，不孕症夫妻在接受治疗前的抑郁状态与正常人群相比，差异无统计学意义。而 Demyttenaere 等的研究显示,在治疗前,有 54% 的患者存在轻度的抑郁,19% 患者存在中度和重度的抑郁。Baram 等的研究发现,86 例进行治疗失败的患者中 66% 的女性和 40% 的男性会出现抑郁。另外,在治疗结束后 18 个月仍存在抑郁症状,13% 的妇女在治疗失败后存在自杀观念。

**3. 恐惧** 无论是对于女性还是男性来说,某些辅助生殖技术是侵入性的和疼痛的。在整个过程中,由于患者对该项助孕技术缺乏必要的了解和认识,易产生恐惧心理。另外,由于治疗的反复和漫长,加上后果的不确定性使得原本担心的患者进一步恐惧。

### 五、心理诊断与干预

**1. 心理诊断** 针对于患者在接受辅助生殖技术中出现的心理问题,可以通过观察以及问诊,辅之以心理测验的方式明确诊断。常用的心理测验工具包括明尼苏达多项人格测验、90 项症状自评量表、压力自觉量表、焦虑自评量表、抑郁自评量表等。医护人员可根据患者的具体情况而酌情使用。

**2. 心理干预** 包括以下方法。

(1) 一般性支持性治疗:建立良好的医患关系,仔细倾听患者的意见,与患者进行友好、和睦、深入的交谈,对她们表示理解、同情和支持,增加患者的信任感,鼓励患者说出自己的感受和担忧,也要尊重某些患者不愿意被打扰的心理。对于孕期妇女,鼓励她们从事适量的工作,并且多与外界接触和交流。

(2) 认知行为训练:研究显示认知行为训练可有效提高精子密度,也可提高临床妊娠率和活产率。认知行为训练由心理医生或护士来进行,训练的内容包括放松的技巧、压力的调整、处理问题技巧的训练和小组支持。

(3) 家庭干预:注意与患者的公婆及丈夫等关键人物进行沟通。传统观念认为不育问题主要在于女人,所以在不孕不育症的治疗中,家人的态度及丈夫的关怀尤其重要。只有家人的关心尤其是丈夫的关怀才是维持妻子正常怀孕的动力。这些对增强患者在辅助生殖技术治疗中的信心有很大的好处。

(4) 宣传教育:建立微信公众平台,定期宣传不孕不育和辅助生殖技术知识,使患者了解相关信息,消除对治疗的恐惧,建立信心。建立患者 QQ 群,增进患者间相互交流,分享成功经验及失败的教训,给患者提供一个交流的平台。

（刘德祥）

笔记

# 参考文献

1. 姜乾金. 医学心理学. 4版. 北京：人民卫生出版社, 2004

2. 沈渔邨. 精神病学. 5版. 北京：人民卫生出版社, 2009

3. 叶任高, 陆再英. 内科学. 北京：人民卫生出版社, 2004

4. 刘瑶, 张伯华. 心身医学概论. 合肥：安徽大学出版社, 2004

5. 蒋龙, 关恒永, 张海燕. 心身疾病. 西安：第四军医大学出版社, 2010

6. 唐茂琴. 实用心身疾病诊疗学. 北京：中国医药科技出版社, 2005

7. 姜乾金. 心身医学. 北京：人民卫生出版社, 2007

8. 周吕. 神经胃肠病学与动力基础与临床. 北京：科学出版社, 2005

9. 杨冬华. 消化系疾病治疗学. 北京：人民卫生出版社, 2005

10. 莫剑忠. 消化系功能和动力障碍性疾病. 上海：上海科学技术出版社, 2005

11. 唐丕斌. 实用消化疾病诊疗学. 北京：中国医药科技出版社, 2008

12. 孙宏伟等. 医学心理学. 2版. 北京：科学出版社, 2010

13. 徐斌, 徐又佳. 心身疾病——心理生理障碍. 北京：人民卫生出版社, 2009

14. 邹和建, 陈垦. 内科学基础. 北京：人民卫生出版社, 2007

15. 周郁秋. 康复心理学. 北京：人民卫生出版社, 2010

16. 吴在德. 外科学. 北京：人民卫生出版社, 2008

17. James L. Levenson. 心身疾病. 吕秋云, 译. 北京：北京大学医学出版社, 2010

18. 丰有吉, 沈铿. 妇产科学. 北京：人民卫生出版社, 2010

19. 胡佩诚. 心理治疗. 北京：人民卫生出版社, 2007

20. 张秀华. 睡眠医学理论与实践. 北京：人民卫生出版社, 2011

21. 郝伟. 精神病学. 北京：人民卫生出版社, 2008

22. 姜乾金. 医学心理学（理论, 方法与临床）. 北京：人民卫生出版社 2012

23. 郝伟, 于欣. 精神病学. 北京：人民卫生出版社, 2015

24. 王向群, 赵旭东. 心身医学实践. 北京：中国协和医科大学出版社, 2015

25. 潘芳. 医学心理学（双语）. 北京：高等教育出版社, 2017

# 中英文名词对照索引